AF809210

DIE LITERATUR

DER

PSYCHIATRIE, NEUROLOGIE UND PSYCHOLOGIE IM XVIII. JAHRHUNDERT.

Die nachfolgenden Blätter waren bestimmt, zum 50jährigen Jubiläum der Provinzial-Heilanstalt Nietleben als Festgabe am 1. Nov. 1894 überreicht zu werden, daher das Manuscript Mai 1894 fertig gestellt sein musste. Von der Festfeier an diesem Tage wurde jedoch abgesehen und auf eine Nachfeier im kleineren Kreise Ende April oder Anfang Mai hingewiesen. Da nunmehr auch dieser Termin aufgegeben ist, glaubt der Unterzeichnete mit der Veröffentlichung seiner bescheidenen, nun aber im Druck vollendeten Gabe nicht länger zögern zu dürfen.

Heinr. Laehr.

DR. HEINRICH LAEHR
GEH. SANITÄTSRATH UND PROFESSOR.

BERLIN
VERLAG VON GEORG REIMER
1895.

DIE LITERATUR
DER
PSYCHIATRIE, NEUROLOGIE UND PSYCHOLOGIE IM XVIII. JAHRHUNDERT.

ZWEITE AUFLAGE.

FESTSCHRIFT
ZUM
FÜNFZIGJÄHRIGEN JUBILÄUM
DER
PROVINZIAL-HEILANSTALT NIETLEBEN BEI HALLE A. S.
AM 1. NOVEMBER 1894.

VON

DR. HEINRICH LAEHR
GEH. SANITÄTSRATH UND PROFESSOR.

BERLIN
VERLAG VON GEORG REIMER
1895.

Non minor est virtus, quam quaerere, parta tueri!
Ploucquet.

Die erste Auflage dieser Festschrift widmete der Unterzeichnete dem goldenen Jubiläum der Heilanstalt Illenau in Baden, deren Schöpfung er miterlebte, deren spätere hervorragende Einwirkung auf die Entwickelung der deutschen Psychiatrie ihn mit Bewunderung erfüllte, und mit deren Aerzten er in warmer Freundschaft verbunden gewesen war und geblieben ist.

Einen Abschluss konnte die 1. Auflage nicht geben, aber sie lenkte mehr noch als früher meine Aufmerksamkeit auf die Geschichte der Psychiatrie und der ihr verwandten Disciplinen. Jeder Fund vermehrt ja in den Alterthumsforschern die Liebe und die Findigkeit zu weiterer Forschung. Es galt nicht nur die Zahl zu vermehren, sondern auch eine gerechte Kritik an dem Gefundenen auszuüben. Zahlen und Eigennamen sind häufig genug, auch bei einer Wiedergabe aus den Quellen, der Correctur bedürftig! Nachlässigkeit ist nicht allein die Ursache hiervon. Wie noch jetzt, selbst in Kirchenbüchern und in Standesämtern, Mitglieder derselben Familie sich mit einzelnen Buchstaben anders schreiben, so auch damals in ihren eigenen Schriften. Sie latinisirten oder präcisirten ihre Namen; ja dieselbe Persönlichkeit fügte ihren verschiedenen Schriften eine andere Schreibweise zu. Ob z. B. Chr. Wolf wirklich Wolf oder Wolff getauft wurde, ist zweifelhaft geblieben. Diese Schwierigkeit ist auch in dieser Ausgabe nicht gänzlich überwunden.

Es ist überraschend, wie sich die Sammlung trotz der verhältnissmässig kurzen Zeit mehrte,*) und man möge es daher gerechtfertigt finden, wenn ich die Frucht der darauf verwendeten Mühe denjenigen Kollegen nicht vorenthalten möchte, welche Interesse dafür haben. Ich möchte ihnen eine Vorarbeit ersparen und ihre dadurch gewonnene Zeit einer ergiebigeren Verwerthung zuführen.

Nunmehr folgt dem goldenen Jubiläum Illenau's das goldene der Heilanstalt Nietleben bei Halle, und von den Schwestern ist die jüngere der älteren in ihrer Bedeutung für das Allgemeinwohl ebenbürtig geblieben. Was beide für das Irrenwesen Deutschlands gewirkt haben, ist hier nicht der Ort auseinanderzusetzen, doch sei darauf hingewiesen, dass ausser dem gemeinsamen Erfolge noch der Einfluss Illenau's an der Westgrenze Deutschlands und bei dem internationalen Verkehr am Rheine sich besonders nach aussen hin geltend machte, während die Anstalt bei Halle Jahre lang als Vorbild für die Anlage neuer Heilanstalten in Preussen gegolten hat, daher das dem Bau zu Grunde gelegte Prinzip eine historische Bedeutung beanspruchen darf.

Beide haben trotz ihrer 50 Jahre, während welcher Zeit bei den jetzigen Fortschritten der Hygiene und der baulichen Technik die meisten Krankenanstalten zu veralten pflegen, ihre jugendliche

*) In der vorigen Auflage war die Zahl der Verf. 1250, in der gegenwärtigen 4085. Das Sachregister wies in der vorigen Auflage 1728 Schriften auf, in der gegenwärtigen beträgt diese Zahl 14 578.

Kraft bewahrt, Dank der Tüchtigkeit ihrer aufeinander folgenden Directoren und Dank den Behörden, welche ihnen vertrauten und ihr Vertrauen gerechtfertigt fanden. Der Fortentwickelung der Disciplin folgend, haben letztere im wohlverstandenen Interesse ihrer Länder grosse Opfer nicht gescheut, um ihre Anstalten vor der Gefahr des Siechthums zu bewahren. Die weise und glückliche Wahl der beiden Orte machte dies möglich. Aus Beiden, als das beste Zeugniss für das in ihren Ländern erworbene Vertrauen, sind neue Schwesteranstalten hervorgegangen und ringen jetzt im edlen Wetteifer um die Palme ihres Erfolges.

In Nietleben ist mir, wie vielen Andern, die Vorbildung als Psychiater zu Theil geworden, und es war mir beschieden, einer der ersten Assistenten unter des genialen Damerow Leitung zu sein. Und nun darf ich noch hoffen, den Tag zu erleben, an welchem die Heilanstalt nach einem halben Jahrhundert, reich an Mühe und ununterbrochener Arbeit, aber auch reich gesegnet durch Erfolge, einen Tag in Ruhe und Freude begeht. Welchen Einfluss sie auf die Provinz sowohl als auf die deutsche Psychiatrie und auf deren wissenschaftliche Ausbildung während dieses langen Zeitraumes ausgeübt, werden wir aus der Feder des gegenwärtigen Directors erfahren.

Wie in den Zeiten der Blüthe Griechenlands Weihgeschenke aus Dankbarkeit für empfangene Wohlthaten in den Tempeln niedergelegt wurden, so bewegt es auch mich, an einem solchen Ehrentage der Anstalt eine bescheidene Gabe darzubringen, und um so mehr wählte ich gerade den Inhalt der nachfolgenden Blätter, als ihre Veröffentlichung kein Gegenstand des Buchhandels ist und sonst nur etwa durch Unterstützung von wissenschaftlichen Corporationen ins Leben tritt.

Es ist nur eine kleine, in der letzten Zeit jedoch sich vergrössernde Gemeinde, welche der geschichtlichen Entwickelung der Medizin ihre Aufmerksamkeit zuwendet. Für den praktischen Arzt ist sie eben nicht nothwendig, für den Forscher in der Wissenschaft allerdings unentbehrlich.

Freilich sollte es für die wissenschaftliche Durchbildung jedes Arztes das Bestreben sein, indem er die Früchte aus der Vergangenheit pflückt, sich mit deren Entwickelung bekannt zu machen; aber dies ist von einer Zeit nicht zu erwarten, in welcher die Universitäten die Geschichte der Medizin noch als Nebenamt hinstellen und der Staat, von welchem nach allen Seiten Opfer beansprucht werden, nicht die Initiative ergreift. Andere Fakultäten haben sich mit mehr Glück diesen Vorzug anzueignen gewusst.

Wer die nachfolgenden Blätter auch nur flüchtig durchliest und die Bedeutung der Vergangenheit für die Zukunft anerkennt, wird sich sagen, dass er in dem jetzigen Streite um die Vorbildung für den ärztlichen Beruf nur auf die Seite derer treten kann, welche die Erlernung der lateinischen Sprache für erforderlich halten. Da man die sogenannten humanistischen Gymnasien von dem Zugange zum Studium der Arzneikunde nicht wird ausschliessen wollen, würden bei Zulassung der lateinlosen Schulen zur Vorbereitung zwei Klassen von Aerzten geschaffen, von denen Staat und Publicum die auch nach dieser Richtung hin wissenschaftlich ausgebildeteren vorzuziehen geneigt sein werden. Wenn die hervorragendsten Werke der Vergangenheit auch durch Uebersetzungen uns zugänglich gemacht werden können, trotzdem ein solches, noch dazu kostspieliges, Unternehmen einen zweifelhaften Erfolg verspricht, so doch nicht die grosse Zahl Arbeiten niederen Werthes, welche in der Gesammtheit zur Bedeutung jener beigetragen haben. Zur Schärfung der Beobachtungsfähigkeit auf den Gymnasien dürfte eine beschreibende naturwissenschaftliche Disciplin, z. B. die Botanik, als Hauptfach neben der jetzt schon überall getriebenen Physik genügen. Dieser Unterricht würde eine naturwissenschaftliche Anschauung befördern, für alle später zu ergreifenden Berufsarten Früchte tragen und letztere in deren mannigfachen Beziehungen zur Artzneikunde zu Tage treten lassen. Schon die bisherige Organisation der Gymnasien hat überdies bei allen ihr anhaftenden Mängeln genügt, um die Arzneikunde zu der hohen Blüthe zu bringen, deren sie sich gegenwärtig erfreut.

Wenn ich der Literatur gerade des 18. Jahrhunderts meine Aufmerksamkeit zugewendet habe, so rechtfertigt sich dies, weil die gegenwärtige Entwickelung der Heilkunde, auch im Umfange der Neurologie, gerade von den im vorigen Jahrhundert erlangten Forschungen abhängt. Auf allen Gebieten regte es sich damals, um den Fesseln einer starren Scholastik zu entfliehen. Die Verwilderung der Völker durch Kriege und die Zurückdrängung der Naturwissenschaften durch eine zur Macht gekommene Hierarchie wich einer erfreulichen Morgenröthe, nicht zum wenigsten durch den Einfluss der Encyklopädisten und Humanisten. Hatte schon die Physik im 17. Jahrhundert — ich brauche nur Newton zu nennen — zu namhaften Entdeckungen geführt, so folgten ihr im 18. Jahrhundert die übrigen Naturwissenschaften nach. Namen wie Abercrombie, Alberti, d'Aquin, Blumenbach, Boerhave, Camper, Chiarugi, Cox, Cullen, Ettmüller, Falconer, Fothergill, Franklin, Galvani, Glawnig, Gmelin, Greding, de Haen, Haller, Haslam, Hayner, Heister, Helvetius, Fr. Hoffmann, Howard, Al. v. Humboldt, Hume, Lavater, Linné, Loder, Lorry, Kant, Meckel, de la Mettrie, Metzger, Monro, Morgagni, Pacchioni, Perfect, Pinel, E. Platner, Ploucquet, Reil, Reimarus, Rush, B. de Sauvages, Scarpa, Slevogt, Soemmering, Spinoza, Stahl, Stoll, Thomasius, Tissot, Treviranus, Unzer, Vater, Vicq d'Azyr, Volta, Waldschmidt, Walther, Wedel, Wepfer, Weikard, Whytt, Wichmann, Wrisberg, Zinn u. s. w. nur allein auf dem Gebiete der Neurologie und Psychologie, sind die leuchtenden Punkte, welche das Dunkel aufhellen, die Schlacken von den anscheinend verloren gegangenen Naturwissenschaften wegräumen und durch neue Forschungen den Grund zu einem Aufbau legen, welchen das jetzige Jahrhundert nicht vollendet, aber wesentlich gesichert und gefördert hat.

Dass Schlacken damals noch genug vorhanden waren, davon legt auch die nachfolgende Sammlung Zeugniss ab, aber wie würde sich die Bewunderung für das 18. Jahrhundert steigern, wenn es mir, was leider der Raum nicht gestattet, möglich wäre, zur Vergleichung die Sammlung der Literatur des 16. und 17. über Neurologie und Psychologie der vorliegenden des 18. hinzuzufügen.

Wer die des letzteren auch nur flüchtig durchblättert, wird nicht nur von der Zahl, sondern auch von der Bedeutung vieler Schriften überrascht sein, und solche finden, deren Resultate er dem gegenwärtigen Jahrhunderte zuschrieb. Wie schon Einzelne gegen Ende des 17. Jahrhunderts und zahlreiche im Laufe des 18. von der Cholera Bericht erstatten, die Entfernung der Milz ausüben, gegen unnütze Anwendung von Arzneien eifern und die diätetische Heilmethode anempfehlen, die Durchbohrung des proc. mastoid. vornehmen, so hat auch Manches in der Psychiatrie und Neurologie als neu gegolten, was schon damals bekannt war.

An zahlreichen Thierversuchen fehlt es nicht, wie auch nicht an Schriften über vergleichende Psychologie. Die Bedeutung der Blutcirkulation für die Störungen der Gehirnfunktionen wird dargethan. Die Behandlung der Psychosen mit Pockensalbe auf dem Schädel, welche bei uns wiederholt aufgetaucht und wieder verlassen ist, fehlte auch damals nicht; ebensowenig die Kastration bei Geistesstörungen. Der therapeutischen Wirksamkeit der Elektricität, namentlich bei Lähmungen, sind viele Schriften gewidmet. Die Hirnsection wurde nach verschiedenen Methoden ausgeübt, die chemische Untersuchung der Gehirnsubstanz fand Bearbeitung. Viele Schriften geben Nachweise, dass Hydrophobie nicht nur allein die Folge des Bisses toller Thiere sei, dass die Hysterie bei Männern damals schon bekannt war und die Messungen seelischer Vorgänge schon damals ausgeübt wurden. Nach Mittheilungen über Verlauf und

Sectionsergebnisse ward auch damals wie heute gestritten, welche Nervenerkrankungen, namentlich Paralyse, auf Syphilis zurückzuführen seien. Man übte die Nervendurchschneidung bei tic douloureux und beschrieb die Periodicität der Psychosen. Die Wechselbeziehungen zwischen Seele und Leib werden oft erörtert. Es fehlt nicht an Untersuchungen, weshalb das Auftreten der Geistesstörung in besorglicher Weise zunehme, und nicht an dem Nachweise, dass eine zu frühe Verwachsung der Suturen Blödsinn herbeiführe. Ob der Erfolg der damals häufig angewendeten sympathetischen Mittel mit der Forderung, Wunden nicht zu berühren, durch die in der neuesten Zeit aufgetauchten und von so grossartigen Entdeckungen begleiteten bakteriologischen Forschungen eine Erklärung findet, lasse ich dahingestellt sein.

Mit der Classifikation der Seelenstörungen mühte man sich ab, ohne ebensowenig wie in der Gegenwart einen Abschluss zu finden, da die pathologische Anatomie die Grundlage dazu noch nicht gewährt und das Gebiet noch jetzt nicht fest abgegrenzt ist. Hypochondrie und Hysterie haben damals schon die Gelehrten vielfach beschäftigt und ihnen wie in der Pathologie so in der Therapie Noth gemacht. Der Mesmerismus erregte dasselbe Aufsehen, wie jetzt der Hypnotismus, und theilte die Männer der Wissenschaft in gleicher Weise wie jetzt in Bewunderer und Gegner. Die Wirkungen der Arzneimittel wurden mannigfach erprobt und viele Thiere diesen Versuchen geopfert. Unter ihnen haben die Hypnotica, namentlich das Opium, zahlreiche Schriften hervorgerufen. Dass der Bekämpfung des Missbrauchs der Alcoholica eine grosse Aufmerksamkeit gewidmet wird, kann in einem Zeitalter nicht auffallen, welches noch mehr als jetzt ihrem Missbrauche huldigte. Das Verlangen, der Arzt müsse Geisteskranke behandeln können, ferner die Ansicht, dass die psychische Einwirkung mehr helfe, als Medicamente, dass die Idiotie von Dementia unterschieden werden müsse, dass der Grössenwahn unheilbar sei, die Heredität besondere Beachtung verdiene, Epileptische nicht heirathen sollten und die pathologische Anatomie zu erweitern sei, fand in der Literatur schon damals eifrige Vertreter.

Auch die Philosophen, denen noch in der ersten Hälfte des jetzigen Jahrhunderts die Psychiatrie als Lehrgegenstand auferlegt war, begannen schon damals die Psychosen als Krankheiten anzuerkennen. Von der Psychologie sagt Max Dessoir*) in seinem trefflichen Werke, dessen erster umfänglicher Band nur die Psychologie des 18. Jahrhunderts erläutert, „an sorgsamer Durchbildung ist das geschichtlich bedingte und sachlich unzureichende System (descriptive Individual-Psychologie des Menschen) von keinem früheren oder späteren Jahrhundert jemals übertroffen worden“.

Schon das Jahr 1700 beförderte Schriften zu Tage, in denen die Geisteskrankheiten als Gehirnkrankheiten dargelegt werden. Fast jeder Jahrgang eruirte diesen Principalsatz aufs Neue, und es ist nicht ohne Interesse, zu sehen, wie häufig sich an den Universitäten die Dissertationen mit diesem Gegenstande beschäftigen, ein Zeichen, welche Aufmerksamkeit darauf gerichtet war, um die Grenzen zu erweitern, an welchen wir uns zum „Ignoramus“ bekennen müssen.

Es ist dies von um so grösserem Werthe, als die Universitätslehrer mehr als jetzt an diesen Arbeiten selbständig Theil nahmen, ja sie anfertigten und die Doctoranden nur ihre Vita hinzufügten. Führte doch erst Haller in der zweiten Hälfte seiner Wirksamkeit, 1744, die Sitte ein, dass jene diese Arbeit übernahmen und die Lehrer sie billigten.

Oft hatten jene Dissertationen nur den Umfang von drei Seiten; es giebt selbst solche mit nur zwei Seiten, ja sogar von einer Seite, aber die Professoren benützten diese Gelegenheit, ihre Beobach-

---

*) Geschichte d. neueren deutsch. Psychologie. Bd. I. Von Leibnitz bis Kant. Berlin, Karl Duncker. 1894. S. 427.

tungen an den von ihnen bearbeiteten Objecten zu vielen Dissertationen zu verwerthen. Es giebt solche, welche mit ihren Arbeiten über denselben Gegenstand 20 Doctoren zur höchsten Würde verhalfen.

Man könnte vorwerfen, dass Schriften von so geringem Umfange in die vorliegende Sammlung aufgenommen sind, aber für solche darf keine auch noch so geringfügige selbständige Schrift verloren gehen, abgesehen davon, dass der Werth einer Schrift nicht von ihrem Umfange, sondern vom Inhalte abhängt. Man wird trotzdem noch manche Schrift vermissen, aber eine absolute Vollständigkeit wird kaum Veröffentlichung finden; ich muss mich begnügen, wenn sie als die bisher vollständigste Anerkennung findet.

Ebenso möchte ich dem Einwurfe begegnen, dass ich in der Auswahl der Schriften einen weiteren Umfang genommen hätte, als der Titel dieser Festschrift angiebt; aber die Grenze ist schwer festzuhalten, und lieber wollte ich über sie hinausgehen, als sie zu eng stellen. Ich meine überdies, dass jede der angeführten Schriften directe oder indirecte Beziehungen zum Nervensysteme nachweist.

Die Rechtslehrer haben sich damals schon mit der Psychiatrie beschäftigt, obgleich die widerrechtliche Freiheitsberaubung durch Aufnahme in Irrenanstalten nirgends erwähnt wird und es dem Anfange wie dem Ende des 19. Jahrhunderts beschieden gewesen ist, mit diesem Gespenste die Gemüther zu beunruhigen und die Erfolge der Heilanstalten zu beeinträchtigen. Allerdings war damals der Aufenthalt in den Anstalten nur für solche Kranke bestimmt, welche der Gesellschaft oder sich gefährlich waren, während jetzt manche Krankheitsformen den Psychosen zugezählt werden, welche damals nicht als solche galten, für welche aber jetzt in der Anstaltsbehandlung die sicherste Gewähr für eventuelle Genesung geboten wird. Diesem Umstande verdanken unsere Anstalten auch eine andere Organisation, während diejenigen, welche am Ausgange des vorigen und im Beginne des jetzigen Jahrhunderts als geisteskrank galten, gegenwärtig nur eine verhältnissmässig kleine Abtheilung derselben erforderlich machen würden.

Da die Bestimmung des Arztes, ob in einem gegebenen Falle die ärztliche Behandlung in der Familie oder in einer Krankenanstalt am raschesten zum Ziele führe oder erforderlich sei, nach den Verhältnissen und der ärztlichen Erfahrung verschieden lauten kann, analog wie bei Krankheiten anderer Organe, hat dieser Umstand auch unberechtigte Angriffe auf Heilanstalten und Aerzte mitverschuldet, und ebenso erklärlicher Weise auf die Gesetzgebung eingewirkt.

An marktschreierischen Schriften fehlte es auch im 18. Jahrhundert nicht, und sichere Mittel werden gegen unheilbare Krankheiten empfohlen; ebensowenig aber fehlt es an Bekämpfung des Pfuscherthums. Ueber Strabismus finden wir wenig Schriften, obgleich er doch oft vorhanden gewesen sein muss; man mag eben auf Schönheitsfehler damals weniger gegeben haben. Eine naive, zuweilen derbe Schreibweise macht sich häufig bemerkbar. Ebenso verwundern wir uns über die oft vorhandene Länge der Büchertitel, welche nunmehr für uns das Gute hat, dass wir schon aus ihr den Inhalt kennen lernen. Umsomehr berührt es wohlthuend, wenn wir die Titel der Werke hervorragender Naturforscher so abgefasst sehen, dass wir kein Wort vermissen, keines unnöthig finden; dieselben können nach ununterbrochener Arbeit und bahnbrechenden Erfolgen durch Knappheit der Sprache als Muster für Viele unserer Gelehrten dienen.

Man war damals weniger schreiblustig, entbehrte der Beobachtung in wohlgeordneten Krankenhäusern, drängte nicht zur Veröffentlichung. Es kam vor, dass wissenschaftliche Gesellschaften Jahre lang — in einem Falle 12 Jahre — die Arbeiten sammelten, ehe sie dieselben drucken liessen. Es überrascht daher weniger, wenn noch nach 30—40 Jahren, ja 50 Jahren und noch länger eine neue

Auflage wünschenswerth erschien. Welcher Umschwung jetzt, wo es schon missliebig — und nicht mit Unrecht — empfunden wird, sobald in einer Zeitschrift innerhalb 3—4 Monaten ein Manuscript nicht veröffentlicht ist. Immer neue Zeitschriften suchen dies Bedürfniss zu befriedigen.

Wenn in der ersten Hälfte des 18. Jahrhunderts noch Schriften gegen Zauberei und Hexenglauben*) ohne die Namen der Verfasser oder mit falscher Angabe derselben im Auslande erscheinen müssen, mit Vorliebe in Holland, welches sich von der Macht einer zelotischen Partei frei gemacht hatte, so werden in der zweiten Hälfte desselben schon Schriften veröffentlicht, welche, gestützt auf wissenschaftliche Forschungen, gegen den Dämonenglauben auftreten und eine humane Behandlung der Psychisch-Kranken anstreben. In Frankreich hatte schon Daquin, der die zweite Auflage seiner Reformschrift Ph. Pinel widmete, den Kampf gegen mechan. Zwang begonnen und für bessere Ernährung, Beschäftigung und Zerstreuung und überhaupt für eine geeignete psychische Behandlung in der von ihm geleiteten Anstalt zu Chambery gesorgt. Zu Paris bahnte Ph. Pinel, der in den verschiedenen Auflagen seines Hauptwerkes Daquin's nicht erwähnt, in Bicêtre und Salpêtrière Reformen an. Von seinen Landsleuten auf den Schild erhoben, von den andern Nationen, auch der deutschen, während der französischen Revolution in mystisch verklärtem Lichte angesehen, wurde er mehr ein Held der Legende, als der nüchternen Geschichtsschreibung. Noch jetzt wird bei uns in den Werken, welche eine kurze historische Uebersicht geben, Ph. Pinel gleichsam als „Entdecker" der humanen Behandlung der Geisteskranken gefeiert, dem die übrigen Nationen erst nachgefolgt seien. Semelaigne**) sagt in seinem trefflichen Werke: „Eine humanere Behandlung begann von dem Augenblicke an, als Pinel erschien." Vergeblich habe ich mich schon vor Jahren***) bemüht, nachzuweisen, dass Einzelne in den civilisirten Ländern, nachdem die Wissenschaft des 18. Jahrhunderts eine bessere Erkenntniss der Geisteskrankheiten herbeigeführt hatte, als Früchte davon in der zweiten Hälfte eine bessere Behandlung anstrebten, freilich überall nur als Oasen in der Wüste. Denn wenn auch solche hervorragende Männer in allen Culturländern die dazu erforderlichen Ideen angaben, erlebten sie noch nicht deren Resultate, weil die Helfer erst herangebildet werden mussten. Dankbar erkennen wir aber an, dass sie die ersten Bausteine herantrugen, mit welchen nunmehr im nächsten Jahrhundert ihre Nachfolger weiter gebaut haben und noch weiter bauen. Unmittelbar nach dem Dahinscheiden einzelner Propheten versanken ihre Werke, aber ihre Wirksamkeit war nicht vergeblich gewesen. Es gab eben noch nicht ärztlich geleitete Anstalten. Dieser Fortschritt hat sich erst in den ersten Decennien des 19. Jahrhunderts herausgebildet, nachdem die Arzneikunde vom Banne der Naturphilosophie erlöst war und das naturwissenschaftliche Zeitalter begonnen hatte.

In England gründete die „Gesellschaft der Freunde" 1792 das „Retrait" bei York und konnte, da sie einen Neubau in isolirter Lage mit grösserem Terrain ausführte, noch günstiger als Pinel in Paris für das Geschick ihrer Kranken sorgen. Diese Anstalt hat 1892 ihr Centennarium frohen Herzens feiern können, weil sie sich während dieser Zeit auf der Höhe ihres Berufes gehalten hat. Von ihr unzertrennlich ist der Name Tuke, dessen Träger in vier Generationen mit der Anstalt verbunden geblieben sind.

In Italien war es Dr. Vincenzo Chiarugi, der, 1788 zum Director der Anstalt St. Bonifacio in Florenz ernannt, die Reform begann und durchführte, auch schon durch psychiatrische Curse die Studenten

---

*) Hexerei war in England noch bis zum Jahre 1736 ein durch Landesgesetz verbotenes und bestraftes Verbrechen.
**) Des grands aliénistes français. Paris 1894, p. 13.
***) Allg. Zeitschr. f. Psych. Bd. 44, S. 294.

in seiner Disciplin auszubilden suchte. Der Angabe nach sind unter ihm $^2/_3$ der Kranken geheilt und gebessert entlassen worden.

Für Amerika gilt Dr. Benj. Rush als Vater der Psychiatrie, obwohl er, 1799 Prof. der Medizin in Philadelphia, einer Anstalt nicht vorstand, sondern seine Erfahrungen nur in Schriften verbreitete. Als beredtester Apostel trat er auch für die Mässigkeitssache ein.

Wir in Deutschland können uns nicht beklagen, dass im 18. Jahrhundert nicht Männer darin aufgetreten wären, die mit Aufopferung das Geschick der Geisteskranken zu bessern und die Unkenntniss ihres Zeitalters darüber aufzuklären suchten. Zu ihnen gehörte der 1775 gestorbene Dr. Joh. Ernst Greding, Arzt der Anstalt in Waldheim, und Dr. E. G. Glawnig, welcher eine neue Irrenanstalt nach seinen Plänen 1784 für 50 Kranke in Brieg errichten durfte, aber leider nicht die Direction, wie es sein Wunsch war, sondern nur die ärztliche Stelle daran erlangen konnte. Immerhin wusste er durchzusetzen, dass jeder Kranke bei seiner Aufnahme in die Anstalt ein ärztliches Attest mitbringen musste. Eine Anstalt „auf plattem Lande" zu ländlichen Arbeiten erbat er sich zwar, erhielt sie aber nicht.

Beiden Männern schloss sich Joh. Chr. Reil an, im gleichen Monat mit Chiarugi geboren. Er erhellte das Gebiet der Psychiatrie durch seine Forschungen in der Anatomie und Physiologie des Centralnervensystems am Ende des Jahrhunderts, deckte bald darauf in seinen „Rhapsodien" mit zündenden Worten die Mängel in der Fürsorge für Geisteskranke auf und machte Vorschläge zu einer besseren ärztlichen Behandlung, welche allerdings durch genauere Beobachtungen geläutert werden mussten. Solche Sprache aber erweckte die Sympathien der Aerzte wie der Bevölkerung.

J. G. Langermann legte in seiner noch jetzt oft citirten Dissertation 1792 „De methodo cognoscendi curandique animi morbos stabilienda" die Grundsätze der im Wesentlichen noch heute giltigen Psychiatrie nieder, reformirte später die Anstalt in Bayreuth, benutzte Bäder aller Art als ein Hauptmittel in der Behandlung, wendete Electricität und Galvanismus vielfach an, beschäftigte die meisten Kranken, regte zur Musik an — er selbst liebte und cultivirte eifrig die Musik wie so viele seiner Berufsgenossen — und machte nur selten von mechan. Beschränkung Gebrauch.

Wie an dem Nachweise einer ärztlichen Behandlung und einer besseren Unterstützung lokaler Behörden es nicht fehlte, so auch nicht an Neubauten von Anstalten. 1742 wurde die Irrenanstalt zu Springfield in England gebaut und mit 97 Acres Land ausgestattet. 1749 erhielten, wie sich aus den Rechnungsbüchern des St. Alexiushauses in Braunschweig ergibt, die Aerzte ausser ihrem Jahresgehalte „Douceurs" für jeden geheilten Melancholischen, und sie wendeten bei der Behandlung solcher Kranken vielfach Brunnen- und Badekuren an. Dort behandelte auch Dr. Gottfr. Fricke gegen Ende des Jahrhunderts die Kranken ärztlich und auf das Humanste; er wendete nur selten mechan. Zwang an und sein Verfahren war dem jetzigen ähnlich. Die ruhigen Kranken erhielten von den Bürgern daselbst oft Einladungen. 1750 errichtete Willis die Anstalt zu Greatford in Lincolnshire, Anfangs nur für 20 Kr.; bald aber stieg die Zahl auf 500—1000, die er nun bei Pächtern der Nachbarschaft unterbrachte, ähnlich wie in dem seit Jahrhunderten bestehenden Gheel in Belgien. Während hier aber der Exorcismus in der Behandlung herrschte, behandelte er seine Kranken ärztlich verständig und musste in den wiederholten Anfällen von Geistesstörung des unglücklichen Georg III. dessen Behandlung übernehmen. 1751 erstand das St. Luke' Hospital in London unter Dr. Battie, in welchem die Heilbaren von den Unheilbaren getrennt und zu psychiatrischen Kursen verwendet wurden, 1757 das St. Patrick' Irrenhaus zu Dublin, von Swift für 50 Kr. gestiftet.*)

1773 verordnete die Regierung in der Prov. Brandenburg, dass ohne ärztliches Attest Niemand nach dem „Irrenhause" in Berlin gebracht werden dürfe. Im gleichen Jahre ward in Frankfurt a. M. die alte Irrenanstalt eingerissen und 1785 ein Neubau eröffnet, von Gärten umgeben, wohin die Mehrzahl der hohen Krankenzimmer die Aussicht hatte und denen Speisesäle, Arbeitsräume und Betsaal für 40 Kranke benachbart waren. Auch eine Privatanstalt zu Rockwinkel bei Bremen trat 1764 ins Leben, welche sich bis jetzt in der 5. Generation des Gründers unter ärztlicher Leitung erhalten hat.

1776 wurde das Oslo Sindshygeasyl in Christiania eröffnet, die älteste Anstalt Norwegens, 1778 eine familiäre Pflege von Geisteskranken in Ellen bei Bremen eingerichtet, 1784 ein allerdings wunderlicher Neubau in Wien aufgeführt. 1788 entstand eine neue Anstalt in der Front für ruhige, in 2 Seitenflügeln für unruhige Kranke in Lübeck. 1798 wurde in Neuruppin ein Neubau für 100 Kranke der Kurmark und ein Plan in Linienform mit einer Anzahl Abtheilungen beschlossen, nachdem 1794 ein offizielles Verzeichniss der besonders gefährlichen Geisteskranken und Blöden im Lande angefertigt war. Es wird darin — charakteristisch für die damalige Zeit — geradezu ausgesprochen, dass die nur tiefsinnigen und nicht direct schädlichen oder gefährlichen Kranken, weil zur Unterbringung in eine öffentliche Anstalt ungeeignet, in die Listen nicht aufgenommen oder wenigstens als unschädlich näher bezeichnet werden.

Eine grössere Zahl Reformvorgänge im 18. Jahrhundert habe ich an einer andern Stelle nachgewiesen.**) Wenn man sie und die in den nachfolgenden Blättern verzeichneten Schriften übersieht, so dürfte der Nachweis geliefert sein, dass nicht eine Nation oder eine einzelne Persönlichkeit den traurigen Zustand der früheren Jahrhunderte umgestaltet hat, sondern dass die Kultur im Allgemeinen fortgeschritten war und sich daher in allen civilisirten Nationen Männer fanden, welche eine humanere Behandlung anstrebten, allerdings nur vereinzelt und zumeist an die Persönlichkeit gebunden. Welche Klagen erheben sich noch allerorten im Beginn des jetzigen Jahrhunderts über die Anstaltspflege, trotzdem im vorigen schon Vorbilder in den verschiedenen Ländern vorhanden waren, welche einem Nachfolger die Fortschritte erleichtern konnten!

Erst nachdem die Heilkunde im Allgemeinen und in Folge dessen die Psychiatrie insbesondere einer exacteren Forschung zugeführt worden, und besonders nachdem sachkundige Aerzte die schwere Verantwortung der Direction und hiemit die Durchführung der ärztlichen Anordnungen mit ihrem Wohnsitz in der Anstalt auf ihre Schultern genommen hatten, unterstützt durch einen ärztlichen Stab, der namentlich in Deutschland zahlreich vorhanden ist, erst nachdem in grösserem Umfange Neubauten an Stelle der früheren adaptirten Gebäude getreten waren und die Staatsbehörden von der Nothwendigkeit überzeugt wurden, dass alle Aerzte bis zu einem gewissen Grade der Ausbildung in diesem Zweige der Heilkunde bedürfen, ist eine neue Epoche eingetreten. Von ihr dürfen wir nicht befürchten, dass sie

*) Im J. 1765 sendete die Kais. Academie zu St. Petersburg auf Befehl der Kaiserin Catharina II., welche eine Reform der Fürsorge für die Geisteskranken herbeiführen wollte, Prof. v. Schlözer zu diesem Zwecke ins Ausland. Derselbe besuchte, als ihm besonders empfohlen, die Irrenanstalt „weite Wiese" bei Lüneburg, worin er fand, dass die Kranken ohne Zwang sich grosser Freiheit erfreuten und sich auch ausserhalb des Hauses bewegen konnten. Sie bestand bis 1810, wie sich aus den Magistratsacten der Stadt Lüneburg ergibt. In Russland kam freilich eine Reform nicht zur Durchführung, weil der Kulturzustand des Volkes noch nicht dazu gereift war.

**) Gedenktage der Psychiatrie und ihrer Hilfsdisciplinen in allen Ländern. 4. Aufl. Brl. Reimer. 1893.

eines steten Fortschrittes verlustig geht, sondern können hoffen, dass sie in gleicher Weise mit den übrigen ärztlichen Disciplinen fortschreiten wird, zumal dieselbe Sicherheit in der Diagnostik und Therapie wie bei den Krankheiten anderer Organe des menschlichen Körpers jetzt schon gewonnen worden ist. Die Ueberzeugung wird immer allgemeiner werden, dass die Psychiatrie nicht nur für die Erkrankten, sondern auch für die Rechtspflege wie für die sozialen Verhältnisse im Staate von jetzt noch nicht genügend gewürdigtem hohen Werthe ist.

Für uns in Preussen hat die Uebergabe der Armenpflege vom Staat auf die Provinzen einen Wetteifer derselben in der Fürsorge für diese Kranken hervorgerufen. Noch ist freilich eine freiere Bewegung in der Aufnahme der Kranken in den Anstalten zu erstreben, die jetzt durch mancherlei Vorurtheile gehemmt ist, die Ziffer der Heilungen vermindert und die noch im Publicum vorhandenen trüben Anschauungen unterstützt. Durch die erleichterten Aufnahmebedingungen in den psychischen Kliniken und in den Heilanstalten kleinerer Staaten in Deutschland ist jedoch der Beweis geführt, dass die Anstalten für Psychisch-Kranke den Krankenanstalten für Körperlich-Kranke betreffs der Aufnahme wesentlich gleichgestellt werden können. In den letzteren finden viele Geisteskranke ohne Bedenken Aufnahme, zumal die Grenze schwierig festzustellen ist, wo die psychischen Erscheinungen die physischen hintenanstellen, und in der Regel mit den psychischen Veränderungen körperliche Störungen verbunden sind. In die „Klinik" gehen daher die Kranken und deren Angehörige lieber, als in die „Anstalten", abgesehen davon, dass sie mehr frische Fälle aufnehmen, rascher die Kranken wechseln, daher einen grössern Procentsatz von Heilungen aufweisen und ausserdem die Zahl der Kranken eine geringere, daher durchsichtigere ist.

Die Frage der Entmündigung, welche gegenwärtig viel Staub aufwirbelt, kommt hierbei nicht in Betracht, weil sie an und für sich mit den Heilanstalten Nichts zu thun hat.

Hoffen wir, dass die Anstalt, welcher diese Schrift gewidmet ist, wenn sie ihr Centennarium feiert, wie bisher durch die Opferwilligkeit der Provinz und die Unterstützung der Behörden ihre jetzige Stellung nicht nur behauptet, sondern auch das Ziel erreicht hat, für welches auch diejenigen Berufsgenossen ihre Kräfte einzusetzen gewillt waren, die, inzwischen heimgegangen, zu kämpfen nicht ermüdeten. Alsdann, in 50 Jahren, wird man vielleicht auf unsere Schriften zurück- und herabsehen, wie die Meisten von uns auf die des vorigen Jahrhunderts, mit einem Gemisch von Achtung vor dem darin aufgespeicherten Fleiss und dem erhebenden Gefühl, dass „wir's dann zuletzt so herrlich weit gebracht".

Gilt aber auch jetzt so wenig wie zur Zeit des Horaz der Vers:

„est vetus atque probus, centum qui perficit annos",

so darf doch vielleicht, wie auf manche vorliegende verzeichnete Schrift, desselben Dichters Ausspruch, so auch auf diese Sammlung selbst, Anwendung finden:

„parvis quoque rebus magna juvari."

Berlin W.—Zehlendorf, im Juli 1895.

Heinrich Laehr.

1700.

Adams, A., A case wherein from an obstruction of the left ventricle of the brain, the nerves on the opposite site were affected. Phil. Transact. Lond. 1700—20, V, 210.

Adolphi, Chr. M., pract. Jo. Fr. **Ortlob**, De tono et atonia. II. 1, Lps. 4⁰.

Amman, Io. C., Diss. de loquela, qua non solum vox humana, et loquendi artificium ex originibus suis eruuntur, sed et traduntur media, quibus ii, qui ab incunabulis surdi et muti fuerunt, loquelam adipisci, quique difficulter loquuntur, vitia sua emendare possint. 120 pp., 1. tab., Lugd. Bat. 1700. 1727. 16⁰. Auch: *Haller*, Bibl. med. IV, 14.

Baglivi, Geo., Tractatus de fibra motrice, et morbosa, in quo de solidorum structura, vi, elatere, aequilibrio, usu, potestate, et morbis disseretur, nec non de durae matris constructione elatere, aequilibrio, et in singula quaeque solida oscillatione systaltica etc. De circulatione sanguinis in testudine, ejusdemque cordis anatome. Perusiae. 1700. 4⁰. Romae, 1701. 1702. 4⁰. Bas., 295 pp., 1703. 8⁰. Lond., 1703. 8⁰. Auch: *Haller*, Bibl. med. pr. IV, 199.

Bayle, Franc., Diss. novae de consuetudine, voluptate et dolore. Tolos. 4⁰.

Beccius, G. Th., Ex historia et scientia naturali de animalibus nocte videntibus. 8 l. Vitemb. 4⁰.

de **Berger**, J. Gf., De difficultate respirandi. Vitemb. 4⁰.

Blass, Casp., Diss. exhibens causam practicam de ischuria. Duisb. 4⁰.

Bonetus, Theoph., Sepulchretum anat. sive anatomia practica ex cadaveribus morbo denatis. 3 V. Ed. altera. Illustravit J. J. *Mangetus*. Genev. Fol. In L. I. Sect. X, Obs. ex *Fabricio*, aqua in cerebro, obs. 3 ex *Willisio* parvitas cerebri, obs. 4 ex *Platero* aqua et tumor globosus in cerebro, obs. 5 ex *Kerkringio* calculus in cerebro, obs. 12 ex *Panarolo* vesicae supra corpus callosum, obs. 15 hydrocephalus, App. ex *Bartholino* vitiosa conformatio. Sectio XVIII, Obs. 29 ex abscessu in cerebro. L. III, Sect. VII, obs. 5 cardialgiae caussa ulcus circa pylorum. Obs. 6 exulceratio. Obs. 11 apostema in pyloro et duodeno. Obs. 29 calculi. Obs. 48 perforatio. Obs. 4, 13, 20 tumor scirrhosus, Obs. 13 mola carnea. Mania: Sect. IX, obs. 5, 8 cor acidum, exsiccum. Obs. 10 in corde pituita, vitrea. Obs. 13 in corde polypus. Obs. 35 in ventriculo tumor scirrhosus. Obs. 36 aneurysma sub clavicula dextra. Sect. XII: in epil. Obs. 3 caries cranii. Obs. 5—12 serum in cerebro. Obs. 20, 21. App. Obs. 5 apostema. Obs. 17 humor foetidus in cerebro. Obs. 23 sphacelus. Obs. 25 gladioli frustera in eo. Obs. 26 carnosus tumor. Obs. 27 os acutum juxta falcem. Obs. 30 adiposa materia in ventriculis cerebri. add. Obs. 4 conformatio capitis singularis. App. suturarum prava dispositio.

Brendel, J. G., Diss. de catalepsi. Viteb. 4⁰.

Briggs, A duplicity of vision, and a gutta serena, after great pains in the head, and convulsive fits. Phil. Transact. Lond. III. 39.

Brydall, J. (of Lincoln's Inn.), Non Compos Mentis; or the law relating to natural fools, mad folks, and lunatick persons. Lond. 8⁰.

Christiani, G., Diss. de somno ejusque in morbis efficacia. Ultraj, 4⁰.

Cole, W., The dissection of a lady, who died of an apoplexy. Phil. Tr. Lond., 1700, III, 39—51.

Cowper, W., A dissection of a person who died of an asthma. Phil. Tr. Lond., 1700—20, V, 220.

Descazals, J., De opiatorum nova eaque mechanica operandi ratione. 24 pp. Hal. 4⁰.

Dutal, L. F., An subtilis materia cum aëre juncta aegrotum sanat et corpus animae domicilium conservat? Par. 8⁰.

Ehinger, C. C., De hemiplegia. Witenb. 4⁰.

de **Fanoy**, D., et **Fino**, Ergo asthmati humido nicotiana. Par. 8⁰.

Feriet, Jo. Benj., De paralysi. 12 pp. Bas. 4⁰.

Freind, J., An uncommun kind of convulsions. Phil. Tr. Lond., 1700—20, V, 206—209.

—, An hydrocephalus. Phil. Tr. Lond., III, 28.

Glorez, And., Von den Krankheiten, die vom Zaubern herkommen. Regensp. fol.

Gockelius, E., Ancillam ex terrore convulsam, curatamque exhibens. In seinem: Gallicinium med. pract. 4⁰, Ulmae. 1790, 129—132.

Hartmann, Hier. Erh., De theriaca. 16 pp. Jen. 4⁰.

van **Helmont**, Fr. Merc., Das Geheimniß der Schöpfung, aus dem göttl. magischen Central-Licht gezeiget. Mit 2 Tab. u. Holzschn. Amsterd. 8⁰.

Hertel, De hydrophobiae causa et cura. Ulmae. 4⁰.

Herwig, Act of Curing Sympathetically or Magnetically, proved to be most true with a Discourse on the Cure of Madness and an appendix to prove the reality of sympathy. Lond. 12⁰. (A. d. Lat.)

van **Heucher**, J. H., resp. J. **Fabricius**, Ex historia naturali de vegetabilibus magicis. 9 l. Witteb. 4⁰, auch: Opp. I, 766.

Hoffmann, Fr., Diss. de pulverum sternutatoriorum usu et abusu. Hal. 4⁰. (Ursache der Apoplexie.)

Johrenius, J. Conr., Diss. de epilepsia. Frcf. 4⁰.

Jones, J., The mysteries of ;opium revealed I., Gives an account of the name, make choice, effects etc. of opium. II. Proves all former opinions of the operations to be meer chimera's. III. Demonstrates what its true cause is; by whych the easily and mechanically explains all (even its most mysterious) effects. IV. Shows its noxious principle, and how to separate it, thereby rendering it a save, and noble panacea, whereof. V. the shows the palliative and curative use. 371 pp. Lond. 1700, 1701. 1 tab. 8°.

Kestner, H. E., resp. J. C. **Krantz**, De jure tabaci. Rint. 4°.

Leigh, C., An account of strange epileptic fits. Phil. Tr. Lond., V, 209.

Lentilius, R., De hydrophobiae caussa et cura. 56 pp. Ulm. 12°. Auch: *Haller*, Bibl. med. p. III, 454.

Malebranche, N., De la recherche de la vérité, où l'on traitte de la nature et de l'esprit de l'homme. 5. éd. 3 Vol. Par. 8°.

Marchard, Valer., Gegen Epilepsie. Mém. de l'ac. des sc. 1700, p. 355.

Martius, J. N., De magia naturali, ejusque usu medico ad magice et magica curanda. 44 pp. Erf. 4°. 78. pp. Erf. 1705. 4°.

Mentz, Ch,, resp. J. W. **Pauli**, De animi commotionum vi medica. Lps. 4°.

Monschen, J. W., De epilepsia. 15 l. Frcf. ad V. 4°.

von **Oostee**, J., De paralysi. 14 pp. Traj. ad Rh. 4°.

Pacchioni, A., De durae matris fabrica et usu disquisitio anat. Rom. 8°.

Poupart, Franc., Apostema cerebri. Hist. de l'ac. des sc. à Par. 1700.

Ridley, H., An experiment to discover the cause of the action of the dura mater. Phil. Tr. London, 199—202.

Riedlin, Veit, Epilepsia per iram resuscitata. In: Lin. Med. cent. observ., hist. experim. et cautelae et. Vienn. 1700. p. 455.

—, Deliria hypochondriaca. Ibidem, p. 1294.

—, Lipothymiae caussa fames. Ibidem, p. 1382.

—, Venaesectio in mania. Ibidem, p. 575 (nimia noxia).

—, Musica sedat pathemata. Ibidem, p. 1055.

—, Arcanum duplicatum in melancholia. Ibidem, pag. 145.

—, Absorbentia curant dyspnoeam. Ibidem, p. 204 (in hysterica).

—, Hysteriae caussa vermes. Ibidem, p. 199 (saltem similia symptomata).

—, Lipothymiae caussa dolor nephriticus. Ibidem, p. 226.

—, Contra lipothymiam scarificatio. Ibidem, p. 283.

—, Coma. Ibidem, p. 1231. Auch in seinen: Cent. I, obs. 40, 46. (periodicum).

—, Cephalalgiae caussa cerebri vitia. Ibidem, p. 265 (materies albida sub et post mortem ex naribus prorumpens, unde ad suppurationem cerebri concludebatur).

—, Maniae caussa amor. Ibidem, p. 375. Auch: Obs. Cent. III, obs. 82.

Rudolph, Diss. de antipathia humana. Bas. 4°.

Salmius, De libero arbitrio. 24 pp. Regiom. 4°.

Sand, G., resp. G. A. **Stoltz**, Diss. med., qua fungus cerebri, in generoso equitum Prussorum, anno 1696, inventus et exstirpatus, et quaestionum circa tractationem hanc mobilium, succincte enodatarum quindenae etc. exponuntur. Regiom. 4°. Auch in: *Haller*, Disp. chir. I, 169—199.

Scharff, L. B., Unvorgleichliche Gedanken von denen bisher heimlich und unerforschlich gehaltenen magnetischen Curen, nach gründlicher Anleitung der Natur wohlmeinend erwogen und dem curiösen Liebhaber der natürlichen Dinge samt andern so wohl hierbey als sonst bey der Medicin vorgehenden Fehlern, sonderlich von der Inspection des Urins und Besuchung der Kranken unmaßgeblich vorgetragen. 196 S. Sondersh. 12°.

Schelhammer, G. Chr., Diss. de temperamentis et calido innato. Jen. 4°.

Schmidt, J., praes. G. W. **Wedel**, De asthmate mechanica. 34 pp. Jen. 4°.

Spreckelsen, J. H., Diss. de paralysi. Lugd. Bat. 4°.

Stahl, E., Diss. de facie morborum indice. Hal. 4°.

Stangius, J. J., De mentis morbis, ex morbosa sanguinis circulatione ortis. 34 pp. Hal. 4°.

Truebe, G. Th., resp. J. W. **Loges**, De mortuis ex affectibus. 12 l. Lps. 4°.

Tyson, E., One hemisphere of the brain sphacelated, with a stoma in it. Phil. Tr. Lond. III, 27.

—, An infant with the brain depressed into the hollow of the vertebrae. Ibid., III, 26.

Valentini, M, B., De clystere tabacino. In seinen: Polychresta exotica etc. pp. 71—73. Frcf. ad M. 4°.

—, De consuetudine, altera natura, et morbis ex consuetudine redeuntibus, ad J. G. *Volckamerum*. 1691. Ibidem, 1700, 120—140.

Vater, Ch., resp. B. M. **Hanneken**, De hemiplegia. Vitemb. 4°. c. 1 tab.

Wedel, Chr., Centuria thesium de theriaco. Jen. 4°.

—, G. W., Exerc. semiotico-path. Cap. 6. 7. Jen. 1700. 4°. Exerc. path. ther. Cap. 2. Jen. 1697.

Sendschreiben, daß die sympathetischen Wirkungen nichtig und unmöglich seyn. Frkf. 8°.

1701.

Ammann, Jo. J., De decubitu; partem alteram pathologica. 49 pp. Tub. 4°.

Beier, De amuletis, eorum usu licito aut salutari. Jen. 4°.

v. **Berger**, Jo. G., Diss. *περι των φαρμακων ἐν τοις ἱεροισιν ἐγκοιμησει παρα ϑεων αἰτημενων*. Witeb. 4°.

— Diss. *περι της ἐγκοιμησεως*. Witeb. 4°.

Besse, Recherches analytiques sur la structure des parties. Toulouse. 8°. (laesiones cerebri.) Auch: *Haller*, Bibl. chir. I, 555.

Bodinus, Diss. de fallacibus indiciis magiae. Hal. 4°.

Crause, R. W., De incantatis. Jen. 4°.

Eysel, J. Ph., Diss. de gutta serena. Erf. 4°.

—, Pr., Rarissimus affectus glossagra. Erf. 4°.

Fasch, Aug. Henr., resp. **Sinapius**, Diss. de mania. Jen. 4°.

Freund, J. A., praes. G. W. **Wedel**, De spasmo cynico. 24 pp. Jen. 4°.

Gladbach, J. A., praes. J. Ph. **Eysel**, De ebrietate assidua, hydropis causa, 20 pp. Erf. 4⁰.
Grossmann, J. H., De mania. 60 pp. Frcf. ad V. 4⁰.
H., M. D. L., Tractat von magnetischen und sympathetischen Curen. Frkf. 8⁰.
Hoffmann, Fr., Diss. de peregrinationibus sanitatis causa instituendis. Hal. 4⁰. (p. 22 gegen Epilepsie.)
Hübner, Diss. de epilepsia. Traj. ad Rh. 4⁰.
Huth, J. Ch., Τα περι την ἐγκοιμησιν. De ritibus incubationis. 13 l. Vitemb. 4⁰.
Ingenbert, J., Chiromantia, metoposcopia et physiognomia curiosa. Frcf. 8⁰. (1. ed. Frcf. 1690. fol.)
Johrenius, J. Conr., Diss. de visu integro et corrupto, et in specie de gutta serena. Erf. 4⁰.
Lessius, Leonh. (Leys), Hygiasticon s. de tuenda valetudine tam animi quam corporis. Par. 1701. 12⁰. 1772. 16⁰. Engl.: Lond. 1742. 4⁰. (1. ed. Antw. 1613. 8⁰. Auch: *Haller*, Bibl. med. pr. II, 432.
Loss, Jer., Gedanken vom Alp. Dresden. 8⁰.
Maul, J. C. resp. P. God. **Sperling**, Diss. de salacitatis natura et cura. Witeb. 4⁰.
Mergiletus, A. F., De pica. 26 pp. Argent. 4⁰.
Muys, W. W., De catalepsia. 17 pp. Traj. ad Rh. 4⁰.
Pascoli, A., Dell' anima de 'bruti, all . . . Petr. Paol. *Massini*, Marchesa di Ortona e Correto. In seinen: Delle febbri teorica. Venezia, 209—232. 4⁰.
Paullini, Chr. Franc., De theriaca coelesti reformata liber singularis, secundum leges et methodum Imperialis Acad. Leop. Nat. curios. scriptus, multisque observationibus rarioribus physico-medicis illustratus et confirmatus. 347 pp. Frcf. ad III. 12⁰.
Petermann, Curiose Gedanken vom Alpe. A. d. Lat. 72 S. Dresd. u. Lpz. 16⁰.
Petraeus, Aug., Curiose Gedanken von der Lüsternheit der schwangern Weiber u. vom Brechen. Dr. B. *Albini*, Von d. Entzückung und Hinfallung. A. d. Lat. v. M. M. 54 S. Dresd. u. Lpz. 8⁰.
Schelhammer, G. Chr., Diss. de odontalgia tactu sedanda. Jen. 4⁰.
Schwab, Diss. de contractura. Leid. 4⁰.
Slevogt, J. H., De utero et suffocatione uterina opiniones. Jen. 4⁰.
—, resp. L. A. **Hahn**, Puerperam suffocationis hypochondriaco-hystericae periculo expositam exponit. 33 pp. Jen. 4⁰.
Steffanius, Jac., Diss. de somnambulis. Bas. 4⁰.
Sulzer, Diss. de naevis maternis infantum. Bas. 4⁰.
du **Tau**, Ergo a spiritibus morborum caussa. Par. 8⁰.
Thomasius, Chr., resp. J. **Reiche**, De crimine magiae diss. Hal. 4⁰.
Vater, Abr., resp. J. **Vesti**, Aeger melancholia amatoria variisque symptomatibus gravioribus macitatus. Erf. 4⁰.
Vehr, Iren., Diss. de mania. Frcf. ad V. 4⁰.
de **Voisin**, Ant. B., De antipathia humana. 27 pp. Bas. 4⁰.
Waldschmidt, W. Ulr., resp. C. **Oberius**, De imaginatione hominum et brutorum. Kil. 4⁰.
Waldschmidt, W. Chr., resp. Jo. E. **Raufchelbach**, De incantatis. 28 pp. Jen. 4⁰.
Wedel, G. Wolfg., De morbo sapientiae. Jen. 4⁰. Auch: *Haller*, Bibl. med. pr. III, 215.
Winther, Diss. de epilepsia. Rint. 4⁰.
Histoire des flagellans, Traduite du latin de *Boileau*. Amst. 8⁰.
Tractat von magnetischen u. sympathetischen Curen. Frkf. 8⁰.
De tarantismo. Mém. de l'ac. roy. de sc. à Par. 1701, p. 351, 1702, p. 16.

1702.

Amman, J. Conr., Surdus loquens. Amst. 8⁰. Auch: *Haller*, Bibl. med, pr. IV, 14.
Annaard, C., De dolore colico. Traj. ad Rh. 4⁰.
Apinus, J. L., resp. J. S. **Klett**, De principio vitali quae curiosius investigata et modeste proposita. II., resp. G. **Engelhardt**. Altd. 1702. 4⁰. III., resp. A. H. **Kurad**. Altd. 1703. 4⁰. IV., resp. S. F. **Wurffhain**. Altd. 1703. 4⁰. V., F. **Hoffmann**. Altd. 1703. 4⁰.
Baglivi, G., De progressione terrae motus ab 1702—1705 (Balnea et clysmata nicot., oleum curant colicam). Rom. 4⁰.
Berger, J. G., resp. Jo. N. **Leuterding**, De palpitatione cordis. 32 pp. Witeb. 4⁰.
Bretthauer, J. H., De asthmate convulsivo. 32 pp. Giss. 4⁰.
Bufaletti, Paul, Ant., Lettera sopra uno idrophobo etc. Maurato. 8⁰.
Cole, G., Consilium aetiologicum de casu quodam epileptico, quo respondetur epistolae . . . Thom. *Hobart*, M. D. Amnesea disquisitione de perspirationis insensibilis materia et peragenda ratione. Lond. 8⁰. (Viscum gegen Epilepsie.)
Colohri, Mendel, De passione hypochondriaca. Frcf. ad V. 4⁰.
Crausius, R. W., Diss. de aphonia. Jen. 4⁰.
—, Diss. de incantatis. Jen. 4⁰.
van **Ee**, Diss. de asthmate. Ultraj. 4⁰.
Ehinger, C. C., De melancholia. Witeb. 4⁰.
—, De malo sic dicto hypochondriaco. Witeb. 4⁰.
—, De morbo olim sacro dicto. Witeb. 4⁰.
Ewaldt, Benj. Diss. de pulvere sympathetico. Regiom. 4⁰.
Fabra, A., Diss. de animi affectionum physica causa et loco ac de tabaci usu. Ferrara. 4⁰.
Fossius, P., resp. B. M. **Drachardt**, De curationibus magneticis vulgo dictis, Hafn. 4⁰.
Garmannus, C. F., De tonitu obstetricante. Misc. ac. nat. cur. 1699—1700, Novemb., 1702, 2 decur. VII—VIII, 243—256.
Gerbezius, M., De epilepsia duorum annorum virginis curata. Ibidem, 3. dec. VII—VIII, 306.
Haentschky, M. M., praes. Chr. **Vater**, De melancholia. 32 pp. Witeb. 4⁰.
Harvey, G., The art of curing diseases by expectation, with remarks on a supposed great case of apoplectic fits. 3. ed. 381 pp. Lond. 8⁰.
Hoffmann, Fr., Diss. phys.-medicae selectiores, ad sanitatem tuendam maxime pertinentes. Hal. 4⁰. (Darunter de animo sanitatis et morborum fabro.) vgl. 1708.

Hoffmann, Diss. Compendiosa et clinica morborum spasmodicoconvulsivorum praxis cum cautelis. Hal. 4°. Auch Opp. Suppl. II, 2, p, 201.

—, Diss. de opii correctione genuina et usu. Hal. 4°. Auch Opp. Suppl. II, P. I, p. 648.

—, Diss. de colica. Hal. 4°.

Jacobi, V. J., De spiritu hominis triuno p. n. constituto seu causa plurimorum morborum efficiente. 16 pp. Erf. 4°.

Littre, Apoplexiae caussa renum vitia. In: Hist. de l'ac. r. des sc. à Par. 1702, p. 34.

Luther, C. F., resp. Ch. U. **Schreiber**, An potus Thee exsiccandi et emaciandi virtute polleat? Ob der Thee zehre? Kil. 4°.

Maneta, Cam., De moderandi tabaci usu in Europaeis etc. Madrit. 12°.

Meyer, Diss. de pica et malacia. Erf. 4°.

Michel, Diss. de orthopnoea. Leiden. 4°.

Muller, dictus **Wohlheimer**, Fr. Chr., Diss. opii correctionem genuinam et usum . . . proponit. 31 pp. Hal. 1702. 1730. 4°.

Palfyn, J., Neewkeurige Beschryving der beenderen van's Menschen Lychnam. Gendt. 8°. (Gibbus. Cranium.)

Pauli, J. P., De spasmis. 28 pp. Hal. 4°.

Purcell, J., A treatise of vapours, or hysterick fits. Containing an analytical proof of its causes, mechanical explanation of all its symptoms, and accidents, according to the newest and most rational principles; together with its cure at large. 150 pp. Lond. 1702. 12°. 238 pp. London. 1707. 12°.

Roehrensee, Diss. de autochiria subtili. Viteb. 4°.

Rudelgast, J. H., Apoplexia. 11 pp. Herbipoli. 4°.

Saviard, Nouveau recueil etc. Par. 12°. (Hydrophobie.)

Scaramuccia, J. B., Lettera ad *Magljabecchi* sopra un idrofobo divenuto tale coll' impeto dello sdegno. Macerata. 8°.

Stahl, G. E., resp. Ch. S. **Richter**, De affectibus periodicis. 40 pp. Hal. 4°.

—, Diss. de spasmis. Hal. 4°. Auch: *Haller*, Bibl. med. pr. III, 583.

Stegmann, A., A terrore et conspectu agonizantis, suppressio mensium, et ex hac dysenteria lethalis. Misc. nat. cur. 1699—1700, Norimb. 1702, 3. dec., VII—VIII, 56.

Thomasius, Chr., Kurze Lehrsätze von dem Laster der Zauberey. Halle. 8°.

Vesti, J., Diss. de affectione hypochondriaca. Erf. 4°.

Vater, Chr., resp. Jo. C. **Schaefferus**, Diss. de morbo sontico olim sacro dicto. 23 pp. Witeb. 4°.

—, Diss. de morbo sic dicto hypochondriaco. Witeb. 4°.

Westphalus, J. C., De delirio amoroso. Misc. Ac. nat. cur. 1699—1700, Nov. 1702, 3. dec. VII—VIII, 235—242.

Winter, J. Ger., De apoplexia. Rint. 4°.

Wizleben, Diss. de autochiria. Lps. 4°.

Zoetmann, J., De spirituum animalium vera existentia et operatione. Lugd. Bat. 4°.

—, De imaginationis maternae viribus in foetum. Lugd. Bat. 4°.

Zwinger, Diss. de somnambulis. In: Fasc. diss. med. sel. Bas. 4°.

Hydrophobia per hominem iratum. Act. erudit. Lps. anno 1702, p. 147.

Tarantisme. Mém. de l'acad. roy. des sc. à Par. 1701, p. 351 1702, p. 16.

1703.

Alberti, M., praes. G. E. **Stahl**, De malo hypochondriaco et hysterico. 61 pp. Hal. 4°. Auch: *Haller*, Bibl. med. pr. III, 583.

Andalori, Andr., Il Coffee descritto ed essaminato. Messina. 12°.

Appelii, J. Just., Tabaci bibulus medicinae tumulus, axiomata pronunciata theoremata phys.-medica in artis formam redacta continens, quorum in dissertationibus academicis potissimum est usus ex probatissimis auctoribus concinnatus juxta seriem alphabeti digestus. Cöln. 8°.

de **Bourges**, Jac., et P. **Azevedo**, An infantum naevi ab imaginatione materna? Par. 8°.

Brougthon, Jo., Psychologia. Lond. 8°.

Bueching, G., De potentia diaboli in corpora. Hal. 4°.

Burghart, Ch. G., praes. Chr. **Vater**, De malo sic dicto Hypochondriaco. 36 p. Viteb. 4°.

Camerarius, R, J., resp. P. **Keck**, Diss. de clavo. 16 pp. Tüb. 4°.

de la **Charrière**, J., Anat. nouv. de la tête de l'homme, et de ses dependances avec l'usage de ses parties, suivant leur structure et la physique moderne. 436 pp. Par. 8°

Cornaro, Luigi, Raad-geeving, en verseekende middelen, om seergemakkelijk honderd en meer jaaren in een vollkommen goede gesondheid te konnen leeven. 84 pp. Leyden. 24°. (Übers. von Trattato de la vita sobria. 17 pp. Padova, 1558. 4°. Englisch von G. *Herbert*, 70 pp. Cambridge, 1634. Neue Auflage. 90 pp. Middletown, 1836. Mit Biographie von P. *Moroncelli* und Noten von J. *Burdell*. 228 pp. New York, 1842. 8°.

Coward, Cogitationes posteriores de anima. Lond. 8°.

Cresse, P. et N. le **Tellier**, An in apoplexia praestantius sit emeticum ex vitriolo, quam ex antimonio? Par. 8°.

Crüger, J., Diss. Casus medicus de malo literatorum s. malo hypochondriaco. Zitau. 4°.

Denyau, Al. M. et Ph. **Fontaine**, An opium dysenteriae saluberrimum? Par. 8°.

Eyselius, J. Ph., Diss. de cephalalgia periodica. Erf. 4°.

Fimmler, Js. C., praes. J. G. de **Berger**, De vi opii rarefaciente, a qua ostenditur, omnia illius effecta in homine proficisci. 44 pp. Vitemb. 4°. Auch: *Haller*, Bibl. med. pr. III, 642.

Fontanelle, Effluxus purulentus ex aure sanans in surditate. Hist. de l'ac. des sc. 1703.

Fossius, P. et B. M. **Drachart**, Diss. de curationibus magneticis. Hafn. 4°.

Frommann, G. C. resp. C. A. **Pfundio**, De ideis brutorum insitis. 11 pp. Lps. 4°.

Harvey, G., Morbus Anglicus, or a theoretick and practical discourse of consumtions and hypochondriack melancholy. Comprizing their nature, subject, kinds, causes, signs, prognostics and cures. Likewise, a discourse of spitting of blood etc. 252 pp. Lond. 12°.

Helmont, resp. M. **Strooth**, Diss. de auditu difficili. Hal. 4°.

Hieronymus a Sancta Fide (pseud. für Jo. Sigf. *Cleffel*, cand. jur. sonst auch dem N. Hier. *Gundling* zugeschrieben), Gründliche Abfertigung der unparth. Gedanken eines ungen. Auctoris von d. Lehre de crimine magiae des Chr. *Thomasius*. Frkf. a. M. 4°. (Vrf. meint mit *Thomasius*, es gäbe zwar einen Teufel, aber keine Hexen und Gespenster.)

Hoechstetter, Ch. Fr., Diss. de spina bifida. Altd. 4°. (in virgine 20 annorum.)

Hoffmann, Fr., resp. M. **Naboth**, Diss. de auditu difficili. 30 pp. Hal. 4°. Auch in: Opp. Suppl. II, 2, p. 296.

—, resp. J. V. **Kauppers**, De natura et praestantia vini rhenani in medicina. 56 pp. Hal. 4°.

Jassoy, Dav., Diss. de lethargo. Bas. 4°.

Kolb, J. Dan., De lethargo. Bas. 4°.

Krokisius, Ch. F., De cephalalgia habituali cum vertigine. Regiom. 4°.

Kulmus, Jo. G., Oneirologia s. tractatus de somniis, eorumque consideratione medica, nec non inde facta excursione ad deliria. Lps. 4°.

du **Moulin**, Curiosités de la nature et de l'art, apportées des deux Indes Par. 12 (Calculi in cerebro).

Naboth, M., resp. G. **Münchenrod**, De organo auditus. 7 l. Hal. 4°.

Neithard, Diss. de artuum tremore etc. Erf. 4°. (1. edit. Jen. 1692.)

Pezold, Diss. de oblivione memorabili. Lps. 4°.

Pistori, Diss. de existentia spectrorum. Witeb. 4°.

Prietto, Diss. de contractura. Buda. 4°.

Reiche, J., Unterschiedliche Schriften vom Umfang des Hexen-Prozesses zu ferneren Untersuchungen der Zauberey herausgegeben. Ferner Unfug der Zauberey &c. Auch mit dem Titel: Chr. *Thomasius*, Von dem Laster der Zauberey. Aus dem Lat. herausgegeben von J. *Reiche*. Halle, 1703—1704. In 2 Bd. 4°.

Ridley, Humph., Observationes med.-practicae et phys. de asthmate et hydrophobia; acc. decem administrationes anatomicae corporum. Lond. 8°. Leid., 1738. 8°. Auch: *Haller*, Bibl. med. pr. III, 441.

Roeser, C. A., Diss. de phantasia morborum causa et medicina. Regiom. 4°.

Romanus, C. Fr., De spectris, magis etc. Lps. 4°.

Rosa, Ph. G., praes. G. Wolfg. **Wedel**, Diss. chim.-medica de theriaca coelesti. 32 pp. Jen. 4°.

Schaper, Diss. Medicinae curiosae specimen: 1. de odio etc. 2, de potu sanguinis calentis e corpore hominis contra epilepsiam. Rost. 4°.

Sonntag. H., Diss. Sicilimentorum academicorum fasciculus de spectris etc. Altd. 4°.

Steuerlinus, Relationes curiosae von den signis prodrom. apoplexiae aus dem Urin. Gotha. 8°.

Verner, Th., De passione hypochondriaca hysteria dicta. Leid. 4°.

Vesti, J., Casus passione hysterica laborantis, ejusque curatio. Erf. 4°.

Vogtherr, C. B., De morbis moerentium. Altd. 4°.

Volpini. J. B., Spasmologia s. clinica contracta. Neap. 4°. Auch: *Haller*, Bibl. med. p. IV, 372.

Wallerius, Har., De fallaciis visionis. Ups. 4°.

Werder, Diss. de consuetudine. Hal. 4°.

Ausführlicher Bericht von der Artzney, Ess. dulcis genannt, durch welche unter dem Segen Gottes schwere Krankheiten, Gicht, Epilepsie, Stein, allerley Gebrechen der Augen, auch wenn sich Felle angesetzet, Mangel an Gehör, Contraktur und dergl. bisher curirt worden, zum dritten Male verbessert und in Druck gegeben. Halle. 4°.

1704.

Albinus, Th., Das entlarvte Idol der Wünschelruthe. Dresd. 8°.

Amaurich, Cyr., Progr. de insania circulationis et circulatorum. Perpigean. 4°.

Arnold, Diss. aeger clavo capitis periodico laborans. Erf. 4°.

Baglivi, G., De anatome, morsu, et effectibus tarantulae. In seinen: Ops. med. pract. 4°. Leyden, 1704, 539—580, 1 pl. Auch: Ibidem, 8°. Lugd. 1710, 599—610, 1 pl. Ibidem, 4°. Lugd. Bat. 1714, 599—640. Ibidem, Antw., 1710, 599—640. Ibidem, Lugd. B., 1733, 509—610, 1 pl. Venet., 1754, 209—321, 1 pl. Lps. 1828, II, 290—339, 1 pl. Übers. in seinem: Tract. of physik 2. ed., 8°, Lond. 1723, 312—373, 1 pl.

Borelli, G. A., Philosophia de motu animalium e unico principio mechanico-statico deducta. Amst. fol.

Buddeus, J. Fr., resp. J. C **Spener**, Diss. de temperamentis hominum. 88 pp. Hal. 4°.

Burchardas, Ch. M., De morbis magicis. 40 pp. Kil. 4°.

Curteis, Th., Essays on the preservation and recovery of health. In two parts. Wherein in the late wines are suspected and censured: malt-drink, hopps, cyder, artificial wines, coffee, tea etc. as also drinking of water, and the varieties of elaborate compositions in eating, impartially examin'd etc. 234 pp. Lond. 8°.

Daum, Casp. Conr., Diss. de amore insano. Leid. 4°.

Dieterich, J. G., De anima motrice. Witenb. 4°.

Eysel, J. Ph., Diss. de comate somnolento, observato et curato. Erf. 4°.

—, Diss. de stupore. Erf. 4°.

Freudenberg, J. G., De maculis volaticis epilepsiam comitatis vulgo von dem Gicht-Flug der kleinen Kinder. 22 pp. Giss. 4°.

Guillermet, Diss. de epilepsia. Lugd. Bat. 4°.

Gysi, Jac., Diss. de temperamentis. Bas. 4°.

Hoffmann, Fr. resp. **Bauer**, De specificis antispasmodicis. Hal. 4°. Auch: Opp. Suppl. I, 2, p. 81.

Hofsteter, J. A. resp. Chr. **Göz**, Pr. in quo de papavere et opio esculentis agitur, insimulque virtus ipsorum medica expenditur. 5 l. Hal. 4°.

Hugonius, Abr., Diss. de apoplexia. Bas. 4°.
Hulsius, Diss. de cardialgia. Groen. 4°.
Knechtius, J. R., De asthmate. 12 l. Bas. 4°.
de **Moor**, Barth., Veris oeconomiae animalis, s. potius humanae: principiis innixae pathologiae cerebri delineatio practica: in qua morborum soporosorum, per notas characteristicas, distinctio; nec non spasmorum accuratior distributio traditur. 593 pp. Amst. 4°.
—, Tr. de epilepsia et convulsionibus. Amst. 4°. Auch: Pathol. cerebri p. 403.
Nicolas, Armille, L'école de l'amour de dieu. Cologne. 8°. (Die feinere Sprache einer schwärmerischen Leidenschaft.)!
Polzius, Diss. de cardialgia. Gron. 4°.
Reichenau, G. Er., De opio. Leid. 4°.
Rhetius, A. C., De morbis habitualibus. Hal. 4°.
Rosa, P. G., De dysuria. Jen. 4°.
Scheid, Diss. de lumbagine rheumatica. Argent. 4°.
Schelhammer, G. Chr., Diss. de obsessis et de morbis magicis. Kil. 4°.
Schwenckfeld, C., Theriotrophaeum Silesiae. Lign. 4°. (Kriebelkrankheit.)
Slevogt, J. H. resp. J. S. T. **Wider**, Diss. Aeger paralysi perfecta laborans. Jen. 4°.
—, De quaestione, an crus paralytici citius restituatur quam brachium? Jen. 4°.
—, Pr. de sympathetica morborum curatione per urinam. Jen. 4°.
Sperling, P. G., Diss de cardialgia. Witeb. 4°.
Spiess, J. C., Melancholia hypochondriaca salivatione mercuriali cito, tuto ac radicitus exstirpata, quam secundum omnes circumstantias methodumque curandi adhibitam ulteriori philiatrorum disquisitioni exposuit. 23 l. Helmst. 12°.
Stock, J. Chr., De consuetudine. Jen. 4°.
Vesti, J., Aeger melancholia hypochondriaca laborans. Erf. 4°.
—, Diss. Casus passione hysterica laborantis, ejusque curatio. Erf. 4°.
—, Diss. de vertigine. Erf. 4°.
Wedel, G. Wolfg., Pr. de ecstasi putata Christi. Jen. 4°.
—, De oblivione. Jen. 4°.
—, Diss. sistens asthma spasmodico-hypochondriacum periodicum. Jen. 4°.
—, De agonia Christi. Jen. 4°.
—, De dysuria. Jen. 4°.
Wilhelm, J. E., De melancholia hypochondriaca. Erf. 4°.
Wolf, J., A fissura cranii post quatuor septimanas mors. In seinen: Obs, chir. med. 4°. Quedlinb. 1704, 20—60. L. I, obs. 2.
—, Ex hemicrania coecitas et ruptura corneae. Ibidem, 54-57.
—, Repositio subluxatarum vertebrarum infeliciter tentata. Ididem, 84.
—, Vertebrarum luxatio ad exteriora lethalis. Ibid., p. 85—87.
Zehner, J. F., De cardialgia. Viteb. 4°.
Zeller, J., resp. **Bauer**, Theses inaugurales med. Tüb. 4°. Auch: *Haller*, Bibl. med. pr. IV, 22 (Liquor antimonialis, womit *Rollwagen* die schwersten Krankh., auch Epilepsie, curirt hat).
Hydrocephalus. In: Mém. de l'acad. des sc. 1704, p. 8, 1718, p. 121.
Berict en opmerking wegens de staat van een buitenge woonte zo genaande Slapzickte de koolwük voorgefallen. Rotterd. 1704. Auch: Act. erud. Lps. 1707, p. 278.
Salacitatis caussa amor. Hist. de l'ac. des sc. ann. 1704, p. 26.

1705.

Adolphi, Chr. M., De spina ventosa. Lps. 4°.
Anhorn ab Hartung, Diss. de colica. Bas. 4°.
Baglivus, J., Diss. de anatome morsu et effectibus tarantulae. Deutsch, Lüb., 1705. Lpz., 1713. (Vorher Roma, 1696. Lond. 1696). Auch; *Haller*, Bibl. med. pr. IV, 194.
Bretschneider, Ad., Diss. de aegro occasione mali melancholico-hypochondriaci. Erf. 4°.
Clüver, D., Vindiciae artis memoriae. 8 pp. Hamb. 4°.
Dufour, Ph. S., Revanda Asiatica h. e physiologia potus Café. Aus dem Franz. von J. *Spon*, a J. J. *Manget* notis illustrata. Lion. 4°. Mit 5 Kpfft.
Eeberfeld, Diss. de epilepsia hereditaria casum exhibens. Duisb. 4°.
Ettmüller, M. E. resp. D. L., **Ebersbach**, De vigiliis involuntariis. 36 pp. Lps. 4°.
Eysel, J. Ph., Diss. de hydrophobia. Erf. 4°.
Fallowes, Th., The best method for the cure of lunatics, with some accounts of the incomparable oleum cephalicum used in the same, prepared and administered. Lond. 1705. 8°. 1714, 8°. (Sitz des Irrseins im Gehirn und dessen gestörter Gefäßcirkulation; mehr Empfehlung seines Ol. cephal. zur Erzeugung von Pusteln auf dem Kopfe).
Fasch, Aug. H., Pr. De melancholia ex utero in puerpera, observata et curata. Jen. 4°.
Finckenau, Jac., De phantasiae efficacia in corp. humanum. Regiom. 4°.
Gebhard, J. Chr., praes. M. E. **Ettmüller**, Diss. med. de ira. 29 pp. Lps. 4°.
Germann, J. G., praes. J. Ernest **Schaper**, Medicinae curiosae specimen, duabus quaestionibus: 1., Quid de pilorum canis rabidi impositione vulneri per ejus morsum inducto facta tenendum? 2., An ab rasione pilorum sperari possit, ut rei facilius a tormentis victi veritatem confiteantur? Rost. 4°.
Gockelius, E., De aphonia et convulsione a terrore. Misc. act. nat. cur. 1685, Norimb. 1705, 2. dec., IV, 64—69.
Goelicke, A. O., resp. G. H. **Kornmann**, Disp. phys.-med. de temperamentorum natura, characteribus ac diathesi morbosa. 30 pp. Hal. 4°.
Guenz, J. G., Prog. de lap. gland. pineal. Hist. de l'ac. roy. des. sc. 1704. 1705. (Path. Anat.)
Guillot, L., et S. **Cluzard**, Diss. an asthmati sudorifera. Par. 8°.
—, et J. B. **Mongin**, An hystericis volatilia. Par. 8°.
Hoffmann, Fr., resp. J. C. **Hofsteter**, De somnambulatione. 2. ed. 8 pp. Hal. 4°. (1. ed. 1695.)

Hoffmann, Fr., resp. Th. **Kennedy,** Diss. de temperamento fundamento morum et morborum in gentibus. 38 pp. Hal. 4°. Opp. V, 103.

Horatii de Florianis, Epistola contra *Sparagli* oculorum et mentis vigilias scripta. Rom. 4°. Auch: *Haller*, Bibl. med. pr. IV, 415.

Jung, J. Chr., De consuetudinis efficacia generali, in actibus vitalibus. 35 pp. Hal. 4°.

Kamitzer, Jac., De aegro melancholia amatoria, variis symptomatibus gravioribus maritata, laborante. 28 pp. Erf. 4°.

Laub, Ch. praes. J. W. **Wedel**, De amaurosi. 32 pp. Jen. 4°.

von **Lebenwaldt,** A., De morsu lupi rabidi s. lycanthropia. Misc. Ac. nat. cur. 1685, Norimb. 1705, dec. 2, IV, 163—165. Uebers. in: Auserl. med. chir. Abhl. d. k. k. Ac. d. Naturf. Nürnb. 1765, XIV, 139—141.

Lentilius, R., Febris malignae singultuosae non lethalis confirmatio. Ibidem, 2. dec. IV, 292—299.

Littre, Mém. de l'ac. roy. des. sc. Anno 1775 p. 40. (Verknöcherte Hirnhaut bei Wahnsinn.) p. 70 hydrocephali signum ejulatus perpetuus. p. 53 Surditatis caussa nervorum vicinorum laesiones.

Martius, Diss. de magia naturali, ejusque usu medico. Erf. 4°.

Megaporiti, Ant., epist. ad A. *Valisnerium* de furiosa virgine. Phil. Tr. 1705, No. 307. Auch: *Haller*, Bibl. med. pr. IV, 424.

Menz, F., Diss. de plantis, quas ad rem magicam facere crediderunt Veteres. Lps. 4°.

de **Moor,** B., Tr. de epilepsia et convulsionibus. Amst. 4°.

Pacchioni, A., Diss. epistolaris de glandulis conglobatis durae meningis humanae. Rom. 8°.

Passavant, Diss. de perforatione calvariae. Bas. 4°.

Pfeiffer, De imperio phantasiae in sensus. Gryph. 4°.

Schacher, P. G., resp. G. F. **Jaeschke,** Diss. de Cataracta. Lps. 4°. (Hierin das gangl. ophthalmicum ciliare beschrieben.)

Schelhass, C., De affectibus aurium in genere. Jen. 4°.

Schultzius, G., praes. D. J. **Vehr,** De melancholia ex utero, in puerpera observata et curata. 24 pp. Frcf, 4°.

Stahl, G. E., resp. J. P. **Gaetke,** Diss. de vena portae, porta malorum, hypochondriaco—splenetico—suffocativo—hysterico—colico—haemorrhoidariorum. 54 pp. Hal. 1705. 4°. (1. ed. 1694. 4°.) Auch: *Haller*, Bibl. med. p. III, 578.

—, Diss. de consuetudinis efficacia generali in actibus vitalibus secundum et praeter naturam. Hal. 4.° Auch: *Haller*, Bibl. med. p. III, 584.

Starcke, J. F., De suffocatione ex liquore recenter fermentante. Regiom. 4°.

Struve, E. G., De facie morborum indice, s. morborum aestimatione in facie. 32 pp. Hal. 4°.

Thilo, J. G., De ingeniorum praesidiis. Lps. 4°.

Thompson, A., Diss. med. de motu quo renituntur canales in fluido corporis animalis, de aquarum mineralium examine et origine, de martis et mineralium aquarum, de mercurii, de opii operationibus mechanicis, de morbis animi. 155 pp. Leyden, 16°. Auch in: Diss. med. No. 6. Lugd. Bat. 1705. 8°. *Haller*, Bibl. med. pr. IV., 231.

Tschanter, Diss. de eruditis, studiorum intemperie mortem sibi accelerantibus. Lps. 4°.

du Verney, Hydrocephali caussa febris lenta. In: Mém. de Par. 1704, No. 8°.

Warlitz, C., Scrutinium lacrymarum medico-sacrum. Vitemb. 4°.

Wedel, G. W., Diss. de affectibus animi in genere. Jen. 4°.

Zwinger, T. Diss. de perforatione calvariae. Bas. 4°.

Gelatina sub dura matre causa epilepsiae. Mém. de l'ac. roy. d. sc. à Par. 1705—1711, p. 35 vesiculae inter meninges, 1737, p. 71 corpus osseum.

Dyspnoeae caussa polypus pulmonum. Ibidem, p. 32.

1706.

Baier, J. Jac., praes. J. Fr. **Herelius,** Diss. de lassitudine. Altd. 4°.

Böttiger, S., praes. Abr. **Vater,** De visionis laesionibus, in specie in mydriasi et myosi. Witeb. 4°.

Boisseau, P., Observations. Douay, 1706. 4°. (Laesio cerebri sanata.)

Egger, G., praes. Laur. **Gasser,** De consensu nervorum. Vind. 8°. Rec. in: *Wasserberg*, Opp. min. Fasc. II, Vindeb. 1775. 8°

Ehinger, C. C., De visionis laesionibus. Witenb. 4°.

Faschius, J. A., Exercitatio physica de motu cordis. 16 pp. Kil. 4°.

Finckenau, Diss. de tinnitu aurium. Regiom. 4°.

Frank, G. resp. D. **Wagner,** Diss. de asthmate. Hafn. 4°.

Franckenau, G. F., Diss. de asthmate. Regiom. 4°.

Garmannus, C. E., De epilepsia e terrore. Misc. Acad. nat. cur. 1704—5, Nor., 3. dec., IX—X, 87—103.

Geiniz, W. S., Diss. med. tradens compendiosam et clinicam praxin dolorum cum cautelis. 39 pp. Hal. 4°. 34 pp. Hal. 1706. 4°.

Geoffroy, Mém. de l'ac. roy. des sc. Ann. 1706, p. 662 (Verknöcherter Hirnsand bei Wahnsinn).

Gregory, Diss. de dolore lienis. Lugd. Bat. 4°.

Hahnemann, Diss. de vertigine. Hamb. 4°.

Hannemann, J. L., De anomalis et paradoxis morborum curationibus. Diss. prima. De dolore capitis et epilepsia, defendet Elias *Mobach.* 72 pp. Kil. 4°. Diss. sec.: De vertigine, resp. G. *Classen.* 24 pp. Kil. 4°.

Haupt, G., De ratione brutorum. 10 l. Erf. 4°. (Frühere Ausg. Witteb. 1665).

Hofsteter, J. A., resp. Fr. **König,** Pr. in quo unica hominis anima asseritur, eamque materialen esse variis argumentis probabiliter adstruitur. 4 l. Hal. 4°. (1. Aufl. 1678.)

Hofmann, Fr., De temperamento fundamento morum et morborum in gentibus. Leiden 1706. 4°. 1708. 8°. cf. 1705.

Johrenius, J. C., Diss. de affectu hypochondriaco. Rint. 4°. (1. Aufl. 1678.)

König, Jo. G., De arnalgia. 20 pp. Altd. 4°.

Krausius, Diss. de melancholia, imprimis hypochondriaca. L. B. 4°.

Loeffler, Ad. Lud., Meditationes probabiles de puella Zittauiensi incantata earumque sectionem primam, submittit. 13 l. Lps. 4°.

Marquard, L. J. F., De amore insano. 18 pp. Lugd. Bat. 4°.

Metzner, J. Chr., resp. J. G. **Berger**, De somno meridiano. 13 l. Vitenb. 4°.

Morgagni, G. B., Adversaria anatomica. 1—VI. Bologna, 1706—19. 4°. Padua, 1719. L. B. 1723. 1740. Venet. 1762. (Pathol. Anatomie der Psychosen.)

Nolto, J., Discursus medicus de theriaca Andromachi sen. II. ed. 40 pp. Lubecae. 4°.

van **Noort**, H., De morbis soporosis. 12 pp. Lugd. Bat. 4°.

Oloff, Th. Dietr., Theriaca coelestis, durch neuen modum praeparandi verbessert. Magdeb. 8°.

Papi, P. A., Difesa dell' anima sensitiva esistente in armenti automatici. Rom. 4°.

Pohle, M. A., praes. Ad. **Brendel**, De curatione morborum per carmina et cantus musicos. 29 l. Witemb. 4°.

Rippius, G., De apoplexia. Leid. 1706. 1708. 8°.

van **Rustingh**, Sal., Nieuew gebouw des geneeskonst gegrunded op reden en ervarenhait, de zekerste der geneeskig der ziekten. Amst. 8°. Auch: *Haller*, Bibl. med. pr. IV, 430.

Sauvages, Diss. de asthmate. Leid. 4°.

Scheffer, M., De phantasia ejusque effectibus cum applicatione ad fanaticos. Lps. 4°.

Sebach, Nic., Descriptio theriacae coelestis, wie solcher in Presence des ganzen Collegii Medici verfertigt worden. Rost. 8°.

Slevogt, J. H., Diss. Pavores puellae morbo complicato laborantis. Jen. 4°.

Sommer, Jo. C., Diss. de melancholia, imprimis hypochondriaca. 27 pp. Leid. 4°.

Stahl, G. E., Diss. de hereditaria dispositione ad varios affectus. Hal. 4°. (§ 48. Epilepsia.)

—, Paraenesis de alienis a doctrina medica arcendis. Hal. 1706. 1708. 4°. Auch: *Haller*, Bibl. med. pr. III, 585.

Valetta, Lud., De Phalangio apulo. Neap. 8°. Auch: *Haller*, Bibl. med. pr. IV, 428. (Saltatio medica. Tarantismus.)

Wernher, De anima tota in toto corpore et tota qualibet parte. Lps. 4°.

Wöllner, P. M., De epilepsia ejusque curatione medicamento specifico, essentia dulci nominato. Lugd. Bat. 4°.

Wollenhaupt, Diss. de venaesectione intempestiva in phrenitide. Viteb. 4°.

Zueckius, Casp., Diss. de phrenitide. Bas. 4°.

Manchester Royal lunatic hospital, in connection with the Roy. Infirmary. Lond. 4°.

Valeriana in epilepsia. Mém. de l'acad. roy. des sc. ann. 1706, p. 430.

Laesio cerebri cum jactura. Ibidem, 1706.

Laesiones cerebri. Hist. de l'acad. des sc. 1706.

Collegii medici Nürnbergensis Decani instructio pro theriaca et Mithridatio a L. C. *Leinkers* conficiendo. Nürnb. fol.

1707.

Alde, C., praes. Fr. **Hoffmann**, Diss. sistens compendiosam et clinicam adfectuum spasmodicorum praxin cum cautelis. 38 pp. Hal. 4°.

Barnstorf, E., praes. C. A. **Pfeiffer**, De imperio phantasiae in sensus. Gryph. 4°.

Brunschwitz, J. G., praes. G. E. **Stahl**, De impostura opii. 40 pp. Hal. 4°.

Chomel, Dyspnoeae causa art. pulmon. vitia. Hist. de l'ac. des sc. Par. 1707. (Tubercula lapidea in ea.)

Closius, Sig. praes. G. W. **Wedel**, De spiritu vini. 2. ed 32 pp. Lps. 4°.

Coschwitz, G. D., De motibus tumorum spasmodicis a motu pulsus ordinarii diversis. 50 pp. Hal. 4°. Hal. 1724. 4°.

Crollius, J. L., Diss. de incubo. Marb. 4°.

Deggeller, Diss. de luxatione vertebrarum. Altd. 4°.

Doebel, J. H., Collegium mnemonicum od. ganz neu eröffnete Geheimnisse der Gedankenkunst, sammt einem Lexicon memoriae. Nürnb. 4°.

Duncan, Dan., V. d. Mißbrauch heißer u. hitziger Getränke, sonderlich aber des Caffées, Chokolade u. Thees. Lpz. 1707. 12°. Englisch. Lond. 1706. 8°.

Ebersbach, D. L., praes. J. Ph. **Eyselius**, De somno excedente. 32 pp. Erf. 4°.

Eglinger, C., De spiritibus animalibus. 8 l. Bas. 4°.

Eustachius, R., Examen ossium, et de motu capitis. De auditus organis. In seinen: Opp. anat. 8°. Lugd. Bat. 1707, 173—238. 2. Ed. 8°. Delphis, 1726, 143—238. 3. ed. Delphis, 1726.

Gaukes, Yvo, Reden voering over de buytengewoonte zoogenandte Slaapsiekte te Stoluyk voorgefallen. Embden. 8°.

van **Helmont**, et Chr. C. **Buddeus**, Compendiosa et clinica spasmodico-convulsivorum morborum praxis cum cautelis. 28 pp. Hal. 4°.

Hoffmann, Fr., resp. J. G. **Benemann**, Diss. compendiosa et clinica convulsionum praxis cum cautelis. 24 pp. Hal. 4°.

—, Diss. compendiosa et clinica praxis dolorum cum cautelis. Hal. 4°.

—, resp. J. G. **Lanckisch**, Diss. de asthmate convulsivo cum hydrope pectoris. 32 pp. Hal. 8°. Auch: *Haller*, Bibl. med. pr. III, 559.

Holtz, Diss. de singultu. Regiom. 4°.

Jacobi, resp. J. H. **Schram**, Diss. de siriasi, von dem Hirnblättleinschießen der kleinen Kinder. 17 l. Erf. 4°.

Kaufmann, G. B., De ischuria. Leiden. 4°.

Lentilius, R., Mira symptomata in virgine epileptica. Micc. ac. nat. cur, 1687, Nor. 1707, 2. dec. VI, 407—410. Auch in: Coll. ac. de mém. etc. Dijon, 1766, VII, 478.

Manata, Cam., De moderando panaceae americanae abusu, seu de tabacco. Mediol. 12°.

Merclinus, G. A., De hydrophobico affectu, sine morsu canis rabidi. Misc. Ac. nat. cur. 1687, Nor. 1707, Dec. 2, VI—455. Uebers. in: Coll. ac. de mém. Dijon, 1766, VII, 485.

Mercurius, J., resp. J. **Borellus**, Diss. de singultu. Marb. 4°.

Mulder, D., De rabie hydrophobica. 12 pp. Lugd. Bat. 4⁰.
Robel, J., Diss. de singultu. Marb. 4⁰.
Schrader, D. A., Diss. de catarrhis suffocativis. Leid. 4⁰.
Slevogt, J. H., resp. Ch. **Titius**, De autochiria medica in genere. 4 l. Jen. 4⁰.
Sloane, H., Voyage to Madeira and Jamaica. Lond. fol. (Ueb. tussis convulsiva.)
Stahl, G. E., Theoria med. vera, physiologiam et pathologiam tamquam doctrinae medicae partes vere contemplativas e naturae et artis veris fundamentis intaminata ratione et inconcussa experientia sistens. 1418 pp. Hal. 1707. 1708. 1737. Lips. ed. L. *Choulant* 1831—3. 3. Bd. 8⁰. Deutsch v. *Ruf* mit Vorr. v. C. *Sprengel,* Halle, 1802. Von K. W. *Ideler,* Berl. 1831. 1832.
—, Temperamenti physiologico-physiognomico-pathologico-mechanica enucleatio. Hal. 8⁰. (1. ed. 1697. 4⁰.) Deutsch v. H. *Ulau,* Lpg. 1716. 8⁰. 1723. 8⁰. *Haller,* Bibl. med. pr. III, 598.
Tackius, E., Diss. exhibens aegrum nostalgia laborantem. Giss. 4⁰.
Thomasius, Chr., Lehrsätze v. d. Laster der Zauberei. Halle. 8⁰.
Vaillant, In: Fr. Foy, et Fr. A. de **Calville**, An statim ab assumto cathartico somnus? Par. 8⁰.
Valsalva, Ant. Maria, De aure humana tractatus, in quo integra ejusdem auris fabrica multis novis inventis et iconismis illustrata describitur etc. Bologna, 1705. Utrecht, 1707. 4⁰.
Wedel, G. Wolfg., resp. Chr. **Göller**, Diss. de paralysi ex epitome praxeos clinicae. Jen. 4⁰.
—, Diss. resp. Sam. **Grass**, de apoplexia ex epitome praxeos clinicae. 20 pp. Jen. 4⁰. (1. ed. 1680).
—, Diss. resp. J. G. **Koenig**, De dolore capitis. Jen. 4⁰.
—, Diss. de vertigine. Jen. 4⁰.
—, Diss. resp. G. **Klein**, de melancholia ex epitome prax. clin. 23 pp. Jen. 4⁰. (1. Ed. 1685.)
Westphal, Joh. Kasp., Pathologia Daemoniaca, id est observationes circa daemonomaniam et morbos convulsivos. Lps. 4⁰. Auch: *Haller,* Bibl. med. pr. III, 178.
Winther, Diss. de apoplexia. Rint. 4⁰.
Wirdig, H., Nova medicina spirituum, curiosa scientia et doctrina, unanimiter hucusque neglecta, et a nemine merito exfulta, medicis tamen et physicis utilissima: Worinnen erstlich, der Spirituum natürliche Constitution, Leben, Gesundheit, Temperamenta, Ingenia, Calidum innatum, die Kräfte der Phantasie, Ideae, der Gestirne Einflüsse, μετεμψυχωσις derer Dinge Magnetismi, Sympathiae, und Antipathiae, qualitates hactenus occultae, sensibus tamen manifestae, und andere verborgene u. wunderbare Dinge mehr zu finden; hiernechst wird auch deutlich u. vernünftig der Spirituum kräncklliche und widernatürliche (praeternaturalis) Disposition, u. Ursachen, nicht weniger auch die Curen, durch die od. von der Natur selbst, durch guten Diaet, durch sonderbare Geheimnisse, per Palingenesiam, Magnetismum, seu Sympatheismum, Transplantationes, Amuleta etc., gewiesen u. erkläret; verteutscht von L. Chr. *Helwig,* (2. B. in 1) Frkf. u. Lpz. 1707. 16⁰. Original. 2 Th., 208 u. 284 pp. Hamb. 1673. 1688. 16⁰. Auch: *Haller,* Bibl. med. pr. III, 296.
Wolff, P., Opinionum medicarum insomnia sec. Hippocratem. Hal. 4⁰.
Zeller, J., resp. Iman. **Weissmann**, Diss. Docimasia, signa, caussae et noxae vini lithargyrio mangonisati variis experimentis illustrati. Tüb. 1707. Altd. 1724. 4⁰. Auch: *Haller,* Bibl. med. pr. IV, 23.
Zwinger, T., Anatome maniaci. Misc. ac. nat. cur., 1687, Nor., 1702, dec. 2, VI, 54. Auch übers. in: Coll. ac. d. mém. Dijon, 1766, VII, 495.
An exact relation of the strange and uncommon disease of Dichklaasz Bákker, of Stolwyk, not far from Rotterdam, who slept from the 13. Juli 1706, to the 11. Jan. 1707, with any intermission, being the space of six months; and on the 12 day of the same month, being the next day, fell asleep again, and is at present sleeping and alive on this 11. March. Faithfully laid down by Dr. P. Walwyk, Dr. C. van der See, Dr. H. Snellen and Dr. A. S. van der Voort, four eminent physicians at Rotterdam. Lond. 8⁰.
Ausführliche Beschreibung einer ungemein seltsam erhörten Anmerkung, od. sogen. **Schlaff-Sucht** zu Stollwyk. Mit 1 Taf. Amst. 4⁰.

1708.

Alberti, Chr. Gottl., praes. J. **Vesti**, De temperamentis. 16 pp. Erf. 4⁰.
Aulber, J. M., De epilepsia verminosa. 12 pp. Argent. 4⁰.
Behrens, Selecta Medica cum Epimetro de magorum existentia etc. Frcf. 4⁰.
Bellini, Laur., De morbis capitis. In seinen: Opp. Venet. 4⁰.
Bidloo, G., De osse cribroso et nervis olfactoriis laesis. In seinen: Exerc. anat. chir. dec. duae. 4⁰. Lugd. Bat. 1708, 180—193.
Bilger, Diss. de tetano. Argent. 4⁰.
Blochmann, J. G., praes. Fr. **Hoffmann**, De morbis ex atonia cerebri nervorumque nascentibus. 34 pp. Hal. 4⁰. Auch dessen: Opp. Suppl. II, 2, p. 274.
Chüden, Ch. F., De vertigine, ex epitome praxeos clinicae G. W. *Wedelii.* 20 pp. Jen. 4⁰.
Conradi, Isr., Cognitio sui ipsius problematico-philos.-medica. Dantisci. 8⁰.
Ehinger, C. C., De morbis convulsivis. Witenb. 4⁰.
Emmerich, G., pres. J. C. **Hagen**, De febre virginum amatoria ex amore. 18 pp. Regiom. 4⁰.
Eysel, Jo. Phil., resp. J. M. **Rosner**, De incubo. 11 l. Erf. 4⁰.
—, De convulsione tonica. Erf. 4⁰.
de **Franckenau**, Diss. de morborum transplantatione et cura sympathetica. Hafn. 4⁰.
Gohlius, Jo. Dan., Epist. de motus tonici demonstratione per convulsionem et diversionem veterum. Hal. 4⁰.
Graetz, A. H., praes. J. C. **Hagen**, Diss. de malo hypochondriaco; germanice **Miltz-Kranckheit**. 18 pp. Regiom. 4⁰.

Grossgebauer, P., Schediasmata, de esu mortuorum, von dem Schmatzen der Todten. Vinariae. 4°.

Hammius, G. S., De autocheiriae medicae nonnulla specimina. Jen. 4°.

Hofmann, E., De temperamento fundamento morum et morborum in gentibus. In seinen: Diss. phys.-med. Lugd. Bat. 1708, II, 269—312.

—, Fr., De animo sanitatis et morborum fabro. Lugd. Bat. 4°. Auch: Diss. phy. med. 8°. Lugd. Bat. 1708, p. 102 — 139 (vgl. 1702).

Horstius, Diss. Problematum medicorum decas; gravissimorum capitis affectuum cognitionem illustrans. Witeb. 4°. Auch in: Opp. T. II, p. 121.

de **Jussieu**, C., Nouveau traité de la thériaque. Trevoux. 8°.

Keill, J., An account of animal secretions, the quantity of blood in the humane body, and muscular motion. Lond. 8°.

Klausing, Diss. de mentis humanae morbis gravissimis. Witeb. 4°.

Loew de Ersfeld, Diss. Proteus medicus, varias morborum facies efformans, seu affectio hypochondriaca. Prag. 8°.

Mead, R., Of the bite of the mad dog. In seinen: A mechanical account of poisons. 2 ed. Lond., p. 82—104. 8°.

—, Of Opium. Ibidem, p. 137—154.

—, Of the bite of the Tarantula. Ibidem, p. 59—81.

Mentz, praes. Sig. **Schmiderus**, Diss. Antipathiae physicae phaenomena ad suas causas revocata. 18 l. Lps. 4°.

Müller, G. D., resp. Jo. G. **Emden**, De temperamentorum propensionumque humanorum connexione. 39 pp. Lps. 4°.

Oelmann, Non omnes homines natura esse liberos. 54 pp. Regiom. 4°.

Pechey, J., Treatise on apoplexia and convulsions. Lond. 8°.

Pipping, H., Exercitationes acad. juveniles. Lps. 8°. De Saulo per musicam curato. De raptu liberorum. De potu Christo ante crucificationem porrecto etc.

Scheid, J. Val., Diss. de epilepsia verminosa. Argent. 4°.

Schmidt, Chr., praes. G. E. **Stahl**, De animi morbis. 56 pp. Hal. 4°. 26 pp. Hal. 1720. 4°. Auch: *Haller*, Bibl. med. pr. III, 588.

Schoenbach, J. W., praes. Abr. **Vater**, De convulsivis morbis. 11 pp. Witemb. 4°.

Schuncke, Tob., Diss. continens convulsionem tonicam. 9 pp. Erf. 4°.

Simon, J. M. J., De morbis a fascino causatis. Herbipoli. 4°.

Slevogt, J. H., resp. Fr. **Gerber**, De cauteriis *αὐτοχειρίας*. 36 pp. Jen. 4°.

Spener, J. C., praes. J. Fr. **Buddeus**, De temperamentis hominum. 88 pp. Jen. 4°.

Stahl, G. E., Pr. Historia pathologica affectuum cum coxarum dolore symbolizantium Hippocratica. Hal. 4°.

Teucher, Diss. de remediis antepilepticis fossilibus. Lps. 4°.

Vesti, J., Diss. de ischiadico dolore. Erf. 4°.

—, Diss. de hypochondriaco dolore. Erf. 4°.

Wagner, R. C., praef. G. W. **Wedel**, de contrafissura, ex principiis mechanicis, physicis ac medicis deducta. Jen. 4°. Auch: *Haller*, Disp. chir. 4°. Laus. 1755, I, 15, No. 2.

Wedel, G. W., resp, A. **Pizler**, De affectibus soporosis et catalepsi ex epitome praxeos clinicae. Jen. 4°.

—, resp, C. L. **Göckel**, De incubo ex epitome praxeos clinicae. 20 pp. Jen. 4°.

—, De epilepsia ex epitome praxeos clinicae. Jen. 4°.

—, resp. C. A. **Printz**, De mania, ex epitome praxeos clinicae. 20 pp. Jen. 4°. Auch in: Exerc. med. phil. de Saulo energumeno.

Caries cranii. Galeria di Minerva. 1708.

Cephalalgiae caussa vermes. Hist. de l'ac. roy. des sc. à Par. Ann. 1708, p. 51. 1733, p. 46.

1709.

Adelung, Jo. J., De moralitatis vi medica. 16 l. Erf. 4°.

Baier, J. Jac., resp. **Panz**, De malo hypochondriaco Altd. 4°.

Becket, Th., Chir. Remarks occasioned by the death of a child etc. Lond. 8°. Auch: *Haller*, Bibl. chir. I, 568 (Depressio cranii).

Berkeley, G., A new theory of vision. 2. ed. 198 pp. Dublin. 8°.

Brown, H., De epilepsia adultorum. 14 pp. Lugd. Bat. 4°.

Bruno, Fr. Jac., Diss. de respirandi difficultate et desipientia in quibusdam febribus continuis lethali denunciata. Altd. 4°.

Budaeus, J., Arca medica adversus animi morbos. Herbip. 4°.

Camerarius, Rud. J., De ustilagine frumenti. Tüb. 4°.

—, De lolio temulento. Tüb. 4°.

—, resp. T. C. **Scharff**, Diss. de alysso clave. 20 pp. Tüb. 4°. Auch: *Haller*, Disp. ad morb. Laus. 1757, I, 621—634.

Chuden, Diss. de doloribus post partum. Lugd. Bat. 4°.

Fischer, J. B., De mania. 20 pp. Traj. ad Rh. 4°.

Hämpel, Jo. J., praes. J. J. **Baier**, De pudore in curanda valetudine noxio. 15 pp. Altd. 4°.

Hagen, J. C., De memoria. 16 pp. Regiom. 4°.

Heucher, Diss. ingeniorum praesidia. Witeb. 4°. Auch in: Opp. I, 218.

Jacobi, L. Fr. De moralitatis vi medica. Jen. 4°.

Kuttenberg, G. F,, resp. J. S. **Griebner**, Summi spirituum moderatoris auxilio pneumatosia sistit. Lps. 4°.

de **Lapeyronie**, F., Mém. contenant plusieurs observ. sur maladies du cerveau etc. J. de Trevoux 1709: Mém. de l'acad. des sc. 1741. Mém. de la Soc. roy. de Montpellier. 1766.

Loew de Ersfeld, Diss. motus convulsivi in microcosmo contingentes thesibus medicis delineati. Prag. 8°.

Longolius, J. D., De organica intellectus humani ratione. 34 pp. Hal. 4°.

Mistichelli, Dom., Trattato dell' apoplessia la cayione di quel malo con nuovo ed efficace rimedio. Roma. 4°. Auch: *Haller*, Bibl. med. pr. IV, 430.

Nenter, Diss. de vulneribus capitis. Argent. 4°.

Noël, Diss. Mors in vitro, seu letifera vini adusti damna, ex sola ejus adstringente facultate comprobata. Frcf. 4⁰.

Papken, Jer., Diss. de vitio *μυωπιας καὶ του πρεςβυτικου παθους*. Gryph. 4⁰.

Pauli, J. W., Diss. de anxietate. Lps. 4⁰.

Petermann, A., Von e. angegebenen Epileptico-Melancholico etc. In seinen: Casuum med.-leg., dec. II, Lps. p. 3—55.

Plassius, G., De lipothymia. 77 pp. Traj. ad Rh. 4⁰.

Rivinus, A. Q., resp. Chr. **Boettger**, Nonnulla de somno et vigilia. 3 l. Lps. 4⁰.

Rugenwald, J., De errore diaetae in potu. Vitemb. 4⁰.

Schmid, P. C„ Diss. exhibens aegrum ruminantem cum asthmate hypochondriacum. 43 pp. Hal. 4⁰.

Thomasius, C., Versuch vom Wesen des Geistes. Halle. 8⁰.

Turner, Dan., A remarkable case in surgery, being an account of an uncommun fracture and depression of the skull in a child, accompanied with a vast imposture of the brain. Lond. 8⁰. Auch in: *Haller*, Bibl. Chir. I, 588 (letalis).

Varus, Diss. de oppressione seu incubo. Jen. 4⁰.

Werther, Diss. de temperamento primi hominis in statu integritatis. Lps. 4⁰.

Wolff, Diss. guttae serenae casus. Troj. ad Rh. 4⁰.

—, Diss. de amaurosi imperfecta. Traj. ad Rh. 4⁰.

Glans plumbea in cerebro. Phil. Transact. ann. 1709, No. 320, Art. 6.

1710.

Adolphi, Chr. Mich., De passione cholerica. Lps. 4⁰.

Alberti, M., Diss. de commercio animae cum sanguine. Hal. 4⁰.

Andreae, E. F., resp. R. W. **Crause**, De passione hysterica strangulatoria. 56 pp. Jen. 4⁰.

Bagnols, J., Morbos internos capitis et thoracis ad pathologiam referre. Monspel. 12⁰.

Beare, M., The sensorium: a philosophical discourse of the senses; wherein their anatomy and the several sensations, functions and offices are succintly and accurately described, 195 pp. Exon. 8⁰.

Bernouilli, Meditationes mathematicae de motu musculorum. Lugd. Bat. 4⁰. — 2. ed. Venet. 1721. 4⁰.

Boeye, C., De affectibus. 30 pp. Traj. ad Rh. 4⁰. Lugd. Bat. 4⁰.

Bohlen, J. D., Ex neglectis haemorrhoidalibus polypi cordis sub schemate asthmatis convulsivi. C. 2 tab. Brl. 4⁰.

(Bordelon, L.) Histoire des imaginations extravagantes de Ms. Oufle, causées par la lecture des livres qui traitent de la Magie, des Demoniaques, Sorciers etc. 2 pt. en 1 Vol. Av. fig. Amst. 8⁰.

Butler, H., De apoplexia. Lugd. Bat. 4⁰.

Chomel, Apeplexiae caussa calculus in sacco prope duodeni. Hist. de l'ac. roy. d. sc. de Par. 1710 p. 48.

Cramer, J. A., De nephralgia. In: Fasc. diss. med. sel. (Zwingerus) 12⁰. Bas. 1710, 600—649.

Demercheno de la Conscillere, Aurium fluxus cohibitus causa epilepsiae. In seinen: Diss. de auditu. Ultraj. 4⁰.

Dionis, Petr., Diss. sur la mort subite, avec l'histoire d'une fille cataleptique. Par. 1710. 8⁰. 1718. 12⁰. Auch: *Haller*, Bibl. med. pr. III, 497.

Duvernoy, Diss. Theoria vaporum uterinorum. Bas. 4⁰.

Ettmüller, M. E., resp. J. C. **Fischer**, Diss. de asthmate. Lps. 4⁰.

Eyselius, J. Ph., Diss. de naevis maternis, von den Muttermahlen. Erf. 4⁰.

Freytag, Fr. G., resp. **Pazig**, De invitationibus magicis, vulgo von Beschwehren und Beschreyen, suffragia superiorum. Lps. 4⁰.

Fried, Diss. de palpitatione cordis. Argentor. 4⁰.

Gakenholz, C. Ch., Diss. de asthmate stomachiali. Helmst. 4⁰.

Gohl, J. Dan., Umständl. Relation e. extraordin. Casus einer convulsivischen Engbrüstigkeit, die man nach dem Tode gefunden; seltsame große Herzgewächse. Berl. 4⁰. Auch: *Haller*, Med. gr. Bibl., IV, 246.

Hecquet, Diss. de nicotiana. Par. 8⁰.

Henrici, H., resp. J. J. **Kolb**, De epilepsia. 40 pp. Hal. 4⁰.

van **Henghel**, Dan., De conjunctione mentis cum corpore humano. 35 pp. Traj. ad Rh. 4⁰.

Hofer, J., De pothopatridalgia. Vom Heim-Wehe. In: Fasc. diss. med. sel. (Zwingerus). 12⁰. Bas., 1710, 87—111.

Dasselbe: De nostalgia, vulgo: Heimwehe od. Heimsehnsucht. 20 pp. Bas. 1745. 4⁰. Auch: *Haller*, Disp. ad morb. 4⁰. Lausanne, 1757, I, 181—190.

Hubrerus, Diss. Amuletorum medicis cogitata nonnulla. Lps. 4⁰. Auch in: Opase.

Jacobi, L. Fr., Diss. de mania. Erf. 4⁰.

Keppel, G., De hysterica passione. Traj. ad Rh. 4⁰.

Kieferling, J. H., De paralysi. 14 pp. Traj. ad Rh. 4⁰.

Loescher, M. G., resp. S. Ch. **Ursinus**, Tentamen de novo succi nervei motu. 24 pp. Witenb. 4⁰.

du **Petit**, Fr. P., Trois lettres d'un médecin sur un nouveau système de cerveau. Namur. 8⁰. (Laesio cerebri cum paralysi in latere opposito).

Rivinus, Aug. Qu., Diss de viribus imaginationis medicis. Lps. 4⁰. Auch in: Coll. Diss. Lps. 1710.

—, Diss. de remediis antepilepticis terreis etc. Diss. Lps. 1710. 4⁰

—, Diss. de apoplexia. In: Coll. Diss. Lps. 4⁰.

—, De cordis palpitatione. Ibidem.

—, Diss. de paralysi scorbutica. Ibidem. Lps. 4⁰.

—, Diss. de morbo retrogrado. In Coll. Diss. Lps. 1700. (Dyspnoeae caussa gutta rosacea).

Schelhammer, G. Chr„ Diss. de animi humani adfectibus et speciatim de perceptione sensuali etc. Kil. 4⁰.

Schmider, Sig., resp. **Welsch**, De superstitiosa morborum cura christiano atque dogmatico medico indigna. 64 pp. Lps. 4⁰.

Stahl, G. E., resp. T. D. **Wagner**, De fundamento moralitatis personalis in sanguine. Hal. 4⁰.

—, Diss. de salivatione mercuriali. Hal. 4⁰. (Heilmittel bei Amaurose).

Steffanius, C. J. J., De Somnambulis. In: Fasc. diss. med. sel. (*Zwingerus*). 12°. Bas., 1710, 56—86.

Stieler, H. D., De varietate ingeniorum. 38 pp. Vitemb. 4°.

Teichmeyer, H. Fr,, resp. H. **Berlage**, De asthmate sanguineo. 30 pp. Jen. 4°.

Teissier, G. L., De substantia corticosa ac medullosa cerebri. 12 pp. Lugd. Bat. 4°.

Voisin, J. Ant. R., De antipathia humana. Bas. 8°.

Volpini, J. B., Spasmologia s. clinica contracta, accedit de purgationis electricae nuncupatae vanitate, de fallaci urinarum et putrido sordium scrutinio, de bilis commentis et de criticorum dierum superstitione. In appendice *Erasistrati* vindicati nova editio. Astac. 4°. Auch: *Haller*, bibl. med. pr. IV, 217.

Wedel, G. W., Pr. de Paulo a vipera demorso. Jen. 4°.

—, Epitomes praxeos clinicae sectio I. De morbis capitis. 214 pp. Jen. 4°.

—, resp. M. J. **Pilling**, Diss. de tenesmo. 36 pp. Jen. 4°.

—, Diss. de phrenitide. Jen. 4°.

Wedelius, E. H., De spectris. Jen. 4°.

Wepfer, Jo. Jac., Observationes anatomicae ex cadaveribus eorum quos sustulit apoplexia cum exercitatione de ejus loco affecto. Schaafh. 1658. 1675. Amst. 1681. 1710. 1724.

Winter, Fr., De mania. Erf, 4°.

Zwingerus, J. R., De cerebri humani structura naturali. Bas. 4°.

—, De usu et functionibus cerebri humani, indeque dependente inclinationum atque ingeniorum diversitate. Bas. 4°.

Kriebelkrankheit. Hist. de l'acad. roy. des sc. de Par. 1710, p. 80.

1711.

Adam, A., resp. J. **Reese**, An motus corporis humani ab aëre et sanguine? Par. 4°.

Bellini, L., Exercitationes anat. duae de structura et usu renum; ut et de gustus organo novissime deprehenso; praemissis ad faciliorem intelligentiam quibusdam de saporibus. 166 pp. Lugd. Bat. 1711. 4°. Ed. nova, 1726. 4°.

à **Bergen**, J. Georg, Diss. de insomniis secundum et praeter naturam. Frcf. 4°.

van **Buren**, D., De affectione hypochondriaca. 20 pp. Lugd. Bat. 4°.

Camerarius, R. J., resp. U. **Zeller**, De vomica cerebri. Tüb. 4°.

Chomel, Amaurosis curata per spiritum vini externe et interne. Mém. de Par. 1711. Obs. anat. 5.

—, Caecitatis caussa mephitis. Hist. de l'ac. roy. des sc. de Par. 1711, p. 33 (liquore aromatico sanata).

Ewaldt, B., resp. J. M. **Zschiese**, De somno. Diss. phys. Regiom. 4°.

Finger, J. P., De hydrophobia. 15 pp. Traj. ad Rh. 4°.

Hartmann, Diss. de eo, an temperamentum possit mutari. Lps. 4°.

de **Mandeville**, B., A treatise of the hypochondriack and hysterick passions, vulgarly call'd the hypo in men, and vapours in women; in which the symptoms, causes, and cure of those diseases are set forth after a method intirely new. The whole interspers'd with instructive discourses on the real art of physick itself, and entertaining remarks on the modern practice of physicians and apothecaries. Very useful to all that have the misfortune to stand in neeth of either. In three dialogues. 280 pp. Lond. 8°. Lond. 1730. 8°. 380 pp.

Marbourg, T. W., praes. A. **Vater**, Succi nervei secretio mechanica. 24 pp. Vitemb. 4°.

Neuhof, Dan. G., praes. J. Ph. **Eysel**, Satyriasis. 32 pp. Erf. 4°.

de **Ry**, S., De motu vitali. 72 pp. Lugd. Bat. 4°.

Schöttgen, **Chr.**, De secta flagellantium comment. Lps. 4°.

Staehelin, Laesio cerebri cum jactura sanata. Archiv. 1. Bd. 2. St. p. 170.

Thebesius, J. E., De somno ut signa. Lpſ. 4°.

Vesti, J., resp. **Steurlin**, Aegrotus mendax. Erf. 4°.

Wichmann, Jo. E., Beytrag z. Geschichte der Kriebelkrankheit. Lps. 4°. Auch: A. D. B., XV., 538.

Vesiculae inter meninges epilepsiae caussa. Hist. de l'ac. roy. d. sc. à Par. 1711, p. 35.

Acephalus. Hist. de l'ac. roy. des sc. ann. 1711, p. 33.

1712.

Alberti', M., resp. J. A. **Wendt**, Epist. de mutatione temperamenti. 12 pp. Hal. 1712. 1720. 4°.

—, Pr. Fata doctrinae temperamentorum. Hal. 4°.

le **Clerc**, Seb., Système de la vision, fondé sur de nouveaux principes. 151 pp. Par. 8°.

Crause, R. W., Diss. de epilepsia. Jen. 4°.

Crüger, J., Diss. Epicrisis de menstrui obstructione et ephialte infantum. Zittau. 4°.

—, Diss. de magnetismo rerum et de uteri ascensione. Zittau. 4°.

—, Diss. Epicrisis de naevis maternis et de epilepsia. Zittau. 4°.

Daconte, C. F., De temperamentis. Erf. 4°.

—, Jo. M. J., An paralysi tinctura colocynthidis? 20 pp. Monsp. 12°.

Eyselius, J. Ph., Diss. de apoplexiae praeservatione et curatione. Erf. 4°.

Fischer, J. A., resp. L. M. **Crügner**, Materia perlata, das ist, edle und bewehrte Artzney wider malum hypochondricum, Miltz-Krankheit od. windige Melancholey genannt. Frcf. a. M. 8°.

Gahrliep, G. C., De fractura spinae dorsi admiranda in viro quinquagenario, octo annos ab illa fractura supersito, post obitum demum exenteratione detecta. Act. nat. cur. eph. Frcf. u. Lps. 1712, cent. I—II, 1—5.

Grasius, C., Diss. sist. casum autochiriae. Giess. 4°.

de **Helwich**, C., De affectu muliebri mixto rariori. (Convuls.) Acad. nat. cur. ephem. Norimb. 1712, Cent. I—II, 308—311.

Hoffmann, Fr., De diaboli potentia in corpora. Hal. 4°. Auch in: *Haller*, 1737. 4°.

Johrenius, J. Conr., Diss. Idolum muliebre in passione hysterica elevatum et excussum. Jen. 4°.

Leitersperger, Diss. de morbo attonito. Argent. 4°.

Lentilius, R., In anatome salacissimae mulieris reperta. Act. nat. car. eph., Frcf. & Lps. 1710, eent. 1—2, 344—357.

Loescher, M. G., resp. A. Ch. **Gilbert**, De anima hominis materiali insensibili simul data differendi occasione, causam morborum contagiosorum hactenus grassantium naturalem reddente. 40 pp. Witt. 4°.

Mentz, Diss. de temperamentis. Lps. 4°.

Mezger, Joh. Casp., Untersuch. des specifici antepileptici etc. Carlsr. 4°.

Müller, Joh. Math., Casus med.-chir., effractura cranii et subsecutis gravissimis symptomatibus divina gratia ex voto curatis cum notis de capite ejusque affectibus, in quibus extracta plurimorum auctorum anatomica atque practica etc. 131 pp. Frkf. a. M. 16°.

—, Casuum medico-chirurgicorum de capitis praecipue passionibus rariorum, Deo benedicente feliciter curatorum, decas, una cum promissis auctorum, horumque allegatorum librorum, nec non rerum et verborum indicibus. 40 pp. Frkf. a. M. 16°. — Norimb. 1714. 16°.

—, Decas casuum medicorum cum L. de fractura cranii. Hall in Schwaben, 1712. 8°.

—, Decas II, Ib. 1718. 8°. Auch: *Haller*, Bibl. med. pr. IV, 365.

Naudé, Gabr., Apologie pour tous les grands hommes soupçonnés de magie. 2. éd. 470 pp. Amst. 8°. (1. éd. Par. 1649. Engl. 306 pp. Lond. 1657.)

Pacchionus, A., De glandulis conglobatis durae meningis humanae, indeque ortis lymphaticis ad piam meningen productis. Acad. nat. car. ephem. Frcf. ef Lps., Cent. I—II, app., p. 139—152.

Rendtorf, Notae in Anatolium et Democritum de sympathia et antipathia. Hamb. 4°.

Slevogt, J. H., Pr. Remedia superstitiosa. Jen. 4°.

—, Pr. σπαδων Hippocratis. Jen. 4°.

Stahl, G. E., resp. **Gallentin**, De excerniculis capitis recent. inventis anatomicis illustr. Hal. 4°.

—, Diss, de mutatione temperamentorum. Hal. 4°.

Stockhausen, P. W., praes. G. W. **Wedel**, Diss. aegrum exhibens colica saturnina laborantem. 32 pp. Jen. 4°.

Teichmeyer, H. Fr., Institutiones philosophiae naturalis experimentalis. Jen. 4°.

Thomasius, Ch., De origine et progressu processus inquisitorii contra sagas. Hal. 4°.

Verdries, J. M., resp. **Faber**, Aequilibrium mentis et corporis. Giess. 4°. 1716. 1726.

Vesti, J., resp. C. F. **Tauscher**, De temperamentis. 7 l. Erf. 4°.

Vulnera capitis. In: Act. Erud. Lips. 1712 p. 418. 1715 p. 465. 1723 p. 138. 1725 p. 83.

1713.

Alberti, M., Meditationes atque observationes de admirandis animae praecipue humanae affectibus. Hal. 4°.

(Appel), Discursus de epilepsia. Altenb. 8°. (p. 39 Rad. paeoniae).

Crüger, J., De magnete philosophico. Cervimont. 4°.

Dahl, Diss. de apoplexia. Harderov. 4°.

Emery, A. J., An mania a sanguinis rarescentia? Monsp. 4°.

Eyselius, J. Ph., Diss. de furore uterino. Tobsucht der Weiber. Erf. 1713. 4°. (1. Ausg. Erf. 1694. 4°.

Fantoni, J. B., Observationes anat.-medicae ed. III. Rec. J. *Fantonus* fil. Acc. *Lancisii* Diss. I: de Physiognomia et II, de sede cogitantis. Venet. 4°.

Finckenau, J., resp. **Charisius**, De paralysi. Regiom. 4°.

Fischer, J. Ch., resp. **Jacobi**, De malo hypochondriaco. Erf. 4°.

Heister, Laur., Vindiciae de cataracta, glaucomate et amaurosi. Altd. 4°.

—, resp. **Vogt**, Diss. de amaurosi salivatione curata. Altd. 4°. Auch in seinem: Med. Handb. Th. 2.

Hering, J. G., De animae et corporis vinculo. 16 pp. Witeb. 4°.

Hilscher, Sim. Petr., resp. L. **Engel**, Diss. de frequentiori hominum imbecillium salubritate, prae robustis. Jen. 4°.

Hoppenstedt, De visione. Helmst. 4°.

Jalon, Diss. de phrenitide. Lugd. Bat. 4°.

Kornzweig, De epilepsia a terrore orta. Giess. 4°.

Lindner, C. F., De erroribus in potulentis commissis. Erf. 4°.

Luisinus, Aloys, De compescendis animi adfectibus per medicinam, moralem philosophiam, et medendi artem. L. III. Argent. 1713. 8°. (1. ed. Bas. 1562.)

Nunn, A., resp. J. Chr. F. **Gottschalck**, Pr. de hysterico delirio. 16 pp. Frcf. 4°.

Pacchioni, A., Diss. binae illustrandis durae meningis ejusque glandularum structurae atque usibus concinnatae. 140 pp. Romae 16°.

Pinckemann, Diss. de paralysi. Regiom. 4°.

Rast, C. F., De cardialgia, vulgo vom Drucken in der Hertz-Grube. Regiom. 4°.

Röschel u. **Bucher**, Briefwechsel v. d. Wesen der Seele. Amst. 1713. 1723. 8°.

Stahl, G. E., resp. G. **Clacius**, Therapia passionis hypochondriacae. 32 pp. Hal. 4°.

Stegmayer, Joh. G., De furore hysterico vel uterino. 24 pp. Altd. 4°.

Thomasius, Jenkin, Tractatus apolog. de anima brutorum. Altd. 4⁰.

Thomé, St., An somnambulis balneum? 20 pp. Avenione 12⁰.

Timmermann, Diss. de bile atra, praecipua morborum in literatis causa. Duisb. 4⁰.

Vesti, J., Diss. de catarrho suffocativo. Erf. 4⁰.

van de **Wynpersse**, Diss. de phrenitide. Ultraj. 4⁰.

Ossicula inter meninges. Hist. de l'acad. d. sc. à Par. 1713, p. 28.

Coma quatuor mensium. Ibidem, p. 419.

Imaginatio. Ibidem, p. 27.

1714.

Avenarius, J. L., praes. G. G. **Richter**, De ortu et progressu morum humanorum. Lps. 4⁰.

Bennet, Chr., Tabidorum theatrum s. phthiseos, atrophiae et hecticae xenodochium item vestibulum tabidorum. Leid. 1714. (Lond. 1656. 8⁰.) (Nervenschwindsucht).

Cämmerer, A. F., Untersuch. v. d. Seele, ihrer Existenz, Wesen u. Fortpflanzung. Lpz. 8⁰.

Cora, J., Diss. med. del tarantismo. Sevilla. 4⁰.

Cordelle, J., An vinum alimentum, medicamentum, venenum? Par. 4⁰.

Detharding, G. Chr., resp. J. **Schroeder**, Diss. Scrutinium commercii animae et corporis, ac qui inde fluunt, affectuum animi. Rost. 4⁰.

Dygbi (Digby), K., Heimlichkeiten der Natur, Heilungen der Wunden durch die Sympathiam etc. A. d. Engl. v. H. *Hupka*. 6. Ausg. O. O. 8⁰. Frkf. a. M. 1752. 8⁰.

Ettmüller, M. E., resp. C. G. **Jöcher**, Diss. effectus musicae in hominem. 39 pp. Lps. 4⁰.

Hörnigk, G., De sympathia morborum ab asylo ignorantiae vindicata. 39 pp. Erf. 4⁰.

Hunauld, P., Entretiens sur la rage et de ses remèdes, où, par occasion, on propose un nouveau système de la sanguification, et de quelques autres matières très importantes à l'art de guérir. 207 pp. Chateau Gauthier. 1714. 1719. 12⁰. Auch: *Haller*, Bibl. med. pr. IV, 205.

Jacobi, Balth. F., praes. E. **Stahl**, De morosis aegris, prudentiam medici fatigantibus et flagitantibus. 40 pp. Hal. 4⁰.

Lange, S., praes. J. P. **Eysel**, De fuga daemonum. 24 pp. Erf. 4⁰.

—, Diss. de millefolio. Altd. 4⁰. (Gegen Epilepsie.)

Müller, G. P., Mens substantia, a corpore essentialiter diversa. Lps. 4⁰.

—, J. M., De capite ejusque affectibus etc. App. ad observ. et curat. med. Nor. 8⁰.

—, Casus medico-chirurgicus de fractura cranii. Ibidem. Dec. II. Nor. 8⁰. Auch: *Posewitz*, Journ. etc. 11. Heft, Nr. 5 (sine signo externo).

—, Jo. Math., Observationum et curationum med.-chir. rariorum decades II, 24 pp. Norimb. 16⁰. (II. De capitis praecipue passionibus historiarum resolutionibus. Una cum annexo tractatulo de effractura cranii, nec non insecatis gravissimis symptomatibus, divina gratia ex voto curatis. Cum notis de capite ejusque affectibus anatomicis physiologico practicis, pathologicis atque therapeuticis ex quam-plurimis auctoribus extractis ut et rerum et auctorum, horumque allegatorum librorum indicibus.)

Nenter, G. Ph., Theoria hominis sani. Argent. 4⁰. (Beziehungen des Körpers zur Seele.) Dasselbe: Theologiae medicae pars generalis. Argent. 1716. 8⁰. und in: Fundamenta medicinae theor.-practicae. Vol. I. II. Argent. 1718. 1719.

Papai, F. P., (**Hungarus**), praes. M. **Alberti**, De therapia morborum morali. 58 pp. Hal. 4⁰.

Pisonis, C., Selectiorum observationum et consiliorum praetervisis hactenus morbis affectibusque praeter naturam liber. Lugd. Bat. 4⁰.

Posseltus, G., Biga quaestionum pneumaticarum, quae spectant ad recentiores controversias tam generaliores de spiritibus, quam specialiores de deo. 7 l. Vitemb. 4⁰.

Rey, G., De causis delirii. Lyon. 8⁰.

Salig, Ch. A., Philosophumena veterum ac recentiorum de anima. Hal. 4⁰.

Seiz, J. F., De apoplexia familiari et fatali eruditorum morbo. 24 pp. Altd. 4⁰.

Stahl, G. E., Cardialgiae caussa citrus. In: Diss. de morosis aegris. Hal. 1714. § 41.

Vater, A., praes. Fr. **Ruyschio**, Epist. anat., problematica decima et sexta de viis absconditis pulmonum, quibus aër, respirando receptus, in sanguinem penetrat; nec non de vasorum secretiorum structura mechanica, et de fibrillarum nervearum in cerebro principiis. 12 pp. Amst. 4⁰. 10 pp. Amstel. 1727. 4⁰.

Vesti, J., Diss. de tremore. Erf. 4⁰.

Waldschmidt, W. U., J. Jac. fil., De morbo epidemico convulsivo per Holsatiam grassante. Kil. 4⁰. Auch: *Haller*, Coll. Diss. Pr. VII, 211—254.

Warlitzius, Ch., De morbis biblicis e prava diaeta animique adfectibus resultantibus. Witenb. 8⁰.

Wedel, J. A., Diss. de visus imbecillitate et defectu. Jen. 4⁰.

—, G. Wolfg., resp. J. G. **Budaeus**, Asthma spasmodico-hypochondriacum periodicum. 40 pp. Jen. 4⁰.

Zwinger, T., Diss. de epilepsia. Bas. 4⁰. Auch: Theatr. vit. hum, p. 354.

—, Diss. Nosographia anhelantium. Bas. 4⁰.

1715.

Alberti, M., Diss. de hydrocephalo. Hal. 4⁰.

Andreae, D. W., De processibus mammillaribus. Lugd. Bat. 4⁰.

Bachusen, Jo., Collecta medicinae pract. generalis. Quibus subjunctus est dialogus de optima medicorum secta. Amst. 8⁰. (Zerstreute Bem. üb. d. Psychosen, ihre Classification &c.)

Beckerus, E. A., Scrutinium operationis medicamentorum fluxus impedientium, nominatim: adstringentium, ambustionem sedantium, defensivorum, narcoticorum, lac imminuentium, semen extinguentium. 24 pp. Rost. 4°.

Beckh, Diss. de epilepsia. Bas. 4°.

Belloste, Diss. de rabie morsuque animalium venenatorum. Par. 8°.

Berengarius, J., De fractura cranii liber aureus. Ed. nova. 355 pp., 8 pl., Cum tab. Lugd. 4°. (1. ed. 321 pp. 1518. Vened., 2. ed. Ven. 1535, 3. ed. Lugd. Bat. 1629. 8°.

Biester, Jac., Wahrhafter Gegenbericht der letzten Krankheit u. vermeinten Schlages, wie auch erfolgten Todes aus e. von D. *Dieterichs* curirten Stickflusse an Val. *Hingen*, Dr. med., Chr. *Dieterichs* Berichte entgegengesetzt. Hamb. 4°.

a **Brunn**, J. C., Glandulae duodeni seu pancreas secundarium in intestino duodeno hominis; acc. diss. de glandula pituitaria. Cum tab. Frcf. 4°.

Catherwood, J., A new method of curing the apoplexia. With an appendix, containing some observations upon the use and abuse of physick. 77 pp. Lond. 8°.

Charisius, Diss. de vertigine. Regiom. 4°.

Crüger, Jo., Tract. de virgine chlorosi laborante, aut germanice von der Jungfern-Krankheit, Jungfer-Sucht, das Jungfer-Sehnen od. Jungfern-Fieber. 56 pp. Jen. 4°.

Delalou, A., An spiritus sint ab aëre diversi? Proponebat Parisiis J. B. F. **Alliot de Mussay**. 4 pp. Par. 4°.

Erythropol, J. A., De cardialgia. 22 pp. Lugd. Bat. 4°.

Ettmüller, M. E., Diss. de gutta serena. Lps. 4°.

Eyselius, J. P., resp. Ch. G. **Gerber**, De melancholia hypochondriaca. 31 pp. Erf. 4°.

—, resp. J. M. **Lehmann**, Diss. de furore uterino, Tobsucht der Weiber. 24 pp. Erf. 1715. (1. ed. 1694.)

Gayant, L., An a frequentiori potu cafe vita brevior? Par. 4°.

Genselius, J. A., Hydrophobia. Act. nat. cur. eph. Norimb. Cent. III—IV, p. 111.

Grund, Diss. de hydrocephalo. Lugd. Bat. 4°.

v. **Guldenklee**, B. Tim., Op. med. pr. Lps. 1715 (Libr. I, Cas. XVI, Fall v. Mel. hypoch. in Folge von aus dem Unterleibe aufsteigenden Dünsten.)

de **Haen**, Ant., De Magia. Lps. 4°. Auch in Rat. med. XV, c. 4.

van der **Haghem**, C., De melancholia hypochondriaca. 22 pp. Lugd. Bat. 4°.

Horstius, J. O., praes. J. H. **Slevogt**, Diss. qua processus cerebri mamillares ex nervorum olfactororum numero exemtos submittit. 31 pp. Jen. 4°. Auch: *Haller*, Disp. anat. Gött. 1747. 4°., II, p. 849—869.

Keyl, Diss. num herbae nicotianae usus levis notae maculam contrahat. Lps. 4°.

Kulmus, J. A., De harmonia morum et morborum. 24 pp. Bas. 4°.

Kupferschmid, Diss. de machina humana ejusque praeservatione. Bas. 4°. (sanguis intra meninges effusus exhaustus.)

Lavater, Diss. de dyspnoea. Bas. 4°.

von **May**, Diss. de morbis convulsivis in genere. Lugd. Bat. 4°.

Mayerus, G. D., Bulimia periodica ex verme. Ephem. ac. nat. cur. Norinb. 1715, Cent. III, 318—320.

Merclinus, G. A., Tract. phys.-med. de incantamentis, sexaginta casus, maxime prae caeteris memorabiles complectens, cum subnexis eorundem judiciis et curationibus. 254 pp. Norimb. 4°.

Mistichelli, Dom., Aggiunto al Tr. dell' apoplessia. Padova. 4°. Auch: *Haller*, Bibl. med. pr. IV, 430.

Müller, J. M., De capite ejusque affectibus etc. App. ad Obs. et Curat. med. Nor. 8°.

Nebel, Dan., Diss. de gutta serena. Heidelb. 4°.

Poiret, P., Cog. de deo, anima et malo. Amst. 4°.

Praetorius, J. H., Breviarium physiognomicum. Hamb. 4°.

Puton, P. E., Explicare materiale sensationum. 27 pp. Monsp. 12°.

von **Ranouw**, W., De morborum facie fucata. Traj. ad Rh. 4°.

Renard, C. A., An mores parentum traducantur ad prolem. Proponebat J. A. **Millet**. Par. 4°.

Schacher, P. G., De anima rationali an sit corporis vitale principium? Lps. 4°.

Schmider, S., De stupenda et detestanda puellae cujusdam salacitate. Act. nat. car. eph. Norimb. 1715, Cent III—IV p. 354—356.

Senguard, W., De tarantula. Roter. 8°.

Slevogt, J. H., De olfactus praestantia. Jen. 4°.

Tschudi, Diss. de aurium medicina. Argent. 4°.

de **Vieussens**, R., Traité nouveau des liqueurs du corps humain. Toulouse. 8°. (temperamentum.)

Wedel, G. W., resp. J. S. **Heinsius**, Diss. de syncope et lipothymia, ex epitome praxeos clinicae. Jen. 4°.

—, De spina ventosa. Jen. 4°.

—, De frustanea et inconvenienti medicamentorum adhibitione. Jen. 4°. (p. 31. Cardialgiae caussa oleum).

Weismannus, J., Melancholia satanica a concubitu diabolico. Act. natur. ephem. Norimb. 1715, Cent. III—IV, p. 294—306.

Woodhouse, J. Th., Gewisse Prob-Stücke in Augen-Krankheiten. Jena. 24°.

Zwinger, T., Diss. Otoiatreia. Bas. 4°.

1716.

Alberti, M., resp. **Hertel**, De sensuum internorum usu in oeconomia vitali. Hal. 4°.

—, resp. Jo. D. **Milhauser**, Diss. de atonia. 56 pp. Hal. 4°.

—, resp. Jo. J. **Platner**, Diss. de affectibus capitis ex haemorrhagiis molientibus. Hal. 4°.

—, resp. L. W. **Kamzki**, Diss. de haemorrhoidibus, medicina hypochondriacorum. Hal. 4°. Auch: *Haller*, Bibl. med. pr. IV, 387.

Boeckeler, J., De ira. Argent. 4°.

Brisseau, Observations. Douay, 1716. 12°. (Cephalalgiae caussa tumores in cerebro.)

Bulffinger, Jo. Wend., Fibra matrix animata, sive diss. acad. de medio motus anomalis. 20 pp. Tüb. 4°.

Chladenius, M., resp. D. H. **Longius**, Diss. de visionibus Hildegardis (Hildeberti et Mechtildis filia). Vitemb. 4°.

Cohausen, J. H., De pica nasi s. tabaci sternutatorii moderno abusu et noxa. Diss. satyrica. 177 pp. Amst. 16°.

de **Cordua**, Fr., Vom Schatzgraben u. Beschwörung der Geister. Hamb. 8°.

Doye, An praecellentior medicorum ab idiosyncrasiarum accuratiori notitia? Par. 8°.

Eyselius, J. Ph., Diss. de colica passione. Erf. 4°.

Fischer, D., Tentamen pneumatologico-physicum de mancipiis diaboli s. sagis. Witenb. 4°.

Francke von Franckenau, G., Von der Auferweckung der Pflantzen, Menschen u. Thiere aus ihrer Asche. A. d. Lat. v. J. Chr. *Nehring*. Lpz. 8°.

Fridelius, D., resp. **Winter**, De syncope ejusque origine indiciis et curatione. 7 l. Rint. 4°.

Heins, Diss. de hydrophobia. Lugd. Bat. 4°.

Horch, J., De morborum consensu. 48 pp. Hal. 4°.

Houck, Fr., praes. G. W. **Wedel**, De hyperico (alias fuga daemonum). 56 pp. Jen. 4°.

Hunauld, P., Diss. sur les vapeurs et les pertes de sang. Par. 12°.

Kremer, Diss. de pathologia systematis nervosi. Vienn. 8°.

Kundmann, J. O., Abhdlg. von dem Verstande des Menschen vor und nach dem Falle. Bautzen. 8°. (Ausführlich in F. *Börner*, 1748, I, 233).

Langolius, J. D., Wahrhaftiger Temperamentist od. untrügliche Kunst, der Menschen Gemüther zu unterscheiden. Mit 5 Taf. Bud. 8°.

Lejeune, Diss. de dolore in genere. Harderov. 4°.

Lochner, Diss. de novis et exoticis Thee et Coffée succedaneis, chenopodio ambrosioide, herba de Palos etc. Norimb. 4°.

Menzel, Chr. L., praes. M. **Alberti**, De sensu vitali. 72 pp. Hal. 4°.

Richter, Quadriga Disp. magico-theurgicarum de conciliatione spirituum. Jen. 4°.

Sbaragli, J. H., Entelechia s. anima sensitiva brutorum demonstrata contra Cartesium. 588 pp. Bonon. 4°.

Schacher, P. G., Diss. de thermarum Carolinarium usu in praecipuis ventriculi intestinorumque morbis. Lp. 4°. (p. 12. 75 Cardialgiae caussa acidulae).

Stahl, G. E., Von den Temperamenten. Aus dem Lat. von G. H. *Ulan*. 104 S. Lpz. 8°.

Thorius, R., Tobacco, a poem in two books. Transl. from the lat. 40 pp. Lond. 18°.

Vater, Abr., Diss. de deliriis. Witemb. 4°.

Vieussens, R., Neurographia universalis. Hoc est, omnium corporis humani nervorum, simul et cerebri, medullaeque spinalis descriptio anatomica. Ed. nova. fol. Lond. 1685. Dasselbe, Frcf. 1690. Ed. novissima. 252 pp., 29 pl. Lugd. Bat. 1716 fol.

Wedel, G. Wolfg., De gutta serena, casus. Jena. 4°.

—, Diss. de palpitatione cordis ex epit. pr. clin. Jen. 4°. (1. ed. 1690).

Weismann, Imm., Historia lithotocae mulieris, — fascini inculpatae. Tüb. 4°.

Wepfer, J. Jac., Cicutae aquaticae historia et noxae. Bas. 1679. 1716. Leyden, 1738. Vened. 1759 (Mit zahlreichen Thierversuchen, auch gegen Convulsionen).

1717.

Albrecht, J., praes. G. Wolfg. **Wedel**, De asthmate ex epitome. 18 pp. Jen. 4°.

de **Berger**, Jo. Gr., Diss. de apoplexia. Viteb. 4°.

Bieler, A. C., praes. Ch. L. **Wucherer**, Diss. de amore insano. 24 pp. Jen. 4°.

Blakeway, R., Essay toward the cure of religious melancholy. Lond. 8°.

Bohn, J., resp. D. **Wipacher**, Casus aegri noctambulationis morbo laborantis resolutus. Lps. 4°. (Auch: *Haller*, Disp. ad morb. 4°. Laus. 1760, VII.

Bruno, G. V., Gottgewidmete Gedanken über Krampf- oder Kriebel-Sucht. Bud. 8°. (Die Krankheit wird bezeichnet: Kriebelkrankheit, Krimpfsucht, ziehende Seuche v. *Mare*, ziehender Krampff von *Drawitz*, Krampffsucht, Krümmer, pestilentzischer giftiger Krampff von *Leisner*, spasmodische Krankheit von *Wilisch*, Grübel, Krummen-Schwere-Noths-Krankheit von *Hoffmeyer*, steife Krankheit, Steiffenuß von *Ludolff*, Ziehekrankheit von *Haberkorn*, Kornstaup von *Longolius*, Krampffseuche, Kriebelseuche von *Bruno*, Necrosis ustilaginea, feu ardent oder feu de St. Antonie verursacht durch maladie d'Ergot et maladie du blé cornu von d. Franzosen).

Budaeus, G., Consilium medicum von der Krampf-Sucht oder Kriebel-Krankheit, welche, nebst anderen hefftigen Zufällen, in dem abgewichenen Jahre an unterschiedlichen Orthen im Churf. Sachsen 2c. grassirt sind. Bud. 8°.

Camerarius, R. J., resp. **Zenck**, De apoplexia cum febre. Tüb. 4°. Auch *Haller*, Bibl. med. p. III, 613.

Dieuxvoye, B. S., praes. Cl. **Brunet**, An a diversis alimentis indoles ingenii diversa? 4 pp. Par. 8°.

v. **Elswich**, Jo. H., Recentiores de anima controversiae. Witeb. 4°.

Eyselius, J. Ph., Diss. de convulsione et spasmo. Erf. 4°.

Fischer, Diss. Therapia convulsionum generalis ratione et experientia suffulta. Erf. 4°.

Floyer, J., Tr. of the asthma. Lond. 1717. 1726. 8°. Franz. Par. 1761. 8°.

Goekelius, C. L., Ecpiesma cum vulnere cerebri profundiore feliciter curatum. Ac. nat. cur. ephem. Norimb. 1717, V—VII, 421—428.

Goris, Gies., De curationibus sympatheticis. App. ad Mercurius triumphator. Lugd. Bat. 8°.

Grewe, Diss. de rabie canina. Lugd. Bat. 4°.

Gumprecht, G. G., praes. Fr. **Hoffmann**, De consensu partium praecipuo pathologiae et praxeos medicae fundamento. Hal. 4°.

Haberkorn, Jo. Chr., Gedanken von der Ziehe- oder Nervenkrankheit, welche durch das inficirte Korn an unterschiedenen Orten in Sachsen und Lausitz eingerissen. Bud. 8°.

van **Hasenhoek**, J., De paralysi, Gron. 4°.

Heister, Laur., De admiranda cerebelli structura. Ac. nat. cur. eph. Nor., Cent. V—VI, 157, 1 pl.

—, Dissectio mulieris miris spasmis brevi defunctae. Ibidem, Cent. V—VI, 168.

—, Von zwey melanchol. Leuten, bei denen kein Mangel an Milz, wohl aber das pancreas verhärtet, und besondere valvulae in den Gallengängen gefunden worden. Ibidem, Cent. V—VI.

—, Apologia et illustratio systematis sui de cataracta, glaucomate et amaurosi. Altd. 8°.

Imbert, Hist. d'un assoupissement extraordinaire. Hist. ac. roy. d. sc. de Par. 1713. Amst. 1717, Mém. 419—424.

Israel, Th., praes. **Schulz,** De elleborismis veterum. 28 pp. Hal. 4°.

Koelpin, Al., De capitis laesionibus meletemata med.-chirurgica. Hafn. 4°. Auch: A. D. B., Anh. zu 35—36, p. 570. *Richter*, Bibl. IV, 389. *Tode*, Bibl. V, 1, pl. 1. Gött. Anz. 1799 p. 1771. Gött. med. chir. Ztg. 1800, III, 17.

Kretschmar, G., Therapia convulsionum generalis ratione et experientia suffulta. 24 pp. Erl. 4°.

Kunrad, A., Consideratio theologica morbi et phantasmatum, quibus Annabergae nonnulli homines utriusque sexus ac diversae aetatis hoc et superioribus annis conflictati sunt. Annab. 4°.

Lang, C. N., Descriptio morborum ex esu clavorum secalinorum Campaniae. Lucern. 8°.

Leaulté, Jo. F., praes. J. **Duval,** An testes ad mentis fecunditatem multum conferunt. 37 pp. Par. 4°.

Lenz, Ch. F., De vinculo animam et corpus conjungente. 55 pp. Lps. 4°.

Longolius, J. D., Indicium medicum de corruptione lymphae per frumentum corruptum, oder v. d. Kornstaupe, Reißen, Ziehkrankheit, Krampfsucht und Kriebelkrankheit. Bud. 8°.

Moursonsmith, Diss. de colica apud incolas Caribienses endemia. Leid. 4°. Auch: *Haller*, Coll. Diss. pr. VII, N. 262.

Neumann, Diss. de exclusione ovulorum in salacibus, absque ullo praegresso coitu. Lugd. Bat. 4°.

Rivinus, H. Q., Pr. de principio vitali. Lps. 4°.

—, J. A., De auditus vitiis. 32 pp. Lps. 4°. Auch: *Haller*, Diss. anat. 4°. Gött. 1747, IV. 309—335, 1 pl.

Romanus, C. Fr., Diss. an dentur spectra etc. Lps. 4°.

Schleifer, J. Fr., praes. C. **Schultze,** De apoplexia. 35 pp. Viteb. 4°.

Schmidt, Diss. de siriasi. Lugd. Bat. 4°.

Schmider, S., De stupenda et detestanda puellae cujusdam salacitate. Act. nat. cur. eph. Norimb., 1715, cent. III—IV, 354—356.

Troester, Chr. A., praes. G. W. **Wedel,** Diss. sistens aegrum melancholia hypochondriaca laborantem. 20 pp. Jen. 4°.

Vater, Abr., resp. J. G. **Klepperbein,** Diss. qua oeconomiam sensuum ex speciali organorum sensoriorum, et sigillatim, ex papillarum nervearum textura mechanica demonstrat et placidae eruditorum disquisitioni offert. 31 pp. Vitemb. 4°.

van **Visoliet,** J., De somno. 23 pp. Lugd. Bat. 4°.

Waldschmidt, W., resp. C. St. **Scheffel,** De morbo convulsivo epidemice per Holsatiam grassante raro. Kil. 4°. Auch: *Haller*, Disc. ad morb. VII. u. Bibl. med. pr. III, 608.

Wedel, G. Wolfg., Diss. Aegra, strangulatione uteri syncoptica laborans. Jen. 4°.

—, resp. J. Chr. **Wolf,** De morbo spasmodico epid. maligno in Saxonia Lusatia grassato. Jen. 4°. Auch: *Haller*, Disp. ad morb. 4°. Laus. 1760, VII, 551—563.

—, Diss. de catarrho suffocativo. Jen. 4°. (1. ed. 1681).

de **Wenckh,** J. B., Hydrophobia singularis. Eph. ac. nat. cur., Nor., 1717, cent V—VI. 51—54.

Wilisch, Bericht der Krampfsucht oder spasmodischen Krankheit, so in unterschiedenen Orten unseres Vaterlandes im vergangenen Jahre sich ereignet. Pirna. 8°.

Wucherer, G., De diaeta et regimine hypochondriacorum. Hal. 4°.

Ipecacuanha contra epilepsiam. Act. Erud. Lps. 1717.

Die Kriebelkrankheit. Bresl. Samml. 1717, p. 87, 397. 723.

Hydrophobie. Ibidem, 1717, p. 211. 1724, I, p. 557. 1725, I, p. 78.

Beschreibung des kurf.-sächsischen allgemeinen Zucht-, Waisen- und Armenhauses &c. in *Waldheim*. Dresd. und Lpz. 8°. (Unter Armen verstand man preßhafte Leute).

1718.

Alberti, Mich., resp. Jo. E. **Stahl,** De epilepsia. 44 pp. Hal. 4°.

—, resp. J. **Weisbrodt,** Diss. de haemorrhoidum consensu cum capite et pectore. Hal. 4°.

—, Diss. de colica haemorrhoidali. Hal. 4°.

Baring, D. E., praes. A. L. **Boetticher,** De cranii ossibus. 28 pp. Helmst. 4.

Beck, J. G., Diss. historiam de viro, palpitatione cordis et asthmate violento mortuo ejusdemque viscerum, cultro anatomico nudatorum mirabilem structuram, exhibens. Giss. 4°. Auch: *Haller*, Disp. ad morbos 1757, II, 499—525.

Berger, J. G., resp. **Rugenwald,** De errore diaetae in potu. Ed. II. Vitemb. 4°.

Brunner, Jo. C., Ursprung aller Bewegungen &c. Frkf. 8°.

le **Bruyn,** Corn., Voyage par la Moscovie en Perse. Amst. fol. (In cephalalgia loci dolentis incisio Persis familiaris).

Dern, Diss. de usu lumbricorum antispasmodico. Giss. 4°.

Detharding, G., resp. J. B. **Quistrop,** De anaesthesi. Rost. 4°.

Dionis, Pierre, Sur la mort subite et sur la catalepsie. 2. éd. Par. 8°.

Fermethius, An a potu Caffée frequentior apoplexia? Par. 8°.

Fick, Jo. J., De irae efficacia et remediis. 32 pp. Jen. 4°.

Finckenau, Jac., resp. M. E. **Boretius,** De temperamentis. 20 pp. Regiom. 4°.

Gambs, Jo., resp. **Salzmann**, Diss. sistens miram cranii fracturam in homine per XL annos superstite. 42 pp. Argent. 4°.

Goelicke, A. O., praes. Fr. **Ruysch**, Epistola anat. problematica nona. De cursu arteriarum per piam matrem cerebrum involventem, de tertia cerebri meninge, de arteriis membranarum cavitates ossis frontis supra narium radices et eas sub sella equina investientium, nec non de vasis arteriosis novis hepatis et diaphragmatis. 12 pp. Amstel. 4°.

Graetz, J. H., praes. F. **Ruysch**, De pia matre ejusque processibus. 8 pp. Amstel. 4°.

—, praes. F. **Ruysch**, Epist. anat. problematica octava. De structura nasi cartilaginea, vasis sanguiferis arteriosis membranae et cavitatis tympani et ossiculorum auditus eorumque periostio. 12 pp. Amstel. 4°.

Guido Patinus, De hydrophobia. In: Epistolae. Par. 12°.

Henninger. Diss. de millefolio. Argent. 4°. (Gegen Epilepsie.)

—, Diss. de temperamentis. Argent. 4°.

Lange, Nic., Myrmecismus. In: Acta. Erud. Lips. 1718, p. 309. (Kriebelkrankheit.)

de **Moor**, B., Diss. de tenesmo. Ultraj. 4°.

Müller, J. Matth., Decas casuum Medicorum. II. Hal. 8°. (De convulsione).

Neuter, G. Ph., Fundamenta Medicinae theoretico—practi. Tom. I. II. Argent. 1718. 1721. (In T. II, 784—797 und 845—871 behandelt er nur Manie oder Melanch. Gegen Erstere empfiehlt er Eselsblut. Melancholia materialis, immaterialis, mixta.

Petit, Anatome in hydrocephalo. In: Mém. de Par. 1718, p. 123 (Dura mater, cranio magis adhaerens, ventriculi extenuati, glandula pituitosa scirrhosa?).

Printz, A. A., De temperamentis. 36 pp. Argent. 4°.

Reiman, J. A., Historia morbi melancholici. Samml. v. Nat. u. Med. Gesch. 1717, Bresl. 1718, II, 297—299. (Lat. Text).

Schuchardus, J. B., In femina, apoplexia extincta, observata varia. In seinen: Decas II, observ. anat. Vitemb. 1718, 28—32. 4°.

Schuette, Diss. de comate et pervigilio febrili. Traj. 1718. 4°.

Semmedo, J. Curvo, Quidam bibacitatis immensae, ac aeternae ebrietatis, quoties temulentia, toties libidine in filiam virginem corripiebatur; per arcanum eidem inventionis nostrae praesidium, aeternum tantius vini odium, immensum libidines tantae inductum est. In seinen: Obs. med. aegritudinum fere incurabilium. fol. Ulyssipone Occid., 1718, p. 194.

van **Suchtelen**, P., De melancholia hypochondriaca. 15 pp. Lugd. Bat. 4°.

Teichmeyer, H. Fr., Elementa anthropologica. Jen. 4°.

Thomae, C., De papavere erratico. 28 pp. Erf. 4°.

Waldschmidt, W. U., J. Jac. fil., De aegroto spina ventosa laborante. Kil. 4°.

Walther, H., Glücklicher Feldscheer oder gründlicher Unterricht von den Kopfwunden. Lpz. 8°.

Wucherer, J. M., Diss. de apoplexia. Erf. 4°.

Observation vom Mißbrauch der Opiatoren. Samml. von Nat. u. Med. Gesch. Bresl. 1718, Sept. p. 76, II, 291—297.

Von der Sächs. Kriebel-Krankheit oder sogenannten Kornstaupe. Ibidem, 1717. Bresl. S. 1718, I, 87—92.

Von der Nostalgia oder dem sogen. Heimwehe. Ibdem, Bresl. 1718—20, 822—837.

Oestri in craniis alces caussa epilepsiae. Bresl. Samml. 1718 S. 1524.

Apoplexiae caussa frigus. Ibidem, 1718, I, 523.

Holosericum ustum contra epilepsiam. Ibid., p. 698 (1 Drachme bei Mondwechsel.)

Nostalgia per musicam Helvetorum. Ibidem, p. 832.

Salacitas fulmine sublata. Bresl. Samml. 1718, p. 1541.

Soni vehementes sanant surditatem. Ibidem, II, 1541.

In apoplexia jugularis venaesectio. Ibidem, p. 524.

1719.

Alberti, M., resp. J. H. **Wardenberg**, Diss. de morbis animi ex anomalis haemorrhagicis. Hal. 4°.

—, Diss. de malo splenetico. Hal. 4°.

Astruc, J., Diss. de hydrophobia. Monspel. 4°

Battallia, D. G., praes. M. **Alberti**, De apoplexia sanguinea. 55 pp. Hal. 4°.

à **Bergen**, C. A., Diss. de vertigine ex ventriculo. Frcf. ad V. 4°.

Bieler, A. C., De paralysi. 28 pp. Jen. 4°.

Blumroeder, J. E., Brutorum actiones mechanice inexplicabiles. Altd. 4°.

Bordewish, H., Animam creatis rebus aliis falso et vere adscriptam homini eminenter competere. Vitemb. 4°.

Brendel, J. H., De medico ex voluntate aegroti perperam curante. Vitemb. 4°.

Colbatsch, Diss. sur le gui de chêne, remède specifique pour les maladies convulsives. Par. 8°.

Deshais, De hemiplegia per electricitatem curanda. Monsp. 4°.

Fischer, J. A., Phantasia errans. Erf. 4°.

—, resp. Jo. Fr. **Ermel**, De osculo vim philtri exserente. 47 pp. Erf. 4°.

Goelicke, A. O., Diss. de colica spasmodica. Frcf. 4°.

H., J. G., Das beliebte und gelobte Kräutlein Toback, oder allerhand auserlesene historische Merkwürdigkeiten vom Ursprung, Beschaffenheit, Würckung, sonderbaren Nutzen, Gebrauch und Mißbrauch des Tobacks, aus berühmter Männer Schrifften gesammlet, und allen seinen Liebhabern zur ergötzenden Vergnügung und Zeitvertreib mitgetheilet. Chemnitz. 16°.

Heintze, J. Chr., praes. G. **Detharding**, De erotomania, von der Krankheit, da man verliebt ist. 30 l. Rost. 4°.

Helvigius, Diss. de cephalalgia. Lugd. Bat. 4°.

Hensing, J. Th., Cerebri examen chemicum ex eodemque phosphorus singularis omnia inflammans. Gis. 4°.

Hoffmann, Dav., praes. Jo. Chr. **Camerarius**, Historia rarissima sanationis cerebri quassati cum deperditione substantiae, notabili. Tüb. 4°. Auch in: *Haller*, Diss. chir. I, S. 7. 4°. Laus., 1715, I, 107—119.

Hoffmann, Fr., resp. A. Chr. **Meineke**, Diss. de vera morbi hypochondriaci sede, indole ac curatione. 36 pp. Hal. 4°.

—, resp. Ch. G. **Steudner**, De palpitatione cordis. 29 pp. Hal. 4°.

Kinneir, D., Concerning the efficacy camphire in maniacal disorders. Phil. Traj. 1719—33, VII, 632—4. Lond.

Lancisi, Jo. Mar., De ganglio nervorum. Patav. 4°.

Lipstorp, C., De morbis passionum animi. 30 pp. Lugd. Bat. 4°.

van **Leewenhoeck**, Ant., Epist. physiologicae. Delft. 4°. (Darin auch üb. d. Struktur der Nerven Neues, welches damals noch keine Beachtung fand).

Mayer, H. Ch., De splenetico malo. 52 pp. Hal. 4°.

Meibom, B., resp. J. G. **Seelmann**, De animae ad restituendam sanitatem potentia. Helmst. 4°.

—, De animae ad restituendam sanitatem impotentia. 20 pp. Helmst. 4°.

Morasch, Diss. de externis capitis morbis atque catarrhis. Ingolst. 3°.

Pemberton, H., De facultate oculi, qua ad diversas rerum conspectarum distantias se accommodat. Lugd. Bat. 4°. Auch: *Haller*, Disp. anat. 4°. Gött. 1751, VII, pt. 2, 137—185, 1 pl. Auch: Roy. Coll. of Phys. Lond. 4. ed. 8°. Lond. 1760.

Rhaetus, W. C., Observations on the brains of three persons, who died of the epilepsy. Phil. Tr. Lond. 1719—33, VII, 486.

Robinson, New system of the spleen, vapours etc. Lond. 8°.

Schacht, Diss. de vulneribus capitis externis. Gött. 4°.

Schmitt, J. J., De vulneribus capitis externis. 26 pp. Herbornae. 4°.

Schott, O. P., Diss. anat. de aure humana. 40 pp. Argent. 4°.

Schrey, W. H., praes. Aug. Quir. **Rivinus**, De appetitu erroneo quem vulgo picam vocant. 24 pp. Lps. 4°.

Stahl, G. E., De passionibus animi corpus humanum varie alterantibus. Hal. 4°. (1. ed. Hal. 1692). Auch: *Haller*, Bibl. med. pr. III, 597.

Thomasius, Chr., Diss. de praesumtione furoris et dementiae. Hal. 1719. 1722. 4°.

Tilemann, F. C., De colica spasmodica. Frcf. ad V. 4°.

Webster, Untersuchungen der Hexerei. A. d. Engl. 8°.

Wedel, G, Wolfg., resp. G. E. **Hamberger**, Diss. de cardialgia ex epitome praxeos clinicae. 24 pp. Jen. 4°. (1. ed. 1688).

— Diss. de paralysi. Jena. 4°.

van der **Wiele**, Diss. de epilepsia. Lugd. Bat. 4°.

Wucherer, J. M., resp. J. M. **Welsch**, Diss. de epilepsia. Jen. 4°.

Pica in crines. Bresl. Samml. 1719, p. 580.

Hysteria caussa epilepsiae. Ibidem, II, 370. 1721, 313.

Trismi caussa herniotomia. Ibidem, I, p. 93.

Inedia. Ibidem, II, 363. 595 (vera quadraginta dierum. letalis). 1722. II, 101 (25 mensium). 1723, p. 298 (trium, decem annorum). 1726, Jan., p. 88. 1726, Aug., p. 240 (puella Thorbergensis).

1720.

Alberti, M., resp. J. M. **Hoeppius**, De irae energia ad morbos producendum. Hal. 4°.

—, Diss. de catarrho suffocativo efficaci quodam remedio tractando. Hal. 4°.

—, resp. A. C. **Kaulitz**, De commercio animae s. naturae incorporeae, cum medicis et remediis corporeis. 6 l. Hal. 4°.

—, resp. **Kletschke**, Diss. de superstitione medica. Hal. 4°.

—, resp. H. **Becker**, Diss. de doloribus. 52 pp. Hal. 4°.

Anchersen, A., De medicatione per musicam. 26 pp. Hafn. 4°.

Beaumont, J., Tractat von Geistern, Erscheinungen, Hexereyen und anderen Zauber-Händeln, darinnen 2c. B. Becker's bezauberte Welt widerlegt wird. A. d. Engl. v. Th. Arnold, mit Vorrede von Chr. Thomasius. Titelk. Halle. 4°.

Behrens, R. A., Consideratio animae rationalis medica. 40 pp. Lps. 4°.

Berner, G. E., Diss. de applicatione mechanismi ad medicinam, cui annectitur diss. med. pract. de apoplexia cum catarrho suffocativo, cum observatione de araneae punctura et ejus medela. Amst. 1720. 1723. 1728. 4°.

Camerarius, R. J., resp. **Gloxin**, De vulneribus capitis, de usu corticis Chinae in Febr. interm. etc. Tüb. 4°.

—, Diss. de theriaca. Tüb. 4°.

Colbatsch, John, A diss. concerning misletoe: a most wonderful specifick remedy for the cure of convulsive distempers. 2. ed. To which is added a second part. 40 pp. Lond. 8°. 3. ed. 41 pp. Lond. 1723. 12°. Lond. 72 pp. 12°. Ins Deutsche nach der 2. Auflage. Altenb. 1758. 8°. 1777. 8°.

Detharding, G., resp. Ch. F. **Never**, De obsessione eademque spuria. Rost. 4°.

Ettmüller, M. E., resp. J. Ch. **Lischwitz**, De vitiis circa somnum vigiliasque. 56 pp. Lps. 4°.

Fischer, J. Andr., Diss. de dysacusi s. auditu difficili. Erf. 4°.

—, resp. Ch. H. **Reiske**, De vigili cura animae circa corpus humanum. 22 pp. Erf. 4°.

Frank de Frankenau, G. F., resp. **Buchwald**, De morbo comitiali. 64 pp. Hal. 4°.

Friderici, G., resp. A. **Fuchs**, De fiducia aegri in medicum. Lps. 4°.

Friedlieben, E., praes. J. B. **Meibom**, Diss. aegrum paralysi laborantem exhibens. 45 pp. Helmst. 4°.

Gerhard, J. G., Epilepsia infantis ex invaginatione s. introreceptione intestini ilei. Samml. v. Nat. u. Med. Gesch. 1720. Lpz. u. Bud. 1721, XI, 445—447.

Glückius, J. A., praes. J. A. **Fischer**, De furore uterino. Erf. 4°.

Henckell, Jo. Ph., praes. J. F. du **Pré**, Du usu et abusu spiritus vini. 32 pp. Erf. 4°.

Hoepner, Acta privata. Lps. 4°. (Daemonomania).

Hoffmann, F., De autochiria. Jen. 4°.

Hollerius de Doblhoff, F., Tractatus de morbis capitis. Ratisb. 4°.

Janitsch, G. G., De somniis medicis. 24 pp. Argent. 4°.

Joyeuse, E., Exponere therapiam morborum internorum capitis, thoracis et abdominis, absque suppositione spirituum animalium. 39 pp. Monspel. 12°.

Laitenberger, Ph. Chr., praes. R. J. **Camerarius,** De colica spasmodica. 16 pp. Tüb. 4°. Auch im: *Camerarius*, Hist. ped. tumidi in: *Haller*, Disp. chir. 16°. Laus. 1756, V, 461—75.

Lange, M. L., De olfactu. Lugd. Bat. 4°.

de **Magny,** An quo salacior mulier, eo foecundior? Par. 8°.

Meier, Arn., De errore loci. 25 pp. Lugd. Bat. 4°.

Meisner, L. F., resp. G. F. **Medicus,** Diss. quadripartitae de Caffee et Chocolatae nec non de herbae Thee ac Nicotianae natura, usu et abusu. C. 4 fig. Pragae. 4°.

du **Pré,** J. Fr., Diss. de raro affectu cataleptico. Erf. 4°.

—, Diss. de usu et abusu Amuletorum. Erf. 4°.

Richter, G. C.. praes. W. U. **Waldschmidt,** De mirabili sanatione mulieris Bremensis. Kil. 4°. (Hysterie.)

Rost, J. C., Von einer Epilepsia hysterica, sub partu laborioso, wegen Verwicklung der Nabel=Schnure; Item von Insultibus epilepticis von Nachwehen. Samml. v. Nat. u. Med. Gesch. Lpz. u. Bud. 1721, X, 607—610.

Rouhault, P. S., Traité des playes de tête. Turin. 4°.

Salzmann, Jo. G., Dis. de ossificatione pn. Argent. 4°. (Caussa apoplexiae.)

Schacher, P. G., resp. Ch. **Lischwitz,** De depressione cranii, maxime innocua. 3 l. Lps. 4°.

—, Consideratio animae rationalis medica. Lps. 4°. (nach *Stahl*).

Schaperus, J. E., Diss. de cardialgia. Rost. 4°.

—, Diss. de cura cardialgiae externa quid tenendum sit, quae frictionibus perficitur. Rost. 4°.

Scheid, J. Val., Diss. de quibusdam visus imminuti vitiis. Argent. 4°.

Seufferheld, G. N., De morbis bibonum. 16 pp. Altd. 4°.

Stahl, Ivo, Diss. de apoplexia. Erf. 4°.

Wahrlich, Richtigkeit des vermeintlichen Hexenprozesses. Halle. 8°.

Wahrlich, Vorstellung der Nichtigkeit der Hexerey 2c. Amst. 8°.

Wedel, G. W., resp. J. O. **Julich,** De temperamento viventis. Jen. 4°.

—, Jo. Ad., Diss. de auditus vitiis. Jen. 4°.

Wideburgius, J. R., De influxu siderum in temperamentum hominis. Jen. 4°.

Wolf, Chr., Vernünftige Gedanken v. Gott, der Welt u. der Seele des Menschen. Halle. 4°. 9. Aufl. Halle, 1743. 8°.

—, Anm. üb. d. vernünft. Ged. v. Gott, d. Welt u. d. Seele des Menschen. 631 S. Frkf. 1724. 8°.

Kur der Epilepsie durch frisches Menschenblut vergeblich. Bresl. Samml. 1720, II, p. 447. 1721, p. 654. 1723, p. 559.

A dissertation on the use and abuse of tobacco, in relation to smoaking, chewing, and taking of snuff; humbly inscrib'd to the ladies and gentleman who use it in any of the above mentioned ways. 24 pp. Lond. 8°.

Abortus septimestris monstrosus, sine cerebro et cranio, per 11 horas vivens. Act. med., Berol., 1721, VIII, 7—13.

Von dem Opisthotono od. Mund=Gesperre. Samml. v. Nat. u. Med. Gesch. 1719. Bresl. 1720, VII, 92.

Mania ex taenia. Bresl. Samml. 1720, p. 226.

Cephalaea periodica menstrua. Ibidem, II, 166.

Periodica tertiana cephalalgia. Ibidem, 1723. p. 454.

Cephalaea curata per aromatica. Ibidem, II, 562 (abdomini imposita in hysterico.)

Epilepsiae caussa terror. Ibidem, II. 163. 447. 1724, Aug. p. 218. 1725, May p. 532. 533.

1721.

Aignan, An ab animi pathematibus functionum laesio? Par. 8°.

Alberti, M., resp. J. Fr. **Moosdorff,** Diss. de valetudinariis imaginariis, von Menschen, die aus Einbildung krank werden. 32 pp. Hal. 4°. 32 pp. Hal. 1723. 4°.

—, resp. Chr. **Sussenbach.** De therapia imaginaria, von Menschen, die aus Einbildung gesund werden. 36 pp. Hal. 4°. — 1728. 4°.

Alischer, S., Zweyköpffiges Monstrum. Samml. v. Nat. u. Med. Gesch. 1721. Lpz. u. Bud. 1721. 1723, XVII, 89.

Bilfinger, C. B., De harmonia animi et corporis maxime praestabilita. Tüb. 4°.

Boetticher, J. G., De vera fluidi nervei existentia, ejusque genuino usu, nervorum cavitate et eorum affectu in medicina humana. Brl. 4°.

Bradley, R., The virtue and use of coffee, with regard to the plaque and other infectious distempers etc. 34 pp. Lond. 8°.

Buddeus, A., De musculorum actione et antagonismo. 43 pp. Lugd. Bat. 4°.

Buechner, E., De atrocissimo sequioris sexus flagello, s. passione hysterica. 30 pp. Erf. 4°.

Camerarius, El., Systema cautelarum medicarum. 292 pp., 355 pp. Frcf. ad M. 4°. (Bespricht Wesen u. Ursache d. Melanch. u. beschreibt Melanch. u. Manie.)

Coschwitz, resp. J. C. **Hufelandt,** Diss. de differentiis asthmatis convulsivi et catarrhi suffocativi. 44 pp. Hal. 4°.

Detharding, G. Chr., Diss. an homo adultus caeteroquin sanus circa cibum et potum per dies et noctes XL solis naturae viribus vitam trahere possit. Rost. 4°.

Ehinger, C. C., De delirio febr. phrenitis dicto. 36 pp. Witenb. 4°.

Ettmüller, M. E., resp. A. A. **Schaver,** De menyngis anatome nonnulla. 4 l. Lps. 4°.

Fischer, Diss. Asthmaticis ex podagra retrocedente. Erf. 4°.

Heister, L., De cognitione Dei ex neruis. Helmst. 4°.

Huwe, W., De apoplexia. Lugd. Bat. 4°.

Ludolff, Hier., Diss. Therapia anhelationis. Erf. 4°.

Meisner, L. F., De caffee, chocolatae, herbae thee ac nicotianae natura, usu et abusu; anacrisis med.-hist.-diaetetica. 124 pp. Norimb. 12°.

Mezger, Jo. Casp., Untersuchung des Specifici antepileptici etc. Carlsr. 4°.

Midrif, J., Observ. on the spleen and vapours. Lond. 8°.

Pacchioni, A., Diss. phys. anat., de dura meninge humana, novis experimentis auctae et illustratae. 270 pp. Rom. 8°. Auch in: Opp. omn. Rom. 1741. 4°. Rec. d'opusc. scient. e filol. 16°. Venez. 1730, III, 103—192.

Rega, H. J., De sympathia s. consensu partium corp. hum., et potissimum ventriculi in statu morboso. 260 pp. Haarlem, 1721. 1739. 1768. Lps. 1762. Löwen 1830. 8°.

Reisseissen, Diss. sistens antimon. crudum in medicina. Argent. 4°. (Gegen Epilepsie.)

Rost, J. C., Von d. Nyctalopia d. i. nächtliche Blindheit. Samml. v. Nat. d. Med. Gesch. 1719, Lpz. u. Bud. 1721, IX, 370 bis 372.

Salzmann, Jo. G., Diss. de verme naribus excusso. Argent. 4°. Auch: *Haller*, Coll. diss. pr. I, No. 25.

Schaap, L., De apoplexia. 18 pp. Lugd. Bat. 4°.

Schaar, De phantasia matre enthusiasmi. Nürnb. 4°.

Schacht, Diss. de vulneribus capitis interioribus. Giss. 4°.

Schmid, E. F., De stranguria senili. Jen. 4°.

Slevogt, J. H., De affectu tenesmodi. Jen. 4°.

—, De thea romana et hungarica, s. silesiaca, aliisque ejus succedaniis. Jen. 4°.

Thuillier, An omni delirio et sopori venaesectio? Par. 8°.

Trant, An passio vulgo hysterica dicta ab utero? Par. 8°.

Vater, Ab., resp. J. D. **Knoll**, Diss. de delirio febrili phrenitis dicto. 36 pp. Vitenb. 4°.

—, resp. C. C. **Ehinger**, Diss. de ischiade. Vitenb. 4°.

Wagnerus, De anima principe motore in corpore humano indeque existente differentia inter morbos mortesque piorum et impiorum. Traj. ad Rh. 4°.

Wedel, G., Wolfg., Diss. Aeger colica saturnina laborans. Jen. 4. (Opium schädlich.) *Haller*, Bibl. med. pr. III, 210.

Wucherer, J. M., De aequilibrio adfectuum in temperamento cholerico-sanguineo. Jen. 4°.

—, Path. specialis. Jen. 4°. (p. 112—113 Wesen d. Melanch. od. Manie). Semiot. spec. p. 125—129. Jen. 4°. (Naturgemäße Beschreib. der Manie od. Melanch.)

Epilepsiae caussa moneta deglutita ad valvulam coli haerens. (Breslauer Samml. 1721, I, 413.

Ol. anim. Dippelii gegen Epilepsie. Ibidem, 1761, p. 661.

Ulcerum siccatio caussa epilepsiae. Ibidem, 1721, p. 661, 1725, May, p. 532.

Arcana gegen Epilepsie. Ibidem, 1721, p. 551, 562. 1723, p. 324.

Hydrocephalus cysticus. Ibidem, 1721, II, p. 38. 641. 1725, I, p. 541.

Paralysis et mutitas decem annorum, subito cedens. Ibidem, 1721, II, 406, 503.

Commotio cerebri. Ibidem, II, 181 (mors ex alapa).

Conspectus historiarum notabiliorum sine cerebro et calvaria natorum. Ast. med. Berol. 1721, VIII, 13—21.

Von e. sogen. Schlagfluß einer schwangern Frauen. Samml. v. Nat. d. Med. Gesch. 1719. Lpz. u. Bud. 1721, X, 610—612.

1722.

Adolphus, C. M., Hydrophobia morbi cholerici pedissequa. Acad. nat. cur. ephem., Augustae Vindel., 1722, IX—X, 171.

Alberti, M., resp. Jo. L. **Gleim**, De morum et morborum consensu. 53 pp. Hal. 4°.

—, Diss. de absorbentium utilitate et damnis. Hal. 4°. (Cardialgiae caussa terrea.)

—, resp. Ch. G. **Behrisch**, Diss. de phantasiae usu, lusu et abusu in medicina. 38 pp. Hal. 1722. 1723. 4°.

Anon, A., A description of Bedlam with an account of its present inhabitants both male and female. To which is subjoined an essay upon the nature causes and cure of madness. 46 pp. Lond. 8°.

Baynard, Of the genuine use of hot and cold baths etc. Lond. 8°. (Balnea frigida curant convulsiones.)

Caelius Aurelianus, Piccensis, De morbis acutis lib. prim. De morbis chronicis lib. prim. Cap. 5 et 6. Amst. 8°.

Camerarius, A., resp. F. F. **Faber**, De apospasmate piae matris. 20 pp. Tüb. 4°. Auch: *Haller*, Diss. ad morb. 4°. Laus. 1757, I, 197—210.

Conradi, Diss. Memorabilis gravissimi vulneris curatio, quo globulus plumbeus cerebri partem quassaverat. Leid. 4°. Auch: *Haller*, Coll. diss. chir. I, No. 1.

Depré, J. F., resp. **Koch**, De hyperemesi gravioribus symptomatibus stipata cum subsequente delirio. Erf. 4°.

—, Diss. Therapia cephalalgiae. Erf. 4°.

—, resp. J. **Stahl**, Pr. describit doloris genesin in genere. 5 l. Erf. 4°.

Detharding, G. Chr., resp. A. **Puchner**, Diss. Ethica dolentium: wie ein Mensch in schmerzhaften Krankheiten der Kur halber sich zu verhalten habe. Rost. 4°.

Dossé, Laesio cerebri. In: J. de Trevoux. 1722.

Ehinger, C. C., De memoriae et capitis laesione a colica spasmodica, male curata. Witenb. 4°.

—, De aegris asthmaticis recte judicandis et curandis. Witeb. 4°.

Fischer, Jo. Andr., resp. Jo. **Otto**, Diss. de malo hypochondriaco. 20 pp. Erf. 4°.

Holtorf, J. N., Aneurysmatis in capite pueri XI annorum casus. Argent. 4°.

Kriegel, C. L., De epilepsia rotatoria. 30 pp. Lugd. Bat. 4°.

Liebitsch, G. H., praes. Hier. **Ludolff**, De apoplexia. 16 pp. Erf. 4°.

Lohmeier, Diss. de herbae exoticae Theae infuso ejusque usu et abusu. Erf. 4°.

Müller, G. Pol., Meditationes in theoriam sensuum generalem. Lps. 4°.

Reininger, Seb., De cavitatibus ossium capitis, eorum vera constitutione, usu et morbis. 40 pp. Altd. 1722. 1723. 4°. Auch: *Haller*, Diss. anat. 4°. Gött. 1749, IV, 19—52.

Stahl, J. J., Diss. tradens therapiam cephalalgiae. 22 pp. Erf. 4°.

Stahl, G. E., De mutatione temperamenti disp. 1712. 4⁰. Deutsch 1722. 8⁰.

Vater, Ch., resp. C. F. **Hake**, De memoriae et capitis laesione gravissima a colica spasmodica male curata. 4 pp. Vitemb. 4⁰.

—, resp. J. A. **Seyffert**. Diss. vulnus cerebri scolopetarium septima demum hebdomade absolute lethale. 24 pp. Viteb. 4⁰.

Weger, Diss. de nonnullorum hominum ephemeridibus, occasione illius triti: Ein Calender an den Gliedern eb. Hal. 4⁰.

Wucherer, J. M., Diss. de aequilibrio adfectuum in temperamento cholerico-melancholico. Jen. 4⁰.

Ziegler, Diss. de natura et cura doloris. Lugd. Bat. 4⁰.

Laesiones nervorum. Bresl. Samml. 1722, II, 685.

Cephalalgia in surditatem terminata. Ibidem, 1722, p. 242

Spiritus cornu cervi succinatus curat eam. Ibidem, 1722, p. 208.

Amaurosis caussa febris suppressa. Ibidem, 1722, II, p. 683, 1723, p. 323.

Epilepsia contagiosa. Ibidem, 1722, II, p. 573.

Hypochondria periodica. Ibidem, 1722, p. 195.

An essay on the nature, use and abuse of tea, in a letter to a lady; with on account of its mechanical operation. Lond. 1722. 8⁰. — 2. ed. With an attempt towards adjusting the difference between perspiration and sweat. Lond. 1725. 12⁰.

1723.

Acoluth, J. C., Specimen anthropologiae experimentalis. 36 pp. Vit. 4⁰.

—, praes. A. **Vater**, De sympatheticis curationibus medico rationali indignis et illicitis. 32 pp. Vitemb. 4⁰.

Alberti, M., resp. G. B. **Volland**, De asthmate convulsivo. 20 pp. Hal. 4⁰.

Andreas, J. G., praes. A. **Vater**, De morbo spasmodico populari hactenus in patria sua grassante, ejusdemque causis et curandi ratione. 34 pp. Witemb. 4⁰.

Astruc, J., De phantasia s. imaginatione. Monspel. 4⁰. Auch: *Haller*, Disp. anat. 4⁰. Gött. 1749, IV, 447—472.

Barchusen, J. C., De medicinae origine et progressu dissertationes. Traj. ad Rh. 4⁰. (Darunter: De magia. De doctrina Paracelsi).

van **Borcharen**, Corn., De apoplexia. 21 pp. Lugd. Bat. 4⁰.

van **Bronchorst**, H., De apoplexia. 13 l. Lugd. Bat. 4⁰.

Detharding, G., Scrutinium physico-medicum, quo indoles intellectus animae insiti, ab adventitio grobe discernendi eruitur, et ad ulteriorem indaginem omnibus philosophis theologis, jurisconsultis, inprimis vero medicis sedulo commendatur. Rost. 4⁰.

Fuchs. Diss. de mancipiis phantasiae. Lps. 4⁰.

de la **Ganette**, A. C., De mania exquisita. 25 pp. Lugd. Bat. 4⁰.

Gohl, Jo. Dan., Die Kriebelkrankh. in Schlesien. Act. Berol. Dec. II, Vol. VI, p. 50.

Grapius, J. S., De principio movente in animatis. Rost. 4⁰.

Hebenstreit, J. E., Diss. de homicida delirante ejusque criteriis et poena. Lps. 4.

Isaac, J. D., Diss. sistens examen spirituum animalium. Hal. 4⁰.

Janus, J. G., praes. **Hampe**, Principia innata. Lps. 4⁰.

Junker, Jo., Diss. Aeger apoplexia, ex podagra retrograda, laborans. Giss. 4⁰.

Lancisi, J. M., De gangliis nervorum. In: *Morgagni*, Aversaria anat. quinta. Lugd. Bat. p. 101—119, 1 pl. 4⁰.

Loescher, Diss. de sympatheticis morborum curationibus medico rationali indignis et illicitis. Witenb. 4⁰.

Ludolff, Hier., Diss. de tabaci noxa post pastum. Erf. 4⁰.

—, Diss. aeger syncopalis. Erf. 4⁰.

Mallinkrott, A., Diss. qua ebrietatis παϑολογιαν exponit. 26 pp. Traj. ad Rh. 4⁰.

Meibomius, J. B., resp. J. J. **Peyerus**, De apoplexia ejusque generosioribus remediis. 20 pp. Helmst. 4⁰.

Meyer, J. Fr., De spiritibus animalibus ex foro medico proscribendis. 36 pp. Frcf. ad V. 4⁰.

Morasch, J. A., resp. W. **Pergbauer**, Ignavum caput ferulis academicis submissum, i. e. tract. med.-pr. de affectibus cataphoricis s. soporosis. 2 p. 505, 560 pp. Ingolst. 4⁰. Auch in seinen: Prael. acad. 4⁰. Ingolst. 1725, 505—560.

—, resp. J. G. **Vogel**, Insanum caput Anticyris academicis submissum, i. e. tractatus med.-pr. de affectibus paraphoricis s. deliriis. 488 pp. Ingolst. 4⁰. Auch: Ibidem, p. 361 bis 488.

Perry, Ch., On the causes and nature of madness. As also the natures and properties of opium and volatiles considered in a remonstrance to Dr. H. *Lafnau*, on his behaviour touching a late case. To which is added a postscript. London. 8⁰.

du **Petit**, Franc. Pourfour, Mém. sur plusieurs découvertes faites dans les yeux de l'homme. Mém. de l'ac. des sc. Par. 8⁰.

du **Pré**, J. F., Vom Brauch u. Mißbrauch des Brandtweins. Frkf. u. Lpz. 4⁰.

—, Diss. de hemicrania periodica. Erf. 4⁰.

Quellmaltz, St., resp. J. F. **Crellius**, De magnete. Lps. 4⁰.

Schaumkell, E. W., Specimen manuductionis ad vitam longam quod tradit regulas generales circa somnum et vigilias hominibus observandas. Wie überhaupt durch Wachen u. Schlaffen der Mensch sein Leben höher bringen könne. 16 pp. Rost. 4⁰.

Schicht, B., praes. A. **Vater**, De affectu magno mortique proximo syncope, ejusqne causis et cura. 23 pp. Viteb. 4⁰.

Schmid, G. E., Virum apoplexia exstinctum ab haemorrhoidum inconsulta suppressione. 32 pp. Altd. 4⁰.

Schober, Die Kriebelkrankh. in Schlesien. Act. Vratist. p. 37.

Seeliger, S., B. e. menschl. Monstro ohne Kopf, Brust u. Armen. Samml. v. Nat. u. Med. Gesch. 1722, Lpz. u. Bud. 1723, XX, 626—634.

Stahl, G. E., Neu-verbesserte Lehre v. d. Temperamenten. Welche bey dieser neuen Auflage mit dem zweyten Theil, der von Veränderung der Temperamente handelt, vermehrt worden. 48 S. Lpz. 12°.

Strassburg, Diss. de melancholia hypochondriaca. Rost. 4°.

Stuckeley, W., Of the spleen, its description and history, uses and diseases, particularly the vapours, with their remedies. 108 pp. Lond. fol.

Taut, T., Physica medica perspicue cuivis facultati addictis explicans corporum naturalium principia, affectiones, species et phaenomena, qualia ex posteriorum numero sunt meteora, temperamenta, sympathia, antipathia et magia naturalis. 662 pp. Lps. 4°.

Thomasius, Chr., Vernünftige u. christliche, aber nicht scheinheilige Gedanken u. Erinnerungen üb. allerhand gemischte u. juristische Händel. 3 Bde. Halle, 1723—5.

Vater, A., Diss. qua visus vitia duo rarissima alterum duplicati, alterum dimidiati considerantur. Viteb. 4°. Auch: *Leske*, Auserl. Abhdl. II, 21.

—, resp. Jo. C. **Acoluth**, Pr. de animis liberalibus et ingenuis. 3 l. Vitemb. 4°.

Walther, A. F., resp. M. O. **Schwencke**, De fibra motrice, et influente nervorum liquido. Lps. 4°.

Woyt, J. Jac., Psych.-med. Abhdl. von sein selbst Erkenntniß. Dresd. 8°.

Zwinger, T., ref. **Märcky**, G., Diss. de morbis a fascino et fascino contra morbos. Bas. 4°. Auch in seinem: Theatr. vitae hum. p. 364.

Cephalea periodica tertiana. Brsl. Samml. 1723, p. 454.

Colicae caussa ventriculi dislocatio. Ibidem, p. 562 (diaphragma ruptum, ventriculi parte et omento in cavum thoracis pressis.)

Apoplexiae caussa. Ibidem, p. 209 (ex humido-calida temperie in hypocausto).

Maniae caussa crocus. Ibidem, VI, 562.

Ueb. d. Kriebelkrankheit. Ibidem, p. 39.

Constitutio austera apoplexiae caussa. Ibidem, p. 209.

Apoplexiae caussa mustum fermentans et panis calidus. Ibidem, II, p. 368.

Aqua frigida contra maniam. Ibidem, II, 660.

Observ. med. curiosa de excretione vermis nunquam antea redditi. Wolffb. 4°. (Cardialgia. Cerambyx.)

1724.

Alberti, M., resp. L. **Hansen**, De termino animationis foetus humani, wenn das Kind im Mutterleibe die Seele empfängt. 47 pp. Hal. 4°. 78 pp., Hal., 1726. 80 pp., Hal., 1745. 4°.

—, Diss. de vaticiniis aegrotorum. Hal. 4°.

Alischer, Von Schädlichkeit der Opiatoren bei Zahnweh, Dysenteria u. bey Unruh der Kinder. Samml. v. Nat. u. Med. Gesch., 1722, Lpz. u. Bud. 1724, XXI, 92—95.

Anhalt, Diss. sistens casum febris quartanae duplicis cum hemicrania, feliciter curatae. Altd. 4°.

Boretius, M. E., De epilepsia ex depresso cranio. 24 pp. Regiom. 4°. Auch: *Haller*, Disp. ad. morb. I.

Brückmann, F. E., Casus epileptici ex contagio, od. die vor vermuthetem Contagio erregte Schwere-Noth. Samml. v. Nat. u. Med. Gesch. 1722. Lpz. u. Bud., 1724, XXII, 573.

Buechner, A. E., Apoplexia lethalis, ex humido-calida aeris temperie in hypocausto orta. Samml. v. Nat. u. Med. Lpz. u. Bud. 1724, XXIII, 209—212.

Camerarius, El., resp. Chr. **Neuffer**, Diss. magici morbi historia attentius pensitata. 31 pp. Tub. 4°.

Chomel, Diss. an sint sanitares utiles animi motus? Par. 8°.

Detharding, G., Diss. de obsessione spuria. Rost. 4°.

—, Diss. Regulae circa affectus animi observandae. Rost. 4°.

Doebel, J. J., Bericht von Esther Johannsen, u. ihrem zehnjährigen Fasten. Halle. 8°.

Fischer, J. A., Pr. proponit idiosyncrasiam miraculosam sanitatem omissam solo contactu restituendi, in quibusdam personis illustribus conspicuam. Erf. 4°.

—, resp. D. C. **Roehner**, Diss. de corrigenda idiosyncrasia in statum praeternaturalem degenerante. Erf. 4°.

—, Vis fascini in corpus humanum medica arte devicta. Erf. 4°.

Floyer, Sir John, Medicina gerocomica; or, the Galenic art of perserving old men's healths, exploin'd in twenty chapters. To which is added an appendix, concerning the use of oyls and unction, in the prevention and cure of some diseases. As also a method from a Florentine physician, of curing convulsions and epilepsies, by external operation. 135 pp. Lond. 8°.

Fracassatus, Historia apoplecticorum. Amst. 4°.

de **Franckenau**, G. F., Diss. de morbo comitiali. Hafn. 4°.

Geelhausen, J. J., resp. A. F. **Ering**, De viribus imaginationis. 50 pp. Vetero-Pragae. 4°.

Hauber, E. D., De metempsychosi s. Pythagoraea animarum transmigratione. Ulm. 4°.

Held von Hagelsheim, G., Von dem Consensu nervorum, in dreyen Exempeln dargethan. Samml. v. Nat. u. Med. Gesch. 1722, Lpz. 1724, XXII, 600—682.

Hoffmann, Fr., De fato physico et medico, ejusque rationali explicatione disquisitio, in qua multa subtilioris indaginis argumenta de fato stoicorum Spinozae, medico et physico, de fortuna, providentia divina, harmonia praestabilita, miraculis nec non de declinatione fati curatius paullo tranctantur et excutiuntur. 53 pp. Hal. 4°.

Hollmann, S. Chr., De harmonia inter animum et corpus praestabilita. Gött. 4°.

Kanold, J., Consilium üb. e. affectum epileptico-spasmodicum post purpuram. Samml. v. Natur. u. Med. Gesch. 1724, Lpz. u. Bud. 1724, XXIX, 680—682.

Kellner, J. F., De harmonia mentis et corporis humani. Jen. 4°.

Kisner, Glasbach u. **Jonas,** Nachricht v. e. besonderen Hauptwunde. Frkf. 4°.

Knesch, P. F., Cogitationes de anima humana. Wittenb. 4°.

Kundmann, J. C., Von zween Weibs-Personen, da die eine in zehn Jahren weder gegessen noch getrunken, die andere ebener maßen 3 Jahre gefastet, u. dieses noch bis dato also continuiret. Samml. v. Nat. u. Med. Lpz. u. Bud. 1724, XXIII, 298—306.

Ludolff, Hier., Diss. de fabis Caffé earumque sub infuso usu et abusu. Erf. 4°.

Metzger, J. C., Deutlich. u. gründl. Beschreibung zweyer vortrefflichen Specificorum chymico-medicorum, davon das erste als ein metallisches Ant—Epilepticum gegen die fallende Krankheit und die Gichter, das zweyte aber als ein mineralisches Alexipharmacum wider allerhand Arten böser u. giftiger Krankheiten, und in specie gegen die Kinder-Blattern, sich als souveraine Mittel erzeigen, wie solche, zum Nutzen vieler Kranken, mit allen nöthigen Umständen, die in und bey dem Gebrauch derselben zu beobachten sind, mit allem Fleiß und auf das deutlichste entworffen werden. 144 S. Straßb. 12°.

Nicolai, J. F., praes. A. **Vater,** De aegris asthmaticis rite judicandis et curandis. 31 pp. Vitemb. 4°.

Paschken, D. H., De epilepsia. 20 pp. Hafn. 4°.

Reimann, J. A., Von einem sichern Mittel wider den tollen Hunds-Biß. Samml. v. Nat. u. Med. Gesch. 1723. Lpz. u. Bud., 1724, XXIII, 110—114.

Rieger, J. Ch., De anxietate. 18 pp. Lugd. Bat. 4°.

Russell, R., De epilepsia puerili, praecipue de tempore quo exhiberi debent anodyna in motibus epilepticis. 22 pp. Lugd. Bat. 4°.

Schaeffer, L., Specimen manuductionis ad vitam longam, quod tradit regulas generales, circa animi adfectus hominibus observandas. Wie überhaupt in Beobachtung der Gemüths-Bewegungen der Mensch sein Leben höher bringen könne. 16 pp. Wismar. 4°.

Schlepper, Diss. de commotione cerebri. Lugd. Bat. 4°.

Schuster, G., Erwiesene Unmöglichkeit der vor möglich gehaltenen sogenannten od. vorher bestimmten Uebereinstimmung zwischen dem Leibe u. der Seele des Menschen. Lpz. 4°.

Sebiz, J, Alb., Nachricht v. d. anderthalbjährigen Fasten einer Jungfrau. Straßb. 8°.

van **Slooten,** W., De unione mentis et corporis physica et metaphysica. Hal. 4°.

Spiess, Diss. de valeriana. Helmst. 4°. (Gegen Epilepsie.)

Steuer, C. F., De obsessione eademque spuria. Von Besessenen und vor besessen gehaltenen Menschen. 51 l. Rost. 4°.

Stock, H. T., De doloribus ventriculi. Helmst. 4°.

Stueven, H. J., resp. G. P. **Spangenberg,** Phrenitis et paraphrenitis. 32 pp. Jen. 4°.

Tabor, Jo., Excercitationes medicae, quae tam morborum quam symptomatum in plerisque morbis rationem illustrant. 315 pp. Lond. 8°. (Animismus.)

Trew, Chr. Jac., Nachricht v. e. raren Hauptwunde 2c. Nürnb. 4°. Auch: *Haller*, Bibl. chir. II, 88.

Verdries, Jo. M., resp. **Diez,** Commercium mentis et corporis. Giess. 4°.

Vermeule, Jo., De epilepsia. 19 pp. Lugd. Bat. 4°.

de **Vrye,** De epilepsia idiopathica. 24 pp. Lugd. Bat. 4°.

Wepfer, Joh. Jac., Historiae apoplecticorum: una cum epit. J. *Ott*, et scriptis *Holderi* de elementis sermonis et *Morlandi* de stentorophonia et B. *Huite* curatio maniae certa et saepius instituta. Cum imagine. Amst. 1724. — Lugd. Bat. 1734. — Venet. 1759. (Schon vorher unt. d. Titel: Observ. anat. ex cadaveribus eorum, quos sustulit apoplexia cum excercitatione de ejus loco affecto. Schafh. 1658. 1675. Amst. 681. 710. Auch: *Haller*, Bibl. med. pr. III, 63.

Winter, L., Menschen-Blut wird getrunken zur Austilgung der Epilepsie u. Melancholie. Samml. v. Nat. u. Med. Gesch. 1723, Lpz. u. Bud. 1724, XXIV, 559.

de **Ziegler,** Diss. de aphonia periodica ex vermibus orta. Bas. 4°.

Kurze Nachricht v. d. anderthalbj. Fasten einer noch lebenden Haderslebischen Jungfer. 8°.

Terror epilepsiae caussa. Bresl. Samml. 1720, II, p. 163. 447. 1724, Aug., p. 218. 1725, Mai, p. 532. 533.

Sensuum integritas in paroxysmo epilepsiae. Ibidem, 1724, I, 436.

Febris sanat surditatem. Ibidem, 1724, I, 484.

Dyspnoeae caussa miliaria. Ibidem, I, 293.

Amaurosis periodica. Ibidem, I, 293.

Cephalalgia per abscessus soluta. Ibidem, Dec. p. 638 (plures in corpore).

Epilepsiae caussa exaltatio mentis. Ibidem, II, 436.

Ol. cajeputi contra epilepsiam. Ibidem, II, 569.

Von Einem und anderen, so sich in der Melancholey die Testiculos abgeschnitten, wobei zugleich die Ursache des melanch. Selbst-Mordes u. anderer Leibes-Attentatorum erläutert wird. Samml. v. Nat. u. Med. Gesch. Lpz. u. Bud. 1724, XXIII, 326—335.

Kgl. Preuß. Edict wider das unvorsichtige u. gefährliche Taback-Rauchen. Ibidem, 1724, XXIV, 433—435.

Von e. Mädchen, so bei 15 Monat lang gefastet u. bald sehr schwer bald sehr leicht ist. Aus „Clef du cabinet des princes". Oct. 1722, Art. I, p. 237. (Text franz., mit deutscher Uebers.) Ibidem, 1724, XXI, 101—105.

1725.

Alberti, M., resp. **Christ am Ende,** Pr. de venaesectione timidorum. 6 l. Hal. 4°. Auch in: Spec. Med. theol. p. 433.

—, resp. **Coruinus,** De potestate diaboli in corpus humanum. Hal. 4°.

—, resp. A. **Struvius,** De spectris. Hal. 4°.

—, Diss. de sensu vitali. Hal. 4°.

de St. **André,** N., Lettre au sujet de la magie, des malefices et des sorciers. Par. 8°. Ins Deutsche unt. d. Titel: Lesenswürdige Briefe v. d. Zauberey. Lpz. 1727. 4°. Auch in: *Anborn*, Magiologia. 8°. *Haller*, Bibl. med. pr. IV, 18. 47.

Andreas, Ch. G., De maculis oculorum volaticis. 28 pp. Lugd. Bat. 4°.

Baier, J. Jac., De temperamentis medicorum. Altd. 4°.

Beyer, J. W., Ein Kind ohne cranio und Haupt. Samml. v. Nat. u. Med. Gesch. 1723, Lpz. u. Bud., 1725, XXV, 311.

Bilfinger, G. B., Dilucid. philos. de deo, anima humana et mundo. Tub. 4°.

Blackmore, A., A treatise of the spleen and vapours; or, hypochondriacal and hysterical affections. With three discourses on the nature and cure of the cholick, melancholy and palsies. 284 pp. Lond. 8°. 2. ed. Lond., 1726. 8°.

Boetticher, A. C., Casus de cardialgia. Vom Herzgespann od. Magenschmertzen. 32 pp. Erf. 4°.

du **Bois**, G., De auditu. 52 pp. Lugd, Bat. 4°.

Bourdelin, An opium hystericis? Par. 8°.

(**Bourdelot**, Pierre), Histoire de la musique et de ses effets depuis son origine jusqu'à présent. 4 T. en 2 Vol. Amst. 1725. 12°. 4 T., 333, 175, 322, 230 pp. la Haye, 1743. 12°. Die 1. Ausg., 1. Bd., Par. 1715. 12°. von P. *Bourdelot* (* 1610, † 1685), eigentlich *Michon*, Neffe v. Jean Bourdelot, vorher P. *Bonnet* († 1685), Abbé u. Arzt, der mit der Bibliothek des Onkels den Namen erbte und Manuskript über Musik vorfand. Der 2—4. Band sind von Jean Laurent *Le Cerf de la Vieuville de Frenecase* († 1707). Vorher war dessen Werk erschienen als: Comparaison de la musique Italienne et de la musique Francaise (Apol. der Franz. Mus. gegen Abbé *Raguenet*). Brux., 1704. 4°. Nouv. éd. augm. de beaux parties. Brux., 1705. 12°.

Bromel, Ossa in cerebro. Act. liter., Suec., 1725. Auch: *Haller*, Bibl. chir. II, 100.

Burchardt, H. J., praes. A. **Vater**, De specificorum antepilepticorum, sigillatım olei animalis virtutibus, hujusque virtute et efficacia in curanda epilepsia, rationibus et experientia confirmata. 40 pp. Witteb. 4°.

Burggraeve, J. Ph., resp. A. O. **Goelicke**, De existentia spirituum nervosorum, eorumque vera origine, indole, motu, effectibus et affectibus in corpore humano vivo, sano et aegro. Comm. medica. 92 pp. Frcf. ad M. 4°.

Camerarius, A. resp. **Gutermann**, De efficacia animi pathemathum in negotio sanitatis et morborum. Tüb. 4°.

—. Rud. J., in Diss. decas observationum. Tüb. 4°. (Cephalalgiae caussa abscessus sinus frontalis, pure de auribus excusso).

Coschwitz, G. Dan., Diss. de lethargo. Hal. 4°.

Cuninghame, A., De epilepsia. 21 pp. Lugd. Bat. 4°.

Detharding, G. Chr., Diss. Ethica dolentium sub doloribus partus. Rost. 4°.

van der **Does**, T. W., De cardialgia. 21 pp. Lugd. Bat. 4°.

Eschricht, D. F., De functionibus nervorum faciei et olfactus organi. Hafn. 4°.

Ettmüller, M. E., resp. Ambr. **Fuchs**, De ingenio praematuro. 3 l. Lps. 4°.

Fischer, J. Andr., Diss. de vi fascini in corpore humano medica arte devicta. Erf. 4°. Auch in: De morbis magicis per sagas inductis naturaliter curandis.

Fischer, J. Andr., Diss. de potus Caffée usu et abusu. Erf. 4°.

—, Disp. Priscorum adversus fascina remedia, scitissimum illud praefiscino atque Deum fascinum recensens. Erf. 4°.

—, resp. A. C. **Buntsch**, De temperamentorum morumque convenientia et usu medico. 16 pp. Erf. 4°.

—, Diss. de temperamento medici. Erf. 4°.

Fickius, J. J., De balbutie. Jen. 4°.

Fladius, J. S., De lethargo. 28 pp. Hal. 4°.

Forge, L., Traité de l'esprit de l'homme. Genève. 12°.

Goelicke, Ott., Spiritus animalis e foro medico relegatus. Frcf. 4°. Desselben Inhaltes seine: Institutiones medicae. Frcf. 1735. 4°.

Gruner, Ch. Gottfr., Comm. de daemoniacis, a Christo percuratis. Jen. 4°. Auch: A. D. B. XXVIII. 456.

Hammer, J. D., praes. J. Andr. **Fischer**, Diss. exhibens διασκεψιν veneni canis rabidi path.-therapeuticam. 35 pp. Erf. 4°.

Heimburger, J. A., Harmonia inter animam et corpus. Viteb. 4°.

Heintze, God., praes. J. Fr. **Bauer**, De nervis eorumque praestantia in corpore humano. 40 pp. Lps. 4°.

Hoffmann, Fr., De diaboli potentia in corpora. 19 l. Hal. 1725. 1729. 4°.

—, Diss. de morbis à nimia et intempestiva Venere oriundis. Hal. 5°. (Epilepsia.)

Kaetzler, Jer., De palmariis voluntatis aegrae medelis. 29 pp. Lps. 4°.

Karcher, Diss. de epilepsia. Argent. 4°.

Kirchovius, P., De mentis et animae humanae consensu et dissensu. 30 pp. Lugd. Bat. 4°.

Knogler, M., praes. M. **Alberti**, De hydrocephalo. 32 pp. Hal. 4°.

Kraeutermann, V., Der curieuse u. vernünfftige Zauber-Artzt, welcher lehret und zeiget, wie man nicht allein ex triplici regno curieuse Artzneyen verfertigen, sondern auch per Sympathiam et Antipathiam, Transplantationem, Amuleta et Magiam naturalem, od. vermeynte Hexerey die vornehmsten Kranckheiten des menschl. Leibes glücklich curiren könne. 329 S., Frkf. u. Lpz. 1725. 8°. 320 S., Frkf. u. Lpz. 1725. 3. Aufl. 320 S., Frkf. u. Lpz. 1726. 8°.

Kühn, J. C., De apoplexia remediis selectissimis cito, tuto et prudenter adhibendis. 24 pp. Vitemb. 4°.

Ludolff, H. Ph., De commercio animae cum corpore. Erf. 4°.

—, Diss. Casus de cardialgia. Erf. 4°.

—, resp. Jac. **Fick**, De malo hypochondriaco et hysterico incolis Saxoniae inferioris proprio. Erf. 4°.

Mayden, Jo., De cordis palpitatione. 31 pp. Lugd. Bat. 4°.

Mohr, G. F., De machinae humanae vitiis eorumque causis dignoscendis atque emendandis. 24 pp. Tüb. 4°.

Pabst, J. A., praes. J. S. **Billebius**, An harmonia inter animam et corpus praestabilitat. Wittenb. 4°.

Ranfft, M., et C. G. **Cleemann**, De masticatione mortuorum in tumulis. Lps. 4°.

Reimarus, H. S., Instinctum brutorum existentis dei, ejusdem sapientissimi, indicem. Wismar. 4°.

Ridley, Humphry, Anatomia cerebri complectens ejus mechanicam et physiologiam, simulque nova, quaedam inventa, cum correctionibus aliquot veterum ac recentiorum qui in eandem materiam scripserant. Cui annexum est examen accuratum functionum animalium et motus muscularis. Omnia elegantibus ad vivum expressis sculpturis illustrata, ex anglico in latinum fideliter translata. 214 pp, 5 pl., Lugd. Bat. 4°. 214 pp., 5 pl., Lugd. Bat. 1750. 8°. (Das Original The anatomy of the brain etc. erschien Lond. 1695, 200 pp., 5 pl. 8°. In Uebers. Henricus, im Original Humphry).

Robert, Jo., Brevis anatome tractatus Galenii de magnetica vulnerum curatione. Treviris. 8°.

a **Rosset**, A. E., De visu. Bas. 4°.

Ruysch, F., Responsio, ad diss. epist. Jo. Chr. *Bohlii*, quam de usu nervorum cavae propaginum in systemate chylopoeo, nec non de cortice cerebri, conscripsit. 12 pp. Amst. 4°.

Schlepper, Diss. de commotione cerebri. Lugd. Bat. 4°.

Schulze, Diss. de aethiope minerali. Altd. 1725. 4°. (p. 21—24 gegen Epilepsie).

Sedgwick, J., New treatise of liquors: wherein the use and abuse of wine, maltdrinks, water etc. are particularly insidered, in many diseases, constitutions, and ages etc. 407 pp. Lond. 8°.

Shaw, G., De morbis ex animi passionibus orientibus. Edinb. 8°. Auch: *Smellie*, Thes. med· 8°. Edinb., 1778, I, 127—151.

Steegmayer, F. M., Duo casus paralyseos rarioris. In: Diss. obs. rar. triga. Arg. 4°.

Steigell, J. G., De mania. 22 pp. Rint. 4°.

Swart, B., De asthmate. 30 pp. Lugd. Bat. 4°.

Tentzel, A., Med.-philos. u. sympathetische Schrifften, so da bestehen in desselben Medicina diastatica (herausgeg. zu Jehna 1629 u. zu Erfurt 1661) od. in die Ferne würkenden Artzney-Kunst. Dann in einer u. siebentzig Geheimnißen, magnetisch- u. sympathetischer Curen vieler Krankheiten. Wie auch darbey seine Scripta gemina de amore et odio. Nebst noch einem kurtzen Unterricht, auf was Art da Thiere, Pflantzen und Ertze zur natürlichen Magie zu brauchen u. anzuwenden. Zusammen herausgeg. v. P. C. 286 S. Lpz. u. Hof. 12°. 2. Aufl. 336 S. Lpz. u. Hof. 1753.

Teubner, Jo. C., resp. Jo. H. **Behr**, De superstitione Hier. *Cardani* in rebus naturalibus. 44 pp. Lps. 4°.

Thomasius, J., De origine animae humanae. 66 pp. Hal. 4°.

Walther, A. F., resp. C. **Bose**, Diss. anat. de membrana tympani. Lps. 4°. Auch: *Haller*, Diss. anat. 4°. Gött., 1749, IV, 337—354.

Wissnitzer, G. A., De memoriae laesione. Altd. 4°.

Hydrocephali caussa lapsus. Brsl. Samml., 1725, II, 562.

Anatome in hydrocephalo. Ibidem, 1725, II, 461, 1726, I, 739.

Exanthemata repulsa epilepsiae caussa. Ibidem, 1725, May, p. 532.

Carnosum concrementum epilepsiae caussa. Ibidem, 1725, April. p. 421.

Amaurosis periodica. Ibidem, I, 293.

Aphoniae caussa menstruorum suppressio. Ibidem, 1725, Nov. p. 564.

Visus imbecillitas periodica. Ibidem, Mart. p. 291.

Cephalaea in amaurosin obiens. Ibidem, p. 310.

Cardialgiae caussa cerasorum nuclei. Ibidem, I, p. 77 (tertium annum morantes).

1726.

Ahers, C., Some obs. concerning the women of Godlyman in Surray, tending to prove her extraordinary deliveries to be a cheat and imposture. Lond. 8°.

Alberti, M., Diss. de spirandi difficultate. Hal. 4°.

—, resp. J. H. **Seibt**, De somno morborum caussa. Hal. 4°.

Albinus, B. S., resp. J. **Drost**, De paralysi. 27 pp. Lugd. Bat. 4°.

Bellini, Lor., Gustus organum novissime deprehensum: praemissis ad faciliorem intelligentiam quibusdam de saporibus. Leyden. 4°. Letzte Ausg. Erste Ausg., Bologna 1665. 4°.

Burchard, Ch. M., Meditationes de principio movente primo in animatis, in specie de anima plantarum et brutorum. In quibus medicorum, cum mechanicorum tum recentiorum, spiritualistorum dogmata, sine ullo partium studio, ex solius naturae praescripto, et legibus motuum immutabilibus examinantur. 60 pp. Rost. 4°.

Camerarius, El., De machinae humanae vitiis diss. Tüb. 4°. (De morbis capitis.)

Charpentier, J. G., De sensationibus brutorum imperfectis. Witenb. 4°.

Cheselden, Anat. of the human body etc. 1726. (Gibbositas.)

Cohausen, J. H., Raptus exstaticus in montem Parnassum in eoque visus satyrorum lusus cum nasis tabaco prophoris, s. satyricon novum phys.-med.-morale in modernum tabaci sternutatorii abusum. Amst. 16°.

de **Crusaz**, Jo. P., De mente humana, substantia a corpore distincta et immortali. Grön. 4°.

Effenberg, F. E., De passionibus colicis et iliacis prudenter avertendis et curandis. 28 pp. Witenb. 4°.

Feron, A., De apoplexia. 30 pp. Lugd. Bat. 4°.

Floyer, J., A treatise of the asthma. In four parts etc. 3. ed. 208 pp. Lond. 8°. Franz. 286 pp. Par. 1771. 8°. 286 pp. Par. 1785.

Gaetke, J. P., De vena portae porta malorum hypochondriaco-splenetico-suffocativo-hysterico-colico-hypochondriacorum. 54 pp. Hal. 4°.

Haertel, J. G., praes. M. **Alberti**, De sensuum internorum usu in oeconomia vitali. 24 pp. Hal. 4°.

Hecquet, P., Réflexions sur l'usage de l'opium, des calmants, et des narcotiques, pour la guérison des maladies. 374 pp. Par. 12°.

Heister, L., Diss. de animi defectione. Helmst. 4°.

Hoepfner, J. C., pracs. A. E. v. **Buechner**, De rabie canina ad mentem celeberrimorum quorundam, nostrae aetatis, virorum considerata. 32 pp. Erf. 4°.

Hutchinson, F., Histor. Versuch v. d. Hexerei. A. d. Engl. v. *Arnold*. Lpz. 8°. Mit Titelk.

Kanold, J., Consilium üb. e. Affectum epileptico-spasmodicum post purpuram. Samml. von Nat. u. Med. Gesch. 1724. Lpz. u. Bud., 1726, XXIX, 84—90.

Kornmann, J. M., Trifolium medicum od. 3 bewährte Medicamenta: I. wider Podagra, II. wider die Atrophiam et Epilepsiam, III. wider allerley Kopf-Schmerzen. 31 pp. Magdeb. 4°.

Leopold, Ach. Dan., Comm. de caecis ita natis. Lubec. 4°.

Lohr, Diss. de colica flatulenta, Gedanensibus familiari. Erf. 4°.

Mauchard, B. D., resp. Jo. G. **Gmelin**, De ὀφθαλμοζουσι novantiqua, seu Woolhousiano-Hippocratica, nobilissima operatione ocularia, e textu graeco eruta et bis mille annos neglecta, nunc demum corrigente et defensa. 28 pp. Tüb. 4°. Auch: *Haller*, Disp. chir. Laus. 1755, I, 315, 338.

Menzel, Diss. Usus doctrinae de temperamentis in jurisprudentia. Rost. 4°.

Millet, Diss. an Kinkina hystericis? Par. 8°.

Monro, M., Osteology; or a treatise on the anatomy of bones. To which are added a treatise of the nerves. Edinb. 1726. 1732. 8°. 6. ed., 1758. 1769. Franz. übers. bloß Osteologie v. *Sul*. Par. 1759, 2 Vol., fol. Deutsch v. L. C. *Krause*. Lps. 1761, fol.

Monteith, J., De dolore. Edinb. 8°. Auch: *Smellie*, Thes. med. Edinb. 1778. I, 1—16.

Riebow, G. H., Fernere Erläuterung d. vernünfftigen Gedanken Wolfens von Gott, der Welt und der Seele. 464 S. Frkf. 8°.

Schnepff, C. F., Diss. secunda de machinae humanae vitiis ad caput politissimum relatis. 36 pp. Tüb. 4°.

Stilling, V., De asthmate. 12 pp. Traj. ad Rh. 4°.

Vater, A., Diss. de passione colica et hysterica. Viteb. 4°.

—, Diss. de passionibus colicis et iliacis prudenter avertendis et curandis. Viteb. 4°.

Verdries, Jo. M., Diss. de appetitu depravato, quam picam vulgo vocant. Giss. 4°.

—, Diss. de veneno canis rabidi et animalium rabidorum et de hydrophobia. Giss. 4°.

—, Diss. de aequilibrio mentis et corporis. Commentatio, qua harmonia, concordia et discordia utriusque hominis substantiae, status hominis sani et morbosi, temperamenta et ex his provenientes animae inclinationes, imaginationes nec non affectuum in corpus humanum vires, ex genuinis principiis declarantur, et ad experientiae ac rationis leges expenduntur. Denuo recognita et maxima parte aucta. Accedit disquisitio de veneno canis et animalium rabidorum et quem illud inferre solet morbo gravissimo hydrophobia. 258 pp. Giss. et Frcf. 4°.

Viridet, Diss. sur les vapeurs, qui nous arrivent. Yverdon. 12°. Auch: *Haller*, Bibl. med. pr. IV, 103.

Waldschmidt, J. C., praes. Jo. M. **Verdries**, De asthmate puerorum quod vulgo vocant das Röcheln der kleinen Kinder. Giss. 4°.

Welsted, R., De medicina mentis liber. Lond. 8°.

Trismi caussa partus. Bresl. Samml. 1726, II, 632.

Fall von Epilepsie. Ibidem, April, p. 493.

Hysterosophia. Ibidem, Jan., p. 148.

Amaurosis caussa cerebri contusio. Ibidem, I, 502.

Amaurosis caussa haemorhagia suppressa narium. Ibidem, I, 503.

De tussi convulsiva. Ibidem, I, 312.

Caries cranii. Ibidem, Jan., p. 720 (sine dolore).

Morbi novi spasmodico-epidemici, Marchiam Pomeraniamque infestantis relationes aliquot historicae. Act. med. Berol. 1726, Dec. 2, VI, 50—67.

Zweyköpftiges, doch einleibiges Monstrum. Samml. v. Nat. u. Med. Gesch. 1725, Lpz. u. Bud. 1726, XXXII, 520.

Acephalus. J. des Scavans ann. 1726, Jan., p. 86.

1727.

Alberti, M., Diss. de autochiria literatorum. 32 pp. Hal. 4°.

de St. **André**, F., Briefe von der Zauberey. Aus d. Franz. von Th. *Arnold*. Lpz. 4/. Engl. v. J. *Howard*. 2. ed. Lond. 8°.

Bohl, J. Ph., Diss. epist. ad F. *Ruysch* de usu novarum cavae propaginum in systemate chylopoeo, ut et de corticis cerebri textura. 13 pp. Amst. 1725. Fr. *Ruysch*, responsio ad diss. epist. et. Mit 1 Kupferstich. Amst. 1727. 4°.

Boretius, Osc., De epilepsia ex depresso cranio. 24 pp. Kgsb. 4°.

Buechner, A. E., Surditas sponte cedens in apoplexia. Misc. phys. med. 1727, p. 729.

—, Cardialgiae caussa acetarium. Ibidem, 1727, p. 344.

Clark, G., De viribus animi pathematum in corpus humanum 16 pp. Lugd. Bat. 4°.

Clemens, J. F., praes. **Depré**, De melancholia hysterica. 24 pp. Erf. 4°.

Coschwitz, G. Dan., Diss. de trepanatione. Hal, 4°.

Drelincurtius, C., Quaestio secunda cardinalis an apoplexiae ranularum sectio. In seinem: Opusc. med. Hagae Comitum, 1727, 30—32.

—, An affectioni hypochondriacae chalybis usus? In seinem: Quaest. quatuor cardinales. 4°. Monspel. 1655, 15—18 u. Ibidem, 1727, 35—41.

Ehinger, C. C., De apoplexiae remediis selectissimis cito tutoque adhibendis. Witemb. 4°.

Fischer, J. A. resp. C. M. **Scharlach**, De medici circa moralia et physica in curandis morbis prudentia. 28 pp. Erf. 4°.

—, De convulsionibus epilepticis habitualibus ex terrore. Erf. 4°.

Goelicke, A. O., Diss. de epilepsiae consensualis singulari specie. Frcf. 4°.

Hanschius, Medicina mentis et corporis. Amst. 8°.

Hee, S. resp. P. **Kretzemar**, Democritos et Heraclitos ex risu sardonio et epiphora, juxta recentiora cordatiorum principia pathologica examinatos submittit. 24 pp. Havniae. 4°.

Hilscher, S. P. resp. Jo. B. **Muller,** De abusu potus Caffee in sexu sequiori. 12 pp. Jen. 4°.

Hofmann, Fr., De morbis ex spasmo vesicae. Hal. 4°.

Kruegelstein, D. S. praes. Ch. G. **Stentzel,** Diss. anat.-path. demonstrans veri temperamenti, in humano absentiam corpore hujusque cum intemperie confusionem. 15 l. Vitemb. 4°.

Ludolff, H. Ph., Diss. exhibens palpitationis cordis pathologiam atque therapiam. 41 pp. Erf. 4°.

—, Diss. sistens casum novi mali spasmodico-convulsivi rigidi dicti vulgo Steifenuß, Kriebelkrankheit. Erf. 4°.

Muller, J. B. praes. S. P. **Hilscher,** De melancholia. 40 pp. Jen. 4°.

Neerincx, Vinc., De melancholia. 31 pp. Lugd. Bat. 4°.

Papken, Jer. resp. Chr. **Hausswolff,** De brutis rationis et cogitationis expertibus. 8 pp. Gryph. 4°.

Peterson, G. F., Diss. sistens epilepsiae consensualis singularem specimen. 21 pp. Frcf. ad V. 4°.

de **Petit,** Fr. Pourfour, Mém., dans lequel est demonstré que les nerfs intercosteaux fournissent des rameaux qui portent des esprits dans les yeux. Mém. de l'Acad. des sc. Par. 4°

Riedlinus, V. Hydrophobia. Act. Ac. nat. car., 2. ed., Norimb., 1727, I, 38—40.

Ruysch, Fr., De usu novarum cavae propaginum in systemate chylopoeo, nec non de cortice cerebri. 12 pp. Amst. 4°.

Taylor, John, An acount of the mechanism of the eye, wherein its power of refracting the rays of light and causing them to converge at the retina is considered; with an endeavour to ascertain the true place of a cataract, and to shew the good or ill consequences of a judicious or injudicious removal of it. 74 pp. Norwich. 8°.

Vater, A. resp. Jo. **Thilen,** Progr. de animae et corporis commercio ad diss. inaug. de analepsi rationali. 3 l. Vitemb. 4°.

—, Epist. anat., probl. decima et sexta, ad Fr. Ruyschium. De viis absconditis pulmonum, quibus aër, respirando receptus, in sanguinem penetrat, nec non de vasorum secretoriorum structura mechanica, et de fibrillarum nervorum in cerebro principiis. 10 pp. Amst. 4°.

—, De apoplexia remediis selectissimis, cito tutoque adhibendis. Jen. 4°.

Verdries, J. M. resp. C. F. **Walther,** Diss. de vertigine. Giess. 4°.

de **Vrye,** T., De epilepsia idiopathica. Lugd. Bat. 4°.

Wallis, J., De loquela, sive sonorum formatione tractatus grammatico-physicus. 6. ed. Lugd. Bat. 12°.

Wepferus, Jo. J., Observationes med.-practicae de affectibus capitis internis et externis. Studia et opera B. et G. M. *Wepferi.* Cum imag. 984 pp. Scaphusii. 4°. Zürch, 1745. 4°. (CCXXII observationes. Darunter Obs. I—XXIII Kopfwunden und Gehirnmonstrositäten. Obs. XXIV—XXII hydrocephalus. Obs. XXXII—LX Cephalalgia, LXI—LXVI Perturbationes cerebri. Obs. LXVII—LXVIII Perturbatio mentis, Obs. LXIX—LXXX Vertigo, Obs. LXXXI Phrenitis, Obs. LXXXII Amor insanus, Obs. LXXXIII Erotomania, Obs. LXXXIV—XCII Man. et Mel., Obs. XCIII Vigiliae nimiae, Obs. XCIV—V Somnambulae, Obs. XCVIII—CIII Memoriae abol., Obs. CVII Tremor, Obs. CVIII—CXX Convulsiones, Obs. CXXI—VI Catalepsis. Obs. CXXVII—XXXV Epilepsia, Obs. CXXXVII—XLV Apoplexia, Obs. CXLVII u. VIII Paralysis, Obs. CLVI—CLXXI Hemiplegia, Obs. CLXXX—XXXII Gutta serena, Obs. CLXXXVI—VIII Tinnitus aurium).

A treatise of diseases of the head, brain and nerves; more especially of the palsy, apoplexy, lethargy, epilepsy, convulsions, frenzey, vertigo, megoim, inveterate head-ach etc. with directions for their thorough cure, and how thease and many other deplorable nervous distempers may be prevented as well cured, and consequently many lives saved, by the medicines herein, in English prescrib'd without the least reserve. To which is subjoin'd, a discourse on the nature, real cause, and certain cure of melancholy in men and vapours in women, instructing persons how cure themselves absolutely of those, perplexing and pernicious disorders with safety, case and expedition. By a physician. 5. ed. 74 pp. Lond. 8°.

Caro lupi contra epilepsiam. Act. erud. Lps. p. 204.

1728.

Alberti, M. resp. J. G. **Schmidt,** De mente sana in corpore sano. 35 pp. Hal. 4°.

—, resp. A. W. **Plaz,** Diss. de tussi infantum epidemica. Hal. 4°.

—, resp. L. A. **Sachse,** Diss. de longaevitate ex animi moderamine. 37 pp. Hal. 4°.

—, resp. J. G. **Hoffmann,** De ischuria senili. Hal. 4°.

Boenneken, J. W. F., resp. Dr. **Placidus,** Diss. med. de melancholia, vulgo Schwermüthigkeit. 24 pp. Erf. 4°.

Brevis, J., De hydrope ventriculorum cerebri acuto. 23 pp. Brl. 8°.

Bouillier, D. R., Essai philos. sur l'âme des bêtes. Amst. 8°. 2. éd. Amst. 1737. 12°. T. I, 280 pp. T. II, 432 pp.

Broeder, J., De epilepsia. 19 pp. Lugd. Bat. 4°.

Büchner, E., Anatome in mania. Miscell. 1728, p. 1004.

—, Amputatio clitoridis contra salacitatem. Ibidem, p. 933 (enormis clitoris).

—, Hirudines contra tenesmum. Ibid., 1728, p. 1635.

—, Laesio cerebri. Ibidem, p. 1065 (ictus letalis).

—, Convulsionum caussa terror. Ibidem, p. 1497.

—, Colch. autumn. contra dyspnoeam. Ibidem, p. 1212.

—, Sales contra dyspnoeam. Ibidem, p. 1400 (marino in ore soluto levatur).

Colle, Jo., De fascino dignoscendo et curando. Venet. 4°.

Coschwitz, G. Dan., Diss. de exanthematum seroso-lymphaticorum retrocedentium noxis. Hal. 4°. (p. 13 Epilepsia.)

Duising, J. G., praes. Jo. A. **Wedel,** De morbis intemperiei. Jen. 4°.

Ettmüller, M. E., Epist. anat. probl. duodecim, ad Fr. *Ruyschium.* De cerebri corticali substantia. 28 pp., 2 pl. Amst. 4°.

Fischer, J. Andr., resp. Dav. Casp. **Fuchs**, Diss. de furore uterino. 20 pp. Erf. 4°.

—, Diss. de ephialte s. incubo. Erf. 4°.

—, Amaurosis caussa trichomatis resectio. Im: *Buechner*, Misc. Phys. med. 1728, p. 1368.

—, Diss. de lassitudine spontanea, morborum praenuntia; juxta Hippocratem. Erf. 4°.

—, Diss. de convulsionibus epilepticis habitualibus ex terrore. Erf. 4°.

Gebhardus, J. H., praes. Laur. **Heister**, De animi defectione. 34 pp. Helmst. 4°.

Gölicke, A. O., De cardialgia syncoptica. Frcf. ad. V. 4°.

Heister, Laur., resp. O. J. **Wreden**, Diss. de debilitate fibrarum. Helmst. 4°.

Hilscher, S. P., resp. J. A. **Schlung**, De recte capiendo sommo pro tuenda valitudine. 39 pp. Jen. 4°.

Hoffmann, Fr., resp. J. H. C. **Adami**, Diss. de apoplexia. 72 pp. Hal. 4°. Auch: Opp. Suppl. II, 2.

Hohorst, praes. M. **Alberti**, De morum et remediorum nexu. Hal. 4°.

Huth, G. L., Utrum capiti frigus magis an calor conducat. Altd. 4°.

Kulmus, Jo. Ad., De olfactu. Geelani. 4°.

—, resp. J. Fr. **Malcke**, De gustu atque loquela. 7 l. Geelani. 4°.

—, De visu. Geelani. 4°.

Ribovius, G. H., De anima brutorum. Helmst. 4°.

Rorarius, H., Quod animalia bruta saepe ratione utantur melius homine libri 2. Helmst. 4°.

Schreiber, Jo. F., De fletu. 13 pp. Lugd. Bat. 4°.

Stenzel, Ch. Gtf., De somno praestantissimo sanitatis et morborum praesidio veroque hujus usu et abusu diatribe. Frkf. et Lps. 8°.

Teichmeyer, H. Fr., resp. Imman. **Eggert**, Diss. de apoplexia. 30 pp. Jen. 4°.

—, resp. A. **Schlung**, De lympha cerebri I. 3 l. Jen. 4°.

—, resp. J. **Eggert**, De magna cerebri valvula I. 3 l. Jen. 4°.

Toppius, E. G., Diss. exponens naturalem morborum incantamentis magicis falso adscriptorum explanationem. 16 pp. Lugd. Bat. 4°.

Wangner-Eckius, H., Conclusiones selectae ex parvis naturalibus Aristotelis (De somno). Dilingae. 4°.

Wedel, Jo. Ad., resp. J. E. **Riemer**, Diss. de affectu hypochondriaco. 28 pp. Jen. 4°.

Zuinger, J. R., resp. **Spoerlin**, De prole quadam cranii experte. Bas. 4°.

1729.

Alberti, M., resp. **Hehne**, De morum mutatione sub morbis. 22 pp. Hal. 4°.

Arnold, J. C., praes. A. **Vater**, De casu singulari asthmatis a depressione sterni ex febre purpurata cum ortopnoea affligante, reportati ex sola thoracis artificiali constrictione curati. Witenb. 4°. 1729. 1730. Auch: *Haller*, Disp. ad morb., II, No. 48.

Blondel, J. A., The power of the mother's imagination over the foetus examin'd, in answer to Dr. Dom. *Turner'* book entitled »A defence of the 12th chapter of the first of a treatise, De morbis cutaneis«. 143 pp. Lond. 12°. Franz. v. A. *Brown*. 175 pp. Lond. 1734. 8°.

Browne, R., Medicina musica, or a mechanical essay on the effects of singing, musick and dancing on human bodies, revised and corrected, to which is annexed a new essay on the nature and cure of the spleen and vapours. 125 pp. Lond. 16°.

Buechner, E., Terror causa epilepsiae. Miscell. 1729, p. 575.

—, Terror caussa aphoniae. Ibidem, p. 636.

—, De tabe dorsali. Ibidem, p. 511.

—, Mania. Ibidem, p. 53 (periodica, praecedente epilepsia), 1730, p. 829 (transiens in epilepsiam et apoplexiam).

—, Vomitus cruentus sanat cardialgiam. Ibidem, Juli, p. 454.

—, Trismi caussa rheumatismus. Ibidem, p. 30 (accedente psyxi).

Camerarius, El., Diss. Mortui amico apparentis historia. Tüb. 4°.

—, Diss. temerarii circa magica judicii exemplum. Tüb. 4°. Auch in: Diss. Taurinenses. *Haller*, Bibl. Med. pr. IV, 94 (morbi magici).

Detharding, G. Chr., Diss. de colica sanguineo-spasmodica, et venaesectione in ea. Rost. 4°.

Fournye, Diss. sur l'hydrophobie. Agen. 12°.

von **Gehren**, G. E., praes. G. Chr. **Detharding**, Scrutinium medicum de morbis a spectrorum apparitione oriundis; von Gespenstern, wie weit dieselben durch ihre Erscheinung Kranckheiten verursachen. 38 pp. Rost. 4°.

Goelicke, A. O., resp. G. E. **Guttmann**, Diss. de apoplexia. 30 pp. Frcf. ad. V. 4°.

Gohl, D., Versuch praktischer Gedanken üb. d. verwirrten kranken Verstand, besonders in der Therapie. Brl. 8°.

Gounet, Diss. de temperamentis. Argent. 4°.

Hermann, G. E., resp. Gotth. H. **Efraim**, De affectu spasmodico-convulsivo a vermibus, so man fälschlich eine Bezauberung nannte. In: Bresl. Samml. v. Nat. u. Med.-Gesch. Lpz. 8°. (Energische Bekämpfung geg. Aberglauben u. Zauberei.)

Hilscher, S. P., De sensu corporis sanitatis conservandae et redintegrandae consiliario. Jen. 4°.

Knochenwebel, J. G., praeside M. **Alberti**, De ischiadico malo. 51 pp. Hal. 4°.

Kulmus, J. A., De tactu. Geelani. 4°.

Manne, L. F., Observation de chirurgie au sujet d'une playe à la tête avec fracas, et une pièce d'os implantée dans le cerveau pendant un mois sans aucun simptome, accompagnée d'une dissertation au sujet des playes de tête avec fracture, et de plusieurs autres observations dans ce genre, suivie des lettres des scavans, qui ont été consultez à ce sujet par l'auteur. 31 pp. Avignon. 12°. Auch in: *Haller*, Bibl. chir. II (p. 38 fragmentum calvariae per mensem intrusum haerens in cerebro.)

Marchetti, P., Vulnus magnum, cum paralysi bracchii oppositi, et linguae, sanatum, educto frustulo ossis, cum portione membranae piae et cerebri. In seinen: Obs. med. chir. etc. Loni, 1729, p. 7.

Moeringh, C. G., De visu. 76 pp. Lugd. Bat. 4°.

Nagy, M., praes. Fr. **Hoffmann**, De potentia et impotentia animae humanae in corpus organ. sibi junctum. Ob u. in wie weit die Seele im menschl. Körper wirke. Disquisitio phil. med., in qua animae in producendis motibus voluntariis potentia, spontaneis vero impotentia, sec. philos. sanioris et medicinae rationalis principia explicatur. 68 pp. Hal. 4°.

Robinson, A., A new system of the spleen, vapours and hypochondriack melancholy; wherein all the decays of the nerves, and lownesses of the spirits, are mechanically accounted for; To which is subjoined a discourse upon the nature, cause and cure of melancholy, madness and lunacy. With a particular dissertation on the origin of the passions, the structure, mechanism, and modulation of the nerves, necessary to produce sensation in animal bodies. To which is prefixed a philosophical essay concerning the principles of thought, sensation, and reflection; and the manner New those noble endowments are disconcerted unter the foregoing diseases. 408 pp. Lond. 8°. (Epil. e titillatione p. 148.)

Rolfinck, W., resp. J. C. **Horn**, De melancholia. Jen. 4°.

Schreiber, J. F., resp. G. D. **Funck**, De lacrimis ac fletu repetitae magisque evolutae. 38 pp. Lps. 4°.

Spies, Diss. de doloribus ventriculi. Helmst. 4°.

Stahl, Ivo., Diss. de passione hysterica. Erf. 4°.

—, Diss. de apoplexia. Erf. 4°.

Tanneberg, J. C., De suffocatione ex musto fermentante. Jen. 4°.

Teichmeyer, H. Fr., resp. G. **Höfer**, De septo pellucido, animae domicilio. 3 l. Jen. 4°.

—, resp. H. **Gieseler**, De musculosa durae matris substantia. 8 pp. Jen. 4°.

—, resp. Ch. de **Winterbach**, De cerebro, cogitationum instrumento. 3 l. Jen. 4°.

Thomasius, Chr., Diss. Exemplum judicii circa magica. Halae. 4°.

—, De origine ac progressu processus inquisitorii contra sagas. Hal. 4°.

Turner, Dan., On the force of the mother's imagination on the foetus in utero. Lond. 1726. — An answer to a pamphlet on the power of imagination in pregnant women. Lond. 1729. — The force of the mother's imagination upon the foetus in utero still further considered, by way of reply to Dr. *Blondell's* book. Lond. 1730. 8°.

Waechter, C. H., De apoplexia. Altd. 4°.

Wahrmund, Ursinus, Versuch patriotischer Gedanken üb. d. verwirrten kranken Verstand, besonders in der Therapie. Brl. 8°. Halle, 1733. 8°. Auch: *Haller*, Bibl. med. pr. IV, 246.

Walther, A. F., Suffocationis historiam et anatomica plura proponit. Lps. 4°. Auch: *Haller*, Disp. anat. sel. V. VI.

Zeidler, Diss. de asthmate. Lps. 1729. 1731. 4°.

1730.

Alberti, M., resp. C. E. **Hoyer**, Diss. de curationibus sympatheticis. Hal. 4°.

—, resp. J. N. **Grimmann**, De coffeae potus usu noxio. 38 pp. Hal. 4°. (In Sachsen wurde der Kaffee 1694 eingeführt, zunächst in Kaffeehäusern.)

—, Diss. de ischiadico malo. Hal. 4°.

—, Med. Betracht. v. d. Kräften der Seele nach dem Unterschied des Leibes. Halle. 8°.

Borellus, Diss. de apoplexia. Marb. 4°.

Buechner, Hysteria caussa epilepsiae. Miscell. 1730, p. 1478.

—, Trismi caussa vomitus. Ibidem, 1730, p. 1248.

—, Hypochondria periodica. Ibidem, p. 1075.

Camerarius, El., resp. W. F. **Jaeger**, Medicae quaedem adnotationes ad Thomasianam disputationem de praesumptione furoris atque dementiae. 29 pp. Tub. 4°.

Caspart, J., De exostosi cranii rariore. Argent. 4°. Auch: *Haller*, Coll. diss. chir., I, No. 4°.

Cauan, G. W., praes. C. St. **Scheffel**, De singultu. Gryph. 4°.

Clauder, G. Z., praes. Fr. **Hoffmann**, De haemorrhagia cerebri. 33 pp. Hal. 4°.

Crellius, J. Fr., De melancholia hysterica. Lps. 4°.

Döring, Diss. Hippocratis doctrina de deliriis. Marb. 4°.

Eggers, Jo. S., praes. M. **Alberti**, De sensibilitate personali. 53 pp. Hal. 4°.

Eller, J. T., Observ. de hemiplegia per tertianam intermittentem soluta. In seinen: Med. u. chir. Anm. d. Chir. zu Berlin. 12°. 1730, 17—19.

Erndtel, H., Varsavia physice illustrata, sive de aëre, aquis, locis et incolis Varsaviae eorundemque moribus et morbis tractatus. Dresd. 4°. (Im 5. Kap. ausführlich üb. d. „Zauberei u. d. bösen Blick" mit Bedauern.)

Fuchs, J. H., De tremore artuum temporario, saepius recurrente, et a vermibus orto. Act. Acad. nat. cur., Norimb. II, 322—324.

Geyss, Dan., praes. M. **Alberti**, De therapia per dolores. 26 pp. Hal. 4°.

Goetzius, J. C., Salacitatis exemplum singulare. Act. ac. nat. cur. Norimb. 1730, II, 425.

Goritz, Fall v. Periodicität. Bresl. Samml. 1729, S. 53. (Bei 40j. Manne monatlich, am ersten Tage Erbrechen, am 2. Epil. und hierauf 8 Tage Irresein, dann den Monat über frei.)

Gottsched, J. F., De apoplexia. Regiom. 4°.

Groen, J., De apoplexia. 28 pp. Lugd. Bat. 4°.

Hagedorn, Ch. B., praes. Th. **Luther**, De incubo. 19 pp. Kil. 4°.

Heister, Epilepsia anat. in: Diss. Obs. Misc. Helmst. 1730. Ibidem: Deficiens cerebrum in foetu.

Hoffmann, Fr., resp. Hier. **Ludolph**, Diss. de doloribus. Hal. 4°. In: Oper. Suppl. II, 2.

—, De opii correctione et usu. Hal. 4°.

—, De dolore cephalico. Hal. 4°.

Hoflich, D. H., praes. Th. **Luther**, De epilepsia. 24 pp. Kil. 4°.

Hunauld, Unters. der Knochen des Schädels. Mit Taf. Brl. 4°.

Huxham, John, Case of spina bifida. Phil. Transact., 1730.

Kookers, J., De chorea St. Viti, vom St. Veits-Tanz. Duisb. 4°.

Kraegelius, D., praes. J. Ad. **Wedel**, De irritatione. 24 pp. Jen. 4°.

L. M. S. L., De occulta magico-magnetica quorundam curatione naturali tractatus, Deutsch Tr. 1729. 8°. 1. Ed. Schleusingen. 1636. 8°.

Mandeville, B., A treatise of the hypochondriack and hysterick diseases. In three dialogues. Lond. 8°.

Martin, B., De chorea St. Viti. 24 pp. Argent. 4°.

Müller, F. C., Opii correctionem genuinam usum proponat. Hal. 4°.

Pacchioni, Ant., Diss. epist. in qua plura de durae matris usibus expenduntur, atque experimentum Ridleyanum in idem argumentum illustratur; accedunt epistolae duae, altera Jo. Fantoni ad Ant. Pacchionum, altera Pacchioni ad Fontanum, et Academiae Bononiensis judicium etc. In: Rac. d'opusc. sc. e filiol. 16°. Venez. 1730, III, 103—192.

Saltzmannus, J., Exostosis seu excrescentia cranii osseospongiosa. Act. Ac. nat. cur. Norimb. 1730, II, 222—5, 1 pl.

Short, T., A diss. upon tea, explaining its nature and properties etc. Also a discurse on the virtues of sage and water, and on enquiry into the reasons why the same food is not equally agreeable in all constitutions. Lond. 4°.

Stahl, Ivo Jo., Diss. de morbo caduco. Erf. 4°.

—, Diss. de tabaci effectibus salutaribus et nocivis. Erf. 4°.

—, Ivo, Diss. de veris herbae Theac proprietatibus et viribus medicis. Erf. 4°.

Starcklof, J. M., praes. M. **Alberti**, De sputatione hypochondriacorum. 24 pp. Hal. 4°.

Treu, C. J., Fractura spinae dorsi partibus inferioribus paralysin inducens et alia notata digna observata. Act. ac. nat. cur., Norimb., 1730, II, 117—121.

Vater, Abr., Diss. Casus singularis asthmatis a depressione sterni ex febre purpurata thoracis artificiosa constrictione curata. Vitemb. 4°. cf. 1729.

Wedel, J. Ad., Diss. de phrenitide ex epitome proxeos clinicae. Jen. 4°.

1731.

Amyand, C., Of a remarkable fracture of the skull. Phil Tr. 1700—20, Lond. 1731, V, 232.

Alberti, M., resp. J. F. **Cartheuser**, De asthmate sanguineo-spasmodico. 36 pp. Hal. 4°.

Andronicus, Tractatus med.-historicus de tribus impostoribus, oder freymüthige Gedanken von denen drey berüchtigten Verführern des Volks: 1. dem Getränk des Thee und Coffée; 2. der Erwehlung commoder Tage; 3. der Anschaffung derer Hausapotheken; als wodurch viele tausend Menschen sich betrüglich über Leib und Leben bringen lassen. Zur Warnung u. Vermeidung kurz u. deutlich eröffnet. Cosmopoli. 12°. v. *Thesendorff.*

Aretaeus, Cappadox, De causis et signis melancholiae, de causis et signis maniae, de curatione phreniticorum, de curatione melancholiae. Lugd. Bat. 4°.

Bäumler, G. S., Mitleidiger Artzt. Straßb. 1731, Kap. XXII, Von der Unsinnigkeit. Dieses (Riedeselblut) war ein Geheimniß der seel. [verstorbenen Fürstin zu Waisenheim, womit sie viele rasende auch andere melancholische Leute curirt hat.

Bellini, L., Opuscula practica de urinis, pulsibus, sanguinis missione et febribus nec non de capitis pectorisque morbis, cum praefatione H. *Boerhave*. Ed. 4. 578 pp. Lps. 1731. 1. Aufl. cum praefatione J. *Bohnii*. Frcf. & Lips. 1685. Auch in seinen: Opp. sc. pract. Lps. 1731, 369—516. 4°.

Bentzig, M., praes. Fr. **Hoffmann**, De dolore cephalico, Vom Kopf-Weh. 28 pp. Hal. 4°.

von **Bergen**, C. A., De nervo intercostali. C. tab. Frcf. ad V. 4°. Auch in: *Haller*, Disp. anat. Gött. 1747, II, 871—909.

van **Berkman**, J. M., De actione secretoria cerebri, cerebelli, medullae spinalis. Lugd. Bat. 1731. 4°. Ebenso in: de *Oberkamp*, Coll. diss. Frcf. ad M. 1767, I, 233—74. 4°.

Boissier, Recueil de lettres au sujet des malefices et du sortilège. Avec la remonstrance du parlament de Rouen ... au sujet du Sortilège ... et autres effets de la Magie. Par. 8°.

Borck, J. C., praes. Ivo **Stahl**, De cardialgia. 24 pp. Erf. 4°.

Burgmann, Succinctum hypotheseos Stahlianae examen de anima rationali corpus humanum struente, motusque vitales tam in statu sano quam morboso administrante. Lps., 1731—5. 2 Vol.

Dethardiug, G., Diss. an sub depressione cranii hujus elevatio per manualem operationem chirurgicam sit necessaria? Rost. 4°.

Döblin, Jo. B., praes. Fr. **Hoffmann**, De dolore ex calculo renum; vom Stein-Schmertz in d. Nieren. 28 pp. Hal. 4°.

Duverney, J. G., Traité de l'organe de l'ouie, contenant la structure, les usages et les maladies de toutes les parties de l'oreille. Sec. éd. Leiden, 1731. 12°. Ins Englische. Lond. 1737. 12°. (Erste Aufl. Paris 1683. 12°.)

Erasme, L'éloge de la folie. Trad. p. *Guendeville*. Avec 76 fig. d'après les dessins de Holbein et 6 gr. planch. Amst. 8°. Nouv. éd. 1757. 12°.

Fielding, R., An account of a musket-bullet out of the head, near thirty years after. Phil. Tr. 1700—20. 2. ed. Lond. 1731, V, 203.

Finger, Chr. Fr., De singulari memoriae imbecillitate ex febr. maligna. Jen. 4°.

Fürstenau, Jo. H., resp. D. A. **Foerster**, Diss. de usu et abusu acidularum in affectibus spasmodicis et hypochondriacis. 32 pp. Rint. 4°.

Glaser, De imaginatione. Susati. 4°.

Goelicke, A. O., Spiritus animalis merens exul justarumque imputationum plenissime convictus adversus virum clar. J. Ph. *Burggravium* jun. doctorem medicum Frcf. ad M., qui eundem pristinis laribus avitisque sedibus, patrocinante sua cura restituere, et ab imputationibus, caeteroquin justissimis, absolvere denuo, sed frustra conatus est, sententiae Appollinis damnatoriae justitiam denuo defendente atque confirmante. A. Ottomar *Goelicke*. 102 pp. Frcf. ad O. 4°.

Goetzius, J. C., Hydrophobia, nullo praecedente animalis morsu orta, et in famem caninam tandem soluta. Act. Ac. nat. cur., Norimb., 1730, II, 458.

Gordon, R., Cure for mad dogs, or anything bid by them. Phil. Tr. 1700. 4. ed. Lond., 1731, III, 283—5. Ebenso übers. in: Coll. acad. d. mém. Dijon, 1766, VII, 110.

de **Gorter**, J., De animi et corporis consensione mirabili tam in secunda quam adversa valetudine. Lugd. Bat. 4°. 6 pl. Dasselbe Frcf. & Lps. 1749. 4°.

Gulich, J. A., De furore haemorrhoidum internarum. 90 pp. Lugd. Bat. 4°.

Haag, J. W., praes. J. C. **Stock**, De emendatione temperamentorum. 24 pp. Jen. 4°.

Habicht, F. Ch., praes. Fr. **Hoffmann**, De dolore cardialgico, vulgo Magen-Krampff. 26 pp. Hal. 4°. Auch: Consult. Cent. II, No. 7.

Hippocrates, Aphorismi ad mentem ipsius, artis usum, et corporis mechanismi rationem expositi. Auctor J. *Hecquet*. Neap. 4°.

Hoffmann, Fr., Diss. de differenti medicamentorum operatione secundum diversam corporis humani idiosyncrasiam. Hal. 4°.

Howmann, R., An hydrophoby. (From bite of mad fox.) Phil. Tr., 4. ed., Lond., 1731, III, 280. Uebers. in: Coll. acad. d. mém., Dijon, 1766, VII, 86.

Juch, H. L., Diss. sistens casum de singulari memoriae imbecillitate ex febre maligna. Erf. 4°.

Koppe, C. F., praes. J. C. **Stock**, De coxagra sive passione ischiadica. 29 pp. Jen. 4°.

Lister, M., Rabies canina. Phil. Tr., 4. ed., Lond. 1731, III, 276—280. Uebers. in: Coll. acad. de mém. Dijon, 1766, VII, 49—52.

Luther, Th., Diss. de delirio. Erf. 4°.

Mayern, T., Several receipts for the bit of a mad dog. Phil. Tr., 4. ed., Lond. 1731, III, 283. Auch übers. in: Coll. ac. mém. de Dijon, 1766, VII, 112—114.

Mead, R., Rabies canina. Phil. Tr. 1700—20. Lond. 1731, V, 367—370.

Müller, Godof. Guil., Diss. de syncope. Argent. 4°.

Neuhold, Jo. Jac., De inundatione capitis à sufflaminato refluxu maris microcosmici. In: Act. Er. L., 1731, p. 164.

Nitsch, Ab., praes. Fr. **Hoffmann**, De dolore et spasmo ex calculo felleo, od. Vom Schmertz u. Krampf des Steins aus der Galle. 28 pp. Hal. 4°.

Oosterling, Jo., De olfactu. 23 pp. Lugd. Bat. 4°.

Pryme, Hydrophobia. Phil. Tr. 1700—20. Lond. 1731, V, 366.

Ridley, H., An experiment to discover the cause of the motion of the dura mater (Lat. Text). Phil. Tr. Lond. 1731, 199—202. Ebenso in: Mis. Acad. nat. cur. 1700—5. Norimb. 1796, Dec. 2, IX—X, 76—164. 4 pl.

Schwaab, Ferd., praes. M. **Alberti**, De insensibilitate personali. 44 pp. Hal. 4°.

Senner, J. C., praes. J. F. **Cartheuser**, De reciproco atque mechanico sanguinis et fluidi nervei ad motum impulsu, Oder: Daß das Blut und der Nerven-Safft die Bewegungen im Körper verursache. 40 pp. Hal. 4°.

Slare, F., A neminatig man. Phil. Tr. Lond. 1731, III, 110. Uebers. in: Coll. acad. d. mém. Dijon, 1766, VII, 119.

Stahl, Ivo, resp. Jo. Chr. **Borck**, Diss. de usu et effectibus potus Caffée. Erf. 4°.

—, Pr. dolorum genesin et indolem phys.-medicam exhibet. 3 l. Erf. 4°.

v. **Steenbergen**, J. G., De cerebro. 64 pp. Lugd. Bat. 4°. Auch: *Oberkamp*, Coll. diss. Frcf. ad M. 1767, I, 140—232.

Thesendorff, C. Th., praes. G. **Detharding**, De tribus impostoribus, 1. potu theae et coffee. 2. commoda vitae 3. officinis domesticis: daß viel Tausend Menschen durch Trincken des Thee u. Coffee, durch Erwehlung guter Tage, durch Anschaffung der Hausapotheken sich betrieglich umb Leib u. Leben bringen. 30 pp. Rost. 4°. vgl. *Andronicus*.

Turner, J. A child bit by a mad dog. Phil. tr., 4. ed., Lond. 1731, III, 281. Uebers. in: Coll. acad. d. mém. Dijon, 1766, VII, 135.

Agnetis Blanbekin vita et revelationes. Vien. 1731. 8°. (Diese schwärmende Nonne quälte unaufhörlich der Gedanke, was aus dem Theile geworden sei, der bei der Beschneidung von Jesus verloren ging.)

Morsus epilepsiae caussa. Comm. Liter. Nor. 1731, p. 29, 206, 1732, p. 406 (Contagium).

Hydrocephalus. Ibidem, p. 134. 1732, p. 195. 1736, p. 364.

Emetica contra choream St. Viti. Ibidem, 1731, p. 22.

Apoplexiae caussa febris intermittens soporosa. Ibidem, 1731, p. 187.

Catalepsis caussa ossicula in cranio. Ibidem, p. 330.

Epilepsia post morsum. Ibidem, p. 29. 1732, p. 406. 1733, p. 356.

Hydrophobiae Therapia submersio. Ibidem, 1731, p. 249. 1733, p. 144.

Ol. cajeput. contra epilepsiam. Ibidem, p. 5.

Incantatio. Ibidem, 331.

De tremore. Ibidem, Nov. p. 395.

Acephalus. Ibidem, p. 207.

Venaesectio in lipothymia. Ibidem, p. 149 (praeservatio).

1732.

Alberti, H. Ch., resp. J. F. **Müller**, Casus pecul. de morbo motuum habituali ex imaginatione sub ructuum schemate enato. 32 pp. Hal. 4°. (immanes ex imaginatione).

—, resp. S. S. **Vogel**, De spirituum ardentium usu et abusu diaetetico. Hal. 4°.

—, Diss. de visus obscuratione a partu. Hal. 4°.

Baier, J. J., et **Herelius**, Animadversionum physico-medicarum in quaedam loca novi foederis D. N. J. C. specimen tertium. Altd. 4°. (Darin: De fletu et stridore dentium. De daemonomania. De caecitate. De surdis ac mutis. De manu arida.)

Behr, G. H., De hydrophobo a fele demorso. Comment. Lit. Norib. 1732, Vol. V, p. 81.

Buettner, Ch. G., De vera mali epileptici caussa. 40 pp. Hal. 4°.

—, Von der wahren Ursache der bösen Noht. 40 pp. Halle. 4°.

Cocchius, A. C., Hysteria. In seinen: Epist. phys. med. 4°. Par., 1732, 34—36.

Coeler, A. E., De usnea s. musco cranii humani. Lugd. Bat. 4°.

Cracovius, J. D., De morbo regio. 23 pp. Erf. 4°.

Cramer, Phosphor in Man. & Mel. Jn: Commerc. lit. Norimb. 1732, p. 180. 1733, p. 137 (nützlich d. Man. u. Mel.).

Crell, Jo. Fr., resp. P. **Schacher**, De melancholia hysterica. 36 pp. Lps. 4°.

—, resp. P. G. **Schacher**, De epilepsia simulata. 7 l. Lps. 4°.

Crettau, A. Ch., resp. **Meltzer**, Somnum pomeridianum sanitati profituum, der Nachmittags-Schlaff sey gesund. Regiom. 4°.

Fürstenau, J. H., Affectus spasmodico-paralyticus. Act. Ac. Nat. Cur. 1732 (?), IV, 133.

—, Affectus spasmod.-hystericus. Ibidem, p. 135.

von der **Goes**, A., De testamento inofficioso. 26 pp. Lugd. Bat. 4°.

Gohl, J. D., Insufficientia cerebri ad sensum et motum animalis expenditur meningumque ad illos indispensabilior usus assertus, adversus vagas intentiones J. Ph. *Burggravii,* ulterius argumentis ex scriptis adversarii depromptis stabilitur. 78 pp. Colberg. 4°.

Herment, An praegnanti apoplexia correptae partus manu promovendus? Pad. 8°.

Heyman, J. G., De praecipuo literatorum morbo affectu hypochondriaco. 26 pp. Lugd. Bat. 4°.

Hoffmann, Fr., Diss. de vera mali epileptici causa. Hal. 4°.

Juch, H. P., Diss. de colica simplice. Erf. 4°.

Kramer, Amaurosis caussa febris. Commerc. Nor. 1732, p. 334.

Kulm, J. E., De spasmo vesicae. 36 pp. Lps. 4°.

Langolius, J. D., Systema Stahlianum de vita et morte corporis humani ab incongruis medicorum mechanizantium opprobiis vindicatum, occasione P. Chr. *Burgmann,* examinis succincti hypotheseos Stahlianae de anima humana corpus humanum struente, motusque vitales, tam in statu sano, quam morboso, administrante. 157 pp. Bud. 12°.

Luther, Th., Diss. de apoplexia. Erf. 4°.

Möhring, P. H. G., De epilepsia sympathetica inter duos fratres. Commerc. Liter. Norimb. 1732. Vol. V, 266.

—, De obsesssione ficta. Ibidem, Vol. V, hebd. 49, p. 385.

—, De imaginatione bestiarum. Ibid., Vol. VI, hebd. 20, p. 154.

—, Rabies canina infantem quadrimulam media hieme trucidans. Ibidem, Vol. V., Obs. 5, p. 35.

—, De paralysi dextri lumbi ac femoris. Ibididem, Vol. V, Obs. 42, p. 159.

—, De paralysi manus dextrae. Ibid., Obs. 43, p. 163.

—, De validis convulsionibus, febri quotidianae remittenti in bimulo junctis. Ibid., Vol. VIII, hebd. 8, p. 59.

Monro, A., An anatomical treatise of the nerves; an account of the reciprocal motions of the heart; and a description of the human lacteal sac and duct. 41 pp. Edinb. 12°; auch in seinem: Anat. treat. Edinb. 1732, 1—32, 3. Ed. 80 pp. Edinb. 1741. 12°. Uebers. in: Tractatus tres, de nervis eorumque distributione, lat. redditi a G. *Coopmans,* qui praeter commentarium perpetuum adjecit librum de cerebri et nervorum administratione anatomica. Ed. altera. 251 pp. Harlingae 1763. 8°. — Ins Deutsche: mit Anm. d. Zus. 96 S. Lpz. 1787. 4°.

Nebel, Diss. de curis morborum sympatheticis. Heidelb. 4°.

Noebling, J. W., praes. J. C. **Stock**, De cadaveribus sanguisugis, von den sogen. Vampyren oder Menschensaugern. Jen. 4°.

Offermans, Diss. de apoplexia. Lugd. Bat. 4°.

Pitsch, J. S., praes. Fr. **Hoffmann**, De tussi convulsiva oder vom Husten, womit ein allgem. Krampf verbunden. 29 pp. Hal. 4°. Auch in: Opp. Suppl. II, 2.

Platner, Pr. de morbo ἐνθγασιαζοντων καὶ ἐνεργουμενων. Lps. 4°.

Pohlius, J. Chr., resp. J. G. **Hertel**, De hominibus post mortem sanguisugis vulgo Vampyren. Lps. 4°.

Porcinus, G., De epilepsia. Lugd. Bat. 4°.

Ruppius, J. G., praes. F. **Schacher**, De aegro ex lue venerea in cephalalgiam chronicam delapso. 28 pp. Lps. 4°.

Schumacher, J., An sub depressione cranii, hujus elevatio per manualem operationem chirurgicam sit necessaria? Ob es nöthig sey, daß man die eingebogene Hirnschale müsse wieder aufheben? pp. 14. Rost. 4°.

Sohlberg, Cl., De emendatione temperamentorum. 15 pp. Ups. 4°.

Titsingh, Abr., Heelkondige Verhandeling over de tegennatuurlyke splytinge des ruggegraat etc. Amst. 8°.

le **Tonnelier**, Diss. de fracto cranio semper admovenda terebra? Par. 8°,

Trew, Heilung der Amaurose durch Ol. Cajep. Comm. Nor. 1732, p. 16. 1737, p. 184.

Vater, Abr., Visus partialis. Phil. Tr. Nor. 383. *Leske,* Auserl. Abh. II, 21. Comm. Lit. Nor. 1732, p. 333.

—, resp. Ch. Fr. **Hundertmarck**, Diss. de morbis spasmodicis à variolis male curatis. 24 pp. Witeb. 4°.

Verdries, J. M., Diss. de convulsionibus, speciatim quatenus à remediorum saturninorum et mercurialium abusu provocantur. Giss. 4°.

Vierthaler, C. B., De colico ventriculi spasmo. Lugd. Bat. 4°.

Vylhoorn, H., Noodig Denkbeeld van spina bifida. Amst. 8°.

de **Wolf**, Chr., Psychologia empirica. Frcf. et Lps. 1732. 1734. 4°. (Die Vorrede übers. in dessen ges. kl. phil. Schriften, III, 222—224. Halle, 1737. Auch in Lpz. Gel. Gesch. 1732, S. 516—581.)

Zachler, J. Chr., praes. J. J. **Stahl**, De immoderato anxio moerore, morbi mortisque autore. 15 pp. Erf. 4°.

Zeiz, A. A., De variolarum pernicie in hypochondriacis observanda; von der Gefahr der Pocken in Milzsüchtigen. Hal. 4°.

Traité sur la magie, le sortilège, les possessions, obsessions et malefices. Von D(angis). Par. 12°.

Therapia paralyseos. Comm. Lit. Nor. 1732, p. 10. 1741, p. 68 (externa).

Apoplexiae caussa haemorrhagiae suppressae. Ibidem, I, 1732, p. 324. 1743, p. 32.

Amaurosis caussa e baccis solani. Ibidem, p. 334.

Coma per metastasin ad pedes curata. Ibidem, p. 46.

Hydrophobiae caussa tempestas pluviosa. Ibidem, p. 363. 1743, p. 35.

Effectus apoplexiae in alios morbos. Ibidem, p. 47 (surditas soluta, amissa loquela: haec rediens, redeunte surditate).

Hirudines contra tenesmum. Ibidem, p. 367.

Maniae caussa. Ibidem, p. 206 (Caries cranii interna, excrescentiae fungoso-scirrhosae durae natris).

De tussi convulsiva. Ibidem, p. 288 (in aetate trimestri constitutis infantibus funesta). 1741, p. 95 (letalis).

Emetica et anthelmintica contra tussim convulsivam. Ibidem, p. 46.

Essentia Galangae contra tussim convulsivam. Ibidem. p. 46.

Caecitas post epilepsiam. Ibidem, p. 334 (sanata epilepsia vitriolo antepileptico Stisseri).

Caecitatis caussa menstrua suppressa. Ibidem, Nor. 1732, p. 334, 1745, p. 144.

Incubatio. N. Act. Erud. Lps. 1732, p. 531.

1733.

Alberti, M., resp. H. G. **Blumenbach**, Diss. de consuetudine et insuetudine aegrotandi. 32 pp. Hal. 4⁰.

Albrecht, J. E., De hydrophobia lethali sine delirio. Act. Nat. cur. Nor. 1733, Vol. III, p. 182.

—, De epilepsia, solo aspectu convulsivo matronae et hinc incusso terrore, concitata. Ibidem, p. 187.

—, Asthma gravissimum, cum tumore totius corporis cachectico, oedematoso, subito ortum brevique iterum debellatum. Ibidem, p. 472.

—, Asthma cum palpitatione cordis in cachectico hydropico in pectore et pericardio cum sectione ejus anatomica. Ibidem, p. 478.

Battus, J. praes. **Lembken**, De spiritibus ardentibus per abusum morborum causis eorumque therapia. Gryph. 4⁰.

Behr, Gutta serena. Comm. Nor., anno 1732, p 212.

Behrens, D. S., Diss. de vulnere cerebri non semper et absolute letali. Oder merkwürdige Observation von einer greulichen Verwundung des Gehirns, da desselben ein ziemlicher Theil herausgenommen, und durch die Eyterung verzehret, dennoch aber der Verwundete bey dem Leben, völliger Vernunfft und Gesundheit erhalten worden, nebst einer kurtzen Vorrede, worin gezeigt wird, daß es nicht möglich sey, ein rechter Medicus, und zugleich ein Atheiste zu seyn, kürtzlich und nach der Wahrheit entworfen. 40 pp. Frcf. ad M. 4⁰.

Beyerlein, Diss. de delirio febrili. Hal. 4⁰.

Bossuet, Del libero arbitrio e della concupiscenza. 148 pp. Padov. 8⁰.

Brunner, B., Consilia med. ex bibl. J. J. *Strasskirchner*. Frcf. 4⁰. (Darin De diuturno capitis dolore, de cephalaea, de melanch. hypochondr., de epilepsia, de hypochondriaco etc.).

Caspart, Jo., De exostosi cranii rariore. 30 pp. Argent. 4⁰. Auch in: *Haller*, Disp. chir. I, 63.

Cheyne, G., The English malady; or a treatise on nervous diseases of all kinds, as spleen, vapours, lowness of spirits, hypochondriacal and hysterical distempers etc. In three parts I. Of the nature and cause of nervous distempers. II. Of the cure of nervous distempers. III. Variety of cases that illustrate and confirm the method of cure. With the author's own case at large. 256 pp. Lond. 1733. — Dublin 1733. — Lond. 1735. 1739. (Nennt die psych. Störung des Selbstmordes die engl. Krankheit, Folgen der dortigen Diätetik, empfiehlt Vegetabilien, Bewegung, Milch.)

Dessault, Diss. sur la rage etc. Bordeaux. 8⁰.

Eckhout, H., De convulsione. 21 pp. Hardev. 4⁰.

Gasnier, An obesis somnus brevis salubrior? Par. 8⁰.

Gericke, Pt., resp. J. H. **Rethmeyer**, Singularia quaedam de sensibus potissimum externis. 40 pp. Helmst. 4⁰.

Gilbert, Geil., De magnete. Tedini. 4⁰.

Gesner, J. J., De dolore. 22 l. Bas. 4⁰.

Goelicke, Diss. de officio medici circa superstitionem aegrotorum. Frcf. 4⁰.

Gohl, Aufrichtige Gedanken über den von Vorurtheilen kranken Verstand, besonders in der delikaten Materie v. d. spiritibus animalibus, oder sogen. Nervengeistern: zum Druck befördert durch Jo. *Juncker*. Halle. 4⁰.

Gotteriedt, Fr. H., praes. Fr. **Hoffmann**, De singultu, oder: Vom Schlucken. 28. pp. Hal. 4⁰.

Groner, Cardialgiae caussa cerasorum nuclei. Comm. Lit. Nor. 1733, p. 189 (per biennium restantes).

Hecquet, Ph., Le naturalisme des convulsions dans les maladies de l'épidemie convulsionaire etc. Solothurn. 8⁰.

—, Reponse touchant les medecins et les convulsions. Par 8⁰.

Henckelius, J. Fr., De venaesectionis ope salutifera in morbo convulsivo, qui dicitur vulgo Ziehkrankheit. Act. Ac. nat. cur. Norimb. 1733, III, 347—52.

Herrmann, C. G., praes. Jo. **Junker**, De commotionibus patheticis corpori interdum proficuis. Hal. 4⁰.

le **Hoc**, Diss. an aqua vitae aqua mortis? In: Quaest. Par. 1733, N. 18.

Hoffmann, Fr., resp. J. F. **Booke**, De motuum convulsivorum vera sede et indole. 40 pp. Hal. 4⁰.

—, resp. **Fr.** jun., De morbi hysterici vera indole sede origine et cura, oder von der wahren Beschaffenheit und Ursprung d. Mutter-Beschwerungen. 45 pp. Hal. 4⁰. Obs. I, 4. Opp. III, p. 127.

Janthe, J. J., De memoriae laesione. Altd. 4⁰.

Jungcken, H. B., De aegro apoplexia et podagra laborante. 34 pp. Giess. 4⁰.

Junker, Jo., resp. J. N. **Hoff**, Diss. de vertigine. Hal. 4⁰.

Kaisin, R., De risu. Lugd. Bat. 4⁰.

Kramer, Phosphor gegen Epilepsie. Comm. Lit. Nor. 1733, p. 137

Krueger, J. G., De terminatione mentis per motiua. Hal. 4⁰.

Langrish, B., A new essay on muscular motion, founded on experiments, observations and the Newtoniana philosophy. 163 pp. Lond. 4⁰.

Luther, Th., Diss. indoles et cura phrenitidis. Erf. 4⁰.

Maloët, P., et J. F. **Vandermonde**, An a tabaco naribus assumpto, peculiaris quaedam cephalalgiae species. aliique affectus? Par. 4⁰.

Maloen, Diss. an ad sanitatem musica? In: Quaest. Par. 1733. N. 16.

Marggraff, A. G., De spasmis pharyngis, oder: vom Krampf des Oberschlundes. 27. pp. Hal. 4⁰.

Neuhold, J. J., Sectio militis, per longum tempus melancholici, tandem tabe extincti. Act. ac. nat. cur., Norimb. 1733, III, 175—178.

Nicole, Naturalisme des convulsions. Soleure. 8⁰.

Oertel, J. Ad., praes. H. Fr. **Teichmeyer**, De delirantium furore et dementia. 30 pp. Jen. 4⁰.

Oetinger, W, L., De cauta miraculorum in medico foro dijudicatione. 40 pp. Tüb. 4⁰.

Plaz, A. W., resp. J. H. **Gleditsch**, De potu Cofe catalogum morborum augente. 50 pp. Hal. 4⁰. 2. ed. 1744. Hal. 4⁰.

Reynel, R., Catalepsy. Phil. Tr. Lond. 1732—44, IX, 216—218.

Salzmann, J., Diss. de glandula pineali lapidiscente. Argent. 4⁰.

Saunier de **Boismont**, Abbé, Lettres philosophiques, sérieuses, critiques, et amusantes, traitant de la pierre philosophale, de l'incertitude de la médecine, de la félicité temporelle de l'homme, de la nature de l'âme, des prétendus esprits forts qui révoquent en doute l'immortalité de l'âme; si les esprits reviennent des génies, de la magie, du mariage, du célibat, du mariage, de la comparaison des deux sexes, des ris, des pleurs, de la mort, des richesses, des plaisirs du monde, de la véritable noblesse, de l'erreur des sens, de l'excellence de la raison et autres sujets intéressants. 443 pp. Par. 18⁰.

Scheuchzer, Amaurosis causa convulsiones. Comm. Nor. 1733, p. 163.

Schwenke, T., Rari casus explicatio anatomico-medica. (Apoplexia.) Hag. Comit. 4⁰.

Stocke, L., De terrore ejusque effectis in corpus humanum. 24 pp. Traj. ad Rh. 4⁰.

Stolle, F. H., De phrenitide idiopathica. 23 pp. Lugd. Bat. 4⁰.

Troppanneger, C. G., An epilepticus sit compos mentis; judicium medicum. In seinen: Decisiones med. for. 4⁰. Dresd. 1733, p. 121—141.

Ulhoorn, Hendr., Tweede vertoog over de spina bifida enz. Amst. 4⁰.

Vater, Abr., Obs. selectae de morbo spasmodico populari Silesiaco. Witenb. 4⁰.

Volckamer, Diss. de otalgia. Altd. 4⁰.

Walther, A. F., Progr. quo paris intercostalis et vagi corporis humani nervorum et ab utroque ejus latere obviorum anatomen exhibet. Lps. 4⁰. Auch: *Haller*, Disp. anat. Gött. 1747, II, 911—936.

Wedel, J. Ad., resp. J. W. **Haag**, Diss. de passione hysterica. 28 pp. Jen, 4⁰.

Weiss, J. N., De singultu epileptico. Act. Ac. nat. cur. Nor. III, 225—227.

Werlhof, Wirkungen des Campher bei Geistesstörung. Comm. Nor. 1733. p. 221.

Zweigel, J. Chr., praes. Fr. **Hoffmann**, De spasmis gulae inferioris et de nausea. Oder: Vom Krampf des Unterschlundes und vom Eckel. 33 pp. Hal. 4⁰.

Convulsiones. In: Comm. Lit. Nor. 1733, p. 339.

Hydrophobia. Ibidem, Nor. 1733, p. 144. 356. (homo iratus, canis non rabidus), 1743, p. 52 (canis iratus), p. 351. 1735, p. 11. 1741, p. 53. p. 144 (hydroph. per pellem canis rabidi).

Anatom. path. hypochondriae. Ibidem, p. 357 (indur. plerum visc. abdom.)

Cardialgia. Ibidem, p, 2207 (30 annorum). 1741, p. 69.

Aphonia. Ibidem, p. 267.

Apoplexia. Ibidem, p. 71. Apopl. curata per hirudines. Ibdem, p. 359, per vesicatoria. Ibidem, p. 359.

Catalepsis caussa a chorea suppressa. Ibidem, p. 71.

Epilepsiae caussa terror. Ibidem, p. 351. 1735, p. 266.

Convulsiones per Magnes. curatae. Ibidem, p. 206.

Cranii fissura letalis. Ibidem, p. 269.

Linteum coeruleum contra epilepsiam. Ibidem, p. 210.

De hydrophobia ex morsu lutrae, et hepatis ipsius esu felibus mortifero. (Ex Italico per *Valisnerium*). Act. nat. cur., Norimb., 1733, III, 6—11.

Aqua frigida in mania. Lit. Nor. 1733, p. 322. 352 (interne et externe).

Paralys. caussa infusum baccarum laurocerasi in vino. Ibidem, p. 390.

1734.

Adolphi, Ch. M., Diss. de affectu mirachiali. Lps. 4⁰.

Albrecht, J. W., Tractatus physicus de effectibus musices in corpus animatum. Lps. 8⁰. Ebenso in: *Metzler's* musik. Bibl. III, 23.

Baron, Ergo solvendis pertinacioribus in cerebro congestionibus jugularis venae sectio. Par. 8⁰.

a **Bergen**, C A., Ventriculorum cerebri lateralium novam sistit tabulam. Frcf. ad V. 4⁰. Auch in: *Haller*, Diss. anat. sel. II, 841—848.

Borelli, G. A., De motu animalium, pars prima (et secunda). Editio nova, dissertationibus phys.-mechanicis de motu musculorum, et de effervescentia, et fermentatione, Jo. *Bernouillii* aucta et ornata. Neap. 4⁰. Dasselbe Hagae Comitium, 1743. 4⁰.

de **Buchwald**, Diss. de doloribus parturientium spuriis. Hafn. 4⁰.

Bull, G., De colica pictorum. 19 pp. Lugd. Bat. 4⁰.

Camerarius, A., Diss. num mania sit apyretos? Tüb. 4⁰.

Cassenbohm, J. Fr., De aure humana. Hal. 1734. 1735. 4⁰. (6 Abhdl.).

Chardulliet, M., De incubo. 24 pp. Argent. 4⁰.

Colliber, Sam., Three thoughts concerning souls. Lond. 8⁰. 3. ed. Lond. 1737. Deutsch mit Vorw. von H. *Meenens*. Helmst.

Deppe, J. J., De spirituum existentia, quidditate, differentia et usu in corpore humano. Erf. 4⁰.

Duising, J. G., resp. P J. **Borell**, De catarrho suffocativo, vom Stickfluß. Marp. 4⁰.

van **Eems**, J., De somno. 31 pp. Lugd. Bat. 4⁰.

de l'**Espine**, An post gravem capitis contusionem etiam mediocriter suspecta cranii fractura vel fissura cutis una cum pericranio ad os usque incidenda? Par. 8⁰.

Fries, J. M., praes., G. H. **Behr**, De morbo Herculeo, vulgo epilepsia. 51 pp. Argent. 4⁰.

Heister, Laur., Pr. de morte Silii Italici ex clavo insanabili. Helmst. 4°.

—, Diss. de clavo haemorrhoidali. Helmst. 4°. (Cephalalgia.) Auch in: Wahrnehmungen I, No. 578 (suppressae haemorrhoides.)

Hilscher, S. P., Diss. de lethargo. Jen. 4°.

Hoffmann, Fr., resp. J. C. **Fischer**, Diss. Explanatio affectus maniaci levioris rarissimo sensuum quorundam augmento stipati. Hal. 4°. Auch in: Consult. Cent. I, N. 33,

—, Diss. de affectu spasmodico-hypochondriaco inveterato. Hal. 4°.

—, Doctrina morborum convulsivorum. Hal. 4°.

Holland, J., De veneno ex rabidis animalibus. 24 pp. Lugd. Bat. 4°.

Hortelius, J. G., praes. G. Ph. **Olearius**, Morale antidotum vulgo medico nauseanti oppositum. 32 pp. Lps. 4°.

Huisinga, M., Diss. sistens incubi causas praecipuas. 32 pp. Lugd. Bat. 4°.

Hunauld, Mém. de l'acad. de Par. 1734, p. 26. Durch frühe Verwachsung der Suturen bei Kindern entsteht Blödsinn. (Sectionen.)

Jantke, Jo. Jac., Diss. de affectibus soporosis et vertigine. Altd. 4°.

Juch, H. P., Diss. de catarrho suffocativo. Erf. 4°.

—, Diss. de lethargo. Erf. 4°.

Junker, Jo., resp. D. C. **Langhammer**, Diss. de prognosi Hippocratis, quod febris solvat apoplexiam, daß das Fieber den Schlag-Fluß curire. 28 pp. Hal. 4°.

Languis, W. H., praes. **Stenzel**, Diss. morbos per potus intemperantiam ipsamque ebrietatem curandi rationem plurima ex parte examinans. 36 pp. Viteb. 4°.

Luther, Th., Diss. convulsionum theoria et therapia. Erf. 4°.

Martin, G., The experiment of cutting the recurrent nerves carried on farther than has hitherto been done. Med. Essays et obs. Soc. Edinb. 1794, II, 114—120.

a **Maurodenoja**, D., Epistola, in qua novum quoddam de spirituum circulatione, deque anima cogitante systema ad trutinam revocatur. Rac d'opusc. scient. e filol. 16°. Venezia, 1784. X, 273—326. — XII, 289—327.

Muller, D. G., praes. J. H. **Schulze**, De vi consuetudinis rationaliter explicanda. 39 pp. Hal. 4°.

Nürnberger, Pr. de Chirurgia recentiorum absolutam letalitatem vulnerum capitis non infringente. Vitemb. 4°.

Regnitz, H. C., De lethargo. 32 pp. Jen. 4°.

Rhodius, F. G., De usu sensus et motus in negotio vitae et sanitatis. 48 pp. Argent. 4°.

Rotario, Seb., Rimedio della Paralisis o preservatorio dell' apoplessia. Verona 4°. Auch: *Haller*, Bibl. med. pr. IV, 269.

von **Sanden**, Ch. B., praes. J. H. **Schulze**, De temparementorum existentia, illorumque usu in medicina. 48 pp. Hal. 4°.

—, J. H„ Diss. sistens affectum spasmodico-hypochondriacum inveteratum. 32 pp. Hal. 4°.

Pereyra, B., Anacephaleosis med.-theologica, magica, juridica, moral, e politica, na qual em recopiladas dissertações e divizões, se mostra a infalivel certeza de haver qualidades maleficas, se apontão os sinais por onde possaõ conhecerse; e se descreve a cura assim em geral, como em particular, de que se devem valer nos achaques procedidos das dittas qualidades maleficas. e demoniacas, chamadas vulgarmente feitic, os, obra necessaria para os medicos, e muito preciza para os exorcistas, pellas advertencias, que inclue para obviar os inumeraveis absurdos, que se comettem tanto na applicação dos remedios magicos, e naturais, como na dos divinos, e ecclesiasticos, especialmente nos exorcismos, que se mostra não devem, nem podem prohibirse absolutamente pellos ordinarios, antes tem estes obrigaçaõ de mandar exorcizar. Ajuntamse varias digressoens med.-theologicas, politicas, e practicas; fallase sobre o uzo do leyte nas febres, podres, da kina-kina, dos banhos, dos sores, e fobre o uzo das sangrias dos braços; e escrevemse ontros documentos utilissimos para o bom acerto de curar principalmente febres, em cujo mèthodo na muitos abuzos com os rais remedios, de que on se não valem os medicos por timidos on de que não cessão por temerarios. Escrevese huã digressão medico botanica dos virtudes do herva veronica. 432 pp. Coimbra fol.

Schmid, Diss. de stupro in mentem captam commisso. Lps. 4°.

Stahl, G. E., Von den Temperamenten. Th. I. A. d. Latein. von G. H. *Ulan.* Lpz. Th. II. Von Veränderung der Temperamente. Lpz. 8°.

—, E. Jos., resp. A. G. **Reichel**, De veris herbae Thee proprietatibus et viribus medicis. Erf. 4°.

—, De morbis temperamentorum. Erf. 4°.

Swedenborg, E., De infinito et causa finali creationis deque mechanismo operationis animae et corporis. 270 pp. Dresd. 12°.

Thomson, G., The anatomy of the human bones, with an account of muscular motion. Lond. 8°.

van der **Wehrt**, Diss. de catalepsi. Duisb. 4°.

Emetica contra epilepsiam. Comm Lit. Nor. 1734, p. 269.

Lac contra trismum. Ibidem, p. 42.

Cajepoet contra cardialgiam. Ibidem, 1734, p. 34. 1735, p. 68. 1739, p. 75. 306. 1742, p. 303.

Caecitatis caussa hydrophobia. Ibidem, p. 1 (variare secundum lunam).

La Vérité du miracle opéré en la personne de Marguerite Hutin, fille native de la ville de Reims, connue sous le nom de Soeur Marguerite, estropiée du bras droit pendcnt trente ans par une mauvaise saignée, et guérie par l'intercession du bienheureux Fraçois dc Paris au mois de juin, mile sept cent trente-deux en la cinquantième de son âge; justifiée contre les impostures et les calomnies d'un libelle intitulé: Demonstration de la fausseté d'un miracle qu'on a publié s'être fait par l'intercession du Sieur François de Paris, dans la personne de Marguerite Hutin, et prouvée par les aveux-mêmes, et les contradictions sans nombre de l'auteur du libelle. 64 pp. Par. 8°.

1735.

Alberti, M., Diss. de colica ventriculi. Hal. 4°.

—, M., resp. J. F. **Otto**, Diss. de medico effectu affectuum animi. Hal. 4°.

—, Diss. de hydrocephalo. Hal. 4°.

—, Diss. de tortura domestica, s. abusu curae subluxationis vertebrarum plebejae. Vom Mißbrauch der Wehthunscur durch Ziehen. Hal. 4°.

Albrecht, J. W., resp. **Papen**, De spiritu vini ejusque usu et abusu. 24 pp. Gött. 4°.

de **Berg**, G. L., praes. J. H. **Schulze**, De vino interdicendis. 40 pp. Hal. 4°.

Berger, Gebrauch des Campher in Geistesstörung. Commerc. Nor. 1735. p. 28.

Bonnet, Amusement phil. sur le langage des bêtes, Par. 1735. 8°. Uebers. als „Philosophischer Zeitvertreib üb. d. Thiersprache." 1739.

Brückmann, Frz. E., Die singende Epilepsie. In: Hamb. Bericht v. gel. Sache. 1733.

Bullick, G., De vertigine. 29 pp. Lugd. Bat. 4°.

Camerarius, Al., Diss. de efficacia animi pathematum in negotio sanitatis et morborum. Tüb. 4°.

Danckwerts, Diss. ratio paralysis anatomica. Helmst. 4°.

Geyer, J. D., Müßiger Reisestunden gute Gedanken, von denen todten Menschen-Saugern. 9. Discours. Dresd. 4°.

Goddard, J., De animi perturbationibus. Lugd. Bat. 4°.

Heister, L., Diss. Ratio paralyseos anatomica. Helmst. 4°. Auch: Wahrnehm. I, 205 (paralysis et anaesthesia alternae).

Henkel, J. F., De nonnullis singularibus circa nervos opticos. Hal. 4°.

Hertzog, H. A., De singultu praecipue puerperarum. Hal. 4°.

Hessus, Eobanus, De remissione animorum, magno sanitatis in literatis praesidio. Jen. 4°.

Hilscher, S. P., resp. Jo. Chr. **Themel**, Prolusio I. de remissione animorum magno sanitatis in literatis praesidio. 12 pp. Jen. 4°. — Prol. II, resp. Jo. W. **Wedel**. 8 pp. Jen. 1735. 4°.

Jantke, Jo. J., Diss. de memoriae laesione. Altd. 4°.

Jones, R., De motus muscularis caussa. Lugd. Bat. 4°. Auch in: *Haller*, Diss. anat. 4°. Gött. 1757, VII, 533—59, 1 pl. Auch in: de *Oberkamp*, Coll. diss. 4°. Frcf. a. d. M. 1767, I, 459—480.

Isaac, J. C., De medicamentis opiatis officinalibus. 37 pp. Hal. 4°.

Krieger, G., Diss. mathematica de oculo quod sit camera obscura maxime artificiosa. 32 pp. Jen. 4°.

Lemos, B. Abr., De cerevisia interdicendis. 20 pp. Hal. 4°.

Muller, praec. Fr. **Hoffmann**, De cephalaea cum immoderato haemorrhoidum fluxu saepius repetente. 36 pp. Hal. 4°. Auch: Opp. Suppl. II, 2.

Philaletha, E., (pseud. für Th. *Vaughan*), Magica Academica oder das Alter der Magie. A. d. Engl. Lzg. 8°.

van de **Poll**, H., De partibus, quae in homine olfactui inserviunt, 40 pp. Lugd. Bat. 4°.

Queye, H., De syncope et causis eam producentibus. Monsp. 4°. Auch in: *Haller*, Disp. anat. 4°. Gött. 1751, VII, 249—328.

Rosenstein, Diss. de insigni capitis tumore, quam separatio maximae partis ossis frontis excepit. Ups. 4°.

Schacher, P. F., Diss. de cranio sinistro in atheroma pilosum mutato. Lps. 4°.

Shaw, W., De morbis ex animi passionibus orientibus. Edinb. 1735. In: *Shellie*, Thes. med. 8°. Edinb. 1778, I, 127—151.

Schroeter, C. A., praes. J. H. **Schulze**, Diss. inaug. med. sistens aegrotum asthmaticum usu radicis scillae sublevatum. 38 pp. Hal. 4°. Auch in: *Haller*, Diss. ad morb. 4°. Laus., 1759, II, 139—166. *Haller*, Coll. disp. II, No. 49.

Schulze, J. H., Diss, de cancrorum fluviatilium usu medico. Hagae. 4°. (Gegen Hydrophobie.)

Stabel, Diss. de doloribus parturientium spuriis. Hafn. 4°.

Stenzel, C. G., Diss. de ruta medicamento et veneno. Viteb. 4°. (Gegen Epilepsie.)

le **Tellier**, Diss. an ex abusu rerum non naturalium vertigo? Par. 8°.

Timm, Jo., Collectanea ad praxin anatomes spectantia. Bremen. 4°. (Uebers. des 1679 erschienenen Cultus anatomicus von Mich. *Lyser*, worin verschiedene Methoden der Hirnfection erwähnt sind.)

Tralles, De vena jugulari frequentius secanda. Vratisl. 4°. (In apoplexia.)

Walch, S. C., De colica rentriculi, vulgo vom Magen-Krampff. Hal. 4°.

Walter, A. F., De nervo intercostali et pari vago. P. I. II. Lps. 4°.

Wickmann, C. A., Nöthige Erkänntniß aller menschlichen Gemüther worinnen die drey vorherrschenden Haupt-Affecte od. Passionen der Wollust, od. des Ehr- u. Geld-Geitzes gründlich deducirt werden. Dresden. 8°.

Winkler, Jo. H., Institutiones philosophicae Wolfianae. 4°.

An account of the progress of an epidemical madness, in a letter to the president and fellows of the college of physicians. Lond. 8°.

Amentia tempestate serena moesta, pluviosa vero jubilans. Comm. Lit. Nor., 1735, p. 299.

Hydrophobia post novem menses a morsu. Ibidem, 1735, 351. 1739, 54. 1741, 53.

Vertigo. Act. erud. Lps. 1735, p. 14.

1736.

Astruc, An sympathia a certa positione nervorum in sensorio communi? Par. 4°. Rec. in *Halleri*, sel. diss. anat. T. IV.

von **Bergen**, C. A., De structura piae matris. Frcf. 4°. (Die ersten gründlichen Untersuchungen hierüber.) Auch: *Haller*, Disp. anat. 4°. Gött. 1747, II, 833—840.

Boehmer, De medicorum animae et corporis in sanandis aegris conjunctione. Hal. 4°.

Burmester, Diss. de dyspnoea. Lugd. Bat. 4°.

Colombier, Instruction sur la manière de gouverner les insensés et de travailler à leur guerison dans les asiles, qui leur sont destinées. Par. 8°.

Glaser, De myopia. Harder. 4°.

de **Gorter**, D., De motu vitali. 56 pp. Harderov. 4°.

Heister, Laur., Diss. de perturbatione animi atque corporis. Helmst. 4°.

Heusch, Fr. Aug., De paralysi. 24 pp. Lugd. Bat. 4°.

Hovius, J., De epilepsia. 29 pp. Lugd. Bat. 4°.

Jacobi, Fr., Diss. de motu musculorum. Lugd. Bat. 4°. Auch: *Haller*, Disp. anat. sel.

Jantke, J. J., resp. J. F. **Behling**, De epilepsia. Altd. 4°.

Joerdens, Campher gegen Geistesstörung. Comm. Lit. Nor. 1736, p. 5.

Juch, H. P., resp. **Moeller**, Casus de incubo. Hal. 4°.

Klockhoff, C. A., De frigidis, nervorum systemati inimicis, ad ductum aphorismi Hippocratici XVIII, sect. V. 47 pp. Lugd. Bat. 4°.

Leyser, Diss. de stupro violento. Witteb. 4°.

Lohmann, Ch. W., praes. Chr. M. **Burchardus**, De affectibus paralyticis, eorumque ab aliis impotentiarum generibus differentia. 79 pp. Rost. 4°.

Malaval, Jean, Diss. an apoplexiae praegnantium saphenae sectio? Par. 8°.

Monro, Al., Nervorum anatome contracta, latine reddita a G. *Coopmans*, Trif. 4°. Harling, 1763. 8°.

Murry de l'Epine, Ergo post gravem ab ictu vel casu capitis percussionem dura meninx incisione aperienda. Par. 8°. Auch: *Haller*, Coll. diss. chir. I, No. 6.

Noeller, Casus de incubo. Erf. 4°.

Pohl, J. C., Observatio de tumore capitis fungoso, cum carie cranii et cerebri colliquatione. Lps. 4°.

Ramsay, Psycomètre ou reflexions sur les differents caractères de l'esprit. Par. 8°.

Reinick, R. J. E., De potu vinoso digestionem impediente magis. 30 pp. Argent. 4°.

Robeck, J., Exercitatio philos. de ευλογῳ ἐξαγωγῃ sive morte voluntaria philosophorum et bonorum virorum etiam Judaeorum et Christianorum. Recensuit, perpetuis animadversionibus notavit, praefatus est, et indicem rerum locupletissimum addidit J. W. *Funccius*. Rint. 4°.

Roediger, J. F., praes. **Schulze**, Resolutio casus hysterico-epileptici. 38 pp. Hal. 4°.

Schiller, J. G., praes. **Stentzel**, Morbos corporis morbis mentis non curari nec curandos esse. 48 pp. Viteb. 4°.

Schleiermacher, Diss. de doloribus intestinorum, qui vulgo vocantur colici. Giss. 4°.

Shaw, Diss. de morbis ex animi passione oriundis. Edinb. 8°.

van **Strydonk**, J., De consensu partium in morbis ventriculi. Traj. ad Rh. 4°.

Stumphius, N., De cerebro. 41 pp. Lugd. Bat. 4°.

Sylvius, Franç. (Le Doë), Med. prat. opera. Venise. 4°. (Der Arzt muß Geisteskranke behandeln können. Psych. Behandlung heilt mehr als Medicin. Unterschied von Idiotie u. Demence. Größenideen unheilbar. Heredität der Melancholie.)

Teichmeyer, H. Fr., resp. J. G. **Haller**, Diss. de morsu canis non rabidi perniciosa. 24 pp. Jen. 4°.

Troxel, Diss. de colica spasmodico-scorbutica. Altd. 4°.

Vater, A., resp. F. **Gensler**, De antidoto novo adversus viperarum morsum praesentissimo in Anglia detecto. Vitemb. 4°. Auch: *Haller*, Bibl. VI, No. 217.

Vogel, R. A., Diss. de insania. Gött. 4°.

Wedel, J. Ad., resp. Ch. Fr. **Kühne**, Diss. de phrenitide. 22 pp. Jen. 4°.

Winter, F., De motu musculorum, Lugd. Bat. 4°. Auch: *Haller*, Disp. anat. 4°. Gött. 1748, III, 431—472. de *Oberkamp*, Coll. diss. 4°. Frcf. ad M. 1767, I, 481—522, 1 pl.

Dislocatio vertebrarum colli absolute lethalis. Select. med. Frcf., Frcf. ad V., 1736, I, 3—7.

Aphoniae caussa graviditas. Comm. Lit. Nor. 1736, p. 363 (cessans post partum).

Camphora contra deliria. Ibidem, p. 45. Sal volatile vitrioli, p. 12.

Apoplexiae caussa vitiosa structura plexus chorioidei. Ibidem, p. 363.

Convulsiones ex pathematibus. Ibidem, p. 171.

Convulsiones terrore curatae. Ibidem, p. 171.

Epilepsiae caussa Spirituosa. Ibidem, 1736, p. 154. 1745, p. 214.

Epil. caussa vermis (singularis, longus, dentibus instructus. Ibidem 1735, p. 314. 1745, p. 55, 126.

1737.

Alberti, Diss. de solitudinis medica utilitate. Hal. 4°.

Albrechtus, J. S., De morbo convulsivo cum exstasi in virgine 23 annorum. Act. Ac. nat. cur. Nor., 1737, IV, 417—425.

Appelius, J. W., Historisch-moral. Entwurf der Temperamente, u. der hieraus entstehenden Neigungen des Gemüths, der Sitten u. des Naturels der Menschen. 2. Aufl. 292 S. Hamb. 12°.

Barnwasser, Dav., praes. J. G. a **Bergen**, De temperamentis. 8 pp. Frcf. ad V. 4°.

Bartsch, J., De dolore corporis humani effectu hydraulico. 33 pp. Lugd. Bat. 4°.

Behr, G. H., De otalgia insigni ex venere. Act. Ac. nat. cur. Norimb., 1737, IV, 416.

Bellmund, F. C., Diss. exhibens theoriam nervorum. Wirceb. 4°.

Boettiger, Jo. A. S., De laurocerasi indote venenata, exemplis hominum et brutorum ejus aqua enecatorum confirmata. 40 pp. Vitemb. 4°.

Bonz, Ch. G., De colica sanguinea. 35 pp. Argent. 8°.

Borellus, Diss. de colica. Marb. 4°.

Braeuner, J. J., Curiositäten od. entlarvter Aberglaube von Wechselbälgen, Wehrwölffen, Drachen, Galgen-Männlein, Hexen-Tantz, Alpdrücken ꝛc., durch welche der leidige Satan einfältige Leute zum Aberglauben reizt. 830 S. Frkf. a. M. 8°.

Buechner, Trismi caussa lac matris perterritae. Miscellan. 1727, p. 156. 278.

Burghart, G. H., Morbi spasmodici circa Sabothum longe lateque grassantis historia. Med. Siles. Sad. Wratisl. III, 26—38.

Crell, A. G. L., praes. H. P. **Juch**, De melancholia hypochondriaca. 23 pp. Erf. 4°.

—, Diss. de probationibus sanae mentis. Viteb. 4°.

van **Dinter**, Diss. de phrenitide vera. Lugd. Bat. 4°.

Fabricius, Ph. C., De epilepsia saltatoria. 31 pp. Giss. 4°.

Le **Fevre**, J. Chr., Opera. 2 tom. Vesantione. 4°. (Im 2. Bande, 189 S. Physiologia medica, in qua ventilantur sententiae veterum ac recentiorum anatomico-physiologorum, circa omnes mentis et corporis humani functiones.)

Goelicke, A. O., resp. **Neander**, De meninge arachnoidea cerebri. Frcf. 4°.

Goehrs, J. Ch., praes. M. **Alberti**, De ebrietate foeminarum. Von versoffenen Weibes-Personen. 37 pp. Hal. 4°.

de **Gorter**, Jo., Exercitatio de somno et vigilia. In: Exerc. med. Amstell. 4°.

Hochstetter, C. L., praes. M. **Alberti**, De remediis morborum superstitiosis. Hal. 4°.

Hoffmann, Fr., Medicina rationalis. IV. T. Hal. 4°. Insunt: 1. De nervorum resolutionibus. 5. De visus imbecillitate et suffusione. 6. De auditus vitiis ex atonia. 8. De delirio melancholico et maniaco. 9. De virium lapsu et animi deliquiis)

Horstius, C. L., praes. M. **Alberti**, De lacrymarum noxa et utilitate medica, von Schaden und Nutzen der Thränen in Ansehung der Gesundheit. 34 pp. Hal. 4°.

Hoyerus, J. G., De virgine exstatica per 24 horarum spatium pro mortua reputata. Act. ac. nat. cur. Norimb. 1737, IV, 128.

Isaac, Ch. J., praes. H. P. **Juch**, De consuetudine ejusque effectibus ex fibra sensim mutata deducendis. Erf. 4°.

Jantke, J. J., De apoplexia. Alt. 4°.

Juch, H. P., Diss. sistens casum de incubo. Erf. 4°.

Jungnickel, C. G., praes. C. G. **Stentzel**, De consuetudine altera natura. 34 pp. Vitemb. 4°.

Kellner, W. A., De unguibus hemiplectici haud crescentibus. Act. ac. nat. cur. Norimb., 1737, IV, 447.

Kniphof, J. H., De Physiognomia, tanquam parte Semioticae. Erf. 4°.

Lamorier, De doloribus artuum imaginariis post amputationes reliquis. Mém. de l'ac. de Montpellier. 1737.

Liepmann, M. F., De adynamia artis medicae in sensibus. 30 pp. Erf. 4°.

Machy, Traité de l'âme des bêtes, avec des reflexions physiques et morales. Par M. l'Abbé M***. (Autor ist *Machy*. Andere halten ihn für den Herausgeber und Pierro *Nicol* für den Verf.) 257 pp. Par. 12°.

Mauchart, B. D., Diss. de capite obstipo. Tub. 4°. Auch in: *Haller*, Coll. diss. chir., I, No. 48 (thermae).

de la **Mettrie**, J. O., Traité du vertige avec la description d'une catalepsie hysterique. Rennes, 1737. Par., 1738.

Midy, Jo., praes. Jo. F. **Leaulté**, An diluentia, in affectibus melancholicis, purgantibus praeferenda? 4 pp. Par. 4°.

Millars, Diss. de medicamentis antepilepticis. Argent. 4°. (p. 37 Opium.)

Ouwens, W., Diss. de horrore. 38 pp. Leyden. 4°.

Pitcairn, A., Epist. Archimedis ad regem Gelonem, Albae Graecae reperta, anno aerae Christianae, 1688, qua plurima notatu digna de animae origine, de religionum institutione atque de superstitione, de prodigiis et vaticinationibus, continentur. In seinen: Op. omnia. 4°. Lugd. Bat. 1737, pt. II, 1—16.

—, De temperamentis. Ibidem 7—12. (Im III. Th. Theoria morborum oculi.)

Planer, G. A., De asthmate sanguineo. 35 pp. Argentor. 4°.

Platner, Jo. Z., Foeminae cadaver publice in theatro anatomico . . . indicit et de curatione τοῦ ἀποσκεπαρνισμοῦ in calva disserit. 10 pp. Lps. 4°.

Pohlius, J. C., De insigni capitis tumore, cum carie cranii conjuncto. Act. ac. nat. cur., Nor. 1737, IV, 384—390, 1 pl.

Ritter, J. J., De impossibilitate et possibilitate abstinentiae longae in cibo et potu. Bat. 4°.

Schicht, L. B., Cur apoplectici et balbutientes melius cantent quam loquantur? Med. Sil. Sat. Wratil. & Lips. 1737, II, 86—95.

Schmidt, Aug. Jo., praes. Th. **Luther**, De malo hypochondriaco. 24 pp. Erf. 4°.

Schulze, J. H., resp. F. W. **Brune**, Casus aliquot notabiles aegrotorum mente alienatorum aut perversorum. Hal. 4°. 21 pp. Auch: *Haller*, Coll. diss. pr. VII, No. 248. Auch: Diss. ventriculi et intestinorum ratio, p. 16 (Hypochondr.).

—, resp. G. **Thomas**, De dolore lateris idiopathico et sympathico. 36 pp. Hal. 4°.

—, Diss. de tono partium corporis humani. Hal. 4°.

Schwencke, Diss. Rari casus explicatio anat.-medica. Hag., 1737. Auch: *Haller*, Coll. disp. pr. VII, No. 250.

Senkenberg, Diss. de lilii convallii ejusque imprimis baccae viribus. Gött. 4°. (Mittel geg. Epilepsie.)

Scrineus, J. A., Relatio de morbo spasmodico in regno Bohemiae multum grassante. Von d. Böhmischen Kriebel-Krankheit.) Med. Siles. Sat. Wratisl., 1737, IV, 35—63.

Short, T., From neuroma in the leg. Med. Essays and Obs. Soc. Edinb. 1737, IV, 416.

Stahl, E., Theoria medica vera, physiologiam et pathologiam sistens. Hal. 8°. — *Götz*, Scripta *Stahlii*, Norimb. 1729. (Umänderung der chemiatrischen Lehre in die des Einflusses der Seele auf die Verrichtungen der leiblichen Seite des Organismus. „Die Seele heilt den Körper.")

Stebler, F. A. F., Sub vampyri aut sanguisugae larva a verae philosophiae et rationalis medicinae placitis detectum ac dejectum depravatae imaginationis spectrum. Act. ac. nat. cur., Norimb., 1737, IV (Append.), 89—112.

Sylvius, Diss. de motu animali ejusque laesione. Leid. 4°.

de **Villars**, Cos., Diss. an melancholicis musica? Par. 4°.

Wolffius, J. P., De cardialgia spasmod. horrenda. Act. ac. nat. cur., Norimb., 1737, IV, 84.

Febris continua, feminam, a cane rabido ante novem septimanas morsam, corripiens, letalis. Med. Siles. Cat., Wratisl. 1737, III, 17—26.

Dislocatio vertebrarum colli absolute lethalis. Sel. med. Frcf., Frcf. ad V., 1737—39, I, 3—7.

Corpus ossium epilepsiae caussa. Hist. de l'ac. roy. d. sc. à Paris 1737, p. 71.

Pathemata epilepsiae caussa. Ibidem, p. 68. 1752, p. 107.

Hysteria. Comm. Lit. Nor. 1737, p. 386. 1741, p. 69. 1745, p. 135.

Vertiginis therapia per fumum nicotianae. Ibidem, p. 27.

1738.

Alberti, M., resp. **Herzog**, Diss. de singultu praecipue puerperarum. Hal. 4°.

—, Diss. de sulphuris antimonii aurati usu etc. Hal. 4°. (§ 52 contra trismum.)

Albinus, B. S., resp. N. von **Brienen**, De melancholia. 34 pp. Lugd. Bat. 4°.

Bayne, Dav., *(Kenneir)*, A new essay on the nerves and the doctrine of the animal spirits rationally considered; sheving the great benefit of and true use of bathing, and drinking the Bath waters, in all nervous disorders and obstructions; with two dissertations on the gout and on digestion, with the distempers of the Stomach and intestines. 167 pp. Lond. 8°.

a **Bergen**, C. A., Progr. de nervis quibusdam cranii ad novem paria hactenus non relatis disserit. Frcf. ad V. 4°. — Auch in *Haller*, Disp. anat. Gött. 1751, VII, 471—8.

Bernd, Ad., Eigene Lebensbeschreibung, sammt einer aufrichtigen Entdeckung d. deutlichen Beschreibung einer der größten, obwohl großentheils noch unbekannten Leibes- u. Gemüthsplage, welche Gott zuweilen über die Welt-Kinder verhängt; den Unwissenden zum Unterricht, den Gelehrten zum weiteren Nachdenken, den Sündern zum Schrecken u. den Betrübten und Angefochtenen zum Troste. Lpz. 8°. Auch in *Unger's* Arzt. Hamb., 1769. Bd. I, S. 347.

Boenneken, Fr., Diss., sistens Melancholiam, vulgo die Schwermüthigkeit. 24 S. Erf. 4°.

Bose, G. M., De attractione et electricitate. 28 pp. Viteb. 4°.

Buescher, J. G., praes. El. F. **Heister**, De perturbatione animi atque corporis. 32 pp. Helmst. 4°.

de **Buechner**, A. E., Diss. spasticorum motuum theoria et therapia generalis. Erf. 4°.

Burchard, praes. G. Ch. **Handtwig**, Diss. de affectibus quibusdam spasmodicis, frequentius occurrentibus. Rost. 4°.

Burton, J., A short essay on the chin-cough, with a new method of treating that obstinate distemper. In seinen: Treatise on the nonnaturals. 8°. York, 1738, 345—367.

Deidier, Traité des tumeurs contre nature. Par. 8°. (Catalepsis.)

Eger, S. J., De hemicrania. Hal. 4°.

Goelicke, A. C., resp. **Magir**, De meninge arachnoidea. Frcf. ad V. 4°.

Gohl, D., Aufrichtige Gedanken üb. d. von Vorurtheilen kranken Verstand. Halle. 8°.

Grill, V. J., Facies hominum, animae speculum. 51 pp. Witteb. 4°.

Harding, C. L., Cogitationes posteriores de harmonia inter animam et corpus praestabilita. 39 pp. Gott. 4°.

Hebenstreit, J. E., De basi calvariae. Lps. 4°.

Huet, P. D., De imbecillitate mentis humanae. Amst. 8°.

Keller, S., praes. Ch. G. **Stenzel**, De poculis sanitatis, poculis morborum et mortis. Vitemb. 4°.

Ladmiral, J., Icon durae matris in convexa superficie visae, ex capite foetus humani, octo circiter a conceptione mensium desumptae, praeparatium a . . . Fred. *Ruyschio*, 2 l., 1 pl., Amst. 4°.

Ladmiral, Derselbe Titel, nur „in concava superficie", 2 l., 1 pl. Amst. 4°.

Langguth, G. A., Communis sensorii historia. 32 pp. Lps. 4°.

Lanzoni, Op. omn. Lausanne, 1738, T. II. (In Cons. XI, XXIX, XXX sind Beispiele von Ursachen, Wesen u. Therapie der Phychosen.) In obs. 156 Heilung der Manie durch Castration. In e. Falle halfen Trepanation u. Arteriotomie nicht, wohl aber Castration, nur Mel. blieb zurück.

Lypichius, Fr., De risu. Bas. 4°.

Matthesii, Fr., Altes und Neues vom Gebrauche und Mißbrauche des Weines. Colon. 8°.

Moreau de St. Elier, L. M., Traité de la communication des maladies et des passions. La Haye. 8°.

de la **Motte**, Diss. de malo hypochondriaco. Argent. 4°.

de **Mouchy**, S., De opio. 52 pp. Lugd. Bat. 4°.

Muys, W. W., Investigatio fabricae, quae in partibus musculos componentibus extat. Diss. prima de carnis musculosae fibrarumque carnearum structura, quatenus sine vasis sanguiferis, nervis, nervosisque villis, atque membranis spectantur. 431 pp., 3 pl. Lugd. Bat. 4°. — Dasselbe, aber unt. d. Titel: Musculorum artificiosa fabrica, observationibus copiosissimis et experimentis physicis demonstrata atque iconibus manu autoris delineatis illustrata. 431 pp. Lugd. Bat. 1751.

Platner, Jo. J., resp. J. G., **Gunz**, Pr. De risu a splene. 16 pp. Lps. 4°.

—, resp. J. A. **Langguth**, De motu ligamenti ciliaris in oculo. 12 pp. Lps. 4°.

Ridley, Humphry, Observationes quaedam med.-practicae et physiologicae; inter quas aliquanto fusius agitur, de asthmate et hydrophobia. Quarum etiam decem ultimis subjiciuntur administrationes totidem corporum morbis quorum tituli observationibus iis praefiguntur affectorum anatomicae, cum particulari et non ante observata, de cordis in embryone vasorum structura, et sanguinis juxta eam circuitu, dissertatione. 224 pp. Lugd. Bat. 8°. Lugd. Bat. 1778. 8°.

Schulze, Jo. H., Diss. de electricitatis effectibus in machina humana. Hal. 4°. Auch: *Haller*, Diss. anat. sel. Vol. III.

à **Spiessenhoff**, Diss. de spasmis in genere. Heidelb. 4°.

Stahl, Ivo, Diss. de catarrho suffocativo. Erf. 4°.

Sykes, A. A., Recherches sur ce qu'il faut entendre par les démoniaques dont il est parlé dans le Nouveau Testament par T. P. A. P. O. A. B. J. T. C. O. S. Traduit de l'anglais sur la 2 éd. 232 pp. Leiden. 16°. Auch unt. d. Titel: Réponse aux recherches sur ce qu'il faut entendre par les démoniaques dont il est parlé dans le Nouveau Testament où l'on fait voir que les démons, qui y sont mentionés, étaient des anges apostats, et que les démoniaques étaient des personnes réellement possédées. En forme de lettre à l'auteur par Leonard Twells. (Autor ist Sykes u. obige Buchstaben heißen: The Precentor and prebendary of Atton Borealts in te Church of Sarum.)

Taylor, J., Le méchanisme ou traité de l'anatomie du globe de l'oeil. 5 pl. Par. 8°.

van de **Wynpersse**, Diss. de amaurosi. Leid. 4°.

Voltaire, Epitre sur le bonheur, la liberté et l'envie. 28 pp. Amst. 8°.
van **Zelst**, Th., Libellus de podagra et dolore colico. Amst. 8°.
Ueber Ecstase. Hist. de l'ac. roy. d. sc. à Par. 1738. p. 56.
Anonymi doctrina de origine animae et malo hereditario etc. Holm. 8°.
Traité de la communication des maladies et des passions. La Haye. 12°.
Epilepsia lethalis. Comm. Lit. Nor. 1738, p. 267.
Epilepsiae caussa menstruorum suppressio. Ibidem, p. 212.

1739.

Adolphus, Diss. de dolore. Lugd. Bat. 4°.
Alberti, M., resp. J. C. **Peck**, De phrenitide pannonica idiopathica. Hal. 4°.
—, De colica haemorrhoidali in passionem iliacam inclinante. Hal. 4°.
Barbault, A. F., Splanchnologie, suivie de l'Angiologie et de la Neurologie. Par. 12°.
Barbet, Splanchnologie ou traité des viscères, suivie de l'angiologie et de la néurologie. Par. 12°.
Becker, J. H., Kurtzer, doch gründlicher Unterricht v. d. Temperamenten. 118 S. Bremen. 8°.
Belleteste, J., An dura menynx habeat motum a se? Par. 4°.
Bonseau, Amusements philosophiques sur le langage des bêtes. Par. 1739. Amst. 1750. 8°.
Borgeant, G. H., Amusement philos. sur le langage des bêtes. 135 pp. La Haye. 12°. Lettre suppl. de Fr. A. Aubert de la *Chesnaye des Bois*. 40 pp. La Haye. 12°.
Brown, Laceratio cerebri non letalis. In: Med. Comm. Edinb. II. Dec. VIII, 96. 1739, p. 24.
v. **Buechner**, A. E., resp. J. Chr. **Schenk**, De salutaribus aegrotantium agrypniis. 32 pp. Erf. 4°.
—, Pathologia et therapia passionis hystericae. Erf. 4°.
Brun, J. C., praes. G. C. **Detharding**, De paralysi et hemiplexia, subjuncta quaestione utrum venaesectio in parte sana, vel affecta instituenda? 30 pp. Rost. 4°.
Cheyne, G., The English malady or a treatise on nervous diseases of all kinds. Lond. 8°. Auch: *Haller*, Bibl. med pr., IV, 436.
Clasius, G., Consilia medica üb. ganz besondere auch rare Casus von Standes-Persohnen u. sensible Temperamente abgefaßt. Frkf. u. Lpz. 4°. p. 21—23.
van **Deventer**, Hendr., Beschryving van de Ziekten der beenderen von de rhachitis. Leid. 4°.
Dionis, P., An paralyse affectis sudores promovendi? Par. 8°.
Fabricius, Ph. G., Syll. observ. anatomicarum. Helmst. 4°. (calc. in gland. pituit.)
Falese, Franco, Dell' Idrofobia. Succa. 8°.
Feron, Diss. de apoplexia. Lugd. Bat. 4°.
Fleischmann, J. F., De dura matre. 32 pp. Altd. 4°.
Fuerstenau, J. H., resp. P. H. **Pfannkuch**, Diss. de mania. Rint. 4°.

van **Gent**, J. N., De organo tactus. Gron. 4°.
Hebenstreit, J. E., De methodo cerebrum incidendi disserit, et ad audiendum anatomen corporis masculini qua totius corporis humani fabricam expositurus est, omnes quorum interest, convocat. 8 pp. Lps. 4°.
Hilscher, Sim. P., resp. H. A. **Scholvin**, Diss. de apoplexia 32 pp. Jen. 4°.
Huber, J. J., De medulla spinali. 28 pp. Gött. 4°.
Joy, Ad., De dolore. 24 pp. Lond. 4°.
Junker, Jo., resp. J. F. **Junius**, Sistens meditationes nonnullas de morbis spasmodico-convulsivis. Hal. 4°.
Kesler, K. G., De liquido nervoso ejusque affectu ex harmonia corporis et mentis deducendo. Erf. 4°.
Kiellman, T. Z., De incubo. Lugd. Bat. 4°.
Kohen, L. J., praes. G. G. **Richter**, De morbo hypochondriaco. Gött. 4°.
Kuppe, J. G., praes. **Gerike**, De dolorum utilitatibus e mechanicis causis deductis. 38 pp. Helmst. 4°.
van **Limburg**, Diss. de corpore consentiente. Lugd. Bat. 4°.
de **Monchy**, S., De opio. Lugd. Bat. 4°.
Muller, W. S., De erubescentibus et venarum capitis subitaneo tumore. 32. pp Lps. 4°.
Nebel, D. W., Diss. de cardialgia haemorrhoidali. Mannh. 4°.
Rucker, Hydrocephalus caussa epilepsiae. Comm. Lit. Nor 1739, p. 337.
Stahl, Ivo, De malo hypochondriaco. Erf. 4°.
Stock, J. C., Pr. de ideis et judiciis, ex sensationibus et imaginationibus in se spectatis originem. Jen. 4°.
Strelin, F. G., praes. Jo. A. **Wedel**, De colica. 28 pp. Jen. 4°.
Stuart, A., Three lectures on muscular motion, read before the Roy. Soc. in the year 1738; as appointed by the will of Lady Sadleir, pursuant to the design of her first husband, William Croone . . . Wherein the elasticity of fluids and the immediate cause of the cohesion and elasticity of solids are proved by experiments etc., and shewn to arise from the same principle as gravity; with a general scheme of muscular motion, founded on anatomy, experiments etc. XLIV. pp. Lond. 4°. Auch: Phil. Tr., Lond. 1732—44, IX, 277—304, 1 pl.
Volckamer, H. Sam., Diss. de dolore doloris remedio. 44 pp. Altd. 4°.
Wedel, Jo. Ad., Diss. de convulsione. Jen. 4°.
Winkler, J. H., De anima corporis organici architecta. Lps. 4°.
Winslow, Deux obs. anatomiques; I. Sur une contorsion involontaire de la tête. II. Sur une roideur douloureuse du côté droit du col avec un grand battement de la carotide, et une espèce de cliquetis au fond de la gorge. Hist. ac. roy. dessc. 1735. Amst. 1739, 407—422, 1 pl.
Witt, J. M. De obsessis falsis ac veris. Erf. 4°.
Hydrocephali signum epilepsia. Comm. Lit. Nor. 1739, p. 337.
Apoplexiae caussa vermes. Ibidem, p. 369.
Cephalalgiae caussa venaesectio. Ibidem, p. 37 (postea amaurosim et hydropem cerebri producens).
Epilepsiae caussa febris suppressa. Ibidem, p. 401.
Catalepsis menstruorum restitutione curata. Ibidem, p. 371.
Ischias. Ibidem, p. 30.
De lethargo. Hist. de l'acad. d. sc. Par. 1739, p. 20.

1740.

Alberti, M., Philos. Grundlehren v. d. Unterschied der Kräfte der Seelen nach dem Unterschied der Menschen. Halle. 8°.

Baeumlinus, Amaurosis caussa venaesectio. Comm. Nor. 1740, p. 189.

Beckett, W., Of wounds of the head and brain. Lond. 8°. Auch in seinen: collection chir. tracts. 8°. Lond. 1740, 1—23.

v. **Bergen**, C. A., resp. L. D. **Herrmann**, De palpitatione cordis. Frcf. ad V. 4°.

Bertin, J. E., An causa motus alterni cordis multiplex? Par. 8°. Auch: *Haller*, Disp. anat. 4°. Gött. 1747, II, 429—439.

—, An detur imaginationis maternae in foetum actio? Par. 8°.

Bertram, Ob die Thiere Teufel seien? Bremen. 8°.

Boehmer, J. B., An a nervi phrenici alterna compressione alternans quoque thoracis motus? In: *Ludwig*, G. G., Decas quaest. med, Lps. 1740, p. 25—28. 4°.

Boehmius, A., Status furiosorum in paroxismo constitutorum. Marb. 4°.

Bolten, J. F., praes. J. **Junker**, De gangliis generatim. Hal. 4°.

Bonjeau, P., Amusement philosophique sur le langage des bêtes. Par. 12°. A. d. Franz. 163 S. Frkf. u. Lpz. 1740. 12°. (Vrf. mußte widerrufen und den König um Verzeihung bitten.)

de **Buchwald**, B. J., et de T. **Buchwald**, Observationum quadriga (Parasites in cerebro). Havn. 4°. Auch: *Haller*, Disp. ad morb., Disp. VI, 802.

—, De sacco cerebri membranaceo. Havn. 4°. Auch: *Haller* Disp. VI.

Bulisius, J. E. F., De insana sanitate. 62 pp. Viteb. 4°.

Carl, J. S., De morbis convulsivis indolis, prorsus extraordinariae. Act. Ac. Nat. Cur. V. V, obs. 7.

Cartheuser, J. F., resp. P. **Lutheritz**, Pr. de noxa et utilitate ebrietatis. 35 pp. Frcf. ad V. 4°.

le **Cat**, Cl. Nic., Traité des sens. Rouen. 8°. Amst. 1740. 8°.

Cheyne, G., An essay on regimen; together with five discourses, medical, moral and philosophical, serving to illustrate the principles and theory of philosophical medicine, and point aut some of its moral consequences. 344 pp. Lond. 8°.

Chomel, Dict. oeconomique. Amst. fol. (hydrophobia.)

Flemyng, Malcolm, Neuropathia s. de morbis hypochondriacis et hystericis. Libri III. Poema medicum. 1740. Eboroci. 8°. 1741, Amst. 8°.

Greding, J. E., An fluidum nerveum nutrire possit? In: *Ludwig*, C. G., Decem quaest. med. 4°. Lips. 1740, 33—36.

Guering, F. A., De vini intra corpus assumpti usu et noxa. 40 pp. Argent. 4°.

Hebenstreit, J. E., resp. J. C. **Puscher**, De morbis a pervigilio. 31 pp. Lps. 4°.

Henninger, Epist. de officio medici erga animam aegroti. Helmst. 4°l

Heymannus, H. Th., Dialogus de mentis humanae libertate etc. Groning. 4°.

Juch, H. P., Diss. Pathologica et therapia coxagrae. Erf. 4°.

Junker, Jo., Diss. specimen pathol.-therapeuticum in casu quodam terrificis motibus complicato. Hal. 4°.

Keck, Diss. de dolorum praecipue ad partum causis illorumque cura rationali. Argent. 4°.

Ketel, Diss. de hydrophobia. Lugd. Bat. 4°.

Klug, J. Ch., De nervorum usu et differentia. Argent. 4°.

Labroquere, Fr., De motuum vitalium causa. 34pp. Monsp. 4°. Auch: *Haller*, Diss. anat. 4°. Gött. 1749, IV, 481—515.

Levin, Abr., De vi imaginationis in vitam et sanitatem nat. 30 pp. Hal. 4°.

Maty, Math., De consuetudinis efficacia in corpus humanum. 22 pp. Lugd. Bat. 4°. Bat. 1740. 4°.

Maximus Tyrus, Diss. XIII: *Ποτερον χαλεπωτερα νοςηματα τα του σωματος η τα της ψυχης*. Ed. *Davisii*. 139 pp. Lond. 4°.

Meibom, B., resp. S. **Buchholtz**, De epilepsia stomachica. 32 pp. Helmst. 4°.

Moehringius, P. H. G., Rabies canina, infantem quadrimulam media hieme trucidans. Act. Ac. nat. cur., Norimb. 1740, V, 35—39.

van **Musschenbroeck**, P., Oratio de mente humana semet ignorante. 28 pp. Leyd. 4°.

Paulssen, Jo. H., Centuria thesium ex medicina morali, clinica, forensi desumptarum. 18 pp. Havn. 4°.

Peaget, L., Quaestio medica, an musculorum intercostalium et diaphragmatis actio partim voluntaria, partim spontanea? 10 pp. Par. 4°. Auch: *Haller*, Disp. 4°. Gött. 1749. IV, 529—538.

Penninck, A., De vertigine. Harderov. 4°.

Platner, J. Z., resp. Jo. E. **Thebes**, De somno infantum ex agitatione motuque cunarum. 12 pp. Lps. 4°.

—, resp. E. **Kuesch**, Pr. quo ostenditur, medicos de insanis et furiosis audiendos esse. 24 pp. Lps. 4°.

de **Schroeder**, B. G., praes. J. H. **Schulze**, De spasmo dolorifico, saepius remedio quam morbo. 29 pp. Hal. 4°.

Schuster, G., Hydrocardiologia s. diss. med.-theol.-legalis de liquore pericardii, qua binae quaestiones, altera ob die Feuchtigkeit, so zwischen dem Hertz und dessen Behältniß befindlich, ein Kennzeichen beschehener Erstickung abgiebt? Altera ob das Wasser, so aus der eröffneten Seiten des Herrn Jesu am Creutze geflossen, aqua pericardii gewesen? Joh. XIX, 34, novis rationibus discutiuntur. Accedit observatio curiosa de infante recens nato hydrocephalico. 59 pp. Chemnicii. 4°.

Stentzel, C. G., resp. G. S. **Reinhold**, De temperamentis. 5. l. Vitemb. 4°.

—, Diss. venenata vini, alimenti, etc. Vitemb. 4°.

Stercke, J. C., De rabie canina. 33 pp. Lugd. Bat. 4°.

Stieff, J. E., An motus fluidi nervei cum motu materiae lucis et aetheris comparari possit? In: *Ludwig*, Dec. quaest. med. 4°. Lps. 1740, 9—12.

Stock, Jo. Chr., resp. G. L. **Weyland**, De consuetudine. Jen. 4°.

Teichmeyer, H. F., resp. D. **Dextoris**, Diss. de incubo. 26 pp. Jen. 4°.

—, Diss. de doloribus colicis. Jen. 4°.

Thebesius, Jo. Ehr., Diss. de somno ut signo. 30 pp. Lps. 4°.

Troz, Diss. de deliriis. Argent. 4°.

Valsalva, A. M., Opera. Hic est tractatus de aure humana, et diss. anat., ad colon intestinum, ad arteriam magnam, ad accessorios nervos, ad oculos, ad suffusiones, et ad renum succenturiatorum excretorios ductus attinentes, 2 V. 531 u. 504 pp., 19 pl. Venet. 1740. 1741. 4°. (Darin auch Apoplexia.)

Vater, A., praes. C. G. **Stentzel**, De olei animalis efficacia contra hydrophobiam et laurocerasi. Vitemb. 4°.

Walther, A. F., De temperamentis. Lps. fol.

Wedel, J. Ad., Diss. de convulsione. Jen. 4°.

de **Wolf**, Chr., Psychologia rationalis. Frcf. et Lps. 4°. Vorrede dazu auch in: Wolfs ges. kl. philos. Schriften, III, 206—256. Halle, 1737.

Oeconomia regni animalis in transactiones divisa: quarum haec prima de sanguine, ejus arteriis, venis et corde agit, anatomia, physice et philosophice perlustrata. Cui accedit introductio ad psychologiam rationalem. 388 pp., 1 pl. Lond. et Amst. 4°.

Apoplexiae caussa venaesectio. Comm. Lit. Nor. 1740, p. 173.

Hydrops cerebri internus cum cephalaea. Ibidem, p. 162, 1745, p. 136.

1741.

Alberti, M., resp. W. Th. **Glockengiesser**, Casus menstrui fluxus anomalis animique pathematibus perturbati. 40 pp. Hal. 4°.

Albrecht, O. G., praes. A. E. v. **Büchner**, De morbis cerebri ex structura ejus anat. deducendis. 27 pp. Erf. 4°.

v. **Bergen**, C. A., Schediasma de methodo cranii ossa dissecandi cum machinae hunc in finem constructae per figuras ligno incisas delineatione. 14 pp. Frcf. ad V. 4°. Auch: *Haller*, Disp. anat. VI, 87.

Bertram, J. F., Bescheidene Prüfung der Meinung von der Präexistentz, oder d. Vorhersein menschl. Seelen in organischen Leibern, sammt einer historia literaria der Präexistentiariorum. Bremen. 8°.

Boecler, M. P. H., De somni meridiani salubritate. Argent 4°.

—, Decas quaestionum medicarum. Argent. 4°. (Laesio cerebri non letalis).

—, et J. **Boecler**, Argentoratenses nostri, sensum olfactus cum gustus sensu confundentes, excusari possunt et aliae quaest. med. Argent. 4°.

Caputus, W., De tarantulae anatome, et morsu. Accedit ejusdem auctoris diss. de usu Delphinii arvensis in febrium intermittentium recidivis. 252 pp. Lycii. 8°.

Caron, Num a vario fibrarum contextu et elatere diversa temperies? Par. 8°.

Cartheuser, Jo. Fr., Diss. de necesssaria consensus partium attentione practica. Frcf. 4°. (§ 9.)

Duising, J. G., Observationes in apoplexia serosa extincti. Comm. Lit. Nor. 1741, p. 346.

Erasme, D., L'eloge de la folie composé en forme de declamation. Trad. par *Guendeville*. Avec les notes de G. *Listre* et de belles figures de *Holbein*. Nouv. éd. 340 pp. Amst. 8°.

Fercet, An dolor a soluta unitate morbus? Par. 8°.

Fontaine, Diss. an melancholicis peregrinatio? Par. 4°. (Nützlich.)

de **Gorter**, Jo., Medicina dogmatica, tres morbos particulares: delirium, vertiginem et tussim aphoristice conscriptus. 228 pp. Harder. 4°. — Pat. 1751. 4°.

Harmens, Diss. Sympathiae explicatio. Holm. 4°.

—, Diss. de vera ratione temperamentorum. Holm. 4°.

Heringa, A., De motu musculorum. 35 pp. Lugd. Bat. 4°.

Hofmeister, Diss. de organo auditus ejusque vitiis. Lugd. Bat. 4°.

Huber, J. J., De medulla spinali, spec. de nervis ab ea provenientibus; commentatio cum adjunctis iconibus. 80 pp. Gött. 4°.

James, A., A new method of preventing and curing the madness caused by the bite of a mad dog. 34 pp. Lond. 1741. 1760. 4°.

Juch, H. P., resp. C. J. **Kurz**, De ebrietate ejusque noxis praecavendis et tollendis. 24 pp. Erf. 4°.

—, Diss. facillima ac rectissima methodus curandi epilepsiam. Erf. 4°.

Junker, J., resp. A. v. **Heimbach**, De nova methodo curandi epilepsiam sine specificis. Hal. 4°.

—, resp. J. C. **Unzer**, De doloribus capitis scandalo medicorum difficulter removendo. 40 pp. Hal. 4°.

van der **Kluyt**, M. A. B., De cephalalgia. 13 pp. Hardervo. 4°.

Krumnau, J. G., resp. J. H. **Schultze**, Diss., qua corporis humani momentanearum alterationum specimina quaedam expenduntur inque causas earum inquiritur. 40 pp. Hal. 4°.

Lehmann, J. G., praes. Abr. **Vater**, De consensu partium corporis humani occasione spasmi singularis in manu ejusque digitis ex hernia observati exposito simul nervorum bronchialium et cruralium coalitu peculiari atque papillarum nervearum in digitis dispositione. 27 pp. Vitemb. 4°. Auch: *Haller*, Diss. anat. sel. II, 970. Appar. ad Museum anat. No. 10 (Corpuscula *Vateri*, Tastkörperchen als Endorgane der sensiblen Nerven).

Liebich, C. G., De necessaria consensus partium attentione practica. Frcf. ad V. 4°.

Martin, Tumor capitis. Mém. de l'acad. des sc. à Par. 1741.

Muys, W. G., Investigatio fabricae, quae in partibus musculos comparentibus exstat. Diss. prima de carnis musculosae fibrarumque carnearum structura, quatenus sine vasis sanguiferis, nervis, nervosisque villis, atque membranis spectantur. Lugd. Bat. 4°.

La **Peyronie**, Acad. de Par., 1741, p. 208. (Bei e. Melanchol. Geschwulst von Hühnereigröße, mit d. Geflecht der 4. Hirnhöhle verbunden, vom kl. Gehirn nur der periphere Theil als 1 Linie dicke Haut, Bindearme und Vierhügel atrophisch, Zirbel 4 mal größer, in d. Seitenhöhlen viel Wasser.)

Pitschel, F, L., De hydrocephalo interno. Lps. 4°. Auch: *Haller*, Disp. ad morb. 4°. Laus. 1757, I, 191—196.

Planet-Boeck, Het groote, met de Geomanci, Physiognomi en de Chiromanci. Amst. 4°. **Mit vielen Holzschnitten.**

Platner, Z. Z., resp. S. **Kretzschmar**, De somno in cubiculis percalefactis. 12 pp. Lps. 4°.

—, resp. Jo. Ch. **Mentz**, De vulneribus superciliis illatis, cur coecitatem adferant? 20 pp. Lps. 4°.

Richter, G. G., Pr. de mania erotica. Goett. 4⁰.
—, resp. F. G. **Meyer**, De malo hysterico. 28 pp. Goett. 4⁰.
de **Sanvages**, B., Motuum vitalium causa. Monsp. 8⁰. (Die Seele handelt frei oder nach der Bestimmung durch sinnliche Eindrücke.)
Scheffelius, C. St., Diss. de olfactu deficiente. Gryph. 4⁰.
—, resp. C. L. **Willich**, De pyromania. I. Gryph. 4⁰.
Schulze, J. H., Diss. de auditu difficili. Hal. 4⁰.
Schuster, G., De laesione capitis sexto die lethali. In seinen: Comm. difficiliora. 4⁰. Chemn. 1741, 183—193.
—, De contusione capitis vehementiori, et ex ea, per imperitiam curantis secuta morte. Ibidem, p. 193—205.
Segner, J. A., resp. J. C. **Lederer**, De sensibus in genere. Goett. 4⁰.
Stentzel, C. G., De purgantibus fortioribus delirantium naturae adversis breviter disserit. Vitemb. 4⁰.
Struve, Diss. Idea mali hypochondriaci ejusque praeservatio. Kil. 4⁰.
Teichmeyer, H. Fr., resp. J. J. **Muller**, Diss. de melancholia attonita raro literatorum affectu. 28 pp. Jen. 4⁰.
Vandermonde, Diss. an infantum a dentitione convulsionibus vel vaporibus repetitus catharticorum usus? Par. 1741, 1757. 8⁰.
Walther, A. Tr., De temperamentis et deliriis. Lps. 4⁰.
—, resp. P. L. **Hannckenius**, De scarificatione occipitis morborum capitis auxilio. Lps. 4⁰. Auch: *Frank*, Delect. opus. med. Ticini 1788, V, 221—30. *Vogel*, Med. Bibl., I, 874. 303.
—, Pr. de atra bile. Lps. 4⁰. Auch: *Haller*, Diss. prct. III, No. 104.
Wedel, G. W., Diss. de vertigine. Jen. 4⁰.
Urticatio bei Paralyse. Hist. de l'acad. des sc. 1741, p. 103.
Aphoniae caussa febris. Comm. Lit. Nor. 1741, p. 86.
Apoplexiae caussa ira. Ibidem, 1741, p. 56. 1745, p. 375.
Epilepsiae caussa purpura scorbutica suppressa. Ibidem, p. 71. Scabies suppressa, 1745, p. 198.
Spina bifida. Ibidem, p. 153.
Cardialgiae curatio salivae deglutione (ad Sodam). Ibid., p. 177.
Laesio cerebri cum deperditione substantiae. Ibidem, p. 69.
De mania. Ibidem, p. 68. 1742, p. 88.
Lipothymiae caussa aëris privatio. Ibidem, p. 101.
In mania haereditas. Ibidem, 1741, p. 71.

1742.

Albrecht, J. S., Laesio capitis gravissima, post sextam septimanam demum lethalis, cum sectione anatomica. Act. at. nat. cur. Norimb. 1742, VI, 413—417.
Alston, C., A dispensation on Opium. Med. Ess. and Obs. Soc. Edinb. 1742—4. V, 110—176.
Bacon, fil., H. Th., An fracto cranio semper admovenda terebra? Prop. Th. Bar. d'**Hononville**. 1742. In: *Sigwart*, Quaest. Par. Tüb. 1789, II, 122—127.
Baine, D., A fracture of the skull, with loss of part of the substance of the brain. Med. Ess. et Obs. Soc. Edinb. 1742, V, 401—408.
Barbierus, L., De conjunctione animae et corporis diss. In: Rec. d'opusc. scient. et filol. 16⁰. Venezia 1742. XXV, 183—235.
Behrends, Kurtze Anmerkung v. d. Erschütterung des Gehirns und dem dabey vorfallenden Ausfluß des Blutes aus denen Ohren. Med. u. chir. Brl. wöchentl. Nachr. 1742, I, 390—415.
a **Bergen**, C. A., resp. J. M. F. **Muller**, De morbo epid.-spasmod.-convulsivo, contagii experte. Frcf. ad V. 4⁰. Auch: *Haller*, Disp. ad. morb. 4⁰. Laus. 1757, I, 75—96.
Bernd, Ad., Abhdl. v. Gott u. d. menschl. Seele. 1742. 8⁰.
Bezel, A. Ch., De paraphrenitide. 40 pp. Hal. 4⁰.
Boetticher, J. G., Vertigo satis vehemens a nimio potu coffee, aliisque in diaeta commissis erroribus. Act. ac. nat. cur., Norimb. 1742, VI, 158—160.
Brescon, P., Traité de l'epilepsie avec la description, ses differences, ses causes etc. Bourd. 8⁰.
Cantwell, Diss. an sanitas à debito partium tono. Par. 8⁰.
Carl, J. S., Morbi convulsivi indolis prorsus extraordinariae. Act. ac. nat. cur., Norimb. 1742, VI, 77—88.
le **Cat**, Cl. Nic., Traité des sens. Par. 8⁰. A. d. Franz. Lond. 1750. 8⁰.
Cesamajor, Diss. an δινος apoplexiae prodromus. Par. 8⁰.
Cheyne, G., The natural method of curing the diseases of the body and the disorders of the mind depending of the body. 1. General reflections on the oeconomy of nature in animal life. 2. The means of preserving live and faculties and concerning the nature and cure of acute contagious and cephalic disorders. 3. Reflexions on the nature and cure of particular chronical distempers. 316 pp. Lond. 8⁰. Franz. v. La *Chapelle*, 2. Vol. Par. 1749. 8⁰. *Haller*, Bibl. med. pr. IV, 437.
—, De natura fibrae ejusque laxae. Par. 8⁰ (in colica pictorum).
Degner, J. H., De scarabaeorum majalium in morsu canis rabidi effectu specifico, salutari. Act. ac. nat. cur., Norimb. 1742, XI, 325—327.
—, De hydrophobia, ex morsu canis irati, non rabida nata, lethali. Ibidem, 1742, VI, 313—325.
Gartzwyler, T. W., De bile atra, ejusque effectibus. 50 pp. Lugd. Bat. 4⁰.
Gerike, Diss. de insomniis. Hal. 4⁰.
Gloxin, Diss. Quaest. de colico dolore. Monspel. 4⁰.
—, Diss. Quaest. de dyspnoea. Monsp. 8⁰.
Gourraigne, H., Diss. phys. de motu mechanico in corpore humano. 48 pp. Monspel. 4⁰.
Hazon, J. A., An in calculo renum et vesicae, pro natura calculi, aetate, et temperamento aegrotantis; remedium alkalino saponaceum Anglicum? Par. 4⁰.
Heideureich, Diss. de colica spasmodica. s. potius convulsiva. Argent. 4⁰.
Heister, Laur., De apoplexia magis chirurgicis praesidiis quam aliis curanda. Helmst. 4⁰.
Hilchen, Diss. de phrenitide. Giss. 4⁰.
Hilscher, S. P., resp. Jo. E. **Greding**, De animi laboribus, egregio sanitatis, vitae longae ac bonorum praesidio. 8 pp. Jen. 4⁰.
—, Pr. I et II, De remissione animorum magno sanitatis praesidio. Jen. 4⁰.

Hinze, C. J., praes. O. Ht. **Scheffel**, De pyromania II. 43 pp. Gryph. 4⁰.

Hofmeyer, J. J., Sendschr. von der bisher an viel Personen in seiner Gegend gefundenen Grübel- oder Krumme- und Schwerenoths-Krankheit, deren Ursach und Heilungsmittel. Brl. 8⁰.

Humbert, P. J., De menstruis doloriferis. Argent. 4⁰.

Hunauld, P., Diss. an ab ictu, lapsu, nisuve quandoque vertebrarum caries. Par. 8⁰.

Juch, H. P., resp. J. C. **Ortmann**, De phrenitide cognoscenda et curanda. Hal. 4⁰.

—, Diss. dysuriae pathologia et therapia. Erf. 4⁰.

Krüger, J. G., De sensatione. 31 pp. Hal. 4⁰.

Langguth, G. Aug., Pr. de meridiatione. Witeb. 4⁰.

Lederer, J. C., praes. A. **Haller**, De sensibus in genere. 40 pp. Gött. 4⁰.

Lobé, W., De vi corporum electrica. 29 pp. Lugd. Bat. 4⁰.

Matthiae, G., De virgine quae dolore capitis et tumefacta utraque gena laboravit. Gött. 4⁰.

Metzger, J. Casp., De somni natura et causis. Leiden. 4⁰.

Naevius, C. G., De phrenitide. 40 pp. Giss. 4⁰.

Pfeiffer, H. G., De mania. 47 pp. Lugd. Bat. 4⁰.

Quellmalz, S. T., Pr. de epidemica mentis alienatione praefatur. Lps. 4⁰. — Lps. 1752. 4⁰.

Raymannus, J. A., De aphonia ebriorum. Act. ac. nat. cur., Norimb. 1742, VI, 1—9.

de **Sauvages**, Fr. B., De catalepsi. Hist. de l'ac. des sc. ad 1742.

Scheffel, Chr. St., resp. Geod. **Pyl**, De varii generis praesagationibus, et imprimis de ancilla Wismariensi praesaga. 6 l. Gryph. 4⁰.

Serrao, Franc., Della tarantula osia salangio di Pulia. Napoli. 8⁰. (Non esse venenatum.)

Sobernheim, B. H., Sistens casum insultus apoplectici levioris feliciter curati. 32 pp. Hal. 4⁰.

Stock, Phil. Geheimnisse, oder freimüthige Gedanken von der Freyheit des Menschen. 62 S. Frkf. u. Lpz. 8⁰,

Teichmann, Fall von Periodicität. Comm. Nor. 1742, p. 91. (Ein Jüngling stets um den andern Tag früh melancholisch.)

Uden, C. F., De insomniis. 32 pp. Helmst. 4⁰.

Valsalva, A. M., Diss. anat. ed *Morgagni*, Lugd. Bat. 1742. 4⁰. C. 3 tab. 1. ad colon intestinum et ad arteriam magnam, ad access. nervos et ad oculos. 2. Ad oculos et ad suffusiones. 3. Ad excretorios ductus rerum succenturiatorum.

Wedel, Jo. Ad., resp. J. **Detmer**, Diss. de cardialgia. Jen. 4⁰.

—, De palpitatione cordis. Jen. 4⁰.

Winkler, Jo. H., Philos. Untersuch. v. d. Sayn und Wesen der Seelen der Thiere, von einigen Liebhabern der Weltweisheit in 6 verschiedenen Abhdl. ausgeführt und mit einer Vorrede ans Licht gestellt. Lpz. 1742—45. 8⁰.

Kurtze Anm. v. d. Engbrüstigkeit, die im Magen u. Gedärmen ihren Grund hat. Med. u. chir. Brl. wöchentl. Nachrichten. Brl 1742, III, 267—275.

Maniaca. Comm. Lit. Nor. 1742, p. 127 (barbata reddita).

Maniae caussa. Ibidem, p. 126 (narium vitia), p. 126 (hydatides in ovariis), p. 126 (vermes, calculi in pancreate), p. 127 (superbia), p. 126 (seminis retentio), p. 127 (Venus).

Terapia hemicraniae. Ibidem, 1741, p. 53.

Tenesmus vehemens. Ibidem, 1742, p. 278.

Somnambulismus. Mém. de l'acad. doso. à Par. 1742, p. 409.

De catalepsi. Ibidem, 1742, p. 551.

1743.

Abrahamowiz, Diss. de spirituosorum liquorum noxa atque utilitate. Hal. 4⁰.

Alberti, D. M., resp. H. Ch. **Alberti**, De tabaci fumum sugente theologo, Ob es einem Theologen nöthig und gesund sey, Taback zu rauchen? Hal. 4⁰.

—, resp. P. G. **Homeyer**, De cerevisiae potu in nonnullis morbis insalubri et averso; Warum die Kranken das Bier ungern trinken. 36 pp. Hal. 4⁰.

—, resp. G. L. **Graebner**, Diss. de melancholia vera et simulata. 26 pp. Hal. 4⁰.

Astruc, J., An sympathia partium a certa nervorum positura in sensorio interno? 4⁰. In: F. *Sigwart*, Quaest. med. Par. 4⁰. Tüb. 1789, 1, 212—219.

Beintema, J. W., V. d. Vortrefflichkeit des Thees u. Koffees. Lpz. 8⁰.

Bergier, An inspiratio est motus sympathico-mechanicus? Proponebat Cl. **Person**. 1743. In: *Sigwart*, Quaest. med. Par. Tüb. 1789, I, 58—61.

de **Beukir et Löwenfels**, Apologia pro arte sympathetica. 1743. 4⁰.

Bilfinger, G. B., Dilucidationes de deo, anima, mundo. 576 pp. Frcf. 8⁰.

du **Bois**, J. B., An gracilibus pomaceum vino salubrius? Proponebat P. J. **Poissonier**. 1743. In: *Sigwart*, Quaest. med. Par. 4⁰. Tüb. 1789, I, 166—172.

Bongaert, J. M., De apoplexia. Lugd. Bat. 4⁰.

Bose, G. M., De electricitate. Comm. II. 28 pp. Witenb. 4⁰.

de **Courcelles**, D. C., Icones musculorum capitis cum expositione papillarun cutanearum icone singulari. Met eene nederduitsche verklaring over deselve. 33 pp. Lugd. Bat. 4⁰. 8 pl. (In lat. u. holl. Sprache. Kupfer unvergleichlich schön.)

Crellius, Diss. te tumore capitis fungoso post cariem cranii exorto. Helmst. 4⁰. Auch: *Haller*, Coll. diss. chir. I, No. 3.

Delius, H. Fr., De consensu pectoris c. intimo ventre. Hal. 4⁰.

Dubinski, G. M., De reminiscentia vitali quatenus caussa morborum. 62 pp. Hal. 4⁰.

Ferrein, Laes. med. spin. diu tolerata. Hist. de l'acad. des scav. 1743.

Forbes, Diss. de tussi convulsiva. Edinb. 8⁰. Auch: *Haller*, Diss. pr. II, No. 46. (Lichen pyxidatum curans. Aqua saturnina.

de **Genigland**, N. M., An functionum integritas a spiritibus? Probonebat P. **Chevalier**. 1743. In: *Sigwart*, Quaest. med. Par. 4⁰. Tüb. 1789, I, 68—71.

Guenault, A. N., An ut immodicus hebetat, sic moderatus acuit vini usus, ingenium? Paris. 4⁰.

v. **Haller**, A., resp. W. L. **Taube**, De vera nervi intercostalis origine. Gott. 4⁰. Auch: *Haller*, Diss. anat. 4⁰. Gött. 1747, III, 941—950. (Historisches d. bisherigen Untersuchungen vom Ursprunge des sympathicus.)

v. **Haller**, A., Indicit anatomen fetus cranii parte et cerebro destituti, centesimum nempe cadaver quod in hoc theatro secuit. Gött. fol.

Hausenius, C. A., Novus profectus in historia electricitatis, post obitum auctoris, praematuro fato nuper extincti, ex M. S. editus. Lps. 4⁰.

Hebenstreit, Diss. de capitonibus. Lps. 4⁰. Auch: *Haller*, Coll. diss. anat. VI, 309.

Hessler, Diss. de cephalaea. Erf. 4⁰.

Hilscher, S. P., Diss. Curatio paucitatis lochiorum et dolorum post partum peracta. Jen. 4⁰.

Le **Hoc**, L. P., An aqua vitae aqua mortis? Proponebat P. **Arcelin**. 1743. In: *Sigwart*, Quaest. med. Par. 4⁰. Tüb. 1789, I, 135—140.

Huber, J. J., Pr. de miris vis externae ac imprimis imaginationis in mulierem gravidam, indeque in embryonem effectibus. Cassell. 4⁰.

Jacobi, J. Chr., De palpitatione cordis. 27 pp. Jen. 4⁰.

Juch, H. P., resp. **Brenner**, De cardialgia. Hal. 4⁰.

—, Diss. clavus pathologice et practice consideratus. Erf. 4⁰.

Junker, Jo., resp. N. **Martini**, De sinubus durae matris, sinubus multorum malorum. 27 pp. Hal. 4⁰.

—, Diss. de dysuria senili ex motibus haemorrhoidalibus oriunda. Hal. 4⁰.

Kannegiesser, G. H., Progr. de spasmo ex calore et frigore altero alterum immediate excipiente. Kil. 4⁰.

Kaufmann, J. P., De tumore capitis fungoso, post cariem cranii exorto. 32 pp. Helmst. 4⁰. Auch in: *Haller*, Disp. chir., 1755, I, 45—62, 1 pl.

Lauffer, J. J., praes. J. H. **Schulze**, Diss. med. qua infans sine cerebro natus consideratur. 39 pp. Hal. 4⁰.

Le **Camus**, A., praes. A. Le **Moine**, Quaestio medica, an obliqui oculorum musculi retinam a crystallino removent? 1743. Auch in: *Haller*, Disp. anat. 4⁰. Goett., 1749, IV, 133—140. Auch in: *Sigwart*, Quaest. Par. 4⁰. Tüb. 1789, I, 22—27.

Lillie, W. D., De auditu. Lugd. Bat. 4⁰.

Lischwitz, De naturae solicitudine et energia in compensandis provideque sublevandis defectibus humanis. Kil. 4⁰.

Marteau, L. R., praes. P. J. **Malouin**, An ad sanitatem musicen? 1743. In: *Sigwart*, Quaest. med. Par. 4⁰. Tub. 1789, I, 106—119.

de la **Mettrie**, Nouvelles libertés de penser. Amst. 4⁰.

Meyer, Diss. de spirituosorum noxa et utilitate. Hal. 4⁰.

Munier, Jo. B., praes. L. H. **Cosnier**, An omni sexui, omni aetati, omni temperamento, salubris caffé potus? 1743. Auch in: *Sigwart*, Quaest. Par. 4⁰. Tüb., 1789, I, 192—206.

von **Musschenbroek**, P., resp. **Dunbar**, De consuetudine. Lugd. Bat. 4⁰.

Nyegaard, P. N., Diss. sistens casum singultus chronici viginti quatuor annorum. Hal. 4⁰.

de **Pinedas**, M., De affectione hysterica. In seinem: Tract. de febribus. 12⁰. Amstel., 1743, 81—88.

—, De cogitatione animae ejusque beneficiis ac meritis. Ibidem, 1743, 62—69.

Quesnay, Remarque sur les playes du cerveau, où l'on prouve par beaucoup d'observations que le cerveau est susceptible de plusieurs opérations qui peuvent dans beaucoup de cas sauver la vie aux malades, et où l'on examine quels sont les remèdes qui conviennent le mieux pour la cure des playes de ce viscère. Mém. Acad. Roy. de chir. Par., 1743, I, 310—96.

—, Précis d'observations sur les exfoliations des os du crâne, avec des remarques sur les moyens, dont on se sert pour hâter l'exfoliation des os, pour l'eviter. Ibidem, I, 203—301.

—, Précis de diverses obs. sur le trépan dans des cas douteux; où l'on recherche de raisons qui peuvent en pareils cas déterminer à recouvrir au trépan, ou à éviter cette operation. Ibidem, I, 188—236.

—, Précis d'obs., ou l'on expose les différens cas dans lesquels il est nécessaire de multiplier l'operation du trépan, et où l'on montre par des exemples remarquables, que le crâne peut être ouvert avec succès dans une grande étendue, lorsque ces cas l'exigent. Ibidem, 251—270.

de **Riet**, F., De organo tactus. Lugd. Bat. 4⁰.

Roggenkamp, A. A., resp. M. **Hübner**, Meditationes physiologicae de sensibus in genere, de sensu tactus in specie. 14 pp. Hafn. 4⁰.

Scheffel, C. St., resp. C. J. **Hinze**, De pyromania. III. Gryph. 4⁰.

Scherff, J. T., De spasmo ex somno. 45 pp. Lps. 4⁰.

Schmidel, K. Ch., Epist. anat., qua de controversa nervi intercostalis origine quaedam disseruntur, ad D. *Wernerum*. C. fig. Erl. 4⁰.

Sendel, Diss. de respiratione difficili. Erf. 4⁰.

Speisegger, L., De olfactu. Lugd. Bat. 4⁰.

Stieff, J. E., De morbis ex somno. 45 pp. Lps. 4⁰.

Taylor, Jo., Impartial inquiry into the sead of the immediate organ of sight; viz., whether the retina or choroidea. Being the subject of a lecture, in a course lately given, on the nature and cure of the diseases of the eye. To which are annexed five and forty gueries on this controverted subject. Submitted to the examination of the curious. To which is added some account of the author's success and a list of writers on the diseases of the eyes, cited by him in the course of his lectures. 56 pp. Lond. 8⁰. Deutsch, Frkf. u. Lpz. 1750. 8⁰.

Teichmeyer, H. Fr., resp. **Scherff**, Diss. de spasmo ventriculi. Jen. 4⁰.

Le **Thieullier**, praes. J. S. **Guettard**, An nervi canales? 8 pp. Par. 8⁰. Auch: *Sigwart*, Quaest. med. Par. 4⁰. 1789, I, 72—83.

Trioen, Obs. med. chir. Lugd. Bat. 1743, p. 23. (Durch zu frühe Verwachsung der Suturen b. Kindern entsteht Blödsinn. Section.)

Turner, Treatise on the diseases incident to the skin. Lond. 8⁰. (Hydrophobia.)

Walther, C. F., De gustatione et saporibus. Hal. 4⁰.

Worb, Jo. Ign., Untersuchung, ob dem Frauenzimmer nicht ebensowohl denen Mannespersonen Tabak zu rauchen erlaubt. Nebst e. Vorrede v. d. Vortrefflichkeit des Thees u. Kaffees. Jen. 8⁰.

Aphoniae caussa ebrietas. Comm. Lit. Nor. 1743, p. 7.

Aphoniae caussa linguae paralysis sublata, vesicatorio ipsi ex incuria imposito. Ibidem, p. 54.

Catalepsis caussa voracitas puellae septennis. Ibidem, p. 142.
Memoriae laesio per terrorem. Ibidem, p. 32.
Inflammatio cerebri. Ibidem, p. 55 (Eiterung u. am 21. Tage Tod).
Convulsionum caussa vulneratio abdominis. Ibidem, p. 54.
Clavi secalini caussa. Ibidem, p. 50.
Paralysie. In: Hist. de l'acad. des sc. 1743, p. 123, 130.
Erosio cranii. Ibidem (ex pure a vulnere).
Therapia formicationis. Comm. Lit. Nor. 1843, p. 51 (Emetica, laxantia, acida, sudorifera, nervina, vesicatoria).
Hydrophobiae path. anat. Ibidem, p. 35 (inflammatio ventriculi, intestinorum, oesophagi ex potu gelido).
Tremoris caussa vermes. Ibidem, p. 55.
Ischiadis caussa febris suppressa. Ibidem. p. 38.

1744.

Alberti, M., resp. F. W. **Gloxin**, Diss. de autochiria occulta. 32 pp. Hal. 4°.
—, resp. G. J. **Sommer**, Diss. de hemiplegia. 48 pp. Hal. 4°.
—, resp. G. G. **Titius**, Diss. de insomniorum influxu in sanitatem et morbos; was Träume zur Gesundheit u. Krankheit beitragen. 35 pp. Hal. 4°.
—, resp. **Dittmar**, De sanguinis et animae nexu. Hal. 4°.
—, De noctibus agrypnis, von schlaflosen Nächten. Hal. 4°.
Albrecht, J. S., Motus spasmodici vagi, vulgo die Kriebel- u. Krabbel-Krankheit, observati in puero X annorum a vermibus. Act. ac. nat. cur., Norimb., 1744, VII, 368—371.
Bertram, A. F., De essentiarum spirituosarum usu salutari et innoxio. 6 t. Vitemb. 4°.
Besse, An lex animi motibus imperans sanitati consulat. Par. 8°.
Boehmer, M. F., praes. J. **Junker**, Diss. sistens casum cujusdam matronae, largissimo opii usu per plures annos tractatae. Hal. 4°. Auch: *Haller*, Diss. ad morb. 4°. Laus. 1760, VII, 302—316. *Haller*, Coll. diss. Pr. VII, No. 243 (19 J. hindurch täglich 1 Drachme).
Boennecken, J. W. F., Biga casuum medicorum ἀπὸ τῆς μανίας νοσηματώδεος observatorum. 32 pp. Werthhemiae. 4. Auch in: *Haller*, Disp. ad morb. 4°. Laus., 1757, I, 157—180. (Heilung durch Eselsblut.)
Boetticher, J. G., Epilepsia dira, et dolores cardialgici immanes aliaque gravissima symptomata, a verme magno et per quam raro suborta. Act. Ac. nat. cur., Norimb. 1744, VII, 61—63.
Bohlius, J. C., Diss. epist. ad Fr. Ruysch de usu novarum cavae propaginum in systemate chylopoeo, ut et de corticis cerebri textura. 13 pp. Amstel. 4°.
Bose, G. M., Comment. de Electricitate inflammante et beatificante. Lps. 4°.
—, Tentamina electrica in Academiis regiis Londinensi et Parisina primum habita omni studio repetita quae novis aliquot accessionibus locupletavit. 96 pp. Wittb. 4°.
Brückmann, Frz. E., Ein Hahn kräht aus dem Munde einer behexten Magd. In: Hamb. Ber. v. gel. Sachen. 1744.
Le **Cat**, C. N., Traité des sens. M. 19 Kpft. Amst. 8°.
Chirac, P., et J. B. **Silva**, Epilepsia. In ihrem: Diss. et consult. méd. 12°. Par., 1744, II, 309—19.
Couthier, Ergo unum ex praecipuis symptomatibus in operationibus chirurgicis mitigandum dolor. Par. 8°.
Delius, H. F., Gedanken von der anziehenden u. electrischen Kraft. Wernigerode. 8°.
Eccles, J., An extraordinary abstinence; first thirty four days, and soon after fifty four days. Med. Ess. & Obs. Soc. Edinb. 1744, V, pt. 2, 471—477 (with a sec. case) 477—480.
Ehrenbergerus, J. H., De receptionibus opticis. Act. ac. nat. cur. Norimb., 1744, VII, 314—341.
de **Garbenfeld**, Diss. de tabaci usu et abusu. Argent. 4°.
Gesnerus, C. P., Sect. anatom. mulieris furore uterino defunctae. Act. ac. nat. cur., Norimb., 1744. VII, 79—81.
Gleditsch, J. G., De potus cofe abusu, catalogum morborum augente. 39 pp. Lps. 4°.
Goelicke, A. O., Ep. anat., problematica nona, ad Fr. *Ruyschium*. De cursu arteriarum per piam matrem cerebrum involventem, de tertia cerebri meninge, de arteriis membranarum cavitates ossis frontis supra narium radices et eas sub sella equina investientium, nec non de vasis arteriosis novis hepatis et diaphragmatis. 11 pp., 1 pl. Amstel. 4°.
Graetz, J. H., Ep. anat., problematica septima, ad Fr. *Ruysch*. De pia matre, ejusque processibus. 8 pp., 1 pl. Amstel. 4°.
—, Ep. anat., problematica octava, ad Fr. *Ruysch*. De structura nasi cartilaginea, vasis sanguiferis arteriosis membranae et cavitatis tympani et ossiculorum auditus eorumque periostio. 11 pp., 1 pl. Amstel. 4°.
Grieser, C. H., praes. J. F. **Cartheuser**, De superstitione circa curationes morborum magneticas et sympatheticas. 20 pp. Frcf. ad V. 4°.
v. **Haller**, A., resp. M. L. **Berkelmann**, De nervorum in arterias imperio. 27 pp. Goett. 4°. Auch in: Disp. anat. Gött., 1749, IV, 425—445.
Haller, Induratio cerebelli. Phil. Transact. 1744, II.
Harmes, H. L., praes. **Büttner**, Diss. in causas morborum et mortis subjecti cujusdam maniaci. Regiom. 4°. Ebenso in: *Haller*, Disp. ad morb. 4°. Laus. 1757, I, 125—156.
Hilscher, S. P., resp. J. A. **Provansal**, De mutuo animae cum corpore commercio et illius cogitatione alte defixa agoniam protrahente. 8 pp. Jen. 4°.
Hommel, C. Fr., et **Richter**, De divinatione. Hal. 4°.
Huber, J. J., Epistola de nervo intercostali deque nervis octavi et noni paris et de accessorio ad Dr. W. *Wigand*. Gott. 4°.
Jarvis, Diss. de hysterica affectione. Edinb. 8°.
Joerdens, C. F., Fractura cranii cum laesione et deperditione portionis cerebri. Act. Ac. nat. cur. Norimb. 1744, VII, 379—82.
Jugler, C. A., Succinctam admirandorum magneticorum historiam suppeditat. 20 pp. Jen. 4°.
Junker, Jo., resp. **Lausberg**, Diss. de tenesmo haemorrhoidali. Hal. 4°.
—, Diss. de masticatione foliorum tabaci in Anglia usitata. Hal. 4°.
Kannegiesserus, G. H., De morbo quodam convulsivo epidemice Holsatiam grassante. Act. ac. nat. cur. Norimb. 1744, VII, 108—123.

Krueger, J. G., resp. F. L. **Supprian**, De physiognomia. Hal. 4°.

—, Traité du Coffée du Thée et du Tabac. Hal. 8°. — Hal., 1746. 8°.

Mauchard, D. B., resp. Th. A. **Sarwey**, Paracentesis oculi in hydrophthalmia, et amblyopia senum. 28 pp. Tüb. 4°. Auch in: *Haller*, Disp. chir. 4°. Laus., 1755, I, 587—603 und in: Diss. med. sel. Tub., 1783, I, 341—370.

Meier, G. F., Wirkung der Einbildungskraft. Halle. 8°.

—, V. d. Gemüthsbeweg. überhaupt. Halle. 8°. — 2. Aufl. Halle, 1759. 8°.

—, Gedanken von Scherzen. 280 S. Halle, 8°. — 2. Aufl. Halle, 1754. 8°.

Nicolai, E. A., Gedanken v. d. Wirkungen d. Einbildungskraft im menschl. Körper. Halle. 8°.

del **Papa**, G., Asma fiera convulsiva con isputi di sangue dal petto. In seinen: Cons. med. 4°. Roma 1744, II, 50—52.

—, Passione isterica, perfida, e solenne in una foemina spiritosa. Ibidem, Rom., 1744, II, 158—173.

Platner, J. J., resp. Fr. **Haacke**, Pr. de iis qui ex tuberculis gibbosi sunt. 12 pp. Lps. 4°.

Quellmaltz, P. Th., resp. J. G. **Walther**, De homine electrico. 16 pp. Lps. 4°.

R(eewe), Th., A cure for the epidemical madness of drinking tar water, lately imported from Ireland by a celebrated R—t R—d Doctor. In a letter to his L—p. 66 pp. Lond. 12°.

Rose, Diss. de consuetudine ex utroque medicinae principio demonstrata. Regiom. 4°.

Schaabner, A. J. W., De phrenitide. 36 pp. Pragae. 4°.

Schmidel, C. C., resp. **Werner**, Epist. anat., qua de controversa nervi intercostalis origine quaedam disseruntur. Erl. 4°. C. fig.

Schulze, J. H., De morsu canis rabidi et hydrophobia. Hal. 4°.

—, J. G., De masticatione foliorum tabaci, of chawing tobacco, in Anglia usitata. Hal. 4°.

Schusterus, G., De cardialgia icterica, in foemina gravida saepius recurrente, post partum demum perfecte sublata. Act. Ac. nat. cur. Norimb., 1744, VII, 141—4.

Siccelius, C. C., Asthma siccum per haemorrhagiam uteri mitigatum, in foemina octo genaria. Act. Acad. nat. cur. Norimb., 1744, VII, 266—269.

Sommerfeldt, J. G., praes. Jo. Ad. **Wedel**, De deliriis in genere. 24 pp. Jen. 4°.

Verdelhan de Moles, J., An temperamenti diversitas, a diversa fibrarum constitutione? Paris. 4°.

Wedel, Jo. Ad., De torminibus generatim. Jen. 4° (in colica).

Weitbrecht, Ueb. d. Ursprung des Olfactorius. Comment. Acad. Petropol. 1744, XIV, 289.

Wendt, G. G., praes. M. **Alberti**, De anima nec cogitante nec volente, corpus suum internum movente. Ob die Seele ihren Leib innerlich ohne Wissen und Willen bewegen könne? Hal. 4°.

Wolffius, J. M., De coecitate ex mensium obstructione et perversa hujus curatione. Act. Acad. nat. cur., Norimb., 1744, VII, 475—478.

—, J. P., De epilepsia infantis, a diaeta vitiosa matris excitata. Act. Ac. nat. cur. 1741—2. Nürnb., 1744, VII, 235—7.

Consultation, pour une dame âgée d'environ 68 ans; memoire et reponse. Diss. et cons. med. *(Chirac a Silva)*, 12°. Par., 1744, II, 355—359.

Hoxton Asylum, England. London. 8°.

Consultation in a case of injury of the head by a blow; headache; convulsions. In: *Chirac a Silva*, Diss. et consult. méd., 12°. Par., 1744, 365—87.

Vertiginis caussa flatus. Comm. Litter. Nor. 1744, p. 214.

Hypochondriasis et vertigo; mémoire et reponse. In: *Chirac a Silva*, Diss. et consult. med. 12°. Par., 1744, II, 343—348.

1745.

Alberti, M., Systema jurisprudentiae med.-legalis. Goerl. 4°. (Beobachtung von Geistesstörungen mit Reflexionen u. edler Gesinnung.)

—, resp. V. **Landany**, De sanguine nobili, vom adeligen Geblüt. Hal. 4°.

—, G. G., De imputativitate somnii. 22 pp. Gott. 4°.

—, resp. **Wuttge**, De decubitu dormientium sanorum salubri; auf welcher Seiten zu schlafen es gesund sei. Hal. 4°.

Beck, G. L., De suctione fumi tabaci. Altd. 4°.

Bellet, J., Lettres sur le pouvoir de l'imagination des femmes enceintes. Bord. 12°. Où l'on combat le préjugé qui attribue à l'imagination des mères le pouvoir d'emprimer sur les corps des enfans renfermés dans leur sein la figure des objects qui les sont frappés. 226 pp. Par. 12°.

de **Berger**, Jo. J., De puerperarum mania et melancholia. 31 pp. Gott. 4°.

Bernard, Diss. an frequentissima temperamentorum mutatio? Par. 8°.

van **Bodinckhuysen**, A. Fr., De metastasi et consensu. 44 pp. Harderoo. 4°.

Bose, G. M., Recherches sur la cause et sur la veritable theorie de l'electricité. Wittb. 4°.

Brendel, J. G., resp. H. Ch. **Schrader**, Pr. de spasmo maxillae inferioris infantili. 8 pp. Goett. 4°.

Cartheuser, Jo. Fr., Diss. de cardialgia spuria. Frcf. 4°.

Chevallier, Diss. an vini potus salubris? Par. 8°.

Crellius, Pr. Sectio puellae gibbosae. Helmst. 4°.

Delius, H. F., Amoenitates circa casus med.-practicos haud vulgares. Decas I. Praemissa est meditatio ad historiam electricitatis antiquam. Lps. 8°.

Edzardi, Diss. de apoplexia. Harderoo. 4°.

Fürstenau, J. H., resp. Jo. F. **Fürstenau**, De electricitate nonnulla. 16 pp. Rint. 4°.

—, resp. Jo. F. **Fürstenau**, De spasmo vesicae. Rint. 4°.

Gautier d'Agoty, J., Essay d'anatomie en tableaux imprimés, qui représentent au natural tous les muscles de la face, du col, de la tête, de la langue et du larinx, d'après les parties disséquées et préparées par *Duvernoy*. Comprenant huit grandes planches dessinées, peintes, gravées et imprimées en couleur et grandeur naturelles. Par. Fol.

Gericke, P., resp. C. D. **Gutike**, De regimine capitis praec. quoad calorem et frigus. 28 pp. Helmst. 4°.

Grunov, J. J., resp. J. **Junker**, De noxa atque utilitate animi pathematum seu adfectuum in medicina. 23 pp. Hal. 4°.

de **Haen**, Diss. de apoplexia. Leid. 4°. Auch: Rat. med. III, c. 2, X, c. 1, 2. III, p. 363. IV, c. 5. Hamb. Mag. IX, 2 St. No. 4. J. d. méd. X, 504.

Haller, A., Pr. de foetu humano septimestri sine cerebro edito agit. Gött. 4°.

Harder, J. Jac., De noctalgia. Bas., 1745. 4°. (1. ed. 1681.)

Heberden, W., *Αντιθηριακα*. An essay on mithridatium and theriaca. 19 pp. Lond. 8°.

van **Hees**, C., De epilepsia. 31 pp. Traj. ad Rh. 4°.

Henckel, V. d. Bergsucht u. Hüttenkatze. Dresden. 8°.

Hueber, Diss. compendiosa famosi, quod hypochondria vexat, mali theoria et therapia. Wirceb. 4°.

Juch, H. P., resp. **Castelli**, De malo hypochondriaco. Hal. 4°.

Junker, J., resp. **Scheube**, De aërophobis, von lufft-scheuenden Personen. Hal. 4°.

Krazenstein, Chr., Abhdl. v. Nutzen der Electricität in der Arzneywissenschaft. Halle. 8°.

Krueger, J. G., resp. Fr. Lebr. **Supprian**, De physiognomiae in re medica utilitate. 22 pp. Hal. 4°.

Lallemant, J., An actio muscularis a solis spiritibus. Par. 8°. Auch in: *Haller*, Disp. anat. 4°. Goett., 1748, 421—28.

Lembke, H. B. L., praes. Ch. St. **Scheffel**, De pyromania. IV. 113 pp. Gryph. 4°.

Löber, E. C., Anderer Theil der Diätetik, in welchem die langwierigen Krankheiten, d. Lähmung, d. Böseweſen, d. Schwermüthigkeit, d. wüthende Raserei u. s. w. nach der Boerhavischen Anschauung abgehandelt werden. 261 S. Jena. 4°.

Lust, F. W., praes. M. **Alberti**, De rhoncho dormientium, vom Schnarchen der Schlafenden. 28 pp. Hal. 4°.

Matthissen, H. G., De vinis lithargyrio infectis, et colica paretico-convulsiva ex haustu eorundem oriunda. 25 pp. Gryph. 4°.

Mauchart, B. D., De oleo animali Dippelii. Tüb. 4°. (Gegen Epilepsie.)

—, resp. Ph. J. **Neuffer**, Mydriasin pupillae. p. II. dilatationem. Tüb. 4°. Auch: *Haller*, Disp. chir. 4°. Laus. 1755, I, 545—573. Diss. med. sel. Tüb. 1783, II, 18—72.

de la **Mettrie**, J. O., Histoire nat. de l'âme. Haag, 1745. 1748. 8°.

Nicolai, E. A., Die Verbindung der Musik mit der Arzneygelahrtheit. Halle. 8°.

—, De dolore. 41 pp. Hal. 4°. Auch in seinen: Bemühungen, I.

Parsons, J., The Croonian lectures on muscular motion, for the years 1744 and 1745. Lond. 4°. Auch: Phil. Tr. Lond. 1743—50, XI, 1114—1181, 8 pl.

Pfaunius, praes. Jo. Jac. **Steinbruchel**, Diss. de inani specifici cephalici in cephalalgia usu. 32 pp. Erl. 4°.

Pietsch, C. G., De analepticis eorumque usu. 20 pp. Hal. 4°.

Ponsart, Traité de l'apoplexie. Liège. 8°.

Quistorp, J. B., De anaethesia, von dem unempfindlich seyn. 23 l. Rost. 4°.

Rosenberg, A. G., Untersuch. u. Erklärung v. d. Ursachen der Electricität, herausgeg. v. P. W. Bresl. 8°.

le **Roy**, An colico dolori narcotica? Par. 8°.

Scheffel, C. St., resp. B. N. **Weigel**, De malo hypochondriaco. 48 pp. Gryph. 4°.

Schober, Th. Edm., De somno. 30 pp. Brl. 8°.

Wedel, G. W., Diss. de paralysi. Jen. 1745. 4°. (1. ed. 1677).

Wepfer, J. J., Obs. med.-pr. de affectibus capitis internis et externis. Tiguri. 4°.

Weltz, J. F., praes. M. **Alberti**, De medici officio circa animam in causa sanitatis; ob die Medicin in Curen mit der Seele etwas zu schaffen habe. Hal, 4°. (Einwirkung der Seele auf die Krankheiten. Ohne Vorurtheile gegen Irre.)

Winkler, Jo. H., Philos. Untersuch. v. d. Seyn u. Wesen der Thiere. 95 S. Lpz. 12°.

—, Einige Fragen üb. d. Wunderbare in d. Seelen der Thiere. 94 S. Lpz. 12°.

Zencker, H. C., De partibus constitutivis opii, ejusque virtutibus in corpore humano. Goett. 4°.

Zornius, Diss. de philtris Enthusiasticis anglico-Batavis. Witeb. 4°.

von **Zuckerbühler**, J. J., praes. M. **Alberti**, De noctibus agrypniis, von schlaflosen Nächten. Hal. 4°.

Anaesthesia manus, integro motu. Hist. de l'ac. des sc. à Par. 1745, p. 40.

Histoire naturelle de l'âme. Trad. de l'anglais. de M. *Chraq*. La Haye. 8°. Nach M. *Dessoir*. (Darin die ersten Spuren der Localisationslehre. Jeder Sinn soll seine besondere Abth. im Gehirn haben.)

Capitis dolores curati per roborantia. Comm. Lit. Norimb. 1745, p. 126.

Diplopia spontanea sternutationi cedens. Ibidem, p. 230.

Ecstasis caussae. Ibidem, 1740, p. 362. 1745, p. 331.

Epilepsiae caussa diaeta vitiosa. Ibidem, Nor. 1745, p. 135.

Hydrophobia per saliva, linctum, oscula. Ibidem, p. 127.

Therapia rabiei caninae per mercurium. Ibidem, p. 291.

Nyctalopia haereditaria. Ibidem, p. 127.

Dyspnooam haemorrhagiae sanantes. Comm. Lit. Nor. 1745, p. 141. Glans sanans. Ibid. p. 331.

1746.

Adolphi, Ch. M., Diss. Trias — de eructatione flammante. De affectu mirachiali. Lps. 4°.

Alberti, M., Diss. Casuum biga ad memoriam maxime insignium de aphonia vel linguae paralysi etc. Hal. 4°.

Andrée, Jo., Cases of the epilepsie, hysteric fits and St. Vits dance. Lond. 8°.

Atthalin, Lettre à an med. de province etc. Besancon. 8°. Auch: *Haller*, Tageb. I, p. 312 (laesio capitis post dies 54 letalis).

Bovillon, D. F., De lipothymia. 8 pp. Jen. 4°. (Syncope.)

Brückmann, Frz. E., Mittel gegen das Tollwerden der Hunde und v. d. Wurm d. Hunden unt. d. Zungen. Braunschw. Anz. 1746.

Brückner, A. E., resp. J. J. **Frauenknecht**, De genuinis viribus tabaci ex principiis ejus constitutivis demonstr. Hal. 4°.

Camper, Pet., Diss. de visu. Lugd. Bat. 4°. Auch *Haller*, Disp., IV.

—, De quibusdam oculi partibus. 28 pp. Lugd. Bat. 4°. Auch: *Haller*, Disp., IV.

de **Condillac**, Essai sur l'origine des connaissances humaines. II. T. Amst. 12°. Deutsch v. *Hissmann*. 1780. 8°.

Formey, Essay sur les songes. 1746. Deutsch in: Neues Hamb. Mag. 1777, St. 108.

Frings, P., A treatise on phrensy; wherein the cause of that disorder, as assigned by the Galenists, is refuted; and their method of curing the phrensy with their various prescriptions at large are exploded. The true cause set in a clear light, according to Hippocrates, and the most eminent amongst the modern physicians; together with the prescriptions that effectually cure that malady, Transl. from the Latin. Lond. 12°.

Gaubius, H. D., resp. J. C. **Hirzel**, De animi laeti et erecti efficacia in corpore sano et aegro spec. grassantibus morbis epidemicis. Lugd. 4°.

Gebauer, C. S., resp. J. F. S. **Doll**, De spasmo fixo Paracelsi. 36 pp. Erl. 4°.

Heyn, J., Sentschreiben an S. J. *Baumgarten*. J. *Walt's* Schlaf der abgeschiedenen Seelen geprüfet. Frankf. a. M. — Beantwortung v. S. J. *Baumgarten*. Halle. 8°.

Hilscher, Sim. P., Diss. de lipothymia. Jen. 4°.

—, resp. **Hoffmann**, De auditu. Jen. 4°.

Hoffmann, Da., resp. El. Chr. **Klaiber**, Paralysis cum quaestione, cur pes paralyticus citius restituatur quam brachium. 28 pp. Tüb. 4°. Cons. Cent. I, N. 22.

Jantke, Jo. J., Diss. de obauditione s. surditate. Altd. 4°.

—, Diss. de tinnitu aurium ejusdemque speciebus. Altd. 4°.

Junker, Jo., resp. J. L. **Ruediger**, Diss. de variabili hypochondriacorum mente. Hal. 4°.

Klauhold, J. J., De visu duplicito. 62 pp. Argent. 4°. Auch: *Haller*, Disp. ad m., 1757, I, 321—325.

Kniphoff, J. H., resp. F. **Goltz**, De pica. Erf. 4°.

Krüger, J. G., Gedanken vom Caffee, Thee, Taback. 2. Aufl. Halle. 8°.

Langrish, B., A course of experiments with the Laurocerasus, in order to investigate its effects on animal bodies whenn given in such small doses as not to kill. In seinen: Phys. Experiments. 8°. Lond. 1746, 52.

Manningham, Sir. R., The symptoms, nature, causes and cure of the febricula, or nervous or hysteric fever, vapours, hypo, or spleen. 112 pp. Lond. 12°.

Meyer, G. Fr., Gedanken v. d. Ehre. Halle. 8°.

—, Gedanken vom Schlafe. Halle. 8°.

Milhan, Diss. sur le lacoyer et le Caffeyer. Monsp. 4°.

Müller, praes. H. D. **Gaubius**, Diss. de morbis, ex abusu potus oriundis. Lugd. Bat. 4°.

Oppermannus, J. C. U., Diss. phys.-med., qua electrititatis et phosphorescentiae phaenomena ad rationes physicas revocantur simulque ejus usus in medicina indicatur. 16 pp. Ratisb. 4°.

Paris, J. Fr., praes. J. Cl. **Munier**, An post gravem, ab ictu vel casu violento, capitis contusionem, etiam mediocriter suspecta cranii fractura vel fissura cutis una cum pericranio ad os usque incidenda. 4 pp. Par. 4°.

Pauer, S., De ossibus sesamoideis. 30 pp., 1 l. Helmst. 4°.

Paulus, S., A treatise on tabacco, tea, coffee and chocelate. Transl. by Dr. *James*. Lond. 8°. (Original Argent. 1665.)

Schärf, Diss. de phrenitide. Altd. 4°.

Scrinci, Diss. de doloribus in genere. Prag. 8°.

Segner, Jo. Andr., De sensibus in genere. Gött. 4°.

—, resp. Jo. Chr. L. **König**, Pr. praemissa virium motricium theoria generali. 26 pp. Gött. 4°.

Sidrén, J., De ossibus calvariae, pars prima. Ups. 4°.

Stentzel, C. G., resp. Jo. D. **Kuntzschke**, De anima animalis secretionis ignarissima breviter et strictim. 12 pp. Witemb. 4°.

Tiedemann, De motibus convulsivis infantum. Gron. 4°.

Unzer, J. A., Gedanken vom Einflusse der Seele in ihrem Körper. Halle. 8°. (Im Sinne des *Stahl*'schen Animismus.)

—, Neue Lehren v. d. Gemüthsbewegungen. Halle. 8°.

—, Gedanken vom Schlaf und den Träumen, nebst einem Sendschreiben von N. N., daß man ohne Kopf empfinden kann. Halle. 8°.

Valcarenghi, P., Diss. epist. med. de virgine Cremonensi quae per plures annos maleficata fuit. Cremona. 8°.

de **Xhore**, G. A., De spiritu rectore in regno animali, vegetabili, fossili, nec non atmosphaerico. Lugd. Bat. 4°.

Dissertazioni due della electricita applicata alla medic. Venez. 8°.

Ueber Electricität. Hannov. nützl. Samml. 1746, 9. St., 1758, 82, St.

Ueber Electricität. Regensp. gel. Zeit. 1746, p. 209. 1748, p. 353.

Neue Lehre v. d. Gemüthsbewegungen. Halle. 8°. Auch: *Haller*, Tageb. I, 86.

1747.

Alberti, M., resp. G. F. **Moetig**, De risus commodo et incommodo in oeconomia vitali. 26 pp. Hal. 4°.

v. **Bergen**, C. A., Diss. de maculis punctatis, scintillis, aliisque corpusculis visui observantibus. Fref. 4°.

Besse, An lex animi motibus imperans sanitati consulat? Par. 8°.

Bose, G. M., Tentamina electrica tandem aliquando hydraulicae chymiae et vegetabilibus utilia. Pars posterior. 48 pp. Vitemb. 4°.

Brendel, J. G., resp. J. T. **Gerke**, De affectibus soporosis. 19 pp. Gött. 4°. Auch in: *Brendel*, Op. math. et med. Gött. 1769, II, 103—111.

—, resp. J. G. A. **Eichmann**, De dolore capitis. 34 pp. Gött. 4°. Auch in: *Brendel*, Op. math. et med., II, 147—160 oder in seinen: Cons. No. 34.

—, De tussi convulsiva strictim agitur. Gött. 4°. Auch in: *Brendel*, Op. I, 159—163. II, 88.

—, De motu cordis Lancisiano non plane improbabili. Gött. 4°.

Brendel, resp. G. A. **Eichmann**, Pr. praemissis quibusdam ad J. A. *Borelli* de motu animalium. 8 pp. Gött. 4⁰.

—, resp. J. A. **Limpruner**, De concha auris humanae. Gött. 4⁰.

—, De auditu et apice conchae. 1 et 2. Gött. 4⁰. Auch in: *Haller*, Diss. anat. sel. IV.

Buchholz, Th. G., praes. A. E. v. **Buechner**, Diss. sistens furorem uterinum pathologico-therapeuthice consideratum. 48 pp. Hal. 4⁰.

Brückmann, F. E., Daß pulverisirte Kröte gegen das Brandeweintrinken vergeblich gebraucht werden. Braunschw. Intell.-Bl. 1747.

—, Wirkungen des englischen Pulvers gegen den Jammer. Ibidem, 1747 und 1748.

v. **Buechner**, A. E., resp. J. C. **Stockmann**, De variae therapiae necessitate in hypochondriaco et hysterico malo. Hal. 4⁰.

Cagua, J., Fracture and depression of de skull, the dura mater and brain wounded and lacerated. Phil. Tr. 1732—44, Lond. 1747, IX, 118—20, 1 pl.

Charisius, C. E., De olfactu deficiente. 56 pp. Gryph. 4⁰.

Desbois, L., An diligentia in melancholicis purgatione praeferenda? Par. 4⁰.

Döderlein, Diss. de epilepsia, autocratia naturae curata. Altd. 4⁰.

Doulcet, Dan. Cl., An tonus partium spiritibus? Par. 4⁰?

Fuller, J., Concerning the effects of Dampier powder in caring the bit of a mad dog. Phil. Tr. 1732—44, Lond. 1747, IX, 223.

Gaubius, H. D., Sermo academicus de regimine mentis quod medicorum est. 115 pp. Lugd. Bat. 4⁰. — 115 pp. 4⁰. Lugd. Bat. 1763—1767. — Strassb. 1776. 4⁰.

—, On the passions: or, philosophical discourse concerning the duty and office of physicians in the management and cure of disorders of the mind. Transl. by J. *Taprell.* 2 p. I. 119 pp. Lond. 8⁰.

Gerling, Th., praes. A. E. v. **Buechner**, De caussis anxietatis aegrotantium ejusque curatione. 36 pp. Hal. 4⁰.

Graaf, J. P., Casus de motibus epileptico-convulsivis herniae incarceratae supervenientibus per venae sectionem sublatis. 16 pp. Altd. 4⁰.

Günz, J. G., Pr. de sanguinis motu per durioris cerebri membranae sinus. Lps. 4⁰.

Haferung, P. G., De morientium cygneo cantu, vom Schwanengesang der Sterbenden. 24 pp. Hal. 4⁰.

de **Haller**, A., resp. J. H. **Oschwald**, De phrenitide. Gött. 4⁰.

—, resp. D. J. **Taube**, De sanguinis ad cerebrum tendentis indole. 29 pp. Gött. 4⁰.

Hartley, D., Hydrophobia. Phil. Tr. 1732—44. Lond. 1747, IX, 224.

Hecht, Diss. Theoria dolorum eorumque curatio in genere. Lugd. Bat. 4⁰.

Hilscher, Sim. P., resp. Jo. Fr. **Braun**, De hectica ex hypochondriaco malo orta. 24 pp. Jen. 4⁰.

Hintze, O. J., Specimen inaug. sistens examen anat. papillarum cutis tactui inserventium. Lugd. Bat. 8⁰. Auch: *Haller*, Disp. anat. 4⁰. Gött. 1751, VII, pt. 2, 1—17.

Horus, Th. S., Abh. v. d. Trunkenheit. Stralſ. 8⁰.

Jacobi, Fr., Oratio de motu vitali et irritabilitate fibrarum. Lugd. Bat. 4⁰. (Mitarbeiter *Haller's*, im Resultate verschieden.)

James, R., Experiments made upon mad dogs with mercury. Phil. Tr. 1732—34. Lond. 1747, IX, 218—221.

Junker, J., De variabili hypochondriacorum mente. Hal. 4⁰.

—, resp. J. C. U. **Oppermann**, De hemicrania horologica. 54 pp. Hal. 4⁰.

Jussieu, Alcali volatile contra morsus viperae. Hist. de l'ac. des sc. 1747, p. 55 (Eau de Luce).

Kannegiesser, Diss. de spiritu ardente ejusque modo operandi. Kil. 4⁰.

Kelp, Diss. de convulsionibus parturientium. Argent. 4⁰.

Kessler, C. G., De motu materiae electricae, ut caussa efficiente motuum et sensuum in corpore animato exercitatio physica. Wratisl, 8⁰. Uebers. Landsh. 1749. 8⁰.

Knoll, Jo. Chr., Abhdl. eines kürzlich vorgefallenen Nachtwandelns. Quedl. 8⁰.

Koelderer, Diss. de visco. Argent. 4⁰. (Gegen Epilepsie.)

Lam, Jo., De phrenitide. 41 pp. Traj. ad Rh. 4⁰.

Langguth, C. Aug., Pr. de poculo abortivo et amatorio. Viteb. 4⁰.

Linpruner, J. A., praes. J. A. **Segner**, De paraphrenitide. 44 pp. Gött. 4⁰.

Louis, Essay sur la nature de l'âme, où l'on tâche d'expliquer son union avec le corps, et les lois de cette union. Par. 16⁰.

—, Obs. sur l'électricité. Par. 8⁰.

Ludwig, J. Ch., Vorbedeutungen des Todes als auch eines Glückes durch Träume, Stimmen ꝛc. in 200 Historien. Eisenach. 8⁰.

Manne, Obs. de chirurgie au sujet d'une maladie des os du crâne avec carie etc. 79 pp. Avign. 8⁰.

Marquet, Franc. Nic., Nouvelle méthode facile et curieuse pour connaitre le pouls par les notes de la musique. Nancy. 8⁰.

Mortimer, C., Of curing the bite of a mad dog. Phil. Tr. 1732—44. Lond. 1747, IX, 221.

Nourse, E., The case of a lady bitten by a mad dog. Phil. Tr. 1732—44. Lond. 1747, IX, 222.

Parsons, Human physiognomy explained in the Croonian lectures on muscular motion. Lond. 4⁰.

Quellmaltz, S. T., resp. Abr. **Hein**, Pr. de infuso foliorum theae. 16 pp. Lps. 4⁰.

Richter, G. G., resp. de **Selpert**, Insolatio s. potestas solis in corpus humanum. Got. 4⁰.

Rumelin, H. G., praes. B. D. **Mauchart**, Capitis articulatio cum prima et sec. colli vertebra. 22 pp. Tüb. 4⁰. Auch in: *Haller*, Disp. anat. 4⁰. Gott. 1751, VI, 337—68.

Schmid, T. E., praes. B. D. **Mauchart**, Luxatio nuchae. Tüb. 4⁰. Auch in: *Haller*, Disp. chir. 4⁰. Laus. 1755, II, 351—368.

Schmiedel, C. C., Epist. anat. de controversa nervi intercostalis origine ad J. W. *Wernerum*. 2 tab., 31 pp. Erl. 4⁰.

Stein, Diss. Casus specialis hydrophobiae letalis sine ulla delirii nota. Regiom. 4⁰.

Stock, J. C., Progr. nonnullas de idiosyncrasiis meditationes sistens. Jen. 4°.

Unzer, J. A., Abhandl. vom Seufzen. Halle. 8°.

Walther, A. F., De vasis vertebralibus. In: *Haller*, Disp. an. 4°. Gött. 1727, II, 759—73.

Winter, Fredrik, Oratio de motu vitali et irritabilitate fibrarum. Leyden. 8°.

Ueber d. Electricität. Lpz. Samml. 1747, 41 St.

1748.

Abercrombie, Traité des maladies de l'encéphale et de la moëlle épinière. A. d. Engl. Par. 8°.

Alberti, M., Diss. Casus singultus chronici viginti quatuor annorum. Hal. 4°.

Albrecht, J. S., De anchylosi seu coalitu vertebrarum spinae dorsi equinae et alius spinae humanae vertebrarum inter se et cum costis nonnullis. Act. ac. nat. cur., Norimb. 1748, VIII, 452—458, 1 pl.

Andriessen, J. J., De maternarum imaginationum et animi pathematum in foetum efficacia. 58 pp. Traj. ad Rh. 4°.

Baster, J., Oesophagi paralysis in virgine. Act. ac. nat. cur., Norimb., 1748, VIII, 58.

Bender, J. H., praes. **Hilchen**, Triga observationum medicarum. Giss. 4°. (ira.)

Béraud, L., Diss. sur le rapport des effets de l'aimant et des phenomènes de l'électricité. Bordeaux. 8°.

de **Boetticher**, J. G., Hemiplegia gravissima, bis feliciter curata, tertia autem vire ex animi pathematibus recurrens lethalis. Act. ac. nat. cur., Norimb., 1748, VIII, 190—6.

—, De universali humorum dyscrasia scorbutica; gravissimis et plane insolitis symptomatibus stipata, ex abusu potulentorum spirituosorum et feculentorum prognata. Act. ac. cur., Norimb., 1748, VIII, 19—21.

—, De singulari vertigine tenebricosa, tam idiopathica, quam sympathica, feliciter curata. Ibidem, VIII, 186—190.

Bolster, Jo. H., praes. G. E. **Hamberger**, De hypnoticis et narcoticis. 32 pp. Jen. 4°.

Brand, C. A., Diss. sistens optimam morbum saturninum, vulgo die Hütten-Katze sanandi methodum. 23 pp. Hal. 4°.

Briand de Crevecoeur. F. C., Spec. med. pract. exhibens observationum decadem circa varias affectuum paralyticorum species. 31 pp. Havn. 4°.

Brückmann, F. E., Von *Colbach*'s Tractat von der Mistel. Braunschw. Int. Bl. 1748.

v. **Büchner**, A. E., resp. Chr. G. **Schwartz**, De genuinis opii effectibus in corpore humano. 24 pp. Hal. 4°.

—, resp. A. C. **Bünger**, De consensu morborum capitis et ventriculi. 44 pp. Hal. 4°.

Busson, Diss. Ergo absque membranae tympani apertura topica injici in concham possunt. Par. 8°. Auch: *Haller*, Coll. diss. chir. II, No. 44.

Duvernoy, Anatomie de la tête en tableaux imprimés, dessin par *Gautier*. Av. 8 tab. en couleur. Par. fol.

Fürstenau, J. H., Paralysis in puerpera. Act. ac. nat. cur., Norimb., 1748, VIII. 148.

Fürstenau, J. H., De affectu spasmodico et quasi maniaco per accessum criticum in dorso manus sublato. Ibidem, VIII, 363.

—, De spina ventosa, valde spinosa. Rint. 4°.

Gericke, resp. G. L. **Kaulitz**, Diss. de temperamentis. Helmst. 31 pp. 4°.

du **Hamel**, Frequentia apoplexiaca. In: Mém. de Par. 1748, p. 500.

Hathuani, Diss. de aestimatione morborum ex facie. Bas. 4°.

Heisterberg, C. A., praes. C. F. **Kaltschmid**, De virgine, nymphomania laborante casus. 24 pp. Jen. 4°.

Hilchen, Diss. de vulneribus cranii. Giss. 4°.

Hilscher, Sim. P., resp. J. C. **Schull**, Diss. de tenesmo. 32 pp. Jen. 4°.

Huber, J. Jac., De aëre atque electro oeconomiae animali famulantibus et imperantibus cogitationes tumultuariae. Cassel. 4°. Rec. in Gött. gel. Anz. 1748, 42. St., S. 332. *Grundigs*, Neuer Versuch nützl. Samml. IX. Th., Schneeb., 1749, S. 804.

Janus, J. F. C., Systema motuum microcosmicum, secundum principia psychologismi medici. Hal. 4°.

Lancisius, J. M., Opera omnia ed. P. *Assaltus*. 2 T. Gen. 8°. (De physiognomia, de sede cogitantis animae etc.)

Langguth, G. A., resp. Tob. **Wagner**, De sinus frontalis vulnere sine terebratione curando. 8 pp. Vitemb. 4°. Auch in: *Haller*, Disp. chir. 4°. Laus. 1755, I, 201—3.

—, Diss. de terebratione capitis chirurgia generosa, nec ita difficili detestabilique. Witeb. 4°.

Langhans, Dan., Quaedam de causa a partu oriundae somnolentiae. Diss. 16 pp. Gott. 4°.

Langrish, B., The Croonian lectures on muscular motion, read before the Roy. Society in the year 1747, being a supplement to the Philosophical Transactions for that year. 66 pp. Lond. 4°. Ebenso in: Phil. Tr., Lond., 1743—50, XI, 1181—1205.

Lazerne, Jac., Tractatus de morbis internis capitis. Cui access. consultationes med. 537 pp. Monspel. facult. med. doctorum. Ed. alter. d. morb. capit. pertinentes. Amst. 12°.

Ludolf, H., Diss. de olei animalis praeparatione et modo agendi. Erf. 4°. (Gegen Epilepsie.)

von **Lüzak**, El., L'homme plus que Machine ex. (6 Bogen.) Londres. 12°.

Lups, J., De irritabilitate. Lugd. Bat. 4°.

Marat, Mém. sur l'électricité médicale. Par. 4°.

Mead, R., Opera medica ed. III. Gott. 748, 9. (Am Ende de daemoniacis.)

—, A treatise concerning the influence of the sun and moon upon human bodies and the diseases thereby produced. Lond. 8°. (A. d. Lat. by T. Stak.)

—, De Medicina sacra, seu Morbis biblicis. Goett. 4°.

Meckel, Jo. Fr., De quinto pare nervorum cerebri. C. 2 tab. 136 pp. Gott. 4°. (Auch in: Ludwig, I, 145—243., 1 pl. (Beschrieb das Ganglion spheno-palatinum s. Meckelii, sowie zum ersten Male das Gangl. submaxillare.)

Meier, G. Fr., Gedanken von Gespenstern. Halle. 8°. (Auch französisch.)

de la **Mettrie**, J. O., L'homme machine. 109 pp. Leyden, 1748. 12°. Par. 1865. Deutsch v. A. Ritter. 1875. 8°.

—, L'Homme plante. Leyden. 8°.

—, Ouvrage de Penelope ou Machiavel en médicine. Par Alethejus Demetrius. 3 Vol. Berlin, 1748—50. 8°.

Morton, C., De tussi convulsiva diss. et theses med. Leyden, 1748. 4°. — 2. edit. 29 pp. Lond., 1748. 8°.

Muratori, L. A., Della forze dell' intendimento umano. Ed. 2. Venezia. 8°.

Nicholls, Fz., De anima medica praelectio. Lond. 8°.

Nicolai, E. A., Gedanken von Thränen u. Weinen. Halle. 8°.

Oehme, Jo. B. G., De amaurosi. 28 pp. Lps. 4°. Auch in: *Haller*, Disp. chir. 4°. Laus., 1755, II, 265—284.

Olivier de **Villeneuve**, Essai de dissertation med.-physique sur les expériences de l'électricité; pour répondre à l'empressement de toute l'Europe à en découvrir la véritable cause. 22 pp. Par. 8°.

Petiot, Hydrophobiae causa imaginatio. Quaest. Monspel, 1749.

Pivati, G. Fr., Lettere dell' elettricità medica. Venez. 8°.

Plaz, A. G., resp. J. F. **Hahn**, Diss. de morbis ex oblectamentis. Lps. 4°. (p. 14 noxae musicae.)

Quellmalz, S. T., resp. Joh. G. **Hahn**, De maniacis hydropathis. 16 pp. Lps. 4°.

—, Diss. de Prosoposcopia medica. Lps. 4°.

Rackstron, B., Miscellaneous observations, together with a collection of experiments on electricity, with the manner of performing them, with some remarks on a pamphlet intituled: A sequel to the experiments and observations tending to illustrate the nature and properties of electricity. To which is annexed a letter written by the author to the Academy of Sciences at Bordeaux relative to the similarity of electricity to lightning and thunder. Lond. 8°.

Reverhorst, M., De singultu. 43 pp. Lugd. Bat. 4°.

Roeper, J. A., Von d. Würkungen der Seele in d. menschl. Körper, nach Einleitung d. Gesch. eines Nachtwandlers. Hlbst. 8°.

Sarasa, Alf. Ant., Kunst sich immer zu freuen u. stets vergnügt zu seyn. Deutsch v. J. Chr. *Fischer*. 2 Th. m. Titelk. 576 u. 590 S. Jena. 4°.

Schlichting, J. D., De singularibus quibusdam phaenomenis, manifesto demonstrantibus, omne virus rabidi animalis primum partes salivales adficere. Act. Ac. nat. cur., Norimb., 1748, VIII, 71—73.

Schreiter, G. C., De apoplexia. 32 pp. Marb. 4°.

Scrinci, Diss. de puncto aut scisso nervo atque tendine. Prag. 8°.

Stupanus, Diss. de cardialgia spasmodica cum ictero alternante. Bas. 4°.

Suchland, A. L., resp. **Muehmann**, De nervorum affectionibus. Regiom. 4°.

Töel, H., De dolore. 11 pp. Groning. 4°.

Valckenaer, Abr., De animi affectionibus. 83 pp. Lugd. Bat. 4°.

Verratti, Jo. J., Observationi fisico-mediche interno alla elettricita. 143 pp. Bologna, 1748. 8°. Auch: Comm. Lps. I, 111. V, 312. *Vogel*, Med. Bibl. I, 437.

Sur le seigle ergoté. Hist. de l'acad. des sc. à Par. 1748.

A practical essay upon the tabes dorsalis in the way of aphorism and commentary. Lond. 8°. Auch: *Haller*, Tageb. I, 497.

1749.

Allen, Synopsis universae medicinae pract.; s. doctiss. virorum de morbis eorumque causis ac remediis judicia. Frcf. & Lps. 8°. (Darin Cap. III, art. 136—154 die Ansichten von Coelius Aurelianus, Riverius, Willis & Ettmüller üb. Manie u. Melancholie.)

Arcelin, P., An visio stare potest absque crystallino? Par. 4°. In: *Haller*, Disp. anat. 4°. Gött., 1749, IV, 157—162. *Sigwart*, Quaest. med. Par. 4°. Tüb., 1789, I, 10—14.

Baumer, Diss. Prodomus methodi, surdos a nativitate faciendi audientes et loquentes. Erf. 4°.

Bertin, Ergo specificum viperae morsus antidotum alcali volatile. Par. 8°. Auch: *Haller*, Diss. pr. VI, No. 218.

Beyfus, Diss. de dolore capitis. Giss. 4°.

Bianchini, Giov. Fort., Saggi di experienze intorno la medicina elettrica, fatte in Venezia da alcuni amatori di fisica et Venet. 4°.

Brendel, J. G., resp. J. H. **Chemnitius**, De tabe dorsali. 24 pp. Gött. 4°. Auch: Opp. II, 179.

Buechner, A. E., resp. M. **Giraldus**, De singulari sensibilitate hypochondriacorum ejusque caussis. 48 pp. Hal. 4°.

—, resp. H. A. **Heisterbergk**, De insomniis ut signo in medicina. 36 pp. Hal. 4°.

—, resp. J. Chr. de **Steinen**, De atonia nervorum morbisque inde oriundá. 24 pp. Hal. 4°. (Cap. 57 Epilepsia.)

—, Diss. de vero ortu mali hypochondriaci. Hal. 4°.

—, Diss. de imbecillitate partium solidarum ab imminuta earum cohaesione pendente. Hal. 4°.

Burghard, J. Chr., praes. G. E. **Hamberger**, De opio. 32 pp. Jen. 4°.

Burke, Reflections on ancient and modern musick, with the application to the cure of diseases. Lond. 8°.

Calmet, A., Diss. sur les apparitions des esprits, et sur les vampires ou les revenans de Hongrie, de Moravie etc. Nouv. ed. Prem. partie. Einsiedeln. 4°. Nouv. éd. 2 vol. Par., 1751. 12°.

Corvinus, J. F. Ch., De hernia cerebri. 26 pp. Argent. 4°. Dasselbe 14 pp. Argent. 4°. Auch: *Haller*, Disp. chir. II, 333.

Couthier, An Parisinis frequens potus Thé, frequenti potu Caffé salubrior? Par. 8°.

Daniel, Kalte Bäder gegen Tobsucht. Beitr. z. med. Gelehrsamkeit. Halle, 1749. S. 45.

Delius, H. F., De theoria et foecundo in medicina usu principii, sensationem sequitur motus sensationi proportionatus. 28 pp. Erl. 4°.

Delius, resp. J. A. **Liebermeister**, Catalepsis, effectus rarissimi, historia, causa, curatio. Erl. 4°.

—, Diss. toni theoria magnum medicinae incrementum. Erl. 4°.

Deshais, J. St., et de **Sauvages**, Diss. de hemiplegia per electricitatem curanda. Monsp. 8°. (Rec. in: *Haller*, Diss. T. I, Laus. 17—46.)

—, Diss. de hemeralopia per electricitatem curata. Monsp. 8°. Auch: *Haller*, Coll. Diss., pr. 1 u. 2.

Duncker, C. H., praes. Laur. **Heister**, De asthmate scirrhoso hactenus fere neglecto. 24 pp. Helmst. 4°.

Faber, B. G., De oblectamentorum incommodis. 36 pp. Lps. 4°.

de **Gevigland**, N. M., An à potibus spirituosis praematura senectus? Par. 8°.

Guer, M., Histoire critique de l'âme des bêtes, contenant les sentiments des philosophes anciens et ceux des modernes sur cette matière. Amst. 2 Vol. 271 et 352 pp. 8°.

v. **Haller**, A., resp. D. D. **Langhans**, De gibbo ejusque causis. Gött. 4°. Pr. Gibbi descriptio. Gött. 4°.

Hartley, Dav., Observations on man, his duty and his expectations. Lond. 2 Vol. 8°. Deutsch mit Anm. v. *Pistorius*. Lpz. 1772. 2 Th. 8°.

Hensey, F., De existentia vanaque liquoris nervosi ad quosdam explicandos morbos necessitate. Lugd. Bat. 4°.

Herment, An post cibum fumus tabaci. Par. 8°.

Houttuyn, M., Spasmologica, spasmorum theoriam exhibens. 23 pp. Lugd. Bat. 4°.

Jallabert, Experiences sur l'électricité. (Gegen Lähmungen.) Genev. 1749. Auch in *Haller*, Tagebuch I, 670. Hamb. Mag. VI, 1. St., No. 2.

Juch, H. P., Disp. sistens aegrotum apoplexia correptum et sanatum. Hal. 4°.

Junker, Jo., Diss. de morbis colicam consequentibus. Hal. 4°.

—, resp. Jo. H. **Moeller**, Exhibens nonnullas observationes circa tunicam retinam et nervum opticum. 17 pp. Hal. 4°. Auch: *Haller*, Disp. anat. 4°. Gött. 1751, VII, 136—205, 1 pl.

Kannegiesser, G. H., resp. H. F. **Petersen**, De tubulosa nervorum structura. 11 l. Kil. 4°.

Kaltschmid, K. Fr., resp. J. C. F. **Spillbiller**, Diss. de otalgia. Jen. 4°.

Krünitz, Diss. de matrimonio multorum morborum remedio. Frcf. 4°. (Gegen Epilepsie.)

Kurella, E. G., Gedanken von Besessenen und Bezauberten. Halle. 8°.

Langhans, D., De consensu partium corporis humani. 76 pp. Gött. 4°. Auch: *Haller*, Disp. ad morb., 4°. Laus. 1758, VI, 639—680.

Leisner, J. G., praes. J. C. **Stock**, De malo hypochondriaco-hysterico. 24 pp. Jen. 4°.

Ludolff, Hier., Pr. de mirabili fabrica articulationis maxillae inferioris cum ossibus temporum. Erf. 4°.

Majault, Diss. an melancholici leviter purgandi? Par. 4°.

Manitius, J. W., De idiosyncrasia ex diversa solidorum corporis humani irritabilitate optime dijudicanda. 36 pp. Lugd. Bat. 4°.

Marx, Beyfus, De dolore capitis. 29 pp. Giess. 4°.

Mauchart, B. D., resp. Ch. D. **Zeller**, De setaceo nuchae, auricularum, ipsiusque oculi. 28 pp. Tub. 4°. (Ebenso in: *Haller*, Disp. chir. 4°. Laus., 1755, II, 247—264 und in: Diss. med. sel. Tub. 1783, I, 232—260.)

Meckel, J. F., De ganglio secundi rami quinti paris nervorum utilitate. 4 pp. Brl. 4°. Auch in: Ludwig, IV, 7—9, 1 pl.

—, Observation anatomique sur un noeud ou ganglion du second rameau de la cinquième paire des nerfs du cerveau. Mém. de l'Acad. des sc. de Berlin, 1749, p. 84. (Ganglion Meckelii s. ganglion spheno-palatinum et Gangl. submaxillare.)

Meier, G. Fr., Versuch eines neuen Lehrgebäudes v. d. Seelen der Thiere. 119 S. Halle. 12°.

Muys, W. G., Opuscula posthuma: De immortalitate nientium humanarum, de distinctione mentis et corporis. 270 pp. Leovard. 4°.

Pajon de Moncets, P. A., Quaestio medica: An post cibum fumus tabaci? Par. 8°.

Plaz, A. W., De brutorum imaginatione. 19 pp. Hal. 4°.

Plitt, Jo. Jac., Prüfung derer Gründe, womit der Herr G. F. *Meier* die Vernunft der Thiere in diesem u. jenem Leben erweisen will, nebst e. Anhange, worinnen die Schrift Amusement philosophique sur le langage des bêtes beurtheilet wird. Cassel. 8°.

Pohl, J. C., Diss. de dysuria ab acredine humorum. Lps. 4°.

Reghellini, Lettera al S. *Cocchi* sopra l'offesa della vista in una Donna etc. Venet. 8°. (pupilla duplex.)

Rosen, Eb., Diss. de morbis spasmod. convuls. epid. Lund. 4°.

Salzmann, Jo. G., Diss. de lycanthropia. Argent. 4°.

de **Sauvages de la Croix**, Fr. B., Sur la nature et la cause de la rage. Pièce qui a remporté le prix de l'acad. roy. 60 pp. Toulouse. 4°. Auch: *Vogel*, Bibl. I, 17.

Sguario, E., Osservazioni e riflessioni sopra una nuova specie d'idrocephalo interno. In: Rac. d'opusc. sc. e filol. 16°. Venez. 1749, XLVI, 73—143, 1 pl.

Tennstaedt, J. A., De aegroto apoplexia correpto et sanato. 24 pp. Erf. 4°.

Terras, J. J., De valetudine sexus elegantioris a coma calamistrata. 36 pp. Vittb. 4°.

Thebesius, Ad. Sam., Diss. de gravi cerebri vulnere curato. Hal. 4°.

Thomasius, C., Tractatio juridica de jure circa somnum et somnia, vom Recht des Schlafes u. der Träume. 126 pp. Hal. 4°.

Toussaint, F. V., Les moeurs. Amst. 1749. 8°. Amst. 1760. 12°. — Eclairissement sur les moeurs. Amst. 1762. 8°.

Tralles, Balth. L., De machina et anima humana prorsus a se invicem distinctis, commentatio, libello latere amantis auctoris gallico homo machina inscripto opposita et ad illustrissimum virum Albertum *Haller*. 270 pp. Lips. et Vratisl. 8°. — Selbstübersetzung Bresl. 1776. 8°.

Unzer, J. A., resp. Jo. Chr. **Bolten**, De nexu metaphysices cum medicina generatim. 61 pp. Hal. 4°.

Valkenaar, P. J., De consensu partium in corpore sano et morboso. Leid. 4°.

Zinn, J. G., praes. A. v. **Haller**, Exper. quaedam circa corpus callosum, cerebellum, duram meningem, in vivis animal. instituta. 32 pp, Gott. 4°. Auch in: *Ludwig*, IV, 106, und in: *Haller*, Diss. anat. sel. VII, P. 1, 421.

Reflections ancient and modern musick with the application to the cure of diseases; to which is subjoined an essay to solve the question wherein consisted the difference of antient musick from that of modern times. Lond. 8°. Auch e. Ausg. v. *Kästner* mit Anm. im Hamb. Mag. IX, 87 u. in: *Marpurg's* hist. krit. Beitr. II, 16.

Ragionamento filosofico sopra la simpatia; recitato nell' adruanza della colonia Alfea nei giorni die Carnevale. In: Dissertazioni e lett. etc. Firenze 1749, I, 119—38. Ebenso franz. in: Piéces interessantes sur la méd. et la phys. 12°. Par. 1782, 317—48.

Lettre d'un anonyme, pour servir de critique ou de refutation, ou livre intitulé l'homme machine. 12 pp.

L'électricité chez paralysies. Mém. de l'Acad. des Sc., 1749, p. 40. p. 16.

1750.

Albrecht, J. S., Sapientiam, vim et providentiam divinam in aliis corporis humani partibus ab aliis diversis temporibus demonstratam nunc ex capitis humani situ ejusque partium concinno ordine delineat. 7 l. Coburg. 4°.

Aronssohn, Diss. de phrenitide symptomatica quaedam observationes. Giss. 4°. Auch: *Döring*, I, 144.

Asch, Ge. Th., De primo pare nervorum medullae spinalis. 33 pp. C. 3 tab. Gott. 4°. Auch in: *Ludwig*, I, 30.

Beschel, M. M., Magiae artificialis phaenomena quaedam magis curiosa accuratius discussa et explicata una cum thesibus ex universa philosophia. Wirceb. 12°.

Bianchini, Fort., Recueil d'experiences faites a Venise sur la méd. électrique. Par. 8°. Ebenso: *Vogel*, Med. Biblioth. I, 819.

Bruckner, Comment. de magicis personis et artibus. Cui accedit Schakii Diss. de probatione criminis magiae. Jen. 4°.

Buechner, H. E., resp. A. **Schnell**, De morbis ex varia temperamentorum conditione oriundis. 35 pp. Hal. 4°.

—, resp. J. Ch. **Teubeler**, De vulneribus cerebri non semper lethalibus. 40 pp. Hal. 4°. Auch in: *Haller*, Diss. chir. 4°. Laus. 1755, I, 121—167. Ebenso in: *Weiz*, F. A., Neue Ausg. 12°. Frkf. u. Lpz. 1778, VIII, 19—40.

—, resp. G. **Zacharides**, De diaeta et regimine hypochondriacorum. Hal. 4°.

—, resp. M. **Machal**, De praeservatione spasmodicorum morborum. 32 pp. Hal. 4°.

Cartheuser, Jo. Fr., resp. F. W. **Wachter**, Diss. de typhomania. Francf. 4°.

—, Diss. de ischuria et dysuria. Frcf. ad V. 4°.

Dahlhausen, Diss. de doloribus intestinorum vulgo colicis dictis. Lugd. Bat. 4°.

Delius, H. F., Von den Wirkungen der Seele in den Körper, besonders bey der Heilung der Krankheiten. Erlanger Anzeiger 1750, Nr. 36.

Engel, Jo. Mich., Sendschreiben von e. in die Luftröhre verschlucktem durch Tracheotomie glücklich herausgenommenen Beine. Augsb. 8°. Comm. Lps. Suppl. Dec. I, 242. (Dyspnoeae causa.)

Fabricius, P. C., resp. G. A. **Kipping**, De paralysi bracchii unius et pedis alterius lateris, dysentericis familiari. 42 pp. Helmst. 4°. Ebenso in: *Haller*, Disp. ad morb. 4°. Laus. 1757, I. 97—114.

Fleig, Diss. de malo hysterico. Argent. 4°.

Frager, L., De morbo hysterico sive hypochondriaco. 30 pp. Edinb. 4°.

Fuerstenau, J. H., resp. J. L. **Gercke**, De S. Viti Saltu s. Chorea, vulgo von Veit=Tanz. 22 pp. Rint. 4°.

Garnier, A. R., An, post gravem, ab ictu vel casu, capitis percussionem, non juvante etiam iterata terebratione, dura menynx incisione aperienda? Praes. A. F. *Fontuine*. 40 pp. 4°.

Gmelin, P. F., praes. **Riecke**, Specificum antidotum novum adversus effectus morsus rabidi canis, febres malignas pesti proximas et exanthematicas varias, inflammatorias singultu junctas, manias et melancholias describit. Tüb. 4°. Auch in: Comment. de rebus in sc. nat. et med. gestis. Lips 1752. Vol. I, p. 61.

Grandelas, Cl. F., praes. C. **Payen**, Quaestio medica: an mente morbis multum sanguinem detrahere conducat. Par. 4°. (Schreibt gegen Aderlaß beim Irrsein wegen zu befürchtender Erschöpfung.)

Guenz, J. G., Prolus. I. cont. observationes anatomicas de cerebro. 12 pp. Lps. 4°.

—, Prol. II, cont. observ. anat. de cerebro. 12 pp. Lps. 4°.

Haller, A., Colicae caussa rheumatismus. In: Diss. Obs. med. pr. Gontt. 4°.

Hamberger, G. E., resp. M. J., **Kubas**, De vigiliis. 37 pp. Jen. 4°.

—, resp. F. Th. **Fischer**, De dolore in genere. 24 pp. Jen. 4°.

Hernandez, Tratado del dolor colico. Madrit. 8°.

Illini, G. R., De cardialgia s. dolore ventriculi. 25 pp. Würceb. 4°.

Junker, Jo., Diss. de antimonii crudi usu interno. Hal. 4°. (Gegen Epilepsie.)

Klaerich, Febris apoplexiae periodicae caussa. In: Diss. obs. med. pract. Gött. 1750.

Kniphof, Jo. H., Pr. Errores loci nonnullas recensens. Helmst. 4°. Diss. de errore loci. Erf. 4°.

Knoll, V. d. schädlichen Wirkungen d. übermäßigen Brantweintrinkens. Wernigerode. 8°.

Langguth, G. A., resp. Ch. C. **Reichel**, De immoderatiore tabaci abusione, communi juvenilis aetatis pernicie ad Hippocratis Aphor. II, XXXIX, quaedam commendatus dissert. 34 pp. Viteb. 4°.

Lazerme, J., Curationes morborum. Monsp. 1750, I, 101. 111. (Kalte Bäder gegen Tobsucht.)

Ludolff, H., resp. G. L. **Gnuege**, De clavo hysterico. 24 pp. Erf. 4°.

Mac-Mahon, J., praes. Jo. B. F. de la **Rivière**, Quaestio medica: an in morbis melancholicis purgatio per inferiora? Par. 4°.

Meier, G. F., Versuch eines neuen Lehrgebäudes v. d. Seelen der Thiere. 2. Aufl. Halle. Dagegen: J. J. **Plitt**, Prüfung deren Gründe, womit der Herr G. F. *Meier* die Vernunft der Thiere in diesem u. jenem Leben erweisen will. 1749.

de la **Mettrie**, J. O., Les animaux plus que machines. 5. l. n. d. 77 pp. 12⁰.

Mistichelli, Trattato dell' apoplessia. (epidemica Romae annis 1750 et 1756.)

Moers, Th. E., resp. J. M. **Faber**, Idea organi gustus ejusque usu physiologico. 34 pp. Heid. 4⁰.

Nicholls, De anima medica praelectio. Lond. 4⁰.

Nicolai, E. A., Gedanken von den Würkungen der Einbildungs-Kraft im menschlichen Körper. Halle. 8⁰.

Orth, Diss. de cardialgia etc. Witeb. 4⁰.

P., D. G., Dissertazione recitata nella sacra Acad. Fiorent., nella quale si esamina se le forze della immaginazione possuno alcuna volta nelle malattie nostre la perduta sanità restituirci. In Diss. e lettr. 8⁰. Firenze 1750, II, 131—56. Uebers. in: Pièces interess. sur la méd. et la phys. Par. 1782, 189—222.

Payen, An mente motis multum sanguinem detrahere conducat. Par. 8⁰. (Ther. maniae.)

Pezold, J. G., praes. A. E. v. **Buechner**, De natura somni. 32 pp. Hal. 4⁰.

Quellmalz, St., Pr. de narium earumque septi incurvatione. Lps. 4⁰. Auch: *Haller*, Coll. disp. pr. I, No. 21. (Dyspnoeae causa.)

Richter, G. G., resp. C. A. **Richter**, De tremore. 36 pp. Gott. 4⁰. Auch in: G. G. *Richter*, Opusc. med. 4⁰. Frcf. et Lps. 1780, I, 437—464.

—, resp. C. S. **Koeler**, De cardialgia. 51 pp. Gott. 4⁰.

Ridley, H., Anatomia cerebri complectens, ejus mechanismum et physiologiam, simulque nova quaedam inventa. Lugd. Bat. 8⁰.

Runge, L. H., De morbis praecipuis sinuum ossis frontis et maxillae superioris, et quibusdam mandibulae inferioris. 1750. 4⁰. In: *Haller*, Disp. chir. 4⁰. Laus. 1755, I, 205—28, 1 pl. Auch in: *Weiz*, Neue Ausz. 12⁰. Lpz. 1777, VII, 1—26.

Scheffel, C. St., resp. L. **Gumaelius**, De pyromania. Pars V. 26 pp. Gryph. 4⁰.

Schmiedel, Cas. Chr., Diss. de pathologia dolorum gravidarum, parturientium et puerperarum. Erl. 4⁰.

Schnorbusch, Ph. A., De potulentis. 44 pp. Erf. 4⁰.

Schroeck, Epilepsiae caussa polypus in ventriculis. Comm. Lit. Nor. 1750, p. 165.

Schuetze, M. G., Der Lehrbegriff der alten Deutschen u. nord. Völker v. d. Zustand der Seelen nach dem Tode und von dem Himmel und der Hölle. 400 S. Lpz. 8⁰.

Short, Th., Discourses on tea, sugar, milk, made wines, spirits, punch, tobacco etc. With plain and useful hints for gouty people. 424 pp. Lond. 8⁰.

Stock, J. C., Progr. III, de tuenda sanitate in meditationum laboribus. Jen. 4⁰.

Struve, C. G. Fr., De acido hypochondriacorum. 35 pp. Kil. 4⁰.

Sucro, Ueber d. Ahndungen. Brandenb. 8⁰. (Die Taffenweiber prophezeiten aus d. Kaffeegrunde.)

Tarin, P., Adversaria anatomica. I. De omnibus cerebri nervorum, et organorum functionibus animalibus inservientium, descriptionibus et iconismis. 46 pp. Par. 8⁰.

Unzer, Jo. A., Philos. Betrachtung d. menschl. Körpers. Halle. 8⁰. (Körperl. Veränderungen nur durch die Seele.)

Vater, Abr., Diss. de deglutitionis difficilis caussis abditis. Viteb. 4⁰.

Winkler, J. H., Praelectionum suarum rationem reddit et de imagine motuum coelestium viribus effecta. Lps. 8⁰.

Ueber d. medic. Electricität. Referendarius aus d. Reiche der Wissenschaften. I. Th. Augsb. 1750, p. 6. 211. III. Th. p. 212. VI. p. 212. 305.

1751.

Ackermann, Jo. F., praes. G. G. **Richter**, Sistit vocem naturae s. sensus internos variae corporis indigentiae adstrictus. 51 pp. Gött. 4⁰.

Acrel, Talom fostrets fiucdomar i moderlifwet. Stockh. 8⁰.

Astruc, J. et P. L. M. **Maloet**, Ergo morbo colico pictorum dicto, venaesectio in cubito. Par. 8⁰. Auch: *Haller* Disp. ad morb. III.

Barjolle, J. B., An tabacum lentum sit homini venenum? Par. 4⁰.

Barnstein, H., Beschreibung der wunderlichen hypochondrischen Krankheit, od. v. d. Darmsucht. Erf. 8⁰.

Bauer, Jo. H. J., De adoratu abortivo. 13 pp. Altd. 4⁰.

Behrens, Jo. B. H., De partu mirabili foetus vivi in somno matris profundo. 36 pp. Helmst. 4⁰.

Bez, Jo., Sistens paraphrenitidis rationem et curationem. 22 pp. Heidelberg. 4⁰.

Bianchi, Blanc. Giov., Storia Medica d'una postema ne lobe destro dell cerebello etc. Rimini. 8⁰. Auch: Raccolta d'opusculi scientifici. XLVI, 169.

—, Traduzione delle lettere sopra la forza della imaginazione nelle donne incinta. Venet. 4⁰.

Bohadsch, Jo., praes. Jo. A. Jos. **Scrinci**, De utilitate electrisationis in arte medica s. in curandis morbis. Prag. 4⁰. In: *Klinkosch*, Diss, med. 4⁰. Prag et Dresd. 1775, I, 1—24.

du **Bois**, Non ergo colicis figulis venaesectio. Par. 1751. 1756. Auch: *Haller*, Coll. diss. pr. III, Nr. 85.

Bolten, J. Chr., Gedanken von psychologischen Kuren. 96 S. Halle. 8⁰.

Dalla **Bona**, G., L'uso e l'abuso del caffé. 70 pp. Verona. 8⁰.

Bond, J., De incubo. 20 pp. Edinb. 4⁰. Auch: *Smellie*, Thes. med 8⁰. Edinb. 1785, II, 1—24.

—, An essay on the incubus, or night-mare. Lond. 1753. 8⁰.

Rrown, J., De sonorum modulatorum vi in corpora humana. Edinb. 8⁰.

v. **Buechner**, A. E., resp. H. D. **Brockmann**, De clavo hysterico. 24 pp. Hal. 4⁰.

Calmet, Traité sur les apparitions des esprits et sur les vampires etc. Par. 8⁰.

Cartheuser, J. F., resp. M. A. **Colohri**, De passione hypochondriaca. 24 pp. Frcf. ad V. 4⁰.

de **Chaufepié**, P. J., De lege naturae, quod in corpore animali sensationem excipiat motus sensationi proportionatus. 48 pp. Hal. 4°.

Fabricius, P. C., resp. J. B. **Hoffmann**, De miris quibusdam motibus spasmod.-convulsivis vagis. 56 pp. Helmst. 4°.

Fizes, Ant., De morbis capitis externis. Jen. 4°.

Flemyng, M., The nature of the nervous fluid, or animal spirits demonstrated; with an introductory preface. 40 pp. Lond. 8°.

Floyer, Electricitas in amaurosi. Gentleman's Mag. Suppl. Tr. 1751. Hamb. Mag. X, 1 St., Nr. 6 und dessen: Extr. de deux lettres etc. in Hamb. Mag. X, 1 St., p. 99.

Franklin, B., Experiments and observations on electricity made at Philadelphia in America. and communicated in several letters to Mr. P. *Collinson* of London. 86 pp. Lond. 4°.

Gattenhoff, Diss. de paraphrenitidis ratione et curatione. Heidelb. 4°.

de **Gorter**, Med. dogmatica. Batav. 4°. (De vertigine.)

Grimaldi, Const., Dissertazione della magia. Roma. 4°.

Gumpertz, A. S., De temperamentis. 37 pp. Frcf. ad V. 4°.

Hahn, J. D., De consuetudine. 33 pp. Lugd. Bat. 4°.

v. **Haller**, A., resp. J. G. **Zimmermann**, De irritabilitate. Gott. 4° Auch: Comm. reg. soc. Gött. 1751, I, 263. 1753, II, 114. 1759 IV, I.

Hamberger, G. E., resp. M. J. **Buch**, De anxietatibus. 44 pp. Jen. 4°.

—, resp. C. A. **Gondela**, De convulsionum natura. 48 pp. Jen. 4°.

—, Diss. de atonia. Jen. 4°.

Ingram, D., Of fracture in the cranium. In seinen: Pract. cases and observ. in surg. 8°. Lond. 1751, 61—102.

de **Jean**, An affectibus soporosis emeticum. Par. 8°.

Kniphofius, Jo. H., Diss. de gutta serena. Erf. 4°.

de **Lauremberg**, B. L., An cerevisia potus saluberrimus? Par. 8°.

de **Marcq**, Ev., De melancholia. 19 pp. Lugd. Bat. 4°.

Mead, R., Monita et praecepta medica. Lond. 8°. (Tritt für die Autokratie der Seele ein und warnt, wie *Stahl*, vor Unterdrückung des Fiebers.)

Meckel, Jo. Fr., De nervo faciali. Mém. de l'acad. de Berlin, 1751, p. 19, 4° (mit Hinweis zu d. entsprech. Äften des n. trig. und seiner psychischen Thätigkeit.)

—, de nervis faciei. 15 pp. Brl. 4°. Auch: *Ludwig*, II, 205 bis 218, 1 pl.

Menz, Diss. de phosphori, loco medicamenti assumpti virtute medica. Viteb. 1751. Auch: *Haller*, Coll. diss. med. pr. VII, 288 (contra spasmos).

de la **Mettrie**, J. O., Oevres phil. Lond. 4°. Edit. orig. — Amst. 1752. 12°. 2. Vol. 1753. 3. Vol. 1774. Brl. 1774—5. 8°. 1796. 8°.

—, L'art de jouir. A. Cythere. 8°.

—, Die Kunst, die Wollust zu empfinden. Deutsch v. J. *Dedekind*. Cythera (Wolffenbüttel). 8°.

Milnes, Diss. de tenesmo. Lugd. Bat. 4°.

Moebius, Diss. de temperamentis. Jen. 4°.

le **Monnier**, An a frequentiori potu Caffée vita brevior? Par. 8°.

Pagani, Aggiunta alla storia del somnambulo. Virenza. 4°. Auch: *Haller*, Tagebuch, II. 359.

Pape, Jo. H., Erörterung der Begriffe v. d. Verstande u. v. d. Willen des Menschen. 1751. 8°.

Plouquet, G., Diss. de materialismo cum supplementis et confutatione libelli: l'homme machine. Tüb. 4°.

Queye, H., De syncope et causis eam producentibus. In: *Haller*, Disp. anat. sel. VII. Amst. 1751, Nr. 8.

Rodrigues de Payva, G., Epicrisis critico-apologetica de affectu atrabilario-mirachiali; s. de morbis cerebri et mentis, qui extra cerebrum originem ducunt. 40 pp. Rom. 4°. Auch: Comm. Lps. II, 113 (Nur die Seelenkrankh., welche im Unterleibe ihren Grund haben.)

Rogers, Chr., De paraphrenitide. 10 pp. Edinb. 4°.

Rothkeppel, Ch. W., praes. A. F. **Delius**, Phantasmata ante oculos volitantia, oculorum adfectus singularis. 32 pp. Erl. 4°.

Rügener, Diss. de symptomatibus morbosis laesae actionis cibos appetentis. Wirceb. 4°.

de **Sauvages**, Fr. B., Theoria doloris. Monsp. 4°.

de la **Sone**, An tabacum lentum sit homini venenum? Par. 8°.

Stahl, G. E., De vena portae porta malorum hypochondriaco-splenetico-suffoc.-hysterico-colico-haemorrhoidorum; annexis simul propempticis de historia med.-pract. et de casibus med.-pr. 64 pp. Halae. 4°. Auch: *Haller*, Disp. anat. 4°. Gött. 1748, III, 131—150.

Stockius, Diss. de apoplexia. Lugd. Bat. 4°.

van der **Straaten**, Diss. de paralysi. Ultraj. 4°.

Sulzer, Jo. G., Uebers. über d. Ursprung der angenehmen und unangenehmen Empfindungen. Brl. 1751—2. 8°.

Summers, J., A short account of the success of warm bathing in paralytic disorders. Lond. 8°.

Tacconi, Cajetan, De nonnullis cranii ossiumque fracturis, de raris herniis quibusdam. Bonon. 4°.

Thebesius, Ge. Dan., Nachricht von Rauch- und Schnupftabak. Halle. 8°.

Toussaint, F. U., Histoire des passions, ou aventures de chevalier Shroop. 2. part. en 1 Vol. Brl. 8°.

Unzer, Jo. A., Gedanken von dem Einfluß der Seele in ihren Körper? Halle. 8°. (Die Seele Ursache der körperlichen Veränderungen.)

Valentin, Casp. Fr., Diss. asthmatis pathologica consideratio. 67 pp. Kil. 4°.

Vater, Abr., resp. Jo. G. **Mentz**, Diss. de olei olivarum efficacia et virtute adversus morsus animalium venenatorum casu singulari observata. 3 l. Viteb. 4°.

Whytt, Rob., Essay on the vital and other involuntary motions of animals. Edinb. 8°. Auch: Opp. Edinb. 1768. 8°

Widder, Diss. de affectibus ope musices excitandis, augendis et moderandis. Grön. 4°.

Zwinger, J. R., Observatio de risu involuntario vehement et convulsivo quem febris purpura rubra et alba sequebantur. Act. Helvet., Bas. 1751, I, 47—50.

Zwinger, J. R., Hydrocephalus cum defectu calvariae. Act. Helvet., Bas. 1751, I, 1—12.

Medicin. Electricität. Brl. krit. Nachr. aus d. Reiche d. Gelehrs. Brl. 1751. Regensb. Nachtrag zu d. histor. Nachr. d. neueren Europ Begebenheiten 1751, p. 96. 124. 125. 188.

1752.

Alberti, M., Diss. de caussis vitiorum auditus. Hal. 4°.

Behr, G. H., Medicina consultatoria. Augsp. 4°. (Nr. 12 von einer Krampfartigen Mutter-Krankheit so von allzuvielen Blutverlust und darauf allzustark erfolgter Zusammenziehung der Mutter ihren Ursprung genommen. Nr. 15 von einem halben Schlag mit darauf folgender Lähmung der linken Seite.)

Blanchot, C. F., De monstro singulari, sine collo et spina dorsi a meretrice prognato. Act. ac. nat. cur. 1743—50. Norimb. 1752, IX, 350—356, 1 pl.

Bourdelin, L. C., et J. B. **Basseville**, Thesis in haec verba. Ergo puerperorum clangosae, vulgo coqueluche emesis. Par. 8°. Auch: *Haller*, Disp. ad morb. 4°. Laus. 1757, II, 22—31.

Bragiani, D., Tractatus de veneno animantium naturali et acquisito. Flor. 4°.

Brendel, J. G., resp. J. F. **Droysen**, Pr. de paresi atrabilaria Hippocratis ad aphorismum XI, sectionis VII. 8 pp. Gött. 4°. Auch in: Opusc. math. et med. 4°. Goett. 1769, I, 184—189.

—, resp. C. Ch. **Biedermann**, De cognatione paraphrenitidis et febrium malignarum. 38 pp. Gött. 8°. Auch: *Frank*, Del. 8°. Ticini 1790, VIII, 71—106.

—, Diss. de valetudine ex hypochondriis. Gött. 4°. Auch: Opp. III, 45.

—, Diss. de lethargo. Gött. 4°. Auch: Opp. III, 23.

Brodie, H., De rabie canina. 20 pp. Edinb. 8°.

de **Büchner**, A. E., resp. C. G. **Gaebel**, Diss. de temperamentorum ratione in semioticis habenda. Hal. 4°.

—, resp. J. J. **Mollweide**, Diss. de tremore artuum, ejusque caussis. 36 pp. Hal. 4°.

—, Diss. de debilitate, ab imminuto partium corporis humani motricium elastico vitali motu pendente. Hal. 4°.

van **Bruggen**, Diss. de temperamentis. Ultraj. 4°.

a **Chauffepié**, P. Sam., De malo hysterico. 28 pp. Lugd. Bat. 4°.

—, De malo hypochondriaco. Lugd. Bat. 4°.

Chomel, A., An vitae exercitium a fibrarum sensibilitate? Par. 4°.

Clark, Will., Diss. concerning the effects of the passions on human bodies; first published in Latin, at Leyden, on the 31 st of July 1727 . . . and now published in English, with a preface, the aphorismes of Sanctorius to which it refers, and home notes illustrating the object. Lond. 8°.

Clauswitz, S. A., Sensationum theoria physica geometrice demonstrata. 24 pp. Hal. 4°.

Crellius, J. F., Notata maxime digna valdeque singularia, in cadavere mulieris a pueritia claudicantis et epilepticae observata. Act. ac. nat. cur., Norimb. 1752, IX, 235—241.

Delius, H. F., Animadversiones in doctrinam de irritabilitate, tono, sensatione et motu corporis humani. 31 pp. Erl. 4°. Rec. in *Fabr.*, Vol. II, append. p. 51—72. — Bologna 1759. — Halle, Bibl. orat. II, 4°.

Doellinger, J. I. J., resp. A. J. **Buegemer**, De effectibus irae, medice consideratae. 32 pp. Vitemb. 4°.

Eller, Jo. Th., Fractura, deperditio substantiae cerebri. Mém. de l'ac. de Berl. 1752.

Emett, Tentamen de mensium fluxu et de curatione morborum cephalicorum. Monsp. 8°.

Engelmann, C. F., De motibus convulsivis atque convulsionibus a partu difficili. Altd. 4°.

Floyer, Ant., Gelungene Kur des schwarzen Staares vermittelst der Electricität. Hamb. Mag. X, 1 St., 1752, S. 99—103.

Fürstenau, J. H., Tremor universalis a vermibus. Act. nat. cur., Norimb. 1752, IX, 146—148.

Gehring, J. A. B., De uteri strangulatu. (Hyst.) Kil. 4°.

Georgius, J. C. S., praes. **Gmelin**, De coffee. 16 pp. Tüb. 4°.

Gomez Arias, Tratado fisico-médico de las virtudes, cualidades, provechos, uso y abuso del café, del thé, del chocolatc y del tabaco. Madrid. 8°.

Grashuys, Jo., De colica pictorum. Amst. 8°. Auch: Comm. Lps. II, 241.

v. **Haller**, A., Diss. de malo hypochondriaco. Goett. 4°.

Hebenstreit, J. E., resp. J. Ch. **Hebenstreit**, Diss. de antispasticis. 11 pp. Lps. 4°.

Heister, Laur., Diss. de apoplexia magis chirurgicis, quam medicamentis curanda. Helmst. 4°.

van der **Heyden**, H., Discursus, in quibus podagrae dolores vel sistentis vel mirabiliter demulcentis, et ischiadicos novitios penitus exterminantis deducuntur et per aquam frigidam mitigantur. Ac. vini praecautio ab hydrophobia. 103 pp. Lugd. Bat. 4°.

Hoadley and **Wilson**, Obs. on a series of electrical experiments. Lond. 4°.

Hoehn, G. Seb., De epilepsia. 45 pp. Wirceb. 4°.

Hoffinger, Diss. de doloribus partus. Vienn. 8°.

Hoin, Discours sur l'utilité des passions par rapport à la santé, avec l'art de conserver la santé, reduit à un seul principe. Dijon. 8°.

Ilsemann, J. G., praes. Jo. Andr. **Segner**, De colica saturnina metallurgorum. Gott. 4°. Auch: *Haller*, Disp. ad morb. III, Nr. 86.

Junker, Jo., Diss. de asthmatis vera pathologia et therapia. Hal. 4°.

Kaltschmied, C. Fr., resp. Ch. D. **Mittelhaeuser**, De hydrocephalo interno rarae magnitudinis. 8 pp. Jen. 4° Auch: *Haller*, Diss. ad morb. 4°. Laus. 1760, VII, 484. *Weiz*, Auszg. Lpz. 1774, VI, 16. 12°.

—, H. L. **Teichmeyer**, De nervis opticis in cadavere latis inventis a compressione per undas facta causa ante mortem subsecutae guttae serenae. 8 pp. Jen. 4°. Auch: *Haller*, Disp. pr. I, No. 23.

Knoll, J. Ch. G., Sendschreiben v. d. Wirkungen des Kaffeetranks. Quedl. 4°.

—, Lettre à un ami sur les operations du caffée. Quedl. 4°.

Koch, D. Aem., De infarctibus vasorum in infimo ventre seu caussa plurium pathematum chronicorum, speciatim eorum, quae sub mali hypochondriaci nomine veniunt. 36 pp. Argent. 4°.

Krause, C. C., resp. C. S. **Krausius**, De homine non machina. 36 pp. Argent. 4°.
Langer, F., De olfactus ad capienda signa usu. Hal. 4°.
Latour, De catalepsi. J. de méd. 1752, p. 349.
Lindhalt, J., Several disorders which were either abated or happily cured by electricity, at Stockholm im Nov. or Dec. 1752. Med., Chir. et Anat. Cases. 8°. Lond. 1758, 276. 281.
Loehr, B. H., De lethargo. 42 pp. Gott. 4°.
de **Magny**, An à vasorum aucta aut imminuta irritabilitate omnis morbus? Par. 8°.
a **Nokken**, H., De convulsione. 21 pp. Traj. ad Rh. 4°.
Oberlin, C. H., De opio liberius in medicina adhibendo. 34 pp. Argent. 4°.
Oeder, G. C., resp. Petr. **Asanio**, De irritabilitate. 32 pp. Hafn. 4°.
Olivier, Nouv. idée sur l'apoplexie, avec les moyens de s'en préserver et d'enguérir. 18 pp. Lyon. 4°.
Overkamp, T. C. G., Pr. quo praelectiones suas indicit simulque de miranda admodum corporis mentisque tam in secunda quam adversa valetudine consentione pauca praefatur. Gryph. 4°.
Pivati, G. Fr., Recueil sur l'électrité. Par. 8°.
Plancus, Janus, Storia medica d'un apostema nel cerebello. Rimini. 12°.
Quellmalz, Sam. Th., resp. L. G. **Rothe**, Prog. de epidemica mentis alienatione. 16 pp. Lps. 4°.
—, De obturatione meatus auditorii impr. a polypo praefatur. Lps. 4°.
Rau, W. T., De lochiorum defectu in quinque puerperis, tandem in maniacum furorem desinente. Act. Ac. nat. cur. Norimb. IX, 161.
Richter, G. G., resp. G. F. **Wegener**, De natura, labe et praesidiis memoriae humanae. Gott. 4°. Auch in: *Richter*, opusc. Vol. II, No. 8.
—, De jejuniorum ac minimae sobrietatis noxis. Cum vitis candidatorum A. H. J. *Maetke*, Jo. G. *Ilsemann*, P. J. *Stirtz*, H. G. J. *Varnhagen* et F. Chr. *Selp*. 22 pp. Gott. 4°.
Rottböll, C. F., De motus muscularis causis praesertim occasionibus. 32 pp. Hafn. 4°.
Rügemer, Jo. A. J., Diss. de epilepsia. Wirceb. 4°.
—, Diss. Effectus irae, medice consideratae. Wirceb. 4°.
Schaeffer, Jo. G., Die Kraft u. Wirkung der Elektricität in dem menschl. Körper u. dessen Krankheiten, bes. bei gelähmten Gliedern; aus Vernunftgründen erläutert u. durch Erfahrungen bestätigt. 92 S. Regensb. 16°. — 2. Ausg. 84 S. Reg. 1766. Auch in: Comm. Lps. II, 635. XV, 46.
Schiffner, Diss. de sensibilitate febrili. Lugd. Bat. 4°.
Schmid, A., De vulneribus capitis. 8 pp. Harderov. 4°.
Schroeder, Ph. G., De convulsionibus ex haemorrhagia nimia oriundis. 46 pp. Marb. 4°.
Schutt, G. J., De proximo visus organo. 54 pp. Traj. ad Rh. 4°.
Simson, Thom., An inquiring, how far the vital and animal actions can be accounted for independant of the brain. In five essays, being the substance of the Chandos lectures for the year 1739, and some subsequent years. 270 pp. Edinb. 8°. (Die Seele bewegt alle Muskeln durch Hülfe der Nerven.)
Sproegel, Diss. sistens experimenta circa varia venena. Goett. 4°. (Darin: Aphonia per ligaturam nerv. recurr.)
Storace, S., A genuine letter from an Italian gentleman, concerning the bite of the tarantula; giving an account of its treatment by music. Gentleman's Mag. & Hist. Chron., Lond., 1753, XXIII, 433.
Süstermann, J. L., De valetudine ex hypochondriis. 41 pp. Gott. 4°. Ebenso in: *Brendel*, Opusc. math. et acad. 4°. Goett., 1775, III, 45—67.
Targioni-Tozzetti, G., Semilussazione delle vertebre lombari guarita casualmente. In seinen: Prima racc. di osserv. med. 8°. Firenze, 1772, 130—136.
Teske, Medic. Electricität. In: Königsb. wöchentl. Nachrichten. Kön. 1752.
Thon, G. C., De apoplexia magis chirurgicis quam aliis medimentis curanda. 26 pp. Helmst. 4°.
de **Torres Villarroèl**, D., Libros en que estan reatados diferentes quadernos physicos, medicos, astrologicos, poeticos, morales, y mysticos, que años passados dio al publico en producciones pequeñas. 2 Vol. in 1, 268 u. 312 pp. (Enthält: V. I. Anathomia de todo lo visible, e invisible; compendio universal de ambos mundos; viage fantastico; jornadas per una, y otra esphera, y descubrimiento de sus entes, substancias, generaciones, y producciones. Noticia de la naturaleza, y movimientos de los cuerpos terrestres, y celestiales; y ciencia de los influxos de los eclipses de sol, y luna hasta el fin de el mundo. V. 2. Sueños morales, visiones, y visitas con Don Franc. de Quevedo por Madrid, barca de Acqueronte y residencia infernal de Pluton. Trasladólos, desde la fantasia al papel.)
Tresken, Jo. G., Tageregister üb. d. Würkungen der Electricität, welche sich an einem Gelähmten gezeigt hat. Königsb. 8°.
Treyling, J. J., De hydrocephalo post primum aetatis annum lethifero. Act. Ac. nat. cur., Norimb., 1752, IX, 23, 1 pl.
Vannier, Jo. Jos., An spiritus animales per nervos influentes producant ad sensum et motum? 4 pp. Par. 4°.
Wendt, C., De asthmatis vera pathologia et rationali therapia. Hal. 4°.
Werner, Jo. W., Ob die Electricität eine Universalmedicin sey oder werden könne. In: Königsb. Fragen u. Anzeigen. 1752.
Whytt, R., Physiological essays containing an inquiry in to the causes which promote the circulation of the fluids in the very smal vessels of the animals, with observations on the sensibility and irritability on the parts of man and other animals. Edinb. 12°. Franz. Par. 1759. 12°. — Opera. Edinb. 1768. 4°. — *Haller*, Coll. I, c. II, 466. (Leidenschaftl. Angriffe gegen Haller.)
Wiert, Diss. de epilepsia. Traj. 4°.
Wolff, J. P., De singultu hysterico ab insomnio terrifico excitato. Act. Ac. nat. cur., Norimb. 1752, IX, 170.
Recueil sur l'électricité médicale etc. Par. 1752. 1761. In: Comm. Lps. II, p. 629. J. de méd. XVIII, 489.
Heilung d. Epilepsie durch Schreck. Hist. de l'ac. roy. des sc. de Par. 1752, p. 107.
Tabes dorsalis, the cause of consumption in young men. Lond. 8°.
An essay of the force of imagination in pregnant women. Lond. 8°.

1753.

Alberti, M., resp. **Hafner**, Medicina vere et fere miraculosa. Hal. 4°.

—, resp. **Heck**, Medicina pseudo-miraculosa. Hal. 4°.

Allamand, Fr., De externo tactus organo. 22 pp. Lugd. Bat. 4°.

Barreto de Veiga, F., De motu spasmodico. Traj. ad Rh. 4°.

Basseville, An choreae St. Viti evacuantia narcoticis et cardiacis interpolata? Par. 8°.

Beintema, J. W., Vernünft. Untersuch., ob dem Frauenzimmer nicht ebensowohl als den Mannspersonen Tabak zu rauchen erlaubt. Wittenb. 8°.

Bond, Jo., Essai on the incubus on night-mare. Lond. 8°.

Bougeant, G. H., Amusement phil. sur le langage des bêtes. 106 pp. La Haye. 12°. Mit Suppl., 30 S., Genève. 12°. Vorrede datirt 1739.

Brun, J., Otia physiol., quorum primum, de circulatione; secundum, de pulsu arteriarum, tertium, de motu musculari. Avenione. 4°.

a **Brunn**, Jo. H., Experimenta quaedam circa ligaturas nervorum in vivis animalibus instituta. 50 pp. Gött. 4°. Auch: *Ludwig*, II, 271—290. *Weiz*, N. Ausz. 12°. Lpz. 1776, V, 47—49. Act. Helvet., Bas., 1755, II, 113—122.

Buchwald, Disc. Analysis visci ejusque in diversis morbis usus. Havn. 4°. (Gegen Epilepsie.)

Buechner, Diss. de visione simplici et duplici. Argent. 4°.

le **Camus**, A. H., La médecine de l'esprit. 2 T. Par., 1753—69. 8°.

Cartheuser, J. Fr., De diversissima dyspnoeae origine et curatione. Frcf. 4°.

—, resp. G. W. **Müller**, De variis spasmorum causis et remediis. 32 pp. Frcf. 4°.

—, De spasmis in genere. Frcf. 4°.

Castell, Pet., Experimenta quibus varias corporis humani partes sentiendi facultate carere constitit. 86 pp. Gott. 4°. Auch in: *Ludwig*, IV, 133, und in: *Würz*, Neue Ausg. Lpz. 1776, p. 47—49, und in: Act. Helvet. Bas. 1755, II, 113—122. Auch in: *Haller*, Disp. chir., V, 295—340.

le **Cat**, C. N., Traité de l'existence, de la nature et des propriétés du fluide des nerfs, et principalement de son action dans le mouvement musculaire. Mémoire qui a remporté le prix sur la question proposée par l'Acad. pour le sujet du prix de l'année. 128 pp. Par. 4°.

Chalmers, L., Of the opisthotonos and tetanus. Med. Obs. Soc. Phys. Lond. 1753—7, I, 87—110.

Cheyne, G., The natural method of curing the diseases of the body and the disorders of the mind. V. ed. Lond. 4°.

v. **Creuz**, Cas., Versuche über die Seele. 2 Th. Frkft. u. Lpz. 753—4. 8°.

Duvernoy, J. L., A diss. upon the sugar of milk, in which is shown its great efficacy in consumptions, hectic fièvre, dysurie etc. 32 pp. Lond. 8°.

Ehlen, Diss. de catalepsi. Herbip. 4°.

Emett, Rob., Tentamina medica de mensium fluxu et de curatione morborum cephalicorum. Monsp. 4°. Auch in: *Haller*, Tagebuch, III, 361, und in: *Vogel*, N. med. Bibl. I, 504.

Engelhardt, F., praes. H. P. **Juch**, De animi pathematibus tanquam causis multorum morborum et mortis. 27 pp. Erf. 4°.

Escher, Diss. de paralysi artuum inferiorum. Basil. 4°.

Esenwein, E. S., De origine atque generatione animarum humanarum ex principiis monadologicis stabilita. 28 pp. Tub. 4°.

Ferrein, Diss. an ex tabaci usu frequenti vitae summa brevior? Par. 8°.

Fürstenau, Jo. Fr., Diss. de doloribus. Rint. 4°.

Gessner, Campher bei Geistesstörung. Select. phys.-oeconom. Stuttg., 1753, X, 331.

Goyrand, De hydrorhachitide. Quaest. med. VI. Monspel. 1753.

Guenz, J. G., resp. H. **Gernet**, Prolusio, qua lapillos glandulae pinealis in quinque mente alienatis inventos proponit. 24 pp. Lps. 4°. Auch in: *Haller*, diss. Laus. 1757, I, 235—49. (Versteinerungen in d. Zirbeldrüse Ursache des Wahnsinns.)

—, De sanguinis motu per durioris cerebri membranae sinus. 24 pp. Lpz. 4°.

v. **Haller**, A., De partibus corp. hum. sensibilibus et irritabilibus. Comm. I et II. Gott. 4°. Franz. Lausanne 1754, 12°. 1755, 8°. 1756, 12°. 1757, 8°. — Deutsch v. Ch. *Krause*. Lpz. 1756, 4°. Ital. v. J. Vinc. Petrimio. Rom. 1755, 4°. Rom. et Neap. 1755, 8°. Englisch Lond. 1755, 8°. Schwedisch 1753.

Handtwig, G. Ch., De situ dormientium. Rost. 4°.

Hoheb, Diss. de apoplexia. Lugd. Bat. 4°.

Isaac, J. D., Examen spirituum animalium. Hal. 4°.

Jancke, J. G., resp. J. G. **Günz**, De cavernis quibusdam quae ossibus capitis humani continentur. 16 pp. Lps. 4°.

Klockhof, C. A., De morb. animi ab infirmato tenore medullae cerebri. 152 pp. Traj. ad Rh. 8°. (Ausführl. in: *Friedreich*, Literärgesch. 1830, S. 539—551.

Kniphof, Jo. H., resp. C. G. **Goerner**, Diss. de insania. 24 pp. Erf. 4°.

Knoll, Abhdl. vom Nachtwandeln. Quedl. 8°.

Krazenstein, Pr., Historia restitutae loquelae per electrisationem. Hafn. 4°.

Lenglet de **Fresnay**, Histoire de Jeanne d'Arc. Par. 8°.

Lindner, E. F., Comm. physiol. de fluido nerveo spiritibus animalibus eorundemque in corpore humano functionibus. Königsb. 4°.

de **Mattos**, Diss. de cranii fractura. Lugd. Bat. 4°.

de **Meserey**, Méthode de traiter plusieurs maladies épidemiques. (Epil.) Par. 12°.

Molinarius, Jo. B., De apoplexia specimen. 75 pp. Vienn. 8°.

Morris, Electricity in epilepsy. Gentlemans Mag. 1753, Aug., p. 379.

Mueller, Jo. St., Diss. utrum doctrina de mentis materialitate hypothesis philosophica possit vocari. Jen. 4°.

—, Gerh. Andr., Betrachtung üb. d. Art u. Weise der Mitwürkung derer Nerven zu denen muskulösen Zusammenziehungen. 119 S. Frkf. a. M. 16°.

(*Muralt*, B. L. de), L'instinct divin recommandé aux hommes. Londres. 8°.

Muratori, L. A., Della forza della fantasia umana. 2. ed. 212 pp. Venez. 12°.

Navier, Diss. sur plusieurs maladies, qui ont regné à Chalons sur Marne etc. Par. 8°. Auch in: *Vogel*, N. med. Bibl., I, 336. (Emetica Heilmittel.)

Nugent, Chr., Essay on the hydrophobia. To which is prefixed the case of a person who was bit by a mad dog; had the hydrophobia and was happily cured. Lond. 8°. Auch in: Gentlemen's Mag. and Hist. Chron. Lond. 1753, XXIII, 303—5. Franz. Par. 1754. 4°. Deutsch. Lpz. 1777. 8°.

Pietsch, J. G., Erklärte Ursachen u. Cur von den Ohnmachten u. Convulsionen, vornehmlich aber der eigentlichen fallenden Sucht. 188 S. Hamb. u. Lpz. 8°. Auch in: *Vogel*, N. med. Bibl. I, 221.

Pons, G., Triunfo de la medicina, en un methodo racional y eficacissimo, para curar radicalmente las enfermedades internas y externas del cuerpo humano, que el vulgò llama incurables; es à saber, apoplexia, perlesia y epilepsia, asma, empiema, y this confirmata, hydropesia, colico rebelde, volvulo e hipocondria, fiebre hectica, gota y reumatismo, lepra, fistulas, rijas, ulceras cancrosas, quebraduras recientes, y antiguas, sin molestia del paciente y sin sangrias ni remedios irritantes, si bien cos especifis medicamentos, gratos, seguros y efficacissimos, que, para beneficio del público se d'en gracia y de limosna. 56 pp. Madrid. 4°.

Ponticelli, S. A., Discorso sopra la teriaca di Andromaco seniore in ocasione della publica dimostragione dei simplici, fatta sotto i auspici, per la composizione del suddetto antidoto da D. Gius *Lama*. Parma. 12°.

Quellmalz, S. Th., resp. S. Fr. **Hausleutner**, De viribus electricis medicis. 16 pp. Lps. 4°. Rec. *Haller*, Disp. T. I.

Rathlow, Jo. P., Acidum vitrioli contra hydrophobiam. Gött. Anz. v. gel. Sachen. 1753. No. 99 (cum oleo vulgari).

Richter, G. G., resp. J. A. **Evers** et A. W. **Berlin**, De salutario somni mensura et tempore. 22 pp. Gott. 4°. Auch in: Opusc. med. 4°. Frcf. 1780, III, 233—51.

Robeck, Jo., Exercitatio de morbo voluntario. Marb. 4°.

le **Roy**, Surditas per electricitatem sanata. Mém. de l'acad. des sc. 1753.

Sailler, J., De suffocatione. Jen. 4°.

Silvester, Case of tetanos. Med. Obs. Soc. Phys. Lond. 1753—7, I, 1—7.

Sleigh, J. F., De auditu. Edinb. 8°. Auch: *Smellie*, Thes. med., II.

Spengler, Relation des cures faites par l'électricité. In: Mercure Danois, 1753.

Steinhauer, J., De passione hysterica. 16 pp. Wirceb. 4°.

Sulzer, H., De actione cerebri decussata. 16 pp. Bas. 4°.

Treyling, J. J., De hydrocephalo post primum aetatis annum lethifero. Act. ac. nat. cur., Norimb., 1752, IX, 23, 1 pl.

da **Veiga**, Franc. Barreto, De motu spasmodico. 21 pp. Traj. ad Rh. 4°.

Walch, Jo. G., Diss. de arte, aliorum animos cognoscendi. Jen. 4°.

Walstorff, Joh. D., Experimenta circa motum cerebri, cerebelli, durae matris et venarum in vivis animalibus instituta. 66 pp. Gott. 4°.

Watts, Diss. de epilepsia. Lugd. Bat. 4°.

Wilbraham, T., Rabies canina. Phil. Tr., 1751—2. Lond. 1753, XLVII, 412—414.

Winkler, J. H., Progr. conjunctura de vi electrica vaporum solarium in lumine boreali. Lps. 4°.

Wolpert, G., De catalepsi. Herbipoli. 4°.

Young, G., A treatise on opium, founded upon practical observations. Lond. 8°. Auch: Comm. Lps. III, 123, *Vogel*, N. med. Bibl. I, 34. J. de méd. LXX, 343. LXXV, 516.

Zinn, J. G., Obs. quaedam botanicae et anatomicae de vasis subtilioribus oculi et cochlea auris internae. Gött. 4°.

Account of a woman who died from the bit of a cat, six weeks after she was bitten; she gave birth to a child two weeks before death, who continued well. Gentleman's Mag. & hist. chron., Lond. 8°. 1753, XXIII, 390.

Diss. qui a remporté le prix proposé par l'acad. roy. des sc. et belles lettres de Prusse, sur le principe de l'action des muscles, avec de pièces qui ont concursu. Brl. 4°.

Epilepsiae caussa terror. Hist. de l'acad. des sc. à Paris, 1753, p. 74.

Medic. Electricität. Wöchentl. Relationen &c. 1753, p. 15. 36. 38.

Exostosis cranii. Hist. de l'ac. des sc. à Par. 1753 (interna).

1754.

Abernetie, G., De asthmate. 30 pp. Edinb. 4°.

Albinus, F. B., resp. Abr. **Hemskerk**, De animi pathematum efficacia in corpus humanum. 49 pp. Lugd. Bat. 4°.

Behr, G. H., De salacitate insigni in sene nonaginta sex annorum. Act. ac. nat. cur., Norimb., 1754, X, 406.

a **Bergen**, C. Aug., Diss. de morbis auris internae. Frcf. ad V. 4°.

—, resp. J. C. **Weise**, De nyctalopia seu coecitate nocturna. Frcf. ad V. 4°. Auch: *Haller*, Diss. ad morb. I, 359—374.

Boehmer, Diss. de virtute febris in sanandis spasmis. Viteb. 4°.

de **Bordeu**, Theoph., Quaestio medica: An pro temperamentorum diversitate functionum diversitas? Affirmatur. Par. 4°.

Brookes, R., The general practice of physic . . . to which is profixed an introduction containing the distinction of similar diseases, the use of the nonnaturals, an account of the pulse, the consent of the nervous parts, and a sketch of the animal oeconomy. 2 V., 358 & 331 pp. Lond. 8°. 3. ed. 2 Vol., 368 & 366 pp. Lond. 1765. 8°. 5. ed., 1 Vol., 362 pp. Lond. 1765. 6. ed., 2 V. 435 & 490 pp. Lond. 1771. 8°.

Buechner, Andr. El., Diss. de fronte morborum interprete. Hal. 4°.

—, De morbis periodicis generatim. Hal. 4°.

Cappeletti, Nic., Delle ferite delle cute del capo etc. Venet. 4°. Auch: *Haller*, Bibl. chir., II, 391.

de la **Caze**, L., Institutiones medicae e novo medicinae conspectu. Par. 4°. (Wechselwirkung zw. Seele u. Körper.)

Cheyne, G., English malady or treatise on nervous disorders of all kinds. Lond. 8°.

Chibourg in: Mém. des belles lettres de Caen. 1754, de mechanismo quo affectus animi suam efficaciam exserunt.

Claussen, L. Chr., praes. G. E. **Hamberger**, De tremore. 32 pp. Jen. 4°.

de **Condillac**, Trailé des sensations. II p. Lond. et Par. 12°.

Delius, H. T., De catalepsi diatribe medica. Ed. alt. 36 pp. Erl. 4°.

Dygbi, Kenelm, Eröffnung unterschiedlicher Heimlichkeiten der Natur, die Sympathie betreffend. Mit 1 Taf. Frkf. 8°.

Ebart, S. Chr., praes. C. F. **Kaltschmied**, De adfectibus spasmodicis vagis. 24 pp. Jen. 4°.

Eberhard, J. P., resp. **Schultz**, Theses de visu. Hal. 4°.

Emett, R., Essais de médecine sur le flux menstruel et la curation des maladies de la tête. (Traduit du latin par M. Hurtant.) Par. 12°.

Engelmann, Jo. M., Diss. de melancholia. 38 pp. Argent. 4°.

Eschenbach, Ch. E., Diss. phil. anima non corpore notior. Rost. 4°.

Fabricius, Diss. de paralysi musculorum capitis extensorum. Lps. 4°. Auch: *Haller*, Coll. diss. pr., I, No., 8°.

Falk, J. G., De epilepsia s. convulsivis motibus virginum. 48 pp. Gott. 4°.

Försök, Til de gångbare Sjukdomans utronånd för aor 1754. 55. Stockh. (Kriebelkrankheit.)

Forbes, Th., De tussi convulsiva. 32 pp. Edinb. 8°. Auch: *Haller*, Diss. ad morb. 4°. Laus. 1757, II, 97—109.

Formey, Essai sur le sommeil. 1754. Deutsch: Neue Hamb. Mag. 1777.

Fracassini, A., Naturae morbi hypochondriaci ejusque curationis mechanica investigatio. Ed. alt. Veronae. 8°. Auch: Opusc. path. 4°. Lps. 1758, 233—415.

Fürstenau, J. H., Malum ischiadicum. Act. ac. nat. cur., Norimb., 1754, X, 389—392.

Gallarati, P. Cl., Riflessioni su'l morso d'un cane rabbioso. Mil. 8°.

Gentil, Ergo calvae vehementius contusae terebra. Par. 8°.

Gerold, J., De nervo intercostali. Erl. 4°.

Gilg, Diss. de spina bifida. Viennae. 8°. Auch: *Wasserberg*, Diss. fasc. I. *Haller*, Diss. pr. VII, 253.

Hamberger, G. E., Diss. de atonia. Jen. 4°.

Hechtlinus, J. C., praes. Jo. **Junker**, De chronicis deliriis legitime curandis. Hal. 4°.

Heyn, J., Abhdl. vom Schlafe der Seelen nach dem Tode, gegen T. *Seidel*, Halberst. Schreiben a. d. Verfasser rc. (des verst.) Frkf. a. M. 1754. — V. d. Zustande der Seelen rc. als Antwort rc. gegen d. verst. Halberst. 1755. 8°.

Junker, Jo. resp. Fr. C. **Meyenberg**, Diss. de spasmis eorumque quadruplici respectu. 53 pp. Hal. 4°.

Kaltschmid, C. F., resp. C. **Schulz**, Pr. de vulnere capitis a chirurgo intempestive consolidato fissura cranii neglecta et trepanatione feliciter instituta detecta. 8 pp. Jen. 4°. Auch: *Weiz*, Trif. & Lps. 1775, II, 10—12.

Krueger, Jo. G., resp. **Gelpke**, De opisthotono, emprosthotono et tetano. Helmst. 4°.

—, resp. J. Ch. **Scheibner**, Diss. de somno morborum patre et filio. 27 pp. Helmst. 4°.

—, resp. M. **Brandt**, Diss. de differentia elateris, toni, contractionis vitalis, voluntariae, sensibilitatis et irritabilitatis. 27 pp. Helmst. 4°.

Kuester, C. M., praes. J. Fr. **Cartheuser**, De singultu. 28 pp. Frcf. ad V. 4°.

Lange, C. G., praes. G. E. **Hamberger**, De apoplexia. 34 pp. Jen. 4°.

Lieutaud, Hist. de l'ac. de Par. 1754, p. 110. (Polypus tracheae dyspnoae caussa.) Ibidem, p. 105 (succus hydatidosus, in thyreoidea inclusus, et per destructas cartilagines penetrans in cavum tracheae, caussa dyspnoeae).

Linnaeus, C., resp. P. **Zetzel**, Diss. Consectaria electricomedica. Ups. 4°. Auch: Amoen. Acad. Vol. IX, No. 174, p. 35—42. *Haller*, Coll. diss. pr., I, No. 4. Hamb. Mag. XIX, 3. St., No. 7. *Haller*, Disp. ad morb. 4°. Laus. 1757, I, 57—62. *Weiz*, Ausz.

Marchand, H., Diss. de colica flatulenta. Argent. 4°.

Meckel, Jo. F., Mem. de l'acad. de Berlin, 1754, p. 92—112. (Er fand Sand in d. Zirbeldrüse häufig bei Nicht-Irren, wie keinen bei einigen Verrückten.)

Millin de la Courveault, J. N., An calvae vehementius contusae terebra? Par. 4°.

Monro, A., Nervorum anatome contracta, latine reddita cui subjectae sunt ejusdem explicatio motus reciproci cordis, et ductus thoracici descriptio. Franequerae. 8°.

Morand, Recueil pour servir d'éclaircissement detaillé sur la maladie de la fille d'un tireur de pierres du village de S. Geomes, près Langres. Laquelle, depuis plusieurs années, jettoit des pierres, tantôt par la bouche, tantôt par la voie des urines, et à qui on en a tiré de la vessie à douze reprises différentes. Par. 16°.

Moscherosch, J. D., praes. Jo. G. **Krueger**, De lege naturae quod in corpore animali spasmum excipiat atonia spasmo proportionata. 32 pp. Helmst. 4°.

Müller, G. And., Einleitung zu d. Entwurf e. neuen Methode gegen Trunkenheit. Frkf., p. 162. (Luft in den Gehirngefäßen.)

Mutzel, Tart. em., Hauptbestandtheil der berühmten Mixtur geg. Mel. u. Wahnsinn. Med. u. chir. Wahrn., I. Samml. Berl., 1754, S. 40. II. Samml. 1764, S. 50. (Anf. 2stdlich, dann nur 3 mal p. d. Stets nach 8 Tagen e. gelindes Purgirmittel.)

a **Nollet**, J. A., Essai sur l'électricité des corps. 3. éd. 273 pp. Par. 8°.

Nugent, Chr., Essai sur l'hydrophobie. Par. 8°. Auch: Comm. Lps., V, 329. *Vogel*, N. med. Bibl. I, 159.

Osterdyk, H. G., De motu musculorum. 70 pp. Traj. ad Rh. 4°.

Perthes, Diss. de doloribus parturientium. Erf. 4°.

Pfeffinger, Jo., De vi musculari. 39 pp. Argent. 4°.

Piccolomini, Arch., Anatome integra revisa, redd. a *Fantoni*. Verona. fol. (1. ed. Rom, 1586.) (Gute Unterscheidung der grauen Rindensubstanz des Gehirns v. d. Marksubstanz u. zieml. richtige Schilderung des N. olfact.

Plaz, A. G., De tabaco sternutatorio. In seinen: De jucundis morborum causis. 8°. Lps., 1754, 1—20.

Quellmalz, S. Th., resp. G. G. **Poerner**, De delirio ex lactatu. 16 pp. Lps. 4°.

—, resp. J. Ch. **Reiche**, De musculorum capitis extensorum paralysi. 16 pp. Lps. 4°. Auch: *Haller*, Disp. ad med. 4°. Laus., 1757, I, 115—121.

Raulin, Heilung mehrerer Tobsüchtigen durch Oeffnung der Schläfenarterie. Obs. de méd., ou l'on trouvé des remarques sur le préjugé sur l'usage du lait dans la pulmonie. Par. 8°.

Rosen, Diss. de epilepsia juvenili. Ups. 4°.

Ross, A., De amaurosi. 22 pp. Edinb. 8°.

Scardona, J. F., Aphorismi de cognoscendis et curandis morbis. Ed. II. Pav. 4°. lib. I, 209 de morbis capitis. Ed. III, Batav., 1758—63.

Scheffel, Ch. St., De pyrosophia dei et pyromania hominum. 12 pp. Gryph. 4°.

Schmiedel, Cas. Chr., De nervo intercostali. 31 pp. Erl. 4°.

Spengler, L., Briefe, welche einige Erfahr. d. elektr. Wirk. in Krankh. enthalten, nebst ausführl. Beschreib. der elektr. Maschinen. 102 S. Copenh. 8°.

Struve, K. Fr., Anthropologia naturalis sublimior. 1754. 8°.

van **Swieten**, Ger., Comment. v. Boerhave aphorism. Hildburgh. Tom. III, p. 459—535. (Nervenkrankh.) (Beispiel der Heilung eines Kr.. der sich einbildete, gläserne Füße zu haben, durch Verletzung derselben.)

T., Question sur la rage. J. de méd. etc. Par., 1752. 2.ᵉ éd. Par., 1783, I, 167—9.

Tanaron, Caustica in hydrocephalo. In: Trattado di Chirurgia. Firenza, 1754. 8°.

Tauvry, D., Sur la rage ou hydrophobie. (Aus: Hist. Roy. Ac. de Par. 1699.) Rec. de mém., Dijon 1754, I, 440—42.

Thompson, Al., Diss. de efficacia animi affectuum in corpus. Edinb. 8°.

Triller, O. W., resp. Chr. **Stentze**, De gibbo ex nephritide potius quam ex phrenitide orto, ad Hippocratem atque Cael. Aurelianum illustrandum et emendandum. 32 pp. Vitemb. 4°.

Whytt, R., Of the difference between respiration and the motion of the heart in sleeping and waking persons. Essays & Obs. Phil. Soc. Edinb., 1754, I, 436—446.

Wolff, F. L., De asthmate hypochondriaco. Argent. 4°.

Zannichelli, Lettera contra l'abuso del Caffée. Venez. 8°.

Abhandl. v. d. Gewalt des Teufels in die Körper ꝛc. Eisenach. 4°.

Pensées d'un Allemand sur la nostalgie. Jen. 8°.

Lettres sur l'imagination des femmes grosses. Par. 8°.

Sur l'organe de l'ouie. (Hist. acad. roy. de sc. de Par. 1684.) Rec. de mém. Dijon, 1754, I, 111—114.

Abhandl. in einigen schädl. Wirkungen d. electr. Kraft in d. menschl. Körper. Hann. gel. Anz. 1754.

1755.

Alberti, M., resp. Ch. G. **Gross**, Diss. de morbis imaginariis hypochondriacorum. 31 pp. Hal. 4°.

—, Diss. de majori frequentia apoplexiae in eruditis, quam alius sortis hominibus observanda. Hal. 4°.

Ayscough, J., A short account of the eye and nature of vision, chiefly designed to illustrate the use and advantage of spectacles, wherein are laid down rules of chusing glasses proper for remedging all the different defects of sight, as also some reasons for preferring a particular kind of glass-filter than any other made use of for that purpose. 26 pp. Lond. 8°. 4. ed.

Baker, Sir G., De affectibus animi et morbis inde oriundis. 34 pp. Cantabrigiae. 4°. Auch: Opusc. med. 8°. Lond., 1771, 91—149. 1814, 88—146.

Balemann, N. G., De cephalalgia imprimisque illa, quae consensualis ex abdomine est. 53 pp. Helmst. 4°.

Baumer, Jo. W., Pr. de electricitatis effectu in corpore animali. Frf. 4°.

Berg, Fôrsôk tit de gângbara Sjukdomars. Stockh. 8°.

Bergius, Diss. de epilepsia acuta epidemica. Stockh. 4°.

Bernhard, Jo. Chr., Chemische Versuche u. Erfahrungen ꝛc. Leipz. 8°. (Obs. 5: Agaricus muscarius gegen Epilepsie.)

Betheder, Sur une hydrocephale ou hydropisie de la tête, accompagnée de la transparence et de l'amollisement des os du crâne. J. de méd., chir. etc. 2 éd. Par., 1755, III, 227. 381.

Billings, P., Folly predominant, with a dissertation on the possibility of curing lunatics in Bedlam. Lond. 8°.

Blanchi, Jo. Bapt., Lettera sulla sensibilita ed irritabilita delle parte nelli uomini e nelli bruti. Turin. 8°.

du **Bois de la Guinardières**, Joh. Al., De fluidi nervei existentia, origine, cursu, usu et indole. Monspel. 8°.

Bonnet, Ch., Essai de psychologie ou considérations sur les operations de l'ame s. l'habitude et sur l'éducation. 390 pp. Lond. 8°. Deutsch v. Dohm-Lemgo. 1773. 8°. (Die Seele handelt willkührlich in den Organen mit Sinneswerkzeugen, unwillkührlich u. ohne Bewußtsein in denen ohne Sinneswerkzeuge.)

Brandau, J. H., Diss. chir. sistens ... vulnus capitis, ubi sclopeto non modo cranium fractum, sed et cerebri substantiae ... laesa partim effluxa ... absque trepanatione feticiter sanatam. Cassell. 4°. Auch in: Auff. ꝛc. I, 16. Marb. 1786.

Brendel, J. G., De abscessibus per materiam et ad nervos. Gott. 4°. In: Opp. III, 137.

—, Pr. de spasmo maxillae inferioris infantili. Goett. 4°. Auch in: Opp. 1, 189.

Brogiani, D., De veneno animantium naturali et adquisito tractatus. 148 pp. Flor. 4°. — 2. Ausg. 148 pp. Florent., 1755. 4°.

Bruce, Al., De hydrophobia. 56 pp. Edinb. 8°. Auch in: *Haller*, Disp. ad morb., Laus., 1757, I, 595—620. 4°. *Haller*, Coll. disp. pr., I, No. 39.

Cabbell, J., De animi pathematibus quatenus morborum causis. 34 pp. Edinb. 8°.

Cartheuser, Jo. Fr., Diss. de horripilatione idiopathica. Frcf. 4°.

—, Diss. de lumbagine rheumatica. Frcf. 4°.

le **Cat**, Sect. e. Leiche eines Deliranten. Rec. pér. d'observ. de med. chir. etc. Par. 1755, II, 192 (Colon außen und innen mit blauen u. schwarzen Flecken bedeckt.)

Chirac, P., Sur des vapeurs. Consultations XI et XII. In: *Chirac*, P., et J. B. *Silva*, Diss. et cons. méd. 12°. Par., 1755, III, 396. 402.

—, Sur les insomnies, degoût, douleurs néphrétiques, et beaucoup d'autres accidens. In: *Chirac* et *Silva*, Diss. et cons. méd. Par., 1755, III, 409. 419.

Cochon du Puy, An diversis temperamentis diversus rerum non naturalium usus? Par. 8°.

de **Condillac**, Et. Bonnet, Traité des animaux. Extrait raisonné du traité des sensations. 232 pp. Amst. 12°.

Cothenius, Chr. Andr., Von d. Kriebelkrankheit bei Potsdam. Halle. 8°. In: *Schreber*, Samml. v. Kameralschriften.

Faber, G. B., Ulterior expositio novae methodi Kaempfianae curandi morbos chronicos inveteratos, praes. malum hypochondriacum. Tüb, 4°.

Fehr, J. M., Catalepsis stataria periodica. Misc. Ac. nat. cur. 1682, Norimb. 1682, dec. 2, I, 1—5. Uebers.: Coll. ac de mém. etc. Dijon 1755, III, 285—292.

Formes, Diss. de tussi convulsiva. Edinb. 8°. Auch: *Haller*, Coll. diss. pr. II, N. 46.

Gernhard, A. H., Diss. de spasmo ab inanitione. 40 pp. Lps. 4°.

Godart, La physique de l'âme humaine. Brl. 8°. (Die vernünftige Seele wohnt im Kopfe, die vegetative im ganzen Körper.)

Gontard, Réflexions crit. sur l'histoire d'une dormeuse extraordinaire, insérée dans le J. de févr. dern. J. de méd. etc. Par. 1756, III, 285—292.

Grashuis, J., Tentaminis de colica pictonum appendix decadem observationum sistens. Amst. 8°. Auch: Comm. Lps. IV, 632. Verhandelingen van Haarlem, IV, 513.

de **Haller**, A., Diss. sur les parties irritables et sensibles des animaux. Trad. par *Tissot*. Laus. 1756, 1760. 8°. Ins Engl. Lond. 1755. 8°.

Handtwig G. Ch., Diss. de ecstasi. Rost. 4°.

—, resp. W. F. **Lieb**, De dormientibus secunda agens, de justa somni salutaris quantitate et mensura. 17 pp. Rost. 4°.

—, resp. Ch. L. **Behm**, De salubri sub somno situ. Dissertationum phys.-medicarum de dormientibus tertia. 37 pp. Rost. 4°.

Hatté, Obs. sur un satyriasis ou satyriasme. J. de méd. etc. Par. 1755, II, 109—114.

Heister, L., Diss. sistens theoriam et therapiam molesti febrium essentialium symptomatis, cujus signum est anxietas. Helmst. 4°.

Hueber, G. L., resp. **Curé**, De nostalgia vulgo das Heimwehe. Wirceb. 4°.

Hundertmark, Diss. de enemate uterino. Lps. 4°. Auch: *Weiz*, N. Auszz. I, 129 (tabes).

Juch, H. P.. Diss. de spasmo in genere. Erf. 4°.

Junker, Jo., De commodis ambiguis matrimonii hystericarum. Hal. 4°.

—, De doloribus eorumque causis generatim. Hal. 4°.

Kaltschmied, C. F., De raro spinae ventosae casu. C. tab. Jen. 4°.

Kühn, J. F., Diss., qua non nulla muscularis motus momenta perlustrantur. Gött. 4°. Ebenso in: *Weiz*, Neue Auszz. 12°. Frkf. u. Lpz. 1782, XV, 14—17.

de **Lacaze**, L., Idée de l'homme physique et moral, pour servir l'introduction à un traité de médicine. Par. 8°.

Le Cat, Ch. Nic., Obs. sur une morsure d'un canard en colère venimeuse, et mortelle. J. de méd. etc. 2. éd. Par. 1755, II, 90—92.

Ludovicus, D., De dormitione puellae quasi lucumoriana, In: Misc. Acad. nat. cur. 1677, Vratisl. et Bregae 1678, VIII, 113—117. Uebers. in: Coll. acad. de mém. Dijon 1755, III, 336—9.

de **Lille**, Chr. Everb., Tractatus de palpitatione cordis, quem praecedit praecisa cordis historia physiologica, cuique pro coronide addita sunt, monita quaedam generalia de arteriarum pulsus intermissione. 300 pp. Zwollae. 8°. 2. éd. 300 pp. Zwollae 1758. 8°. Auch: Comm. Lps. V, 156.

de **Marées**, Chr. G. H., De animi perturbationum in corpus potentia. Gott. 4°.

Mead, T., Medica sacra or a commentary on the most remarkable diseases mentioned in the Holy Scriptures. Transl. by F. *Staek*. Cap. III, Lond. 8°. — Deutsch unt. d. Titel: Abhd. v. d. merkwürdigsten Krankh., deren in der hl. Schrift gedacht wird, bes. v. d. dämonischen Kranken oder sog. Besessenen u. Mondsüchtigen. A. d. Lat. Lpz. 8°.

Merchinus, G. A., De circulari cranii fractura, sublato osse, perforata. Misc. ac. nat. cur. 1682, Norimb. 1683, 2 dec., I, 215, 1 pl. Auch in: Coll. ac. d. mém., Dijon, 1755, III, 506, 1 pl.

de la **Mettrie**, J. O., Oevres de médicine. Brl. 4°.

Metzner, J. J., De majori frequentia apoplexiae in eruditis quam alius sortis hominibus observanda. 28 pp. Hal. 4°.

Mezger, G. I. S., resp. Jo. F. **Closs**, Disput. de miraculorum indole, criterio et fine. 16 pp. Tüb. 4°.

Missa, Lettre sur une dormeuse extraordinaire. J. de méd. etc. Par. 1755, II, 94—98.

Morandi, Mor., Della cura preservativa della rabbia canina. Ancona. 8°.

Oppermann, H. P., De commodis ambiguis ex matrimonio hystericarum. 30 pp. Hal. 4°.

Perry, Ch., A mechanical account of the hysteric passion. Lond. 8°. Auch: Comm. Lps. Suppl., Dec. I, 528. *Vogel*, N. Bibl., III, 523.

Pietsch, Jo. G., Erklärte Ursachen und Kur von den Unmachten und der eigentlich fallenden Sucht. Hamb. u. Lpz. 8°.

Plahn, J. N. Fr., Kurz abgefaßte Geister-Lehre. Hamb. 8°.

Purchhauer, J. D. Ch., De atonia. 39 pp. Jen. 4°.

Rauch, Jo. Tob., praes. Chr. **Stock**, De adfectu hypochondriaco. 28 pp. Jen. 4°.

Raygerus, C., Anatomia monstri bicipitis. Miss. ac. nat. cur. Norimb. 1670, I, 25—27. Uebers. in: Coll. ac. d. mém. Dijon 1755, III, 6. Auserl. med. chir. Abhdl. d. röm. k. Ac. Nürnberg 1755, I, 19—21.

Reen, A. W., De animae pathematum noxis. Harderov. 4°.

Reinhold, S. C., praes. A. E. **Buechner**, De mutatione sensationum in morbis. Hal. 4°.

Roesler, C., De morsu canis rabidi. Miss. Ac. nat. cur. 1672, Lps. a Frcf. 1681, III, 452. Uebers. in: Coll. ac. de mém. Dijon 1755, III, 201.

Rommelius, P., De aphonia rara. Misc. ac. nat. cur., Norimb. 1683, dec. I, 222—227. Uebers. in: Coll. acad. de mém. etc. Dijon 1755, III, 508.

Rossel, J. N., De ovo, s. passione galeata, cephaleae specie. 20 pp. Argent. 4°.

le **Roy**, Sur l'électricité médicale. Mém. de Par. 1751, p. 91.

Ruth, Ign., resp. **Sachtleben**, Positiones de mania. Prag. 4°.

Salerne, Kriebelkrankheit. Mém. de mathem. et de phys. présenté. T. II. 1755.

Schmidius, J., De hydrophobia annis XX occultata. Miss. ac. nat. cur. 1678—9, Norimb. 1693, IX—X, 116—118. Uebers. in: Coll. ac. de méd., Dijon 1755, II, 377—378.

Schultz, C. G., praes. A. C. **Buechner**, De differentia sensationis et irritationis. 22 pp. Hal. 4°.

Schuster, Gottw., Observationes therapeuticae, in quibus singulariter hypochondriorum et primarum viarum respectus habetur, calidiorum guttularum abusus evitatur, et curationes transquilla methodo absolvuntur. Lps. 4°.

Segerus, G., De memoria e nulla manifesta causa abolita restituta. Misc. acad. nat. cur., Lps. et Frcf. 1681, III, 319. Ueberf. in: Coll. ac. de mém., Dijon 1755, III, 165.

Seip, J. N., Theorie v. d. Vorherſehungen und Ahnungen der menſchlichen Seele. Marb. 8°.

Seiz, G. Fr., praes. C. Chr. **Schmidel**, De actione nervorum. 20 pp. Erl. 4°.

Stöller, F. Ch., De doloribus eorumque caussis generatim. 28 pp. Kil. 4°.

Strecker, Diss. de vitae ac necis jure circa se ipsum. Erf. 4°.

de **Vriga**, Diss. de motu spasmodico. Lugd. Bat. 4°.

Wainwright, J., De hydrocephalo. Edinb. 8°.

Watts, Réflexions on flom and painful labours. Lond. 8°.

Wepfer, J. J., De puella sine cerebro nata, historia. Misc. ac. nat. cur., Lps. et Frcf. 1681, III, 175—203. Coll. ac. de mém. Dijon 1755, III, 137—152. Ueberf. in: Auserl. med. chir. Abhdl. d. röm. k. Ac. Nürnb. 1756, III, 193—198.

Whytt, R., Physiological essays, containing: I. An inquiry into the causes which promote the circulation of the fluids in the very small vessels of animals. II. Obs. on the sensibility and irritability of the parts of men and other animals; occasioned by Dr. *Haller's* late treatise on these subjects. — 3. ed. with an appendix, containing an answer to M. de *Haller's* remarks in the 4 th colume of the Memoires sur les parties sensibles et irritables. Edinb. 1766, 8°.

Wieland, Betracht. üb. d. Menſchen nebſt e. allegor. Geſchichte d. menſchl. Seele. Zürch. 8°.

Willmans, J. L., De fronte, morborum interprete. Hal. 4°.

Zeviani, G. V., Del flato in favore degli ipocondriaci. Verona 1755. 1761. 1775. 4°. Deutſch: Ueber die Hypochondrie, hypoch. Flatulenz, Windſucht und die übrigen Blähungsbeſchwerden. Aerzten und Hypochondriſten gewidmet. A. d. Ital. Mit Anm. des Ueberſetzers. Lpz. 1794. 8°.

Zinn, J. G., De l'enveloppe des nerfs. Mém. de l'Acad. de Berlin 1755, p. 130. (Jeder Nerv beſteht aus einer von feſtem Zellgewebe gebildeten Scheide, worin die Faſern und nur in dieſem die Funktionen, Empfind. u. Bewegung, ausüben. In Mém. de l'Acad. de Berlin 1759, p. 137 beſpricht er die Ganglien, worin ſich die Faſern zertheilen und zu größeren Strängen vereint austreten, ohne Verbindung der einzelnen, doch kann ein Nerv darin ſeinen Reizungszuſtand übertragen.)

Zwinger, J. R., Curatio electrica hemiplectici. Ac. Helv., Bas. 1755, II, 166—172.

Enfant vivant sans tête. Ueberſ: Phil. Tr., Lond. 1667, von *Buffon* Coll. acad. de mém., Dijon. 1755, II, 88.

1756.

Alberti, M., Diss. de hamorrhoidibus medicina hypochondriacorum. Hal. 4°.

Beauregard, Obs. sur une plaie de tête. Rec. pér. d'obs. de méd. etc. Par. 1756, IV, 284—287.

de **Bergen**, C. A., Diss. de balbutientibus. Frcf. 4°.

—, resp. **Kohntzen**, De phrenitide. Frcf. ad V. 4°.

Bertin, Consequences relatives à la pratique, déduites de la structure des os pariétaux. Rec. pér. d'obs. de méd., de chir. etc. Par. 1756, V, 48—56.

Bertossi, Guis., Della sensibilita et irritabilita delle parti del corpo umano. Pad. 8°.

Bierling, C. G., Von e. recht wunderbaren Art d. Melancholie, die ſich jährlich in e. Raſerey verwandelte. Auserl. med. chir. Abhdl. der röm. k. Acad. d. Naturf. II, 219—22. Nürnb.

Bose, G. M., Sympathiam attractioni et gravitati subsituit. Viteb. 4°.

Brauser, Diss. an lipothymia venaesectionis semper sine aliqua probabili causa superveniens ab ea abstinere jubeat. Par. 8°.

Brendel, J. H., Diss. de phrenitide ac paraphrenitide. Goett. 4°. — Opp. III, 189.

Brodhag, C. F., praes. Jo. **Junker**, De utilitatibus dolorum. Hal. 4°.

Buechner, A. E., resp. **Steuer**, De vino ut medicina et veneno. Hal. 4°.

—, De salubritate haemorrhagiarum in mitigandis deliriis. Hal. 4°.

Caldani, M. A. Leop., Lettera sull' insensibilita et irritabilita di alcune parte degli animali. Bol. 4°. rec. in Coll. *Fabr.*

—, Lettera II in Coll. *Haller*, T. III.

—, Lettera III, Sopra l'irritabilità et insensibilità Halleriana. Bol. 1759. 4°.

—, Lettera IV in Estratto di letteratura Italiana etc. Yverd. 1764. 8°.

Cartheuser, Jo. Fr., Diss. sistens tractationem compendiarium morborum capitis externi. Frcf. ad V. 4°.

Castet, Observ. sur l'hydrocéphale de Regle. Rec. pér. d'obs. de méd. Par. 1756, IV, 83—105.

Catani, Al., Riflessioni fisico-mediche sopra un nuovo antilisso. Nap. 8°. (pulvis ex pipere et cantharidibus).

du **Choisel**, C., Nouvelle methode sure, courte et facile pour le traitement des personnes attaquées de la rage. Par. 8°. Engl. 27 pp. Lond. 1757. 8°.

Dethardiug, G. Chr., Diss. de myopia et presbyopia. Rost. 4°.

Dalham, Fl., Psychologia sive doctrina de conditione nostrarum animarum. Vien. 4°.

Devilliers, Lettre au sujet d'une fureur utérine, accompagnée d'une abstinence périodique. Rec. pér. d'obs. de méd. etc. Par. 1756, IV, 337—41.

Ellenberger, J. H., De phrenitide. Gott. 4°.

Eller, Jo. Th., Imaginatio gravidarum. Mém. de d'acad. de Berl. 1756, p. 3.

Fabbri, Opuscoli raccolti sulla sensibilità et irritabilità Halleriana Bol. III Vol. 1757—9. 8°.

Fournier, Obs. sur l'héméralopie. Rec. pér. d'obs. de méd. Par. 1756, IV, 176—182.

Fracassini, A., Naturae morbi hypochondriaci ejusque curationis mechanicae investigatio. Verona. 4°.

Fribe, M., Von e. zweyköpfichten Mißgeburt. Auserl. med. chir. Abh. d. röm. k. Ak. d. Naturf. Nürnb 1756, III, 253, 1 pl.

Garmann, C. F., De mentula ex capite. Misc. ac. nat. cur. 1672. Lps. et Frcf. 1681, III, 61—63. Ueberf. in: Auserl. med. chir. Abh. d. röm. k. Ac. d. Naturf. Nürnb. 1756, III, 53—56, 1 pl.

Gerding, D. F., praes. Fr. **Kaltschmidt**, De phrenitide. 36 pp. Jen. 4°.

Goutard, Parasites in cerebro. In: Rec. pér. d'obs. de méd., chir. etc. Par. 1756, IV, 132—138.

—, Suppuratio cerebri. Ibidem (pus per aurem).

Greisel, J. G., Von einer melancholischen Tobsucht. Auserl. med. chir. Abh. d. röm. k. Ak. d. Naturf. Nürnb. 1756, III, 67—70.

v. **Haller**, A., Mémoires s. la nature sensible et irritable des parties du corps animal. 4 tom. Laus. 1756—60. 4°. Deutsch v. C. Chr. *Krause*, S. 91. Lps. 1756. 8°. Engl. v. *Taussot*, Lond. 1756. 8°. Ital. Venez. 1758. 12°, v. *Fabri*, Bol. 1757. 4°. Bol. 1759. 4°.

—, Nouvelles expériences sur l'irritabilité et la sensibilité des parties. Rec. pér. d'obs. de méd. Par. 1756, IV, 417—48. V, 75. 83. 163; éd. Par. 1756, V, 39—41.

Hart, C., An account of a cure of a paralytic man by electricity. Phil. Tr. Lond. 1756, XLIX, pt. 2, 558—563.

Hase, Ch. H., Diss. II de anima humana non medii generis inter simplicem et compositum substantia contra L. B. a *Crantz*. Jen. 4°.

Hazon, Obs. sur un hoquet périodique. Rec. pér. d'obs. de méd. Par. 1756, V, 39—41.

Hentsch, J. J., Versuch üb. d. Folge der Veränderungen in d. menschl. Seele, worinnen der Weg zu e. genauen Kenntniß derselben gelehrt wird. Lpz. 8°.

Hoffmann, M., Anatome partus cerebro carentis. Misc. ac. nat. cur. 1671, Frcf. et Lps. 1688, III, 60—64. Ueberf.: Auserl. med. chir. Abh. d. röm. k. Ak. d. Naturf. Nürnb. 1756, II, 70—75, 1 pl.

Hunauld, P., Diss. sur les vapeurs et les pertes de sang. Angers. 12°.

Jänistus, J., Von einem neugeborenen Kinde ohne Kopf. Auserl. med. chir. Abh. d. röm. k. Ak. d. Naturf. Nürnb. 1756, III, 418—420.

Kannegiesser, Diss. de apoplexia. Kil. 4°.

Karner, Ueber die Einbildungskraft der schwangern Weiber. Straßb. 8°.

Krause, Car. Chr., Diss. quaenam sit caussa proxima mutans corpus foetus. Petrop. 8°. Auch: *Vogel*, N.Bibl. III, 405. Comm. Lps. VI, 455.

Krüger, J. G., Proeve eener verhandeling over de ziel en deszelfs vermogens. (A. d. Hochdeutschen.) Amst. 8°.

—, De l'esprit. Amst. 1761. 2 Bd. 8°.

—, Versuch einer Experimental-Seelenlehre. Halle. 8°.

Laghi, Thom., Epistola de insensibilitate ad Caes. *Pazzi*. Bonon. fol. Auch in: *Fabriana*, Vol. II, p. 110—116.

Langguth, Pr. de clystere sicco, nonnulla ad ejus historiam spectantia. Vitemb. 4°. (Tabaci.)

Lorry, Nouvelles expériences sur l'irritabilité. Rec. pér. d'obs. de méd., chir, etc. Par. 1756, V, 323. 403. Auch in: Fin des expériences sur l'irritabilité. Ibidem 1757, VI, 7—19.

—, Observation sur l'opium. Rec. pér. d'obs. de méd., chir. etc. Par. 1756, IV, 68—80.

Lovett, R., The subtil medium prov'd., or that wonderful power of nature so long ago conjectur'd by the most ancient and remarkable philosophers, which they call'd sometimes aether, but oftener elementary fire; verify'd. Giving an account . . . of electricity . . . its various uses in the animal oeconomy . . . the method of applying it etc. Lond. 8°.

Ludolff, H., resp. **Blom**, Diss. de adfectu spasmodico-vago etc. -maligno, epidemico, vernacula, Grübelkrankheit. Erf. 4°.

Magen, J. A., praes. Ch. **Stock**, De cerevisiae salubritate suspecta. 44 pp. Jen. 4°.

Matyus, St., De melancholia universali et hypochondriaca. 65 pp. Traj. ad Rh. 4°.

Millies, Diss. de palpitatione cordis. Lugd. Bat. 4°.

Moeser, J., Der Werth wohlgewogener Neigungen und Leidenschaften. Hann. 8°.

Morel, Obs. sur une séparation considérable des os pariétaux. Rec. pér. d'obs. de méd. etc. Par. 1756, V. 201—206.

Mueller, J. T., praes. G. G. **Richter**, De statu mixto somni et vigiliae quo dormientes multa vigilantium munera abeunt. 34 pp. Gott. 4°. Auch: *Richter*, Opusc. med. 4°. Frcf. 1789, II, 196—219.

Pomme, fils, Obs. sur un vomissement hystérique. Rec. pér. d'obs. de méd. etc. Par. 1756, V, 31—33.

Proebsting, J. P. L., De dolorum ad partum directione rationali. Hal. 4°.

Ramby, The case of a person bit by a mad dog. Phil. Tr. 1743—50, Lond. 1756, XI, 1056—1059.

Radnitzky, J., et Milk. **Mackeven**, Exper. quaedam, quibus constitit eas partes esse sensu praeditas, quibus *Hallerus* cum aliis quibusdam omnem sentiendi facultatem cum irritabilitate denegat. 4°. In: *Klinkosch*, Diss. med. Prag 1775, I, 115—142.

Richter, G. G., resp. P. E. **Asch**, Pr. de salutari dormientium situ. 15 pp. Gött. 4°. In: Opusc. med. Frcf. 1780, III, 259—267.

—, resp. Ch. Th. **Brauser**, De lege consuetudinis concilianda cum legibus medicis disserit. 22 pp. Gött. 4°.

—, resp. W. **Forcke**, H. **Wedemeyer**, H. **Ellenberger**, et B. **Lentin**, Frigus capiti fotum caloremque pedibus magis convenire succincte ostendit. 30 pp. Gött. 4°.

Rose, Detail du traitement de plusieurs personnes qui ont été mordues par un loup enragé. Rec. pér. d'obs. de méd. etc. Par. 1756, V, 170—183.

Sachs à Lewenheimb, P. J., Opium venereum. Misc. ac. nat. cur. 1671, Lps. 1688, II, 126—129. Ueberf.: Auserl. med. chir. Abh. d. röm. k. Ak. d. Naturf. Nürnb. 1756, II, 119—124.

Samson, Diss. de epilepsia, et praecipue ejusdem sic dictis specificis. Helmst. 4°.

Schaaf, A. S., De salubritate haemorrhagiarum in mitigandis deliriis. 21 pp. Hal. 4°.

Scheffel, Ch. St., resp. H. F. **Grimm**, De causa praxeos ex pyromania damnosae. 8 pp. Gryph. 4°.

Scheibner, Diss. de praecipuis causis, cur morbus vulgo Dampf dictus, Saxoniae infer. incolis sit tam familiaris. Helmst. 4°.

Seger, G., Von der Blindheit, welche bey einer Gebärenden auf die vorhergegangene fallende Sucht erfolgte. Auserl. med. chir. Abh. der röm. k. Ak. d. Naturf. Nürnb. 1756, III, 251.

Stockius, J. C., resp. C. F. **Gerding**, De dolore capitis per novem annorum spatium refractario salivationis mercurialis beneficio perfecte remoto. 4 l. Jen. 4°.

Stuttgarder, Med. Electricität. In: physic. öconom. Realzeitung. 1755, Nr. 34. 1756, Nr. 14.

Tathwell, C., History of a patient affected with periodic nephritic convulsions. Essays and Obs. Phil. Soc. Edinb. 1756, II. 412—6.

Turner, G., De morbo hypochondriaco. Edinb. 1756. 8°. Auch in: *Smellie*, Thes. med. 8°. Edinb. 1785, III, 401—426. Auch in: Thes. diss. med. 8°. Heidelb. 1784, II, 401—426.

Vandellii, Dom., Epist. de sensibilitate pericranii, periostii, medullae, durae meningis, corneae et tendinum ad Ant. *Vandellium*. Patav. 8°. Rec. in Coll. *Fabr*, Vol. II, 213—230.

—, Epist. II de sensibilitate et irritibilitate, exstat in Coll. *Fabr*, Vol. II, 231—43.

—, Epist. III in Supplem. Coll. *Fabr*, p. 76—80.

Vischer, Verhandeling van de kragt der moederlyke inbeeldinge of dellrugt. 8°.

Volkamer, J. G., Von wunderbaren und recht erschröcklichen Convulsionen. Auserl. med. chir. Abh. d. röm. k. Ak. d. Naturf. Nürnb. 1756, II, 313.

Waldinus, J. G., resp. Jo. **Heilmann**, De stimulis et instinctibus naturae animalium. 30 pp. Altd. 4°.

Westphal, Andr., Diss. de curatione morborum vel vulnerum sympathetica. Gryph. 4°.

Whytt, R., An account of some experiments made with opium on living and dying animals. Ess. and obs. Phil. Tr. Soc. Edinb. 1756, II, 280—316. Auch: Obs. on the dropsy. 8°. Edinb. 1768, 148—93.

Zetzeli, Sur les effects d'électricité dans plusieurs maladies. Rec. pér. d'obs. de méd. etc. Par. 1756, V, 254—261.

Zwinger, G. P., Historia part. cranii sua sponte regenerati. 30 pp. Altd. 4°.

—, Theorema medicum, quod alia sensatio alium motum inferat. Altd. 4°.

Drei merkwürdige physikal. Abhandlungen von der Einbildungskraft der schwangeren Weiber. Straßb. 4°.

Medic. Electricität. Hannov. nützliche Samml. 1756, 9. St. 1757. 82. St.

1757.

Allmacher, J. F., Von einer Verrenkung der Rückenwirbelbeine nach innen zu. Auserl. med. chir. Abh. d. röm. k. Ak. d. Naturf. Nürnb. 1757, IV, 90—93.

Apostolovics, J., Diss. exhibens modum quo affectus animi in corpus humanum agunt, generatim. Hal. 4°.

Arrigoni, Ant., Della mania, della frenesia e della rabbia. 56 pp. 1 pl. Lodi. 4°.

Astruc, Ergo morbo colica pictonum dicta venaesectio in cubito. Par. 8°. Auch: *Haller*, Coll. diss. pr. III, N. 84.

Battus, Will., A treatise on madness. Lond. 8°. (Gegen Monro.)

Bedbedes, J., Histoir de l'hydrocephale de Begle. Bordeaux 8°.

Benvenuti, Tract. de hydrophobia etc. Lucca. 4°.

Bertrandi, Mém. sur les absces du foye, qui se forment à l'occasion des playes de tête. Mém. ac. Roy. de chir. etc. Par. 1757, III, 484—505.

Bodenburg, J. C., praes. A. E. v. **Buechner**, De deliriis vitam et mortem praesagientibus. 44 pp. Hal. 4°.

du **Bois**. An colicis figulis venaesectio? neg. Par. 8°.

Bordenave, Toussaint, Remarques sur l'insibilité de quelques parties. Par. 12°.

de **Bordeu**, Frc., De sensibilitate et contractilitate partium in corpore humano sano. Monsp. 4°.

Brady, T., An occount of an extraordinary sleepy woman. Med. Obs. Soc. Phys. Lond. 1757, I, 280—299.

Brydone, P., An instance of the electrical virtue in the cure of a palsy. Phil, Tr., Lond. 1757, I, 392—3.

v. **Buechner**, A. E., De clavo hysterico. Hal. 4°.

—, Diss. sistens novae methodi surdos reddendi audientes physicas et medicas rationes. Hal. 4°. Auch: *Vogel*, N. Bibl. IV, 335. Ed. Germ. (adjuvari auditum per baculum dentibus superioribus applicitum, communicatum cum loquente.)

Clephane, J., A case of a locked jaw, successfully treated. Med. Obs. Soc. Phys. Lond. 1757, I, 50—61.

Depinoy, A. J., Theoria doloris. Monsp. 4°.

Evans, C., Cure by electricity. Med. Obs. Soc. Phys. Lond. 1757, I, 83—86.

Fabr, Giac. M., Sulla insensibilità ed irritabilità Halleriana di vari autori raccolti. P. I. Nella quale si contengono tutte le cose favorevoli al sistema del chiar. Sign. *Haller*. Bol. 4°. — P. II. Nella quale si contengono tutte lé cose opposite al sistema del S. *Haller*. Bol. 4°. Vol. II.

Fabricius, Ph. C., Diss. de miris quibusdam motibus spasmodico-convulsivis vagis. Helmst. 4°.

Fizes, Ant., De morbis capitis externis. Genev. 12°.

Franklin, Epilepsiae caussa menstruorum suppressio. Lond. Magaz. 1757, May, p. 211.

Fribe, M., Von einer sonderbaren Art der fallenden Sucht und denen damit verbundenen ganz außerordentlichen Zufällen. Auserl. med. chir. Abhd. der. röm. k. Ak. d. Naturf. Nürnb. 1757, IV, 38. Uebers. in Misc. Acad. nat. cur., 673—4. 4°. Frcf. et Lps. 1776, IV—V, 69—73.

Girard de Villars, L. M., praes. **Geille de St. Léger**, An ut sensibilitas, sic irritabilitas a nervis? 8 pp. Par. 4°.

Guinot, Obs. sur une carie au coronal. Rec. pér. d'obs. de méd, chir. etc. Par. 1757, VI, 375.

v. **Haller**, A., Disputationes ad morborum historiam et curationem pertinentes. T. I. Laus. 4°. (Ad morbos capitis et colli. Ophthalm. u. Psychiatrie betr.)

Hayer, Hub., La spiritualité et l'immortalité de l'âme, avec le sentiment de l'antiquité tant sacrée par rapport à l'une et à l'autre. Par. 8°.

Helt, F., De animi pathematum vi medica. Traj. ad Rh. 4°.

Heusse, De metempsychosi s. animarum per plura corpora revolutione. Argent. 4°.

Hurtant, Théorie nouvelle du flux menstrual, et traité des maladies de la tête. Par. 12°.

Imbert, F., resp. **Bellissen**, An paralysi electrisatio? Monsp. 4°.

le **Joyant**, Remède souverain contre la rage, qui a été éprouvé pendant près de trente ans sur environ cinq ou six cents personnes mordues par les animaux enragés. Rec. pér. d'obs. de méd. etc. Par., 1757, VI, 151—155.

Juch, H. P., Diss. de convulsionibus. Erf. 4°.

Kaltschmid, Fr., resp. J. **Grammann**, Diss. de asthmate pituisosa. 40 pp. Jen. 4°.

Knight, G., An account of a singular recovery from a fever (Syncope). Med. obs. soc. phys. Lond., 1757, I, 35—40.

Krueger, J. G., De electricitatis Muschenbroeckianae in sanandis morbis efficacia. Helmst. 4°.

Lange, Diss. de somno inquieto, sanitatis praesidio. Kil. 4°.

Laurens, Obs. sur un paysan devenu tout-à-coup hydrophobe après avoir éprouvé une chaleur excessive, et sans avoir été mordu par aucun animal enragé. Rev pér. d'obs. de méd. etc. Par., 1757, VII, 3—10.

Lawrence, T., De calvaria et cerebro. Jn seinen: Prael. med. Lond. 8°. p. 1—84.

—, De apoplexia, de epilepsia. Ibidem, 1757, 85—276.

Lavirotte, Observation sur une hydrophobie spontanée. Par. 8°.

Loghi, Thom., Sermo alter de sensibilitate atque irritabilitate Halleriana ad J. B. *Becarium*. Bon., 1757. fol. Rec. in Coll. *Fabr*, Vol. II, 326—45. (Gegen *Haller* sucht er die von diesem unempfindlich erklärten Theile als empfindlich hinzustellen.)

Lotteri, C. M., Diss. sulla sensibilità, ed irritabilità delle parti de' bruti e degli uomini. Turin. 12°.

Macaulay, G., Uncommon nervous symptoms in a girl of thirteen years of age. Med. Obs. Soc. Phys. Lond., 1757, I, 230—9.

de **Marcq**, Diss. de melancholia. Lugd. Bat. 4°.

Mason, S., Practical observations in physick, wherein is exhibited the aetiology, or the rise and nature, of the most prevalent distimpers, with a plain, rational and concise method of treating them. With a new hypothesis concerning the cure of apoplexies, palsies and many nervous complaints, as also of the gout. To which are added rules and directions how to preserve good health and lang life. 265 pp. Birmingh. 8°.

Melhorn, B. Fr. H., praes. J. Fr. **Cartheuser**, De natura fluidi nervei et praecipuis remediis nervinis. 32 pp. Traj. ad V. 4°.

Mueller, P. Sam., Convulsionum et epilepsiae infantum ex leviori dolore prodeuntium rationes medicas proponat. 29 pp. Hal. 4°.

Oesfeld, Diss. de ecstasi. Hal. 4°.

Oudenaarden, W., De vigilio sano et morboso. 42 pp. Lugd. Bat. 4°.

Parsons, J., An account of some extraordinary tumours upon the head. Phil. Tr.

Pechlin, Jo. N., De apoplexia. Leidae, 1677. Auch in: *Haller*, Disp. ad morb. 4°. Laus., 1757, I, 1—16.

van de **Perre**, J. A., De homicidio sui ipsius. Lugd. Bat. 4°.

Pomme, fils, Lettre sur une maladie accompagnée de symptômes extraordinaires et sur l'efficacité des seuls humectans dans les maladies hystériques. Rec. pér. d'obs. de méd. etc. Par., 1757, VI, 22—29. Ebenso ibidem 1771, XXXV, 1154—7.

Pye, S., Of a periodical blindness. Med. Obs. Soc. Phys., Lond., 1757, I, 111—126.

Razoux, Obs. sur une hydrophobie communiquée par la respiration. Rec. pér. d'obs. de méd. etc. Par., 1757, VII, 413—22.

Regenhertz, J. H., resp. A. Ed. **Buechner**, De irae noxio et salutari effectu in corpus humanum. 32 pp. Hal. 4°.

Sanseverino, Dom., De fibrarum sensibilitate atque irritabilitate. Bol. 4°.

de **Sauvages**, Fr. B., Theoria doloris. Monsp. 4°.

— et **Pichard**, De respiratione difficili. Monsp. 4°.

Scheid, J. V., resp. M. **Mappus**, De duobus ossiculis in cerebro humano mulieris apoplexia exstinctae repertis, quaestionum phys.-medicarum ἑπτάς. Argent. 1687. 4°. Jn: *Haller*, Disp. ad morb. 4°. Laus. 1757, I, 213—232.

Schlettwein, Jo. A., De corporea mentis natura prorsus neganda. Jen. 4°.

Schlichting, Heil. e. Kr. durch Mercur. Nova Acta Phys.-Med. etc. Caes. Leop. N. C., Norimb. 1757, I, 346. (Mercurialsalbe auf abgeschorenem Schädel bis zum Speichelfl. Heilung.)

Schwartz, S., praes. H. Fr. **Delius**, Nonnulla ad malum hypochondriacum spect. 38 pp. Erl. 4°.

Sigwart, G. Fr., Imaginatio. 12 pp. Tüb. 4°.

Spring, J. P., De malo hypochondriaco. 27 pp. Monach. 4°.

Stochius, A., De apoplexia. 43 pp. Lugd. Bat. 4°.

Stock, Jo. Chr., Diss. de ictero colicae juncto. Jen. 4°.

—, resp. A. J. **Harrsch**, Diss. de clysterum emollientium usu in colica suspecto. 8 pp. Jen. 4°.

Sulzer, Fr. Gebr., Entwicklung des Begriffs vom Genie. Brl. Acad., 1757. Phil. Schriften, Bd. I, S. 308.

Sydenham, Th., Opera med. Genevae. (Hyster. Apopl. I, 257.) 4°.

Tacconi, Cajetan, De nonnullis cranii ossiumque fracturis, de osteocolla, raris herniis quibusdam etc. Bonon. 4°. Auch in: Comm. Lps. Supplem. Dec. I, 258.

Thamm, Encephalocele. Jn: Samml. u. Abh. der med. Societät zu Budissin. 1757.

Tissot, A., Diss. sur les parties sensibles et irritables des animaux, trad. du latin de *Haller*. Laus. 12°.

Tralles, B. L., Usus opii salubris et noxius, in morborum medela, solidis et cortis principiis superstructus. 4 V. in 2 p. Wratisl. 1757—62. 4°. — 4 V. Neap. 1778—9. 4°.

Trecourt, Obs. sur une hydrophobie à la suite d'une chute avec commotion. Rec. pér. d'observ. de méd. etc. Par., 1757, VI, 139—42.

Tronchim, T., De colica pictonum. 82 pp. Genev. 1757. 8°. Amst. 1758. Jen. 1771.

Verheik, T., De phrenitide vera. Lugd. Bat. 4°.

Ueb. d. Electricität. Lond. Mag. May 1757.

Amentia post cranii fracturam orta. Hist. de l'Acad. R. des sc. de Par. 1757, p. 43.

Trepanatio cranii contra epilepsiam. Ibidem (levata ex trepano).

Capitis laesiones curant epilepsiam. Ibidem, p. 41.

1758.

Andreae, J. E., De irritabilitate animali. 54 pp. Tüb. 4°.

Ballay, Obs. sur une paralysie de la moitié de la tête, du visage et de tout le côté gauche, guérie par les antivénériens. J. de méd. etc. Par. 1758, IX, 325—329.

Battie, W., A treatise on madness. 99 pp. Lond. 4°. (Erstes Buch üb. Geistesstörungen in England mit Kritik der ärztl. Behandl. der Irren in Bedlam. Für ihn bes. wichtig (p. 46) die Exostosen des inneren Hirnschädels, p. 46 Tobsucht v. Sonnenstich.)

Berg, J. C., praes. J. G. **Krueger**, De inappetentia ex abusu spirituosorum. 28 pp. Helmst. 4⁰.

Bertrand, Ergo raro celebranda trepanatio. Par. 8⁰.

Beumelburg, Jo. G., praes. C. F. **Kaltschmidt**, De convulsionibus ex atra bile. 32 pp. Jen. 4⁰.

Bouvart, M. P., Examen d'un livre, qui a pour titre: *T. Tronchin*, De colica pictonum. Genève, 1758. 1767.

Boxbelt, Diss. de paraphrenitide. Lugd. Bat. 4⁰.

Bruch, Diss. de Anagallide. Argent. 1758, p. 17. (Anagallis h. auch Vernunftkraut, Gauchheil. Empfohlen in Mel. u. Man. als Kraut und Saft.)

Brüning, G. F. H., Singultus morbus, symptoma, signum. Traj. ad Rh. 4⁰. Auch in: Allg. Mag. X, 288.

de **Buechner**, A. E., resp. F. S. **Grass**, Diss. de noxio caloris effectu ex aestuosis capitis tegumentis producto. Hal. 4⁰.

Carrère, Jos. B., De vi vitali corporis et animae foedere. Perpign. 8⁰.

le **Cat**, C. N., Súlla sensitiva ed irritabilità di verte parti del corpo umano. Sec. dissert. Bologna. 4⁰.

Cornachini, P., Della pazzia dissertatione e due discorsi sopra medicina elettrica. Siena. 8⁰. (Leitet die Seelenstörungen von Verhärtung des Gehirnes ab.)

Duttenhofer, J. H., Haemorrhagia intestino-hepatica, haemorrhagiarum hypochondriacorum species, vulgo neglecta. 43 pp. Tüb. 4⁰.

Eichner, E. Chr., Vertiginis genesin defendet. 36 pp. Hal. 4⁰.

Farjon, Obs. sur une douleux d'oreille accompagnée d'hémorrhagie, occasionnée par la présence de trois vers. J. de méd. etc. Par. 1758, IX, 136—141.

Fordyce, Jo., Historia febris miliaris, et de hemicrania dissertatio. Accedit de morbo miliari epistola C. *Balguy*. 106 pp. Lond. 8⁰.

Fracassini, A., Opuscula pathologica de febribus et de malo hypochondriaco. Lps. 4⁰.

Franklin, B., An account of the effects of electricity in paralytic cases. Phil. Tr. Lond., 1758, I, pt. 2, 481—483.

Funn, Guérison d'un accident rare et douloureux dans les deux mamelles d'une femme, causé par la peur. J. de méd. etc. Par., 1758, IX, 441—445.

Gardiner, J., De vino. 42 pp. Edinb. 8⁰.

Gehler, J. C., Horrorem ut signum disput. 36 pp. Lps. 4⁰.

Grau, Jo. D., De vi vitali, spec. I. Gött. 4⁰. Deutsch Lemgo, 1768. 8⁰.

Grimm, J. F. C., De visu. 40 pp. Gött. 4⁰.

Helvetius, C. A., De l'esprit, Par. 8⁰.

Hennings, J. Chr., Diss. quaestionum continens utrum somnus animae humanae ex principio interno an potius externo refutari debeat. Jen. 4⁰.

Hill, J., The construction of the nerves and causes of nervous disorders. Lond. 8⁰.

—, Valerian, or the virtues of that root in nervous dissorders and the characters which distinguish the true and false. 3. ed. 24 pp. Lond. 12⁰.

Hoffmann, J. L., De notabili cranii fractura cum fissura ingenti observatio. Act. Helvet. Bas., 1758, III, 290—294.

Jausseraud, Jo. P., De irritabilitate et sensibilitate part. corp. hom. experimenta. Monsp. 4⁰.

Krause, C. Th., Abhandl. v. d. Muttermälern; nebst e. anderen Abh., welche d. gegenseitige Meinung behauptet. Preisschrift. A. d. Lat. v. A. *Wichmann*. 91 S. Lpz. 8⁰.

—, resp. **Wagner**, Diss. de Amuletis medicis cogitate nonnulla. Lps. 4⁰. Auch in: Opusc.

Krueger, J. G., resp. **Wiedmann**, De facie sibi semper simili longaevitatis indice. Helmst. 4⁰.

—, E., De nervo phrenico. Cum 2 tab. 44 pp. Lps. 4⁰. Auch in: *Sandifort*, Thes. diss. Lug. Bat. 1778, III, 591—623. (Und über dessen Verbindungszweige mit d. Halstheile des sympathicus.)

Kübel, Jo. Fr., Die Mittel, wie den Hypochondriacis etc. zu helfen. Bresl. 8⁰.

Lange, Diss. de malo hypochondriaco. Lps. 4⁰.

Laugier, Obs. sur un religieux hermité qui s'est fait la castration. J. de méd. etc. Par., 1778, IX, 235—9.

Leautaud, Obs. sur des vers tirés de l'oreille d'un homme devenu fou par les grandes douleurs qu'il ressentoit dans cette partie. J. de méd. etc. Par. 1758, VIII, 145—147.

Lemmer, J. Ch., De animo sanitatis praeside atque custode optimo. 45 pp. Vitemb. 4⁰.

Luchtmans, P., De saporibus et gustu. Jena. 4⁰. — Dasselbe Lugd. Bat. 1758.

Ludwig, Institutiones med. clinicae. Lps. 4⁰. (p. 315 unt. d. Nervenkr. nur Mel. u. Manie. Manie, wenn Mel. heftiger wird. Beide können auch durch Störungen der Phantasie erzeugt werden, auch durch Biß wüthender Thiere.)

Matthäi, A., De nervis in genere, accedente I—IV nervorum paris descriptione, cum nonnullis in Cl. *Meckelii*, diss. de quinto pari annotationibus. 35 pp. Lugd. Bat. 4⁰.

Meier, G. Fr., Versuch einer Erklärung des Nachtwandelns. Halle. 8⁰.

Monro, John, Remarks on Dr. Battie's treatise on madness. 60 pp. Lond. 8⁰. (Widerlegung der von diesem auf die Aerzte in Bedlam gemachten abfälligen Aeußerungen. p. 47 Brechmittel beliebt. p. 50 oft Seelenkrankh. durch körp. Leiden, bes. Wechselfieber geheilt.)

—, Al., The anatomy of the human bones and nerves. With an account of the reciprocal notions of the heart, and a description of the human lacteal sac and duct. 6. ed. 414 pp. Edinb. 4⁰.

Nebel, D. W., praes. J. de **Oberkamp**, De electricitatis usu medico. 58 pp. Heidelb. 4⁰.

Nicolai, E. A., Gedanken v. d. Verwirrung des Verstandes, dem Rasen u. Phantasiren. 158 S. Kopenh. 8⁰. Auch: Comm. Lps. Suppl. Dec. I, p. 331.

—, De sensatione ac sensibilitate quo praelectiones suas futuro semestri habendas indicat. 36 pp. Jen. 4⁰.

—, De dolore in genere. 46 pp. Jen. 4⁰.

Nicolau, Obs. sur une mélancholie éretico-hysterique, accompagnée de convulsions, de délire convulsif, et du dérangement général de toutes les fonctions. J. de med. etc. Par., 1758, IX, 114—132.

Nisser, D., Obs. on a violent pain in the hemi-cranium, cured by opening the temporal artery. In: Med. Chir. & Anat. Cas. 8⁰. Lond., 1758, 179—181.

Pelgram, A. F., De morbo hypochondriaco. 49 pp. Lugd. Bat. 4⁰.

Petit, Traité des maladies des os. T. II. Par. 12⁰. (Gibbus.)

Ploucus, Janus, Lettera ad un amico di *Cesena* sopra un pretenso supplimento alla storia medica etc. Rimini. 8⁰.

Ploucquet, G., Diss. de studio psychologico rite ac feliciter instruendo. Tüb. 4⁰.

Price, R., Review of the principal questions and difficulties in morals. Lond. 8⁰.

Ribe, E., Account of a young man cured of a gutta serena, and lameness in his right arm and hand, by the use of emetics. Med. chir. et anat. cases communic. Roy. acad. sc. Stockholm. Lond., 1758, 1—4.

Richardson, E., De epilepsia. 36 pp. Edinb. 8⁰.

Roger, J. L., Tentamen de vi soni et musices in corpus humanum. Avign. 8⁰. Uebers.: Traité des effets de la musique sur le corps humain par E. St. *Marie*. Montp. 1803. (In der 50. Note wird erzählt, daß 1549 d. e. Procession zu Brüssel Affen, Wölfe, Hirsche &c. nach e. Orgel tanzten, die ein Bär spielte. Die Orgelpfeifen bestanden aus eingesperrten Katzen, deren Schwänze an dem Register befestigt waren. *Friedreich*, Literärgeschichte 1830, S. 372 macht darauf aufmerksam, daß *Reil* in seinen Rhapsodien e. ähnliches Katzenconcert zur Aufheiterung u. Belustigung der Melancholischen empfiehlt.)

Roederer, J. G., resp. C. **Ullmann**, Observ. de cerebro. Gött. 4⁰. Auch: *Weiz*, N. Ausg. 12⁰. Frkf. u. Lpz. 1782, XV, 23.

—, Abhdl. v. d. Muttermälern, in welcher die Zweifel u. Einwürfe wider die Einwirkung der Einbildungkraft der Mutter in ihre Leibesfrucht in ihrer völligen Stärke vorgestellt werden. In: *Krause*, Abhdl. v. d. Muttermälern. 4⁰. Lpz. 1758, 55—88.

Rübel, Jo. Fr., Die Mittel, wie denen Hypochondriacis, Melancholicis, Maniacis zu helfen sey, nach physikalischen Lehrsätzen ausgeführt und erwiesen. Bresl. 8⁰.

Ruibel, B. d. Irrthümern üb. d. Besizung des Menschen vom Teufel. 1758.

Spring, J. P., De malo hypochondriaco. Monachii. 4⁰.

Stiebritz, Diss. de somniis. Hal. 4⁰.

Thiesen, J., resp. **Moeller**, Somnus tuetur valetudinem. Regiom. 4⁰. 1758, 25—28.

—, De ingeniorum varietate. Regiom. 4⁰.

Triewald, M., Wonderful effect of camphor in a lunatic. In: Med., Chir. & Anat. Cases. 8⁰. Lond.

Uvedale, C., The construction of the nerves, and the causes of nervous disorders practically explained. Lond. 8⁰.

Verheik, Th., De phrenitide vera. 77 pp. Lugd. Bat. 4⁰.

de **Villars**, Utrum a nervis praecipue partium censensus? Par. 8⁰.

Watson, W., An account of some extraordinary effects arising from convulsions. Phil. Tr. Lond. 1758, I, pt. 2, 743—5.

Wilson, Description de la colique à laquelle sont exposés les ouvriers, qui travaillent aux mines de plomb de Lead-Hills. J. de méd. etc. Par. 1758, VIII, 133—6.

Zwinger, T., Historia pericranii sua sponte regenerati. Altd. 4⁰. Auch: *Weiz*, Ausg. IV, 651.

Tabes dorsalis: or the cause of consumption in young men and woman. With an explication of the symptoms, precautions, and the method of cure. To which is added a physical account of the nature and effects of venery, es far as relates to young men etc. its use and abuse, when and in what circumstances salutary or pernicious to persons of different ages, temperaments, and constitutions. By a physician of Bristol. 3. ed. 40 pp. Lond. 8⁰. 4. ed. 40 pp. 8⁰. Lond. 1764. 6. ed. 40 pp. 8⁰. Lond.—Ital. 56 pp. 8⁰. Venez. 1785. Auch in: Rac. di op. med. Ital. Bologna, 1829, VIII, 307—332.

A complet system of the blood-vessels and nerves, taken from *Albinus*'s edition of *Eustachius*, also from *Ruysch*, **Vieussens**, du *Verney*, *Haller*, *Trew* and *J. B.*, surgeon at Avignon . . . To which are perfixed three whole-length anatomical figures, representing the external parts of the human body in both sexes. 15 l., 4 pl. Lond. fol.

The construction of nerves, and causes of nervous disorders. Lond. 8⁰.

Examen du livre: *Tronchin*, De colica pictonum, par un médecin de Par. Genève. 8⁰.

A Collection of some papers, formerly published in the Phil. Transactions, relating to the use of Dr. *Knight's* magnetical bars; with some notes and additions. Lond. 8⁰.

Diss. sur l'effet des topiques contre l'apoplexie etc. Par. 12⁰.

1759.

v. **Beausobre**, L., Ueber den Wahnsinn. Mém. de l'Acad. de Berl. 1759, 390—432. Auch deutsch in: *Hissmann's* Mag. f. d. Phil. 1782, V, 73—144.

Blankenhain, De epilepsia. Regiom. 4⁰.

Bonnet, Ch., Essai analytique sur les facultés de l'Ame. II t. Copenh. 8⁰. Deutsch. v. Ch. C. Schütz. Bremen. 1769. 8⁰.

Boyer, An ad sanitatem ut corporis, sic et mentis exercitatio. Par. 8⁰.

Buechner, A. E., resp. Jo. J. **Mederer**, De mutua uteri cum ventriculo consensione. Hal. 4⁰.

Campiani, Giov. Batt., Raggionamenti sopra dell' apoplessia e i veri medicamenti etc. Genua. 8⁰.

Carp, J. F., Diss. de temperamentis. Leyden. 4⁰.

le **Cat**, C. N., Sulla sensitivà ed irritabilità di certe parti del corpo umano. Sec. dissert. Bologna. 4⁰.

le **Chandelier**, Mém. sur le sel anti-epileptique de M. *Weismann*. Mém. de méd., chir. etc. Par. 1759, XI, 45—57.

Dethardiug, G. Th., De humorum mutationibus ab animi adfectibus. 40 pp. Rost. 4⁰.

Du Four, L'âme ou le sisteme des matérialistes soumis aux soules lumières de la raison. 298 pp. Avign. 8⁰.

Engel, G. F., Conspectus pathologiae psychologicae anthropologicae. 50 pp. Tüb. 4⁰.

Fabricius, Ph. C., Gland. pinealis. In: Sylloge obs. anatomicarum. Helmst. 4⁰.

Faselius, Jo. F., De circulo Willisii. 32 pp. Jen. 4⁰.

de **Haen**, A., Ratio medendi. P. IV, Cap. V, p. 162—200. De apoplexia, et Nervorum morbis. — P. I, Cap. VIII, p. 107. De vi electrica. Vienn. 8⁰.

Helvetius, C. A., De l'esprit. 2 Vol. Amst. Englisch v. W. *Madford*. Lond. 1807. 8⁰. Deutsch v. G. *Forckert*. Lps. 1760. 8⁰.

Krüger, Diss. de facie sibi semper simili longaevitatis indici. Helmst. 4°.

Léonelli, D., Dissertazione sul problema proposto; Opium possidetne vim dissolvendi sanguinem, an coagulandi? et quomodo operatur opium in somno conciliando doloribusque sedandis? In: N. rar. d'opusc. scient. e filol. 16°. Venez. 1750, V, LXV—XCL.

Locke, John., Essay on human unterstandin. Vol. III. Glasgow. 8°.

Ludwig, Ch. G., resp. C. A. **Dietrich**, De fallaci judicio vulgi super vi imaginationis maternae in foetum observata quaedem. 16 pp., 1 pl. Lps. 4°.

Majault, Heilung einer Manie. J. de med. etc. Par. 1759, X, 18. (Blutegel im Geschlechtstheile b. Manie in Folge v. Menstruationsstör., Hervorrufen der Menstruation.)

Meckel, Jo. F., Dyspnoeae caussa steatoma pulmones comprimens. Mém. de l'acad. de Berl. 1759, p. 49.

Meier, G. Fr., Lehre von den Gemüthsbewegungen überhaupt. 2. Aufl. Halle. 8°.

Michel, Obs. sur une fille qui, à la suite d'une suppression, tomba en catalepsie et dans un sommeil de deux mois, qui a été guérie par les bains des pieds et les frictions mercurielles. J. de méd. etc. Par. 1759, XI, 109—116.

de **Michels de Champorcia**, J. P., Theoria convulsionis. 15 pp. Monsp. 4°.

Miller, Gerh. Andr., Betracht. üb. d. Art u. Weise der Mitwirkung der Nerven zu den muskulösen Zusammenziehungen, bei Gelegenheit der Berlinischen Aufgabe kürzlich entworfen. Frkf. 8°.

Nicolai, E. A., resp. J. Chr. **Buch**, De genesi vertiginis. I. 8 pp. Jen. 4°.

—, resp. J. J. **Wewetzer**, De genesi vertiginis. II. 8 pp. Jen. 4°.

—, resp. G. G. **Gladbach**, De genesi vertiginis. III. 8 pp. Jen. 4°.

—, resp. J. G. **Schmidt**, De deliriis. I. 8 pp. Jen. 4°.

—, resp. G. H. S. **Bucholtz**, De deliriis. II. 8 pp. Jen. 1763. 4°.

Ploucquet, W. G., Animaadversiones in principia Helvetii in libro. »De l'esprit.« Tüb. 4°.

Ponticelli, Silv. Ant., Di tre specie d'affezione isterica ed ipocondriaca. Lucca. 8°.

Porterfield, W., Treatise on the eye, the manner and phenomena of vision. 2 Vol. Edinb. 8°. (Vol. I, p. 214. Vol II, p. 20. Die Ursache der Beweg. der Ciliar-Fortsätze ist die Seele, die viel ohne Bewußtsein unternimmt und zwar nach bestimmten Gesetzen.)

Raulin, J., Traité des affections vaporeuses du sexe, avec l'exposition de leurs symptômes, de leurs différentes causes, et la méthode de les guérir. On y trouve aussi des connaissances relatives aux affections vaporeuses des hommes. 440 pp. 2. éd. Par. 12°. (1. éd. Par. 1758. 12°.) Auch in: Comm. Lps. VIII, 698 und: *Vogel*, N. Bibl. V, 120.

Reinhard, Jac., Umständliche Nachrichten von dem Waisenhause, wie auch Tob- und Krankenhause zu Pforzheim, desgleichen von dem Zucht- und Arbeitshause daselbst. 40 S. 3 Pl. Pforzheim. 12°.

Réné, J. G., An alcalia tum salina, tum terrea conducant in tussi convulsiva et paroxismis asthmaticis? et aliae XI quaestiones pharmacol. et physiologiae. Monsp. 4°.

Richter, G. G., resp. **S. Schultz**, N. **Scheel**, **C. Schmidt** et W. **Meier**, Progr.. paralysin alio sensu priscis alio recentioribus sumptam, ad paralyticos n. t. accommodat. 30 pp. Gott. 4°.

Rougnon, Nic. Fr., De humani corporis irritabilitate. Vesant. 4°.

van **Royen**, A., Carmen elegicum de regime mentis et corporis. Leyden. 8°.

de **Sauvages**, Fr. B., Theoria convulsionis. Monsp. 4°.

Schulze, J. H., Diss. de somniis. Hal. 4°.

Sigwart, Diss. Conspectus Pathologiae psychologicae anthrop. Tub. 4°.

Sucro, J. J., Ueber die Ahnungen. Brandenb. 8°.

Teske, J. G., The case of a paralytic patient cured by an electrical application. Phil. Tr. Lond. 1759, p. I, 179—185.

Weisius, Jo. Nic., Tetras dissert. med., quibus theorema medicum, alia sensatio, alii motus adstruitur. Altd. 4°.

Werner, praes. W. **Orlovius**, Diss. sistens observationes circa nonnulla antepileptica usitatiora. Regiom. 4°.

Della Specie Ragionamento sopra l'apoplessia etc. Gen. 4°.

Broke House, Clapton (Dr. Monro). Lond. 8°.

Landesfürstl. Ordnungen, wornach die Verfassung des Waisenhauses zu Pforzheim und das dazu gehörige Toll- und Krankenhaus dermalen eingerichtet ist. 193 S. Carlsruhe. 12°.

1760.

Alliet, Obs. sur le typhomanie. J. de méd., chir. etc. Par. XIII, 211—226.

Andreae, H., De dolore colico. Jen. 4°.

Baumer, J. W., resp. **Mechtoldt**, De memoria ejusque labe et praesidiis. Erf. 4°.

Bertram, J. A. F., De salivatione mercuriali s. indubio praeservationis et curationis remedio adversus rabiem caninam. 60 pp. Jen. 4°.

Bidahlt, An fracto cranio semper admovenda terebra? Par. 4°.

Boehmer, G. R., resp. **Schroeer**, De morbo ex hypochondricis. 24 pp. Viteb. 4°.

Bönneken, Section eines Geisteskranken. Fränk. Samml m. Anm. a. d. Naturlehre 2c. Nürnb. 1760, V, 282. (Im Gehirn e. polipöse Masse und in Ventrikeln 2 Unzen Wasser).

—, Heilung einer Manie durch Campher mit Nitrum. Ibidem, 1760, V, 294.)

Boisson, Obs. sur un coup à la tête, accompagné d'accidens fâcheux, guéri sans le secours du trepan. J. de méd. etc. Par. 1760, XII, 445—51.

Bonnet, Essai analytique sur les facultés de l'âme. Copenh. 4°.

Bruns, Diss. observ. quaedam anat. et med. Gött. 4°. (ad cerebrum).

Buechner, A. E., Von d. eingeschränkten und ungewissen Nutzen der Electricität in der Arzneiwissenschaft. Sammlung d. bes. Abhdl. Halle. 8°.

le **Camus**, Mém. sur divers sujets de méd. N. 5. Par. 1760. 12°.

Cartheuser, Jo. Fr., Diss. de appetitu alimentorum praeternaturali. Frcf. ad V. 4°.

Chevalier, Obs. sur une épilepsie guèrie par l'usage de quinquina. J. de méd., chir. etc. Par. 1760, XII, 329—333.

Cotunnio, Dom., De aquaeductibus auris humanae internae. Neapoli. 4°. Auch: *Sandifort*, Diss. I, 389.

Cramer, C., De paralysi et setaceorum adversus eam eximio usu. 70 pp. Gött. 4°. Auch: *Sandifort*, Thes. diss. 4°. Roterd. 1768. I, 127—158. *Weiz*, N. Ausg. 12°. Lpz. 1776, IV, 38—45.

Dick, G., De asthmate. 40 pp. Edinb. 8°.

Doazan, P. E., Réflexions sur la diss. de M. de *Haen* au sujet de la colique de Poitou. J. de méd. de Roux etc. XIII.

Dubrac de la Salle, Sur de violens mouvemens convulsifs, occasionnés par le chagrin. J. de méd., chir. etc. Par. 1760, VIII, 139—42.

Eberhard, J. P., Vermischte Abhdl. a. d. Naturlehre, Arzneigelahrtheit u. Moral. 2 Th. Mit Taf. Halle 1760—66. (Darin: Electricität. Tod. Winde. Schädliche Wirkung der Einbildungskraft in d. Arzneigelahrtheit. Vom Durst. Von d. Gemüthsruhe.)

Eschenbach, C. E., Convulsionum species rarissima. In seinen: Obs. anat., chir., med. rariora. Rost. 8°. 1769, 357—379.

Frisac, These de chirurgie sur les blessures de la tête. Toulouse. 8°.

Godart, Guérison d'une épilepsie, qui rendoit les yeux microscopiques etc. J. de med., chir. etc. Par. 1760, XIII, 393—408.

Gutsleff, Diss. de catarrho suffocativo in morbis acutis malignis. Hal. 4°.

Hazon, Obs. sur une hydropisie du cerveau. J. de méd. etc. Par. 1760, XII, 451.

Hellwig, H. O., De irritatione. 32 pp. Jen. 4°.

Helvetius, C. A., Discurs über d. Geist des Menschen. A. d. Franz. von J. G. *Forckert*. Mit (warnender) Vorrede von J. Ch. *Gottsched*. Lpz. 8°.

d'**Huaulme**, St., resp. C. A. **Lézurier**, An motus vitalis a nervis cerebelli? 7 pp. Par. 4°.

Huber, Pr. de tabe ex cerebri tumore glanduloso. Cassel. 8°. Auch: Comm. Lps. IX, 594. In seinen: Pr. Obs. anat. Casseliis 1760. *Weiz*, N. Ausz. II, p. 53 (in substantia medullari).

Hungerford, R. J. H., De malo hysterico. 63 pp. Edinb. 8°.

James, Rob., A treatise on canine madness. 264 pp. Lond. 8°. Auch: Comm. Lps. XI, 479.

Kaempf, J., Kurze Abhandlung v. d. Temperamenten. Herausgeg. v. S. *Peyer*. Schaffh. u. Frkf. 8°.

Lallement, Obs. sur l'usage interne de la ciguë (dans la sciatique). J. de méd. etc. Par. 1760, XIII, 511.

Liebmann, J. A., De furore uterino. 32 pp. Hal. 4°.

de **Lignac**, Témoignage du sens intime. 3 Vol. Auxerre. 12°.

Lobstein, J. Fr., De nervo spinali ad par vagum accessorio. C. 2 tab. 50 pp. Argent. 4°. Auch in: *Ludwig*, II, 219—242 und in: *Sandifort*, Thes. Diss. 4°. Roterod. 1768, I, 325—54.

Lovett, R., Electricity rendered useful in medicinal intentions etc. Lond. 8°. App. ad The rewiewers rewiewed etc.

Ludovici, D., Von d. sehr lang anhaltenden Schlaf e. Mädchens. Auserl. med. chir. Abh. d. röm. k. Ak. d. Naturf. Nürnb. 1760, VIII, 102—106.

Ludwig, Ch. C., resp. J. A. **Pfutsch**, De membrana epicrania et musculis in eam insertis. 16 pp. Lps. 4°.

Marherr, Ph. A., Diss. quid veri in sententia Stahliana de ratione animae. Wien. 4°.

Marteau de Grandvilliers, Obs. sur une cardialgie convulsive. J. de méd. etc. Par. 1760, XIII, 142—8.

Meier, G. F., Philos. Gedanken von den Würkungen des Teufels auf dem Erdboden. Halle. 8°. (An den Teufel glauben, ist vernünftig, aber ihm zu viele Geschäfte zuschreiben, ist pöbelhaft.)

Mérian, J. B., Psychometrie, chef d'oeuvre de l'esprit humain. Mém. de l'acad. de Berl. 1760.

Parsons, J., Part of a letter, including a remedy (common salt) for the bit of a mad dog. Gentleman's Mag. and Hist. Chron. Lond. 8°. 1760, XXX, 371.

Poitevin, J. J., De colico dolore pictonum dicto. Par. 12°.

Pomme, P., Essai sur les affects vaporeuses des deux sexes ou maladies nerveuses vulgairement appélées maux de nerves. Par. 8°. 6. éd. 3 V. 8°. Par. an VII (1799). XII (1804). 8°. Auch in: Comm. Lps. X, 611. J. de méd. etc. XIV, 195.

Pott, Perc., Obs. on the nature and consequences of wounds and contusions of head, fractures of the skull, concussions on the brain. 182 pp. Lond. 1760. 1768. 8°. Deutsch: Nürnb. 1768. Auch in: *Haller*, Bibl. Chir. II, 238.

Pouteau, C., Obs. communiquée par M. *Charmetton*, sur une contusion au derrière de la tête, accompagnée d'accidens mortels, avec quelques réflexions sur le trépan dans les cas douteux. In seinen: Melanges de chir. 8°. Lyon 1760, 428—455.

—, Sur les abscès du foie qui se forment à l'occasion des plaies de la tête. Ibidem, 1760, 123—141.

Reimarus, H. S., Allgem. Betrachtungen über d. Triebe der Thiere, hauptsächlich üb. ihre Kunsttriebe, zur Erkenntniß des Zusammenhanges der Welt, des Schöpfers und unser selbst. 410 S. Hamb. 1760. 8°. — 2. Ausg. 1762, 430 S. — 3. Ausg. 2 Th. 496 u. 232 S. Hamb. 1773. 8°. — 4. Ausg., vom Sohne. 2 Th. 528 u. 104 S. Hamb. 1798. Ins Holl. v. W. *van Haar*, mit Vorrede v. *Lulof*. Leyden 1761. 8°. Ins Franz. v. *Reneaume* de la *Tasche*. Amst. 1770. 8°.

Renard, Lettre sur une cardialgie. J. de méd., chir. etc. Par. 1760, XXIV, 444—452.

Roederer, J. C., resp. H. **Dahl**, De morsu canis rabidi sanato. 14 pp. Gott. 4°.

de **Sauvages**, Fr. B., Diss. de animae imperio in corp. Monspel. 4°.

—, Diss. de amblyopia. Monspel. 4°.

Scarpa, A., De gangliis nervorum et organo olfactus. Mutinae. 4°.

Schulze, J. H., resp. F. W. **Brune**, Casus aliquot mente alienatorum aut perversorum. Auch in: *Haller*, Diss. ad morb. Laus. 1760, VII, 425—37 und in: Act. Acad. nat. cur. Norimb. 1748, VIII, 1—38.

Semler, J. S., resp. **Betke**, De daemoniacis quorum in evangeliis fit mentio. Hal. 4°.

Socin, A., Tentamina electrica in diversis morborum generibus, quibus accedunt levis electrometri Bernouilliani adumbratio, et quorundam experimentorum instituendorum ratio. Act. Helvet., Bas. 1760, IV, 214—30.

Sonyer du Lac, Observation sur la force de l'habitude. J. de méd., chir. etc. Par. 1760, XIII. 135—8.

Stieler, C. H., praes. G. Ch. **Detharding**, De chorea St. Viti. 40 pp. Rost. 4°.

Toggenburger, Diss. casum stuporis scabiei inoculatione curati exhibens. Argent. 4°. (Excerpt. lit. ital. et helvet. 1761, P. III, p. 226 und *Baldinger*, B. d. Krankh. e. Armee. 2. Aufl. Langensalza, 1774, S. 178.

Tralles, B. L., Usus opii salubris et noxius. Vratisl. 4°. Auch in: Comm. Lps. IX, 398. XI, 107.

Triller, D. W., resp. F. G. **Schroeer**, De vino medico hypochondriacis sulutari ad sacrum locum. 1 Tim. V, 23, 16 pp. Vitenb. 4°. Auch: Opus. med. I, exerc. II.

Trinius, J. A., Von der Seelenwanderung nach dem Lehrbegriffe der Christen. Lpz. 4°.

Vandermonde, Extrait de deux obs. singulières, l'une sur une abstinence de vingt-six ans, l'autre sur une colique métallique, occasionnée par du pain cuit dans un four où l'on avait fait brùler du bois de treillage. J. de méd. etc. Par. 1760, XIII, 158—60.

Vogel, R. A., Diss. animadversiones super morbis incurabilibus (hydrocephalus etc.) Gött. 4°.

Young, G., Vom Opio. A. d. Engl. Bayreuth. 8°.

van **Zelst**, Theod., De podagra et dolore colico — per sex annos durante, subito in podagram mutato, victo et curato. Lausanne. 8°.

Ziervogel, S., De naribus internis. Ups. 4°. Auch in: *Sandifort*, Thes. diss. 4°. Roterod. 1768, I, 355.

Kurze Abhandlung von den Temperamenten. Schaffh. und Frkf. 8°.

Mémoires sur les parties sensibles et irritables du corps animal; tome troisième, contenant les expérimences des plusieurs anatomistes d'Allemagne, de France, d'Angleterre et d'Italie. Ouvrage qui sert de suite aux Mémoires de M. de *Haller*. 512 pp. Laus. 16°.

1761.

de **Bagard**, Explication d'un passage d'Hippocrate sur les Scythes, qui deviennent Eunuques. Nancy 8°. — 2. ed. Nancy 1769. 8°.

Bastier de la Mirande, Traité de l'apoplexie. Par. 12°.

Batting, John, Chirurgical facts relating to wounds and contusions on the head etc. Oxford. 8°.

Boehmer, Ph. A., resp. **John**, De imperfecta paralysi s. paresi ex colica. Hal. 4°.

Boerhaave, H., Praelect. acad. de morb. nervorum quas ex auditorum manuscriptis collectas edi curavit J. *van Ems*. 850 pp. 2 T. Lugd. Bat. 16°. — 2. T. 702 pp. Frcf. 1762. 8°. — 2 T. Venet. 1763. Auch: Comm. Lps. X, 666. J. de méd. etc., XVIII, 195.

Boyrot de **Joncheres**, L. G., et **Arcelin**, An epilepsiae rara venaesectio? Par. 4°.

—, An retina primarium visionis organum? Par. 4°.

Brieu, fils, Obs. sur une hydrophobie spontanée. J. de méd. etc. Par. 1761, XIV, 315—322.

Buechner, A. E., resp. A. **Hildebrand**, Diss. de cauto usu sternutatoriorum in apoplexia. 40 pp. Hal. 4°.

Clemm, W., Schriftmäßige Gedanken v. d. Kräften der menschl. Seele. 1761. 8°.

Combalusier, Obs. et réflexions sur la colique de Poitou ou des peintres, où l'on examine — une colique metallique singulière. Par. 12°. Auch: J. de med. etc., XIV, 483.

Crantz, H. J. M., Solutiones difficultatum circa cordis irritabilitatem. 76 pp. Vienn. 8°.

Cuënotte, F. A. F., Diss. casum subluxationis vertebrae dorsi cum fractura complicatae post factam repositionem et varia dira symptomata duodecima demum septimana funestae sistens. Argent. 4°. Auch: *Sandifort*, Disp. 4°. Roterod. II, 57—72. *Weiz*, Neue Ausz. 12°. Frkf. u. Lpz. 1774, II, 92—94.

Darluc, Lettre sur l'usage de l'alcali volatile dans la rage. J. de méd. etc. Par. 1761, XIV, 299—314.

Felix, Obs. sur un vertige habituel guéri par l'usage du café. J. de méd. etc. Par. 1761, XV, 38—42.

Gerard, Obs. au sujet d'une fille que l'on a cru possédée, et qui jouit maintenant d'une bonne santé. J. de méd. etc. Par. 1761, XV, 325—330.

Gloxin, G. A., De ischuria. Monsp. 4°.

Gumpertz, A. S., De temperamentis. Frcf. ad V. 4°.

de **Haen**, A., Difficultates circa modernorum systema de sensibilitate et irritabilitate humani corporis propositae. 71 pp. Vindob. 8°.

—, Ratio medendi. Vienn. 8°. (P. VI, Cap. VI, p. 239—87. De Cranii actione in pertinacioribus vitiis Capitis.)

Hagg, A. N., De hydrophobia ejusque per mercurialia potissimum curatione. 24 pp. Argent. 4°.

Hasenöhrl, J. G., Delirii curatio. In seinen: Historia med. trium morborum etc. p. 49—51. Vindob. 8°.

Hegner, J. H., Von wunderbaren Convulsionen bey etlichen Bauer-Mädchen, welche mit Auswerfung von Holtz-Spänen, Steinchen, Würmern, Blutegel und Haaren vergesellschaftet waren. Auserl. med. chir. Abh. d. röm. k. Ak. der Naturf. Nürnb. 1761, IX, 100—120.

Hill, J., Cautions against the immoderate use of snuff, founded on the known qualities of the tabacco plant; aud the effects it must produce when this way taken into the body, and enforced by instances of persons who have perished miserably of diseases occasioned or rendered incurable by its use. Lond. 8°.

Hoin, Hist. de dix-sept personnes mordues par un loup enragé, et précis des effets du mercure dans la rage. J. de méd. etc. Par 1761, XV, 99—129.

Klinkosch, Joh. Th., Theses phys. de sensibilitate ex experimentis factis deductae. Prag. 8°.

Lajoie, Apoplexiae caussa febris. J. de méd. etc., 1761, p. 228.

Law, Diss. de asthmate recidivo spasmodico. Edinb. 8°.

Ludwig, C. G., De vita molli caussa debilitatis in morbis. Lps. 4°.

Marherr, Ph. A., Quae sint causae musculorum motrices, actiones horum, actionum effectus cordis, auriculorum, arteriarum, diaphragmatis, musculorum abdominalium, vesicae? 13 l. Vienn. 4°.

Massa, Moschus contra epilepsiam. Gaz. Salut. 1761.

Meckel, Jo. F., Suppuratio cerebri. Mém. de l'ac. de Berl. 1761, p. 59. Scirrus cerebri. Ibidem, p. 59.

de **Melle**, Ch. A., De vi vitali, quoad medicinam et ex illa morbi oriuntes. 62 pp. Lugd. Bat. 4°.

Morgagni, Joh. Bapt., De sedibus et causis morborum per anatomen indagatis libri quinque. 2 V. 298 et 450 pp. Venet. fol. — 2. ed. 2 V. 256 et 388 pp. Patoa 1765. fol. — Lovanii, 1766—7. — Praefatus est. S. A. D. *Tissot.* 3 V. Ebroduni in Helvet. 1779. 4°. — 9. ed., auctoris vita et rerum nominumque indice ill., curantibus F. *Chaussier* et N. P. *Adelon.* 8°. 8 V. Lutet. 1820—3. 8°. — Ed. curavit Justus *Radius.* 6 V. Lps. 1827—9. 12°. Franz. v. A. *Desourmeaux* et J. P. *Destouet.* 10 V. Par. 8°. — Deutsch v. M. S. *Krüger.* 1. Lief. 192 S. Brl. 1836. — Ital. 3 V. Firenze, 1839—40. — Engl. v. B. *Alexander.* 3 V. Lond. 1769. 4°. — Engl. v. W. *Cooke.* 2 V. mit 577 und 643 pp. Lond. 1822. (Begründer der path. Anat., auch der der Geistesstörungen, und der Neigung, jene mit den Krankheitserscheinungen während des Lebens in Verbindung zu bringen).

Schmid, J., Von der falschen Einbildung einer melanch. Person. Ausserl. med. chir. Abh. d. röm. k. Ak. d. Naturf. Nürnberg 1761, IX, 72—74.

Simson, J., De asthmate infantum spasmodico. 26 pp. Edinb. 4°.

Slevogt, J. H., Diss. sistens puerperam suffocationis hypochondriaco-hystericae periculo expositam. Jen. 4°.

Sparschuch, H., Potus coffeae leviter adumbratur. Ups. 4°. Ebenso in: *Linn,* diss. VI.

Thiel, C. J. S., De singultu. 44 pp. Gött. 4°.

Thomae, F. G., De morbo comitiali. 42 pp. Kil. 4°.

Triller, D. W., De tabaci pharmaci abusu, seu atrocis affectus ventriculi aliorumque morborum causa. Viteb. 4°.

Tudecius, S. A., De vulnere cerebri profundo ad cicatricem tendente. Misc. Acad. nat. cur. 1693, IX—X, 297—300. Uebers. in: Ausserl. med. chir. Abh. d. röm. k. Ak. der Naturf. Nürnb. 1761, IX, 186—8.

Vacher, Sim., An epilepsiae rara venaesectio? Praeses: Petr. **Arcelin**. 8 pp. Par. 4°.

—, An a fluido electrico, vita, motus et sensatio. Praeses: Ant. Le **Camus**. Par. 4°.

Weiss. J. F., De natura animi et potissimum cordis humani. Stuttg. 8°.

Whytt, Rob., Physiological essays, with observations on the irritability and sensibility. Edinb. 12°.

Zanders, J. T., De tussi infantum convulsiva epidemica. Duisb. ad Rh. 4°.

Zeviani, G. V., Dell flato a pavore degl' ipocondriaci. Libri due. 2. ed. Verona 1761. 4°. Uebers. Lpz. 1794. 4°.

Magnes contra epilepsiam. Gaz. salut. de Bullion. 1761.

1762.

Alander, O. R., Inebriantia. Ups. 8°.

Bader, Jos., Epil. caussa. Obser. medicae. Vienn. 8°.

Ballonius, Guil., (de **Baillon**), Opp. omn., studio M. Jac. *Thevart* in lucem edita. 4 Tom. Genev. 4°. (Im 1. Th. p. 291—318 Comm. in librum Theophrasti de vertigine. p. 319—368 de convulsionibus libellus. Im 2. Th. p. 11—13 de capitis dolore. p. 13 de tabe. p. 17 de colico dolore. p. 23 de melancholia hypochondriaca. p. 44 de imbecillitate visus. p. 47 de asthmate. p. 62 de doloribus ventriculi. p. 71 de doloribus ad sternum et spinalem medullam. p. 114 de epilepsia. p. 127 de melancholia hypochondriaca. p. 137 de muliere gravida, quae peperit et convulsiones passa est. p. 175 de lethargo. p. 199 de capitis vulnere. p. 204 Qui gibbi ex asthmate fiunt, ante pubertatem moriuntur. p. 259 de singultu. p. 279 de epilepsia. p. 311 de hypnoticis. p. 330 de convulsione. p. 359 Cur exigua puris excretione animus facile deficit? p. 394 de ischiade. p. 398 de dysuria. p. 399 ad animi defectionem. p. 401 ad visus imbecillitatem. p. 424 de cordis palpitatione. p. 455 de capitis dolore. Im 3. Th. p. 22 de homine veneri indulgente, vertigine oppresso, qui in aphoniam incidit, cum intolerabili capitis dolore, et aliis symptomatis. p. 111 de virgine cum delirio. p. 155 de pusione quadrimestri, torminibus vexato, aphono, convulso. p. 167 de melancholia. p. 178 de epilepsia. p. 181 de melancholia hypochondriaca. p. 199 de amblyopia. p. 220 de imbecillidate visus. p. 246 de melancholia. p. 261 de cerebri imbecillitate. p. 262 de symptomatis hystericis, hypochondriacis et catarrhoicis. p. 281 de capitis dolore et vertigine. p. 309 de sanguinis missione in melancholicis et cur sanguis faciat ad sapientiam. p. 350 de falsa specie ischiadis. p. 376 de lethargo, syncope et cardialgia. p. 377 de puella quam ob terrifica symptomata vel possessam vel obsessam esse putabant, quasi de censu των ἐνεργουμένων et numero diceretur. p. 387 de affectibus hystericis et hypochondriacis. p. 391 de epilepticis convulsionibus et rudimentis apoplexiae. p. 395 de ischiade. p. 399 pro juvene melancholico cujus mentem moeror perculit, et de suo statu dimovit. p. 403 ad mulierem recens nuptam epilepticis convulsionibus afflictam, et affectu qui σπασμοτρωμος vocatur. p. 416 de satyriasi. p. 417 de vertigine et symptomatis melancholiae et hystericis. p. 418 de morsu canis cabidi. p. 425 de dysuria et stranguria. p. 438 de auditu imminuto qui βαρηκοια καὶ δυσηκοια dicitur. p. 439 de melancholia hypochondriaca pro muliere hysterica. p. 445 de doloribus hystericis et hypochondriacis. p. 456 de ischiadicis doloribus. p. 457 de dysuria. p. 461 de cephalalgia. p. 463 de tinnitu aurium. p. 468 de spirandi difficultate. p. 474 et p. 498 de dolore capitis. p. 490 de vertigine. p. 509 ad convulsiones epilepticas. p. 512 de apoplexia. p. 515 de dolore thoracis et cervicis. Im 4. Th. p. 55 de mulierum temperamento. p. 143 de insano virginum amore. p. 147 de hysterica suffocatione et furore uterino.)

Baumes, Jo. W., Diss. de mali hysterici vera indole et curatione. Erf. 4°.

Behrends, Jo. Ad., Cor nervis carere, Frcf. ad M. Auch: *Ludwig,* Lps. 1793.

Beireis, G. Ch., resp. J. Ph. du **Roy**, De paralysi gravissima femorum crurumque sanata. 27 pp. Helmst. 4°. (Durch: tct. sphengis ignitae.)

Benedek, J., De mania et statu maniacorum in paroxysmo constitutorum. Traj. ad Rh. 4°.

Boehmer, Diss. de spasmorum externa ratione ad viscera, indeque oriunda morborum complicatione. Hal. 4°.

—, Diss. de colica. Hal. 4°.

—, Diss. de methodo, paresin ex colica rationi convenienter curandi. Hal. 4°.

Bönneken, Heil. e. Melanch. durch Eselsblut. Fränk. Samml. v. Anm. a. d. Naturl. &c. Nürnb. 1762, Bd. VI, Th. XXVI, S. 498.

Boom, L. L., De asthmate. Lugd. Bat. 4°.

Bose, E. G., De nervorum actione ex collisione. 15 pp. Lps. 4°. Auch: *Ludwig*, II, 251—265.

Boucher, Mém. sur le gangrène épidémique (ergotisme), qui a regné dans les environs de Lille en Flandres, dans les années 1749—1750. J. de méd. etc. Par. 1762, XVII, 327. 336. 504.

Buechner, A. E., resp. **Ackermann**, De soda ut morbis saepe gravi. 28 pp. Hal. 4°.

—, Diss. de salutaribus et noxis motuum convulsivorum symptomaticorum effectibus. Hal. 4°.

Calvet, Cl. Fr., De fluidi nervei secretione, natura et usu. Avenion. 4°.

—, An potus Caffée quotidianus valetudini tuendae vitaeque producendae noxius? Avenion. 8°. J. de méd. etc. XVII, 561.

Cartheuser, Jo. F., resp. A. E. **Bruinvisch**, Diss. de potioribus atoniae caussis et remediis. 36 pp. Frcf. ad V. 4°.

Dalby, J., The virtues of cinnabar and musk, against the bite of a mad dog. Birmingham. 4°.

Faselius, J. F., resp. Jo. M. **Hick**, Pr. invitatorium de chorda tympani. 8 pp. Jen. 4°.

Garboe, P. S., Experimenta quaedam circa malum hypochondriacum. 22 pp. Hal. 4°.

Gordack, J., De spasmis muscularibus universalibus. Regiom. 4°.

Haartmann, J., Kongl. Vetenskaps Academiens Handlingar for Ar 1762. Vol. XXII, p. 267. (Bei Tobsüchtigen verschafft Moschus Ruhe. Gelingt es, durch Antimonialmittel mit starken Dosen Campher Schlaf zu bringen, dann i. d. R. Heilung.)

de **Haen**, Ant., Vindiciae difficultatum circa modernorum systema de sensibilitate et irritabilitate corporis apologia. Vindeb. 8°.

Hees, J. F., De theoria passionis hystericae. Jen. 4°.

Hertel, Jo., De doloribus post partum et agendi modo remediorum, eos aut lenientium aut excitantium. 26 pp. Jen. 4°.

Hoegg, Diss. Obs. med. chir. Jen. 1762. N. 7. (glans plumbea in cerebro relicta sine magno incommodo. Auch J. de med. XX, 553 (glans plumbea duos annos in cerebro latens).

—, Colicae caussa ira. Ibidem, Jan. 1762, N. 2.

Hoffmann, J. C., De passione hypochondriaca flatulenta endemica, Erf. 4°.

Huck, R., On the effects of opium and musk in a case of a locked-jaw and opisthotonos. Med. Obs. Soc. Phys. Lond. 1762, II, 382—87.

Hunter, W., An account of the successful treatment of a locked jaw and other spasmodic symptoms. Med. Obs. Soc. Phys. Lond. 1762, II, 382—87.

Jancke, resp. J. C. **Hoermann**, De foraminibus calvariae eorumque usu. 76 pp., 1 pl. Lps. 4°. Ebenso in: *Sandifort*, Roterod. 1763, Diss. II, 187—234. Ebenso in: *Weiz*, Vollst. Ausz. 12°. Lpz. u. Bud., 1774, VI, 26—46.

Koenig, E., Von einem Gehirn, welches in der Größe eines Apfels durch eine Hirnschale drang, die von dem Krebs aufgefressen war. Auserl. med. chir. Abh. der röm. k. Ak. d. Naturf. Nürnb. 1762, XI, 227—30.

Krause, C. C., De sensibilibus partibus corp. hum. Lps. 4°.

Langguth, G. A., Diss. de diversa colicam curandi methodo. Viteb. 4°.

Layard, D. P., Essay on the bite of a mad dog. 127 pp. Lond. 762. 8°. 3. ed. 127 pp. 768. 772. 8°. Deutsch 166 S. Lpz. 1778. 12°.

Locher, M., Observ. pract. circa luem veneream, epilepsiam et maniam. His accedunt casus varii, qui ulteriorem cicutae usum internum et externum in morbis curatis difficillimis confirmant. 108 pp. Vienn. 8°. (Empiriker. Er unterscheidet nur delirium maniacum und melanchol. ohne Unterschied der Therapie. Opium gegen Schlaflosigkeit. Mit destill. Weinessig will er in 1—3 Monaten 9 Wahnsinnige geheilt haben.)

Ludwig, Ch. G., resp. D. H. **Schindler**, De nimia animi defatigatione caussa debilitatis in morbis. 12 pp. Lps. 4°.

Macaulay, G., A case of a locked jaw. Med. Obs. Soc. Phys. Lond. 1762, II, 130—145.

Mazars de **Cuzelles**, Obs. sur une hydrophobie spontanée très-singulière. J. de méd. etc. Par. 1762, XVI. 33—5.

—, Catalepsie, occasionnée par la terreur. J. de méd. etc. Par. 1762, XVI, 131—43.

de la **Mettrie**, J. O., Les charlatans démasqués, ou Platon vengeur de la société de médecin. Comédie cronique en 3 actes. Par. et Genève. 8°.

Monro, A., Tractatus tres de nervis eorumque distributione de motu cordis et ductu thoracico. Lat. d. G. *Coopmans*. Franeq. 4°. — Hartingae 1763. 4°.

à **Müller**, Diss. de cardialgia. Vindeb. 4°.

Navier, P. T., Obs. sur les bons et mauvais effects du tabac etc. Gaz. de méd. 1762.

Nieper, J. W., De paralysi scorbutica. Hal. 4°.

Nunn, Andr., Pr. de delirio hysterico. Erf. 4°.

Petit, Ergo tantum ab habitu epilepsia. Par. 8°.

Pezold, J. N., De delirio febrili. 32 pp. Lps. 4°.

Rega, H. J., De sympathia seu consensu partium c. h. ac potissimum ventriculi in statu morboso. Frcf. et Lps. 4°.

Roederer, J. G., resp. Fr. **Wendt**, De cerebri scirrho. 11 pp. Gött. 4°. (Er fand e. körnige Geschwulst, mit d. Hirnhäuten durch Gefäße verbunden, ein aneur. am Scheitelbein, in Ventr. Hydatiden und viel Wasser.)

Rothart, Jo. Em., De aequilibrio virium in corpore humano. 28 pp. Hal. 4°.

Rumpel, Diss. de spina ventosa. Erf. 4°.

Schaarschmidt. A., Neurologische Tabellen. 86 pp. Brl. 8°. In 2. Aufl. der „Verbess. anat. Tabellen mit gr. Zusätzen vermehrt, 2 Th." in Bd. 2: „Die Lehre von den Eingeweiden, Drüsen, Gefäßen und Nerven."

Schaeffer, Jo. G., Die Kraft und Wirkung der Electricität i. d. menschl. Körper. Regensb. 8°.

Schindler, D. H., Super nervorum actione ex collisione. 28 pp. Lips. 4°.

Scholten, C. W. R., resp. H. J. **Schoenenberg**, De malo hypochondriaco. 28 pp. Duisb. 4°.

Schroeter, C. G., De actione narcoticorum in fluidum nerveum. 40 pp. Hal. 4°.

Selig, G. F., De hydrophobia ex esu fructuum fagi. 59 pp. Erl. 4°.

Semler, J. S., Umständl. Untersuchung der dämonischen Leute oder sogen. Besessenen, nebst Beantwortung einiger Angriffe. Halle. 8°.

Stoerk, Ant., Libellus quo demonstratur Stramonium, Hyosciamum et Aconitum tuto posse exhiberi et vera esse remedia in multis morbis salutifera. Vindeb. 4°. Auch in seinen: Libellus, quo continentur experimenta etc. und: Vom Brennkraut und Diptam.

Struemphler, J. Z., De spasmorum externorum ratione ad viscera indeque oriunda complicatione. 26 pp. Hal. 4°.

Sulzer, J. G., Theorie der angenehmen und unangenehmen Empfindungen. Brl. 8°.

Swagermann, Hydrocephalus. Verhandeling van het Waaterhooft etc. Amst. 1761. Auch: Comm. Lps. Suppl. Dec. II, 316.

Uven, A., De mali hysterici symptomatum diversitatem ob regionum et vitae regiminis diversitate habita praesertim ratione ad hystericas in Frisia Orientali. 37 pp. Hal. 4°.

Vogel, R. A., Diss. de rarioribus quibusdam morbis. Gött. 4°.

Wichmann, Jo. E., De insigni venenorum quorundam virtute medica imprimisque cantharidum ad morsum animalium rabidorum praestantia. Gott. 4°.

Wollaston, C., Extract of a letter relating to the case of mortification of limbs in a family at Wattisham, in Suffolk. Phil. Tr. Lond. 1762, lib. II, pt. 2, 523–584.

Ziegler, Ad., De noxiis animi adfectuum in corpore humano effectibus eorumque remediis. Hal. 4°.

de **Zindt**, De fato hominis. 360 pp. S. l. 4°.

Zwinger, J. R., Historiola colicae coenobialis, in celeb. monasterio Beinavilensi, ord. S. Bened. Act. Helvet. Basil. 1762, V, 249–266.

Nicotiana in clystere mulieri hystericae perniciosa. Act. Helvet. Bas. 1762, V, 330.

1763.

Alliet, Obs. sur la dance de S. Vit. J. de méd. etc. Par. 1763, XVIII, 432–41.

Amsiter, J., An essay ou the effects of opium, considered as a poison; with the most rational method of cure, deduced from experience; directing likewise the proper means to be used when physical assistance cannot be readily obtained; necessary to be universally known for the preservation of life. 70 pp. Lond. 8°.

Ancher, P. K., Ob die Luft zum Guten oder der Abscheu vor dem Bösen mehr d. d. Menschen vermag. Kopenh. 8°.

Aurivillius, De hydrocephalo interno 45 annorum. Ups. 4°. Auch in: *Sandifort*, Thes. II, No. 14.

—, Diss. de asthmate. Ups. 4°.

Baumer, Jo. W., Diss. de delirio hysterico. Erf. 4°.

Becmann, C. H., De chocolata analepticorum principe. 28 pp. Frcf. ad V. 4°.

Bilfinger, Ch. L., De tetano, liber singularis theor.-pract., quo simul omnis theoria convulsionum novo schemate studiose dilucidatur. 130 pp. Lindau. 4°.

Boehmer, Diss. de pulmonum cum encephalo consensu. Hal. 4°.

Bonz, Chr. G., Diss. de venaesectione quatenus dolores ad partum auget. Argent. 4°.

Bose, E. C., De suturarum cranii humani fabricatione et usu. 16 pp. Lps. 4°.

Buechner, A. E., Diss. destructa partium irritabilitate per incongruum adstringentium usum. Hal. 4°.

—, Diss. de praestantia camphorae in deliriis. Hal. 4°.

Chambre, De tetano. Gaz. Salut. 1763, N. 14.

Dresde, Fr. W., De daemonibus, morbisque daemoniacis medice tollendis. Lps. 4°.

Dujardin, Obs. sur l'héméralopie et la nyctalopie. J. de med. etc. Par. 1773, XIX, 347–350.

Ekmark, C. D., Diss. exhibens hydrocephalum internum annorum XIV. Ups. 4°. Auch: *Sandifort*, Thes. diss. 4°. Roterod. 1769, II, 325–326.

Faselius, Jo. F., Diss. de egregio usu clysterum in anxietatum curatione. Jen. 4°.

Fontana, Fel., De legibus irritabilitatis. Lucca. 8°. Rec. in: Ejusd. ricerche filosofiche sopra la fisica animali. Fior. 1775. 4°.

Fracassini, A., Opuscula physiol.-pathologica, diss. tres exhibentia. I. De affectionibus infantiae ac pueritiae. II. De affectionibus senectutis. III. De visionis sensorio. 195 pp. Veron. 4°.

Gaubius, Sermo academicus alter de regimine mentis quod medicorum est. 1763.

Gaudelius, I. H., De hydrocephalo. 16 pp. Gött. 4°. Auch in: *Frank*, Del. opusc. med. 8°. Ticini 1793, XII, 96–120. Auch in: *Vogel*, Kl. acad. Schr., Nr. 11 und in: *Weiz*, Auszg. III B. p. 458, auch in: *Sandifort*, Thes. II, N. 15.

Geller, C. G., Scrutinium phys.-med. de tussi epidemica infantum convulsiva anno 1757 in ducatu Megapolitano furente raris plane et singularibus observata symptomatibus. Rost. 4°.

de la **Geneste**, A. B., De morbo hypochondriaco. 35 pp. Lugd. Bat. 4°.

Gerhard, C. A., De irritabilitate partium solidarum corporis humani ad pathologiam et therapiam generalem applicata. In seinen: Triga diss. 12°. Brl. 1763, 7–64.

de **Haen**, A., Rat. medendi. E. V. C. IV. p. 117–42. De epilepsia et convulsionibus. Edit. sec. Vienn. 4°.

v. **Haller**, A., De partibus corporis humani sentientibus et irritabilibus. In seinen: Op. min. 4°. Laus. 1763, 329–502.

—, Elem. phys. Lib. XVII, Sect. I, § 17, Tom. V. Laus. 1763, p. 571–574. Uebers. d. path. anat. Ersch. bei Irren. Ausführl. wiedergegeben in: Friedreich, Literurg. 1830, S. 326–329.

Hartmann, Diss. Observationes quaedam ad cicutae et phosphori usum pertinentes. Helmst. 4°. (Phosphori granum dimidium omni vespere in conserva rosarum contra spasmos.)

Heekenberg, J. H., praes. R. H. **Vogel**, De insania longa. 22 pp. Gott. 4°.

de **Herta**, P,, Informe med.-moral de la penosissima y rigorosa emfermedad de la epilepsia, que a pedimento de la M. R. M. Alexandra Beatriz de los dolores, dignissima priora del convento de Religiosas del Glorioso, y maximo doctor Sennor San Geronymo. 284 pp. Madrid. 8°.

Hirschel, L. E., De morbis melancholico-maniacis. 31 pp. Hal. 4⁰.

Horn, E. G., praes. F. Chr. **Junker**, De rara epilepsiae specie 20 pp. Hal. 4⁰.

Hudemann, Diss. de cicuta, mercurio corrosivo, et phosphori usu interno. Helmst. 4⁰. (Therapie der Amaurose.)

Hultman, D., De asthmate. Ups. 8⁰.

Jahan de la Cheste, Obs. sur l'usage des alcalis volatils dans la paralysie. J. de méd etc. Par. 1763, XIV, 260—262.

Kaltschmid, K. Fr., Diss. de catarrho suffocativo. Jen. 4⁰.

Keetsch, J. C., De venaesectione in laesionibus capitis vicem terebrae aliquando sustinente. Gryph. 4⁰. Auch: *Weiz*, Ausz. I, 148.

Layard. D. P., Essay on the bits of a mad dog. Long. 8⁰. Deutsch 1738. 8⁰. Auch: *Vogel*, N. med. Bibl. VI, 100.

Lentilius, R., Epilepsia. Auserl. med. chir. Abh. d. röm. k. Ak. d. Naturf. Nürnb. 1763, XII, 282—290.

de **Lille**, Ch. E., De commendanda animi tranquillitate uno omnium firmissimo praestantissimoque longae vitae praesidio. Franeker. 4⁰.

Linné, C., Diss. de raphania. Ups. 4⁰. Auch in: Amoen. Acad. Vol. VI, 430.

Loersch, Jo. M., Diss. metastasin ad caput cum trepano spontaneo explicans. 26 pp. Argent. 4⁰.

Martin, Roland, Tal om nervers allmänna egenskaper i menniskans kropp jente nervernas sänskilda anatomiska beskrifning. Stockh. 8⁰., lat. Lpz. 1781.

Menn, Jo. G., Diss. de apoplexia. Col. 4⁰.

Millar, D., De epilepsia. 36 pp. Edinb. 4⁰.

Moneta, Ch. J., De apoplexia. Regiom. 4⁰.

Monro, Al., Anatomy of the nerves. Lat. c. comment. a G. *Coopmann*. Edit. alt. Harlem. 8⁰. Deutsch Lpz. 1787. 4⁰.

Morand, Ph., Verhandeling over het kolyk van Poitou. Amst. 4⁰.

la **Motte**, Diss. de encephalocele. Par. 8⁰.

Nicolai, E. A., Diss. de catarrho suffocativo. Jen. 4⁰.

van **Oosterwyk**, G. J., De homicidio ex voluntate non ex exitu dijudicando. 28 pp. Lugd. Bat. 4⁰.

Ostertag, G. A., De metromania. 22 pp. Argent. 4⁰.

Pohlius, J. C., Pr. qua anatomen publicam de IV. Junii seqq. a. 1763 in cadavere foeminae ad viscerum fabricam declarandam indicit et observationes de effusis in cerebro aquis proponit. Lps. 4⁰.

Pomme, P., Traité des affections vaporeuses des deux sexes. Lyon 1763. 521 pp. 1765. 569 pp. 1767. 1776. 1779. 1782. 1799. 1803. 8⁰. Engl. v. *Beckenhout*. Lond. 1777. Ital. Novara 1792. 12⁰. (Verf. äußert sich gegen die Ehe als Heilmittel der Hysterie. Beispiel v. period. Doppelbewußtsein mit Somnambulismus.)

Pouteau, Cl. Essai sur la rage. Lyon. 8⁰.

Portier, Fr., praes. C. **Vachier**, An diversis temperamentis diversus rerum non naturalium usus? 4 pp. Par. 4⁰.

Qualini, F., Academia e discorso filosofico-medico interno lo spiritoso liquor de 'nervi. 61 pp. Pavia. 4⁰.

Reccard, J. F., praes. **Buechner**, De praestantia camphorae in deliriis. Hal. 4⁰. (Gegen Congestion u. Stockung des Blutes im Gehirn b. Delirium wirke Campher reizend u. auflösend.)

Reiset, S., Von einem Gehirn, so außerhalb der Hirnschale lag und welches durch e. Schrecken gekommen, den e. schwangere Frau von e. Katze hatte. Auserl. med. chir. Abh. d. röm. k. Ak. d. Naturf. Nürnb. 1763, XII, 231—34.

Richardson, C., De malo hysterico. 40 pp. Edinb. 8⁰.

Rothman, G., Raphania. Ups. 4⁰. In: Linnaeus, Amoen. acad. 8⁰. Lugd. Bat. 1764, VI, 430—51.

Schafonsky, A., De gravidarum, parturientium et puerperarum convulsionibus. 23 pp. Argent. 4⁰.

Scherer, G. A., De genesi ebrietatis. 24 pp. Jen. 4⁰.

Schneider, G. K., De meridiationis limitibus. Lps. 4⁰.

Schubert, Jo. E., Gedanken v. d. Freiheit der menschlichen Seele. Helmst. u. Halle. 4⁰.

Siebenhaar, D. Chr., praes. Fr. Chr. **Junker**, De paralysi thoracis. 35 pp. Hal. 4⁰.

Sterck, J., De passione hypochondriaca. 8 pp. Harder. 4⁰.

Sulzer, Jo. G., Anm. üb. d. verschiedenen Zustand, worin sich die Seele bei Ausübung ihrer Hauptvermögen, nämlich des Vermögens sich etwas vorzustellen u. des Vermögens zu empfinden, befindet. Brl. 8⁰.

Vieillard, Obs. sur un tumeur extraordinaire situé à la partie latérale droite du crâne. J. de méd. etc. Par. 1763, XVIII, 533—546.

Vogel, R. A., Diss. sistens cognationem morborum. Gött. 4⁰. (§ 28. 40 Aphonia, p. 24. 37 Dolores, p. 29 Hypochondriasis. De palpitatione cordis).

Watson, W., Observations upon the effects of electricity applied to the tetanus or muscular rigidity, of four months continuance. Lond. 4⁰. Auch in: *Leske*, Ausz. Abh. V, 226.

Weineck, J. W., praes. E. A. **Nicolai**, De diversis doloris capitis speciebus. Jen. 4⁰.

Whytt, R., An essay on the vital and other involuntary motions of animals. 2. edit. Edinb. 8⁰.

Wrisberg, H. A., De nervo phrenico quaedam adversiones. 20 pp. Gott. 4⁰. Auch in: *Ludwig*, IV, 16.

—, De respiratione prima, nervo phrenico et calore animali. Gott. 4⁰.

Electricitas contra trismum. Phil. Transact. Vol. LVIII ad 1763.

Geschichte meines Herzens. Königsb. 1736. 8⁰.

Relacion histórica del extraordinario phenomeno médico, que ha ocurrido en el Hospital general con un enfermo, que entró en él á 22 de enero de este año, y dictámen que sobre el conscimiento pronóstico, y curacion de sa enfermedad han dado los médicos de número de las reales hospitales general, y passion de esta corte. (Melanch.) Madrid. 4⁰.

1764.

Adami, S. S., praes. A. E. **Buechner**, De caussis quibusdam specialibus apoplexiae observationibus anatomicis rarioribus confirmatis. 28 pp. Hal. 4⁰.

Alberti, Chr. L., De vi electrica in amenorrhoeam, id est, catameniorum obstructionem. 34 pp. Gott. 4⁰.

Ammann, Diss. de affectione hypochondriaca. Lps. 4⁰. Auch: Med. crit. p. 561.

Andrée, J., Cases of the epilepsy, hysteric fits and St. Vits Dance. Lond. 8°.

Argyropulus, E., De apoplexia. Lugd. Bat. 4°.

Bayle, Obs. sur une plaie de tête, avec fracture et enfoncement de la seconde table de l'os pariétal. J. de méd. etc. Par. 1764, XXI, 165—168.

Bonnet, Ch., Contemplation de la nature. Amst. 4°. (Die Seele handelt willkührlich in d. mit Sinneswerkzeugen versehenen Organen, unwillkührlich in denen ohne Sinneswerkzeuge.)

de la **Brousse**, Obs. sur un sphacèle produit par une frayeur. J. de méd. etc. Par. 1764, XX, 57—61.

Buechner, A. E., resp. Ch. L. **Albrecht**, De ossificatione durae meningis singulari observatione confirmata. 30 pp. Hal. 4°. Auch: *Weiz*, Ausz. II, 209.

—, resp. W. S. **Thebesius**, De consensu pedum cum intestinis. Hal. 4°.

—, Diss. Casus rarior affectus spasmodico-convulsivi vagi. Hal. 4°.

Carmichael, J. Sm., De paralysi. 44 pp. Edinb. 8°.

Cartheuser, Jo. Fr., Diss. de morbis potioribus ab atonia vel spasmis sphincterum oriundis. Frcf. 4°.

—, De spasmis in genere. Frcf. 4°.

Collignon, Ch., Enquiry into the structure of the human body relative to its supposed influence on the morals of mankind. Cambridge. 8°.

Connell, T. O., Obs. sur une maladie convulsive. J. de méd. etc. Par. 1764, XX, 335—342.

Cotunni, D., De ischiade nervosa commentarius. Neap. 4°. Auch in: *Sandifort*, Thes. Vol. 2, p. 403.

Daubenton, Sur les differences de la situation du grand trou occipital dans l'homme et dans les animaux. Mém. de l'acad. des sc. de Par. 4°.

Delius, H. F., Diss. Species laetificantes. Erl. 4°.

Ernon, T. J. P., De amaurosi. Argent. 4°.

Faselius, Jo. Fr., Diss. de anxietate, praesertim febrili. Jen. 4°.

—, resp. A. T. **Otto**, Diss. de hydrophobia. 24 pp. Jen. 4°.

Feyerabend, Diss. de asthmate. Regiom. 4°.

Formey, Nouvelles considérations sur l'union des deux substances dans l'homme. 1760.

Garthshore, M., De papaveris usu, tam noxia, quam salutari, in parturientibus ac puerperis. 72 pp. Edimb. 8°.

Guillemeau, J. J. D., Sur une perte de mémoire singulière à la suite d'une apoplexie dans une personne qui n'était pas réglée. J. de méd. Par. 1764, XX, 61. 66.

Haacke, J. L., De caussis auctae sensibilitatis generatim. 26 pp. Hal. 4°.

Hamel, Traité de la morsure d'un chien enragé. Lisieux. 8°.

ab **Hartenfels**, Pr. de comate somnolento. Erf. 4°.

Holdefreund, J. R. S., praes. G. A. **Langguth**, Diss. sistens casum de motibus spasmodicis vagis, junctis deliriis periodicis jucundis, annexa eorum theoria atque therapia. 36 pp. Vitemb. 4°.

Hulsebusch, J. F., De hysteritide puerperarum. 49 pp. Argent. 4°.

Koenig, J. P., Casum aegroti colica saturnina laborantis subjicit. 28 pp. Argent. 4°.

Jourdain, Réflexions sur les dépôts du sinus maxillaire. J. de méd. etc. Par. 1764, XXI, 57—68.

Langswerth, W. J. N., Theoria med. de arteriarum et venarum, vasorum lymphaticorum, humorum et temperamentorum in corpore humano affectionibus. 2 T. c. tab. Prag. 4°.

Mangold, Ch. A., Disp., in qua paucis de aliis epilepsiae speciebus agitur. 8 pp. Erf. 4°.

Martini, F., Spuren zum Begriff v. d. Erschütterung des Hirns. Kopenh. u. Lpz. 8°. Auch: A. D. B., I, 2, p. 261.

Meckel, Jo. Fr., Recherches anat.-physiol. sur les causes de la folie, qui viennent du vice des parties internes du corps humain. Mêm. de l'ac. r. de Berlin. Vol. 20. An. 1764, p. 65. (Das spec. Gewicht des Gehirns ist bei Mel. u. Tobsüchtigen weit leichter.)

—, Diss. de causis quibusdam specialibus apoplexiae, obs. anat, rar. illustratis. Hal. 4°.

Medicus, Fr. Caes., Geschichte periodischer Krankheiten. 2. Bd. Carlsr. 8°. (I, 37—44, p. 65 Cerebri laesiones.)

—, Heilung v. Manie durch moschus. Abhdl. d. churf. Acad. d. Wissensch. München, 1764, II, 320.

Mitterbacher, Diss. de secretione urinae foeminarum hystericarum et de ea, ut signo adfectionum hystericarum etc. Prag. 8°.

Mittié, J. S., praes. Jo. d'**Arcet**, Utrum a gangliis nervi intercostalis partium omnium consensus? 4 pp. Par. 4°.

Muzell, F. H. L., Von e. Melancholia, bey welcher der tartarus tartarisatus nichts helfen wollen, welche aber durch Bäder im kalten Wasser dennoch errettet worden ist. In seinen: Med. u. chir. Wahrn. 12°. Brl., 1764, 2. Samml., 54—60.

de **Nicolais du Saulsay**, Obs. sur la colique des peintres, et reflexions relatives aux différens traitements usités jusqu'ici. J. de méd. etc. Par. 1764, XXI, 24—43.

Nunn, Andr., resp. J. C. **Polex**, Diss. de epilepsia uterina. 24 pp. Erf. 4°.

Pezold, Diss. de apoplexia ex inanitione vasorum cerebri. Goett. 4°.

Pohlius, J. C., resp. C. D. **Leonhard**, De dura matre passim ossea facta disserit. 12 pp. Lps. 4°.

Postel de Franciere, Obs. sur la catalepsie. J. de méd. etc. Par. 1764, XX, 407—19.

Preusinger, B., De diagnosi morborum capitis. 143 pp. Vienn. 8°.

Reid, Th., Inquiry into the human mind, or the principles of common sense. Lond. 8°. Edinb. 1765. Deutsch 1782.

Reinhard, Ch. T. E., Beweis, daß die Eröffnung der Mittelblutader zuw. höchst gefährlich werden könne. Nebst e. Abhdl. v. d. Schädlichkeit des Blutlassens in Ansehung der Seelenwirkung. 2. Aufl. 79 S. Glogau. 8°.

Retenbacher, Diss. de epilepsia. Lugd. Bat. 4°.

Richter, J. F., De encephalo. 20 pp. Erf. 4°.

—, G. G., De siccis et sobriis. Cum vitis candidatorum G. Chr. *Stender*, P. L. *Spangenberg*, H. A. *Wriesberg*, Jo. L. *Franck* et B. D. F. *Steinecke*. 22 pp. Gott. 4°.

Rocholl, G. H., praes. A. E. **Buechner**, De consensu primarum viarum cum perimetro corporis humani. Hal. 4°.

Rogersius, J., Disp. med. in apoplexiam. 2. ed. Lond. 12°. In dessen: Analecta inauguralia, 21—22.
Schenck, Diss. de lassitudine. Jen. 8°.
Schneider, J. Ch., De epilepsia uterina. 20 pp. Erf. 4°.
Schombergh, R., A treatise on the colica pictonum; or the dry belly-ache. Lond. 8°.
Schwarzenberg, Ch. G. L., Diss. sistens casum rariorem adfectus spasmod.-convulsivi vagi. 32 pp. Hal. 4°.
Schweikhardt, J., praes. **Sigwart**, Exemplum verminosi non a vermibus epileptici. 27 pp. Tüb. 4°.
Sims, J., De temperie foeminea atque morbis inde oriundis. Lugd. Bat. 4°.
Smith, J. C., De paralysi. 44 pp. Edinb. 4°. (Heilmittel Electricität.)
Spangenberg, P. L., De chorea St. Viti. 40 pp. 4°.
Sulzer, Jo. G., Von d. Bewußtsein u. seinem Einfluß in unsere Urtheile. Mém. de l'Ac. de Berlin, 1764. Verm. phil. Schrift II, 200.
Swahn, M., De phrenitide. 14 pp. Harderov. 4°.
Vaunier, Sur une colique de peintre. J. de méd. etc. 1764, XX, 243—5.
Vercellone, Paolo Maria, Arcanum impenetrabile de mutua necessitudine animae et corporis, quod inscribitur psychologia, sive motuum animalium, et reciprocorum machinae animalis theoria medica etc. Vened. 4°.
Zückert, J. Fr., Med. und mor. Abhdl. von d. Leidenschaften. Brl. 8°. 3. Aufl., 1774. 4. Aufl. Brl. 1783. 8°. (Wenn die starke Einbildung fortdauert, so entsteht Aberwitz und Verrücktheit, bei steter Traurigkeit Melanch., bei heftigem Zorn Tollheit und Raserey.)

1765.

Ackermann, J. G., Andr. **Westphal**, De epilepsiae motuumque convulsivorum infantum causis praecipuis. 20 pp. Gryph. 4°.
Alefeld, Diss. de epilepsia, febrium intermittentium comite. Giss. 4°.
Anderson, P., De colica spasmodica flatulenta. Edinb. 8°.
Aurivillius, Sam., Diss. de doloribus. Upsala. 4°. Auch in: Baldinger, Sylloge I.
Bard, S., De viribus opii. Edinb. 8°.
Baumer, J. P., Unterricht, wie man einem Menschen, wie auch Thieren, so von einem tollen Hund gebissen worden, auf eine vernünftige und leichte Art helfen solle. 28 S. Erf. 4°.
—, Pr. de methodo morsum canis rabidi curandi rationali. Erf. 4°.
Berger, Diss. de remediis specificis in epilepsia usitatis. Frcf. 4°.
Boehm, A., resp. **Rambach**, De somno vigilantium. Giss. 4°.
Boehmer, Diss. de spasmi peripherici signo in febribus continentibus. Hal. 4°.
du **Bois**, G., De passione hysterica. 19 pp. Vindeb. 4°.
Cartheuser, Jo. Fr., Diss. de incitamentis motuum naturalium externis. (Electr.) Frcf. 4°.
le **Cat**, Cl. Nic., Traité de l'existence, de la nature et des propriétés du fluide des nerfs, et principalement de son action dans le mouvement musculaire. Ouvrage couronné, en 1753, par l'Acad. de Berlin; suivi des dissertations sur la sensibilité des méninges, des tendons etc., l'insensibilité du cerveau, la structure des nerfs, l'irritabilité Hallerienne etc. 331 pp. Berl. 8°.
Crusen, Chr. B., De tensione nervorum. 36 pp. Gott. 4°. Siehe auch: *Ludwig*, IV, 9.
Delahon, C. J., praes. A. E. **Büchner**, De hecticorum deliriis malo omine oriundis. Hal. 4°.
Delius, H. F., resp. P. M. **Woerner**, Diss. de notstalgia, seu dolore dorsi, eoque vario. Erl. 4°.
Farr, Sam., De animo ut caussa morborum. Lugd. Bat. 4°.
Feder, H., Pr. de simplici animae natura et palmari quo ea demonstrari solet argumenta. Coburg, 1765. 4°.
Fein, C. H., De indole ac sede phrenitidis et paraphrenitidis analecta. 41 pp. Gött. 4°.
Fontana, Fel., De moti dell' iride. Lucca. 8°.
Gessler, Diss. de convulsione. Harderov. 4°.
Godar, G. L., Diss. sur la nature, la manière d'agir, les espèces et les usages des antispasmodiques proprement dits; qui a remporté le prix de l'academie des sc. et belles-lettres de Dijon en 1744. 150 pp. Dijon. 8°. Auch: Comm. Lps. XIV, 412.
Goldhagen, Jo. F. G., Dubitationes de quadam caussae motus muscularis explicatione. 40 pp. Hal. 4°.
Grenzinger, Diss. an a fascino et diabolo hominibus morbi? Vind. 8°.
Guerin, fils, Fracture trés-compliquée des os du crâne. J. de méd. etc. Par., 1768, XXX, 44—49.
de **Haen**, A., Ratio medendi. P. X, C. III et IV, p. 115—194. De tetano. Vienn. 8°.
Hay, A., De affectionibus hystericis et hypochondriacis. 20 pp. Lugd. Bat. 4°.
(Hennebst), J. B. Fr., Du plaisir, ou du moyen de se rendre heureux. Par M. l'Abbé H. C. D. S. P. D'A. Nouv. éd. 2 Vol. 203 et 184 pp. Lille. 8°.
Hill, Von den Tugenden des Baldrians. Nürnb. 8°. (Gegen Epilepsie.)
Hirsch, A. B., Paris quinti nervorum encephali disquis. anat., in quantum ad ganglion sibi proprium semilunare et ad originem nervi intercostalis pertinet. 19 pp. Vienn. 4°. Auch: *Ludwig*, I, S. 244. (Ganglion Gasseri n. trig., früher als „Plexus" od. „Taenia nervosa" bezeichnet.)
Hofmann, Casp., Tractatus tres de usu lienis, cerebri et de ichoribus. Frcf. 4°.
Immink, B., Diss. specimina superstitionis et errorum exhibens. 51 pp. Lugd. Bat. 4°.
Jagelski, C., De passione hysterica. Leyden. 4°.
Jancko, C., De encephalo. 11 l. Vienn. 4°.
Junker, J., Diss. sist. raram epilepsiae speciem. Hal. 4°.
Kratzenstein, resp. **Hovinghoff**, Novum medicinae genus nimirum vim centrifugam ad morbos sanandos applicatam more geometrorum proponit. Kopenhagen, 1765. (Empfahl vor Cox die Schaukel.)

Krause, C. Chr., resp. J. W., **Struve**, De sensibilibus partibus humani corporis. 24 pp. Lps. 4°. Auch in: *Ludwig*, III, 185—208.

Le Preux, P. G., praes. J. de **Jussien**, An convulsionibus recens natorum vomitoria? 4 pp. Par. 4°.

Lorry, A. Ch., De melancholia et morbis melancholicis. II T., p. 399 et 429 pp. Par. 8°. Ins Deutsche Frkf. u. Lpz. 1770. 2 Th. 8°. (Inhalt ausführlich in: *Friedreich*, Literärgesch. 1830. S. 410—430.)

Lyne, Tarantula. In: *Holdsworth*, Muscipula. 8°. Florentiae 1765, p. 17—24.

Mangold, praes. F. G. **Brunnemann**, De hydrophobia a morsu animalium rabidorum et ab aliis causis. 54 pp. Erf. 4°.

—, Diss. Docens, apoplexiae plures, praeter sanguineam et serosam dari species. Erf. 4°.

Marx, M. J., De spasmis, s. motibus convulsivis, optimaque iisdem medendi ratione, tam generali, quam speciali. 59 pp. Hal. 4°.

Meckel, Jo. Fr., Obser. anat. de glandula pineali, septo lucido, et origine paris septimi nervorum cerebri. 2 pp. Brl. 4°. Auch in *Ludwig*, IV, 9—10. 1 pl.

Mercadier, Lettre sur une jeune demoiselle qui a été environ six mois sans prendre presqu'aucune nourriture. J. de méd. etc. Par. 1765, XXIII, 133—141.

Moeller, J. F. A., De signo spasmi peripherici in febribus continentibus. 32 pp. Hal. 4°.

Moncerbert, Traitement périodique de la goute, ou moyens d'adoucir les accès et guerison de l'epilepsie et les écrouelles. Par. 8°.

Mueller, P. J., resp. H. **Flensborg**, De somno. 16 pp. Havn. 4°.

Petit, Apoplexiae caussa effusus inter ventriculos cerebri. Hist. de l'Acad. R. des sc. à Par. 1765, p. 57, 762.

de **Plaigne**, Catalepsie. J. de méd. etc. Par. 1765, XXIII, 432—43.

Pomard, J. B. A. B., Obs. sur un strabisme connivent accompagné de l'affaissement de la paupière supérieure de l'oeil droit. J. de méd. de Roux, 1765, XXIII.

Pomme, P., Traité des affections vaporeuses des deux sens, où l'on a tâché de joindre à une théorie solide une pratique sure fondée sur des observations. 2 éd. augmentée de la réponse aux objections de l'auteur de mémoires de Trévoux, de celle de Mr. Brun, aux réflexions critiques d'un anonyme, à laquelle est jointe une lettre sur l'abus des remèdes chauds, par Mr. le *Tellier*. 521 pp. Lyon. 18°. 3. éd. 1767. Nouv. éd. Ou maladies nerveuses, vulgairement appelées maux de nerfs. 595 pp. Par. 1782. — 6. éd. 3 V. Par. 1799. 1804. Englisch v. J. *Berkenhout*, 347 pp. Lond. 1777. 8°. Spanisch v. J. *Alsinet*. 388 pp. Madrid 1776. 16°. 1786, 1794.

Raymond, H., praes. H. Th. **Baron**, An capitis affectibus jugularis venaesectio? 8 pp. Par. 4°.

Reichel, G. C., resp. **Baersch**, De capitis tumoribus tunicatis post cephalalgiam exortis. Lps. 4°.

Rydbaeck, E. O., De doloribus schediasma. 16 pp. Ups. 4°.

Scheibner, Ch. F., De physicae in colendo intellectu usu et praestantia. 16 pp. Vitemb. 4°.

Schreiber, J. A., De epilepsia febrium intermittentium comite. 16 pp. Giss. 4°.

Styrius, C. B., De liquidi nervei ratione ad vitam et sanitatem. 31 pp. Hal. 4°.

Triller, Dan. W., De morbo coeliaco singulari, a Celso descripto. Witteb. 4°.

Tyken Jagius, Hub., De cardialgia. 47 pp. Lugd. Bat. 4°.

Whytt, R., 1. Observations on the nature, causes and cure of those disorders which are commonly called nervous, hypochondric or hysteric. 2. Observations on the dropsy in the brain, experiments with Opium, lime water, and the effects of blisters. Edimb. 1765. 8°. 1768. 8°. Franz.: Par. 1767. 2 V. 12°. — 1777, 12°. — Ins Deutsche: 394 S. Lpz. 1766. 8°. — 3. Aufl. Lpz. 1794. — Ins Holländ.: Rotterd. 1767. 8°.

Wilkinson, Jo., Nachricht v. d. Genesung von e. Paralytis durch den Blitz. A. d. Engl. v. A. G. *Kaestner*. Gött. 1765.

de **Wind**, S., De perversa ratione sanitatem conservandi et amissam restituendi. Lugd. Bat. 4°.

Zagius, H. T., De cardialgia. Lugd. Bat. 4°.

1766.

van **Berkelaer**, L., De efficacia repetitae venaesectionis in laesionibus capitis. 32 pp. Duisb. 4°. Auch: *Baldinger*, Ausz. I, 23.

Bona, Camphora contra maniam. Obs. med. Patav. 4°. Comm. Lps. XV, 478.

Borrichius, O., Coma somnolentum variis stipatum symptomatis. Act. med. ac. phil. Hafn. 1677—9, V, 210—213. Coll. acad. de mém. Dijon, 1766, VII, 356. *Baldinger*, Ausz. I, 23.

—, Alia imaginantium exempla. Act. med. ac. phil. 1677—79. Hafn., 1680, V, 137—140. Coll. ac. de mém. Dijon, 1766, VII, 356.

Boswel, J., De malo hysterico. 55 pp. Edinb. 8°.

Brechtfeld, J. H., Anatome hydrophobici. Act. med. ac. phil. 1677—9, Hafn., 1680, V, 307—9. Coll, ac. de mém. Dijon, 1766, VII, 381.

Buechner, A. E., resp. C. **Hahn**, De paralysi sine nervorum et arteriarum laesione. 28 pp. Hal. 4°.

Busnel, Diss. de fractura cranii. Par. 8°.

Cole, W., Convulsions qui revenoient de cinq jours en cinq jours. Coll. Acad. de mém. etc. Dijon 1766, VII, 95. Auch übers. in: Phil. Tr. Lond. 1766, III, 35.

—, Convulsions qui revenoient tous les huit jours. Ibid. 1766, VI, 96—8. Uebers. in: Phil. Tr. Lond. 1766, 12°. — 1775, 8°.

Coste, Lettre sur les affections vulgairement connues sous le nom des vapeurs. J. de méd. etc. Par. 1766, XXIV, 387—407.

Daunon, Avec fracture et enfoncement des deux tables de l'os coronal. J. de méd. etc. Par. 1766, XXV, 38—46.

Delius, Diss. de tabe festinata. Erl. 4°.

Egger, De consensu nervorum. Vienn. 4°.

Eisfeld, Fr. L., Abhdl. v. Nuzen der Schlakenbäder. (Gegen Lähmungen.) Quedlinburg, 1766. 8°. A. D. B. IX, I, 285.

Faselius, Jo. Fr., Diss. de spina bifida. Jen. 4°.

Fest, F. G., De natura somni ejusque caussis. 36 pp. Hal. 4°.

Fordyce, Jo., Historia febris miliaris et de hemicrania. Lovan. 8°. Auch: Comm. Lps. Suppl. Dec. II, p. 505.

Goldhagen, Diss. de sympathia partium corporis humani. Hal. 4°.

Guindant, Sur le tétanus. J. de méd. etc. Par. 1766, XXV, 509 bis 515.

Haguenot, Observ. sur l'hydrophobie. Hist. Soc. roy. d. sc. à Montpell. Lyon, 1766, I, pt. 2, 338—352.

Hannemann, J. L., Infallibile remedium Euporiston adversus morsum canis rabidi. Act. med. et phil., 1673, Hafn. 1675, II, 274—277. Auch übersetzt in: Coll. ac. de mém. Dijon, 1766, VII, 239.

Hannes, C. R., De puero epileptico foliis aurantiorum recentibus servato. Lps. 4°. — Auch in: *Sandifort*, Thes. 4°. Lugd. Bat. 1778, III, 311—324 u. A. D. B. X, 2, p. 228.

Hartmann, P. J., Zergliederung eines Menschen, der an einer Entz. der Hirnhäute starb. Auserl. med. chir. Abhdl. d. k. Ac. d. Naturf. Nürnb. 1766, XV, 120—27, 1 pl.

Helmershausen, P. J. Fr., Observatio de motibus epilepticis vagis. Weim. 4°.

Hill, John, Hypochondriasis. A practical treatise on the nature and cure of that disorder, commonly the hyp and hypo. 43 pp. Lond. 8°.

Kaempf, J., Praktischer Unterricht, wie der Wasserscheu oder Hundswuth vorzubeugen. Frkf. 4°.

Kolichen, G., Febris maligna ex terrore. Act. med. et phil. Hafn. (1671—2), 1673, 168—170. Uebers. in: Coll. acad. de mém. etc. Dijon, 1766, VII, 170.

Kortum, C. A., De epilepsia. 44 pp. Duisb. 4°. Auch in: *Baldinger*, I, 18.

Kraatz, J. C., An in ossibus locum inveniat sensibilitas? Regiom. 4°.

Kuern, P. O., De malo hysterico. 36 pp. Bas. 4°.

Lobstein, Jo. Fr., De nervo spinali ad par vagum accessorio. Strassb. 4°.

Louis, Recueil d'obs. d'anatomie et de chirurgie pour servir de base à la théorie des contrecoups. Par. 8°.

Ludgers, A., De hysteritide. 33 pp. Lugd. Bat. 4°.

Marheer, Ph. A., De electricitatis aëreae in corpus humanum actione, quo cathedram physiologicam auspicatur anno 1766. 6 l. Prag. 1766. Auch in: *Klinkosch*, Diss. med. 4°. Prag, 1775, I, 209—18 und in: *Weiz*, Neue Auszg., Lpz., 1776, V, 22—25. 12°.

Marschal de Rougers, Lettre sur une plaie de tête, avec fracture de l'os coronal sans le secours du trépan. J. de méd. etc. Par. 1766, XXV, 275—8.

Massini, Lor., Esperienze anatomiche intorno a nervi. Romae. 4°.

Meckel, J. F., Anat. phys. Unters. üb. d. Ursache der verschiedenen Arten von Verstandesverwirrungen, die im Körper ihren Sitz haben. Mém. de l'Acad. Roy. des sc. et belles letters à Berl. Mem. T. XX, p. 76 (Das specif. Gewicht ist geringer, der Schädel meist dicker od. in d. Dicke verschieden.)

Metzger, Jo. Dom., Nervorum primi paris historia. 19 pp. Argent. 4°. Auch in dessen: opusc. anat. et phys. Goth. 1790. 8°. Ebenso in: *Ludwig*. Lps., 1791, p. 108—126. 4° und in: *Sandifort*, Thes. diss. Lugd. Bat. 1778, III, 457—476.

Mitchell, Jam. P., De arte medendi apud priscos musices ope atque carminum epistola ad Ant. *Belhan*. 69 pp. Lond. 8°.

Mitterbacher, Diss. de secretione urinae foeminarum hystericarum, et de ea, ut signo affectionum earundem. Prag. 4°.

Morgagni, J. B., De sedibus et causis morborum per anatomen indagatis. Lugd. 8°. (Hierin path. Anat. der Geistesstörungen.) Epist. VIII, Art. 2. (Corpuscula albida, mollia, ad latera sinus falcis in dura meninge, polyposa concretio in sinu falcis. Glandulae majores in plexu choroideo. Art. 4. 6. 8. 9. 11. 12. 15 (durities singularis cerebri). Art. 13. 15 (dura meninx crassior). Art. 16 (glandulae pinealis vitia). Art. 17. 18 (Cerebrum justa mollius laxius). Ep. LXI, Art. 2. 3. 5. 7 (Cerebrum durias).

Morton, Case of a supposed hydrophobia. Phil. Tr. 1765, Lond., 1766, LV, 139—142.

Muratori, L. Ant., Della forza della fantasia umana. Venez. 4°.

Odhelius, J. L., Extr. stramonii gegen Mel. u. Raserei in 8 Fällen. Vetenskaps Acad. Handling, För ar, 1766, p. 277. (Heilung.)

Ostrich, C. G., De affectibus animi. 45 pp. 4°.

Papillon, Diss. de fractura cranii. Par. 8°.

Pasquellati, J. B., De epilepsia. 20 pp. Vindob. 12°. — 1775. 8°. Auch in: *Wasserberg*, Op. min. med. 8°. Vindeb., 1775, III, 367—413. (Cupr. ammon. sulph. Heilmittel.)

Peyer, J. C., Von dem wunderbaren netzförmigen Gewebe im Gehirn. (Rete mirabile.) Auserl. med. chir. Abhdl. d. Röm. k. Ac. d. Naturf. Nürnb., 1766, XV, 352—355.

de la **Peyronie**, Franç., Perforationis cranii therapia. Comm. Monsp. Lyon, 1766. Auch in: *Haller*, Bibl. chir., I, 579 (Irroratio aquae Balaruccanae).

Piso, De cognoscendis et curandis praecipuis internis hum. corp. morbis. Vol. I, p. 278—313. Lib. I, Cap. 15, 23, 24. Lps. 4°.

de **Plaigne**, Hist. d'un sommeil extraordinaire, qui a duré deux ans, avec de très-courts intervalles. J. de méd. etc. Par., 1766, XXIV, 164—168.

Planchon, Obs. sur une plaie de tête, avec fracture et enfoncement du crâne. J. de méd. etc. Par., 1766, XXIV, 169—174.

Pohlius, J. O., De hydrocephalo infantis recens nati interno et externo disserit. Lps. 4°.

Polis, G. S., Von e. Mädchen, welches mit einem seltsamen Wasserkopf gebohren wurde. Auserl. med. chir. Abhdl. d. röm. kais. Acad. d. Naturf. Nürnb., 1766, XV, 339—341, 1 pl.

Rasoir, Diss. de atra bile naturali et pr. Duisb. 4°. Auch in: *Baldinger*, Auszg. I, 19.

Renard, Lettre sur une cardialgie. J. de méd. etc. Par., 1766, XXIV, 444—452.

Reutlinger, J. J., De historia electricitatis sectio prima. 26 pp. Argent. 4°.

Richard, l'abbé, La théorie des songes. 320 pp. Par. 16°.

Robert, Traité des principaux objets de méd. T. 1. Par. 12°. (Hydrophobia.)

Rochard, Observ. sur la cure d'une epilepsie, opérée par des cautères multiples. J. de méd. etc. Par. 1766, XXV, 46—53.

Ritsch, W., De hepatis abscessibus a laesionibus capitis. 23 pp. Hal. 4°.

Schaeffer, J. G., Die electrische Medicin, od. die Kraft und Wirkungen der Electricität in d. menschl. Körper u. dessen Krankh., bes. bei gelähmten Gliedern, aus Vernunftgründen erläutert und durch Erfahrungen bestätigt. Regensb. 4°. Auch: A. D. B., XII, 1, p. 249.

—, Nutzen u. Gebrauch der Taback-Rauch-Clystiere. Regensb. 8°. Auch: A. D, B., v. 1. St., p. 276. — Comm. Lps. VII, 613.

Schroeder, Ph. G., Diss. de sede et indole phrenitidis et paraphrenitidis. Goett. 4°. Auch: Opusc. I.

Schwarz, De tarantismo et chorea St. Viti, quantum scilicet hi morbi aut conveniunt aut differunt. Vienn. 4°.

Simon, Richtigkeit der Hexerey u. Zauberkunst. Frkf. u. Lpz. 8°.

Sterzinger, Academische Rede von d. Vorurtheil der Hexerey &c. München. 8°.

Von demselben: Betrügende Zauberkunst &c. München, 1767.

van **Steveninck**, L., De hysterica passione. 51 pp. Lugd. Bat. 4°.

Stute, T. L., De usu nervorum telaeque cellulosae in nutriendis corporis humani partibus. 30 pp. Hal. 4°.

Tissot, S. A. D., An account of the disease called ergot, in French, from its supposed cause, viz, vitiated rye. Phil. Tr. 1765, Lond. 1766, IV, 106—126.

Verschuir, Gualtherus, De arteriarum, et venarum vi irritabili; ejusque in vasis excessu; et inde oriunda sanguinis directione abnormi. 92 pp. Gron. 4°.

Veirac, J., Wederlegging van het Kort berigt door *Maynichius* van eene doodelyke watevrees etc. Gonda. 8°.

Vieillard, P. M., praes. E. de la **Poterie**, An corpori viventi peculiare sit motus principium, innata fibrae irritabilitas? 8 pp. Par. 4°.

Walkart, A., De consensu. Lugd. Bat. 4°.

Wegelin, S. S., De parapoplexia. Bas. 4°.

Wichmann. J. E., Gedanken üb. e. Mittel wider die Wasserscheu. Hannöv. Mag., 1766, 18. St., 1767, 54. St. Auch in: Kleine med. Schriften. 8°. Wien, 1801, 6—11.

Williams, App. ad histories of wounds of the head etc. Lond. 8°. (Ueber tuss. convuls.). Auch *Haller*, Bibl. chir. II, 512.

Recueil d'observations d'anatomie et de chirurgie, pour servir de base à la théorie des lésions de la tête, par contre-coup. Par. 12°.

Essai theorique et pratique sur les maladies des nerfs. Par. 12°.

1767.

Alefeld, G. L., resp. **Müller**, De pathematibus hystericis. Giess. 4°.

Andrau, G., De animi pathematis eorumque in vitam et sanitatem influxu. Franequerae. 4°.

Baersch, Ch. F., De capitis tumoribus tunicatis post cephalalgiam exortis. 36 pp. Lps. 4°.

Baker, Georg, Essay concerning the cause of the endemial Colic of Devonshire. Lond. 8°. Auch in: Med. Transact. I, No. 12, 14, 15, 20. Auch in: Arzneyk. Abhdl. v. London, I, II, III, p. 299. (Ursache nicht der Cider, sondern die Bleivergiftung).

Bauer, Fulg., De electricitatis theoria et usu. 144 pp. Vienn. Lps. 8°.

Beireis, G. Ch., resp. J. J. G. **Dedekind**, De caussis cur somnus protractus imprimis hypochondriacis nocet. 52 pp. Helmst. 4°.

Berger, E. T., De vulnere capitis singulari funesto. Act. Helv., Basil., 1767, VI, 163—7.

van **Berkmann**, J. M., De actione secretoria cerebri, cerebelli, med. spinalis. Frkf. 4°. Auch in: de *Oberkamp*, Coll. diss. Frcf. ad M., 1767, I, 233—74. 4°.

Bilgner, J. U., Nachrichten in Absicht der Hypochondrie. Kopenh. 8°. Auch in: A. D. B. VII, I, 180.

de **Biscop**, P. C. A., De morbis nervorum. 1767. 4°. In: *Louvain*, Diss. Lovanii, 1795, I, 100—112. 8°.

Bouvart, M. P., Examen d'un livre qui a pour titre. T. *Tronchin:* De colica pictonum. 52 pp. Genève. 8°.

Buechner, A. E., De nonnullis ad rabiem caninam et hydrophobiam pertinentibus. Hal. 4°.

Buxtorf, J. L., Inedia X dierum in melancholico. Act. Helvet. VI, 236. Bas. 8°.

le **Cat**, Cl. Nic., Traité des sensations et des passions en général et des sens en particulier, avec la theorie de l'ouie. 3 V. avec pl. Par., 1767—8. 8°.

Cogan, Th., De pathematum animi vi et modo agendi in inducendis vel curandis morbis. Lugd. Bat. 4°.

Colombier, J., praes. L. A. **Gervaise**, Diss. an melancholicis peregrinatio? Par. 4°. (Empfehlenswerth.)

Dablain, Observ. sur une espèce particulière de vapeurs, de laquelle on conclut à postériori que la pratique trop généralisée des humectans dans cette maladie servit quelquefois nuisible. J. de méd. etc. Par. 1767, XXVI, 32—8.

Darcet, Jo., Ergo a ganglio nervi intercostalis omnium partium consensus. Par. 4°.

Deslandes, Observ. sur une hydrocéphale. J. de méd. etc. Par. 1767, XXVI, 74—79.

Dickson, T., Cases of the bite of a mad dog. Med. Obs. Soc. Phys. Lond. 1767, III, 356—76.

Dufeau, Lettre à M. Pujol au sujet de son obs. sur un tétanos essentiel. J. de méd. etc. Par. 1767, XXVII, 326—341.

Dumangin, J. B. E, praes. C. N. d'**Eslon**, An pro varia aetate variet temperamentum. Par. 4°.

Eschenbach, Pr. de morbis supernaturalibus. Rost. 4°. Auch: Scripta med.-bibl. No. 3.

de la **Feutrie**, An apoplexiae sanguineae simultanea per incisam temporalem arteriam, venamque jugularem adversam, sanguinis missio? Par. 8°.

Fothergill, J., Relative to the cure of chin-cough. Med. Obs. Soc. Phys., Lond., 1767, III, 319—325.

Garve, Ch., Versuch üb. d. Prüfung der Fähigkeiten. Bresl. 8°.

Gaubius, H. D., Serm. acad. I et II de regimine mentis quod medicorum est habitus. Lugd. Bat., 1767—9. 4°. (Aeußerst klar u. eleg. in lat. Sprache.)

Gmelin, G. W., De lipothymia haemorrhagiam sistente. Altd. 4°.

—, Diss. de noxis ex abusu potuum spirituosorum. Tub. 4°.

Hardouineau, Obs. sur une maladie convulsive. J. de méd. etc. Par. 1767, XXVII, 242—4.

Hill, John, Ueb. d. Milzkrankh oder Hypochondrie. A. d. Engl. Bremen. 8°.

Hirschel, Leon. El, Gedanken die Heilungsart der hinfallenden Sucht betreffend. Berl. 1767. 1770. 8°. Auch: A. D. B. XIII, 498, XI, 2, p. 221.

Johnston, J., History of a foetus born with a very imperfect brain. Phil. Tr. Lond. 1767, LVII, 118—31.

Jourdin, Recherches sur les différens moyens de traiter les maladies des sinus maxillaires, et sur les avantages qu'il y a dans certains cas d'injecter ces sinus par le nez. J. de méd. etc. Par. 1767, XXVII, 52, 157.

Kaltschmid, Fr., Pr. de primipara dolores post partum passa ex intempestiva abdominis pressione. Jen. 4°.

Kelz, Diss. de temperamento corporis humani in statu sano. Giss. 4°.

Kirchvogel, A. B., De actione electricitatis aëreae in corpus humanum. Vienn. 8°. Auch in: *Weiz*, Neue Auszg. 12°. Lpz. 1776, V, 26—29.

Klinkosch, J. Ph., Pr. quo hydrocephalum fetus rariorem, ejusque causam proponit. 1767. 4°. In seinen: Diss. med. 4°. Pragae, 1775, I, 235—8. Auch in: *Weiz*, Neue Ausg. 12°. Frkf. 1774, II, 5—8.

Levacher de la Feutrie, A. F. T., praes. M. **Guenet**, An sui sint capiti, pectori, abdomini, et artubus sensus peculiares, et reliquorum corporis humani sensuum re vera principes? 6 pp. Par. 4°.

Ludwig, C. G., resp. A. J. **Bose**, Pr. de paraplegia ex fractura vertebrarum colli. 19 pp. Lps. 4°. Auch: *Weiz*, N. Auszg. IV, 159. Advers., III, 23.

—, De luxatione vertebrarum colli a medico forensi circumspecte disquirenda. Lps. 4°.

—, Pr. de contentione studiorum in aetate puerili curanda. Lps. 4°. Auch: *Baldinger*, Auszg. I, 185.

Maerz, Vertheidigung der Hex- und Zauberey. Freysing. 8°.

Maigrot, An opium hystericis? Par. 4°.

Marrigues, Obs. sur une hydrophobie spontanée, causée par un excés de chaleur. J. de méd. etc. Par., 1767, XXVII, 470—478.

Nicolai, Diss. de spasmi affectibus. Jen. 4°.

Platner, E, resp. Jo. S. **Kaehler**, De vi corporis in memoria specimen secundum pathologiam ad cognoscendas memoriae vicissitudines necessariam sistens. 54 pp. Lps. 4°. Auch: *Baldinger*, Auszg. I, 230. In seinem: Specimina Pathologiae ad cognoscendas memoriae vicissitudines necessaria. *Baldinger*, Sylloge III. (Mehrere Beispiele von abnormer Bildung der Hirnschale.)

Pressen, L., De somno naturali et pomeridiano. Vienn. 4°.

Pujol, Obs. sur un tétanos essentiel. J. de méd. etc. Par. 1767, XXVI, 223—231.

Purcell, John, Traité de toutes les espèces de coliques. Contenant des preuves analytiques de leurs causes, et des explications méchaniques de leurs accidens et de leurs symptomes, avec leur cure. Trad. sur la 2. ed. angloise par M. *Eidour*. 284 pp. Par. 8°.

Reinhard, Ch. T. E., Bibelkrankheiten, welche im alten Testamente vorkommen. 4 Th. in 2 B. Frkf. 8°. (Aussatz, Wahnsinn 2c. im 4. Bde., 2. Cap., p. 306.)

van **Rhyn**, D., Diss. de dolore. 57 pp. Harderow. 4°.

Rolfink, Diss. cardialgiae scrutinium theoretico-practicum. Jen. 4°.

Roziere de Lachassagne, Obs. sur un vertige vermineux. J. de méd. etc. Par. 1767, XXVI, 430—434.

S., G., Medic. Bedenken üb. einen in Inquisition verfangenen Epileptico-Melancholicum, der seinen eigenen Koth u. Urin gefressen u. gesoffen. Med. J., Chemnitz, 1767, II, 163—71.

Schrader, Diss. de potu Coffeae. Rint. 4°.

Schroeder, Ph., resp. G. Ph. **Koch**, De apoplexiae ex praecordiorum vitiis origine. 43 pp. Gott. 4°.

Schuster, G., Med. Bedenken u. Schutzschrift üb. e. Mann, in puncto attentati incestus. Med. J., Chemnitz, 1767, II, 73—76.

—, Med. Bedenken üb. e. Weib, welche aus hypochondrischer Angst Feuer angeleget. Ibidem, II, 157—162.

Sloane, H., Hist. d'un remède très efficace pour la foiblesse et rougeur des yeux, et autres maladies du même organe, avec un remêde infallible contre ta morsure du chien enragé. Trad. de l'anglois et enrichie des notes par M. *Cantwel*. 30 pp. Amst. & Lps. 16°.

Smith, A., Theory of moral sentiment. Lond. 8°. Deutsch v. Kosegarten. 8°.

—, Th., De actione musculari. 31 pp. Edinb. 8°. Dasselbe mit appendix. Edinb. & Lond. 8°. Auch: *Smellie*, Thes. med. 8°. Edinb. 1785, 78—115.

Spry, E., Account of a locked jaw, and paralysis, cured by electricity. Phil. Tr., Lond., LIII, 88—91, I, No. 10.

van **Steenbergen**, J. W., resp. N. **Stumph**, De cerebro. Leid. 4°.

Stern, Ph., Medical advise to the consumtive and asthmatic people of England etc. Lond. 8°.

Stoertzel, J. G., Diss. sistens considerationem pathol.-practicam singultus. 28 pp. Hal. 4°.

Swagermann, E. P., Ontleed- en heelkundige verhandeling van het waterhooft, het watergezwel en verdere bekende gebrecken der ruggegraat. Amst. 8°. Auch: Comm. Lps., Suppl, Dec. II, p. 316.

Tschudi, J. J., Diss. de singultu. Bas. 4°. Auch: *Baldinger*, Auszg. I, 13.

Vogel, R. A., Diss. de nonnullis parentum deliciis in morbos infantum plerumque degenerantibus. Gott. 4°. (p. 10 spiritus vini.)

Weber, Chr., Wirkung des künstl. Magnets in e. Augenfehler 2c. Hann. 8°. Auch: A. D. B. XII, 273. Comm. Lps. XVI, 102.

Westphal, Diss. de apoplexia atrabilaria. Gryph. 4°.

—, De medelis quibusdam, quae parantur, apoplexiae suspectis et noxis, partim sanandis. Gryph. 4°. Auch: *Baldinger*, Auszg. I, 72.

Whytt, R., Les vapeurs et mal. nerveuses hypochondriaques ou hystériques. A. d. Engl. Par. 2. éd. 8°.

Winkler, J. H., Pr. qua ratione ignis et materia electrica inter se differant. Lps. 4°.

Zambaldi, Saggi per servire alla storia dell' uomo. 1767. 8°.

Zeller, C. M., De noxis ex abusu potuum spirituosorum in hominem sanum et aegrum redundantibus. Tub. 4°.

De apoplexia mirabili. Med. Zt. Chemnitz, 1767, 2. Th., p. 16—21.

1768.

Anonymi, Vertraute Briefe v. d. Kaffée aus Korn rc. Lpz. 8⁰.
Arnold, G. Ch., De motu fluidi nervei per fibras medullares nervorum. 32 pp. Lps. 4⁰.
Baron, A., De tussi convulsiva. Edinb. 8⁰.
—, An capitis affectibus singularis venaesectio? Par. 8⁰.
de **Beausobre**, Réflexions sur la nature et les causes de la folie. Mém. ac. r. de Prusse. Avig. 1768, VII, 30. 258. Auch: Coll. acad. des mém. Par. 1770, IX, 426. 708.
Begontina, Diss. de hydrophobia. Vienn. 8⁰.
Behrends, J. Ad., Briefe üb. d. wahre Beschaffenheit des neuinspirirten Feuerbacher Mädchens. Frkf. 8⁰. Auch: A.D.B., Anh. I—XII, p. 602.
Benevuti, Monstrositas capitis. Phil. Tr. ad 1768, p. 189.
Bikker, L., Vertoog over de vorzaken, welke de zenuwzickten in ons tand gemeender dan voorheen maken. Rotterd. 8⁰.
Blagden, Ch., Ueber die Neigungen. Brsl. 8⁰.
—, Car., De causa apoplexiae. 34 pp. Edinb. 8⁰.
Boehmer, Diss. de nonnullis momentis, ad curat. epileps. spectantibus. Hal. 4⁰. Auch: *Baldinger*, Ausz. I, 109.
Bordenave, Précis d'observations sur les maladis du sinus maxillaire. (42 obs.). Mém. Ac. r. de chir. Par. 1768, IV, 329—384. 1774, V, 225—262, 1 pl.
—, Dyspnoeae caussa cor ossea lamina ex parte uiscum datum. Ibod. Auch: Auserl. Abh. f. gr. A. I. II. St., p. 63.
Buechner, A. E., Diss. de salutaribus et noxiis dolorum effectibus. Hal. 4⁰. Auch: *Baldinger*, Ausz. I, 80.
—, Diss. de diversa colicam pictonum curandi methodo. Hal. 4⁰. Auch: *Baldinger*, Ausz. I, 82.
Burel, Lettre sur le tétanos. J. de méd. etc. Par. 1768, XXVIII, 28—33.
Calvet, An a pulvere sympathetico dicto vulnerum curatio expectanda? Aventone. 8⁰.
De **Catt**, Physiognomia. Hist. et mém. de l'ac. de Berlin 1768, p. 494. 1769, p. 474. Nouv. mém. 1770, p. 415.
Cellier, Obs. sur un tétanos essentiel et universel à un enfant de huit jours, guéri par les bains. J. de méd. etc., Par. 1768, XXVIII. 24—28.
Chanler, J., De hysteria. 73 pp. Edinb. 8⁰.
Cotunnius, D., De aquaeductibus auris humanae internae. In: *Sandifort*, Thes. 4⁰. Roterod. 1768, I, 389-450, 1 pl.
Cowling, J., De hypochondriasi. Edinb. 8⁰.
Delius, H. F., Diss. de cranii ustione in apoplexia. Erl. 4⁰. Auch: *Baldinger*, Ausz. I, 44.
Denmann, T., Essays on the puerperal fever, and on puerperal convulsions. 74 pp. Lond. 8⁰.
Dufau, Obs. sur une hystérie vermineuse. J. de mèd. etc., Par. 1768, XXIX, 120—129.
Dumas, Fracture de crâne. J. de méd. etc. Par. 1768, XXIX, 171—175.
Dussans, Ergo in pertinacibus faciei capitisque doloribus nihil prodest, sed contra plurimum nocere potest nervorum quinti paris sectio. Par. 8⁰. (Dieselbe Operation v. *Haigthon* in *Arnemann*, Mag. d. Wundarzneyw. II, 303. Med. Records etc. No. 2. *Kühn*, Phys. med. J. 1800, p. 389.
Ebeling, J. F. C., De tussi infantum convulsiva. Gott. 4⁰.
Eller, Jo. Th., Réflexions philos. sur le cas singulier d'un jeune garçon de douze ans, à qui l'aile d'un moulin à vent avait enfoncé le crâne, en avait fait sortir une quantité considérable du cerveau, et qui cependant a été entièrement guéri sans le moindre dérangement des facultés de l'âme. Mém. Ac. roy. de Prusse. Avignon 1768, III, 223—250. Mém. ac. roy. d. sc. de Berlin 1752, VIII. Coll. ac. d. mém. etc. Par. 1770, VIII, 380—389.
Feder, H., Pr. de sensu interno. Gött. 4⁰.
Forbes-Leith, Th., De delirio febrili. 33 pp. Edinb. 8⁰.
Formey, Essai sur le sommeil. Aus: Mém. ac. roy. d. sc. de Berlin 1746, II, in: Mém. ac. roy de Prusse, Avignon 1768, I, 194—245. Coll. ac. d. mém., Part. franc., Par. et Liège, 1770, VIII, 72—90.
von **Frenz**, Nachricht von brandigem Weizen. Bamb. 8⁰. (Ursache der Kriebelkrankheit.)
Gardane, Conjectures sur l'électricité med. aves des recherches sur la colique metallique. Par. 8⁰. Auch: J. de méd. etc. XXIX, 291.
Garrey, C., pseud. f. A. B. **Grulich**, Versuch e. pragmat. Geschichte des Schlafes. Cölln. 8⁰.
Garve, Ch., Ueb. d. Vergnügen. Brsl. 8⁰.
Gmelin, J. F., Irritabilitatem vegetabilium in singulis plantarum partibus exploratam ulterioribusque experimentis confirmatam proponit. Tüb. 4⁰.
Haecker, Maniae causa hysteria. In: Diss. Biga observ. Argent. 4⁰. (Apostema in fronte sanans.)
Hirsch, A. B. R., Paris quinti nervorum encephali disquisitio anatomica, in quantum ad ganglion sibi proprium semilunare, et ad originem nervi intercostalis pertinet. Vindob. 4⁰. Auch: *Ludwig*, I, 44. *Sandifort*, Th. diss. Roterod. 1778, III, 477.
Hirschel, Lem. El., Gedanken von der Starrsucht. Brl. 8⁰. Auch: A. D. B., X, 2, p 217.
v. **Holberg**, Cur seines Fiebers durch Musik. Aus des Freih. v. Holberg eigener Lebensbeschreibung. Arzt, Hamb. 1768, VI, 250—255. Auch in: New. ed., 1769, III, 533—538.
Isenflamm, Jo. Fr., resp. Jo. Fr. **Doerffler**, De vasis nervorum. 23 pp. Erl. 4⁰. Auch: *Ludwig*, III, 162.
Jaenichen, J. G., Paralysis caussa apoplexia. In seinen: Pent. obs. med. Hal. 1768.
—, Mirabilis epilepsia pueri, a vermibus, curata. In seinen: Pentas obs. med. 4⁰. Hal. 1768, 18—20. Auch in: *Baldinger*, A. I, 119.
—, Melancholia ex ulcere neglecto. In seinen: Pentas obs. med. 4⁰. Hal. 1768, 15 und in: *Weiz*, Ausz. VI, Nr. 78.
—, Amaurosis caussa apoplexia. Ibidem. Auch in: *Baldinger*, Ausz. I, 119.
Kaltschmid, Fr. R., Diss. de virgine, chlorosi et gutta serena laborante. Jen. 4⁰.
Klotz, C. A., resp. **Kampe**, De vi consuetudinis. Hal. 4⁰.
Kooy, A., De imaginatione gravidarum. 28 pp. Lugd. Bat. 4⁰.
Leith, T. F., De delirio febrili. Edinb. 8⁰.
Lentilius, R., Eine scorbutisch-hysterische Engbrüstigkeit. Auserl. med. chir. Abh. d. röm. k. Ak. d. Naturf. Nürnb. 1768, XVII, 233—45.
M., H., Samml. v. verschiedenen raren sympathetischen u. anderen Curen. Altona. 8⁰.
Martini, F., Ein Dutzend Beobachtungen, das Hirn betreffend. Kopenh. 8⁰. Auch in: A. D. B. XII, 1. p. 259, XV, 202.
Meckel, Jo. Fr., Obs. anat. sur un noeud, ou ganglion, du second rameau de la cinquième paire des nerfs du cer-

veau, nouvellement découvert. Trad. du latin. Mém ac. roy. de Prusse, Avignon 1768, II, 50—62, 1 pl. Ebenso in: Coll. ac. d. mém. etc. Par. 1770, VIII, 171—183, 1 pl. Auch übers. in: Phys. u. med. Abhdl. d. k. Ac. d. Wissensch. zu Berlin, Gotha, 1783, III, 527—547.

Meier, G. F., Versuch einer Erklärung des Nachtwandelns. 2. Aufl. Halle. 8⁰. (In Körper u. Seele.)

Mohr, J. M., Diss. pertractans miros nervorum morbos daemoni subinde attributos, quam una cum adnexis corollariis ex omni parte medicina desumptis. 38 pp. Herbipoli. 8⁰.

Morand, Abcès de la brain. In dessen Opusc.-de chir. Par. 1768, II, 169—171.

—, Sur une plaie de tête par un coup de fusil. Ibidem, I, 189.

—, Sur une grande fracture du crâne. Ibidem, I, 172—175.

v. **Muralt**, J., Von e. Engbrüstigkeit wobey der Kr. nur mit aufgericht. Leibe Athem holen konnte. Med. chir. Abh. d. röm. k. Ak. d. Naturf. Nürnb. 1768, XVII, 207—213.

Odhelius, Jo. L., Dat. stramon. contra epilepsiam. Abhdl. d. Königl. Schwed. Acad. ad 1768, p. 277.

Overkamp, Tim. Chr. G., resp. L. Chr. **Tingstadius**, De duplici ritu expositionis aegrotorum in vias publicas et incubationis, seu ἐγκοιμήσεος, eorundem in templis medelae adipiscendae causa olim peractae celebrataeque nonnulla exponens commentatio. 32 pp. Gryph. 4⁰.

Papius, Diss. nervorum morbi Daemoni subinde attributi. Wirc. 4⁰.

Planchon, Obs. sur une manie survenue à une femme le huitième jour de ses couches. J. de méd. etc. Par. XXVIII, 212-224.

Platner, E., Anima quo sensu crescere dicatur prolusio. 14 pp. Lps. 4⁰.

Polgari, Diss. de rabie canina et hydrophobia. Traj. 4⁰.

Pott, Perc., Obs. on the nature and consequences of those injuries, to which de head is liable from extern violence. 126 pp. Lond. 8⁰. Deutsch, Nürnb. 1768. 8⁰. Comm. Lps. XVII, 654. *Richter*, Chir. Bibl., I, 2, p. 75. *Haller*, Bibl. chir. II, 238.

Pujol, Lettre en reponse à M. Dufeau, au sujet d'une obs. sur un tétanos essentiel. J. de méd. etc. Par. 1768, XXVIII, 33—44.

Rehfeld, Pr. de irritabilitate excedente morborum ac praematurae mortis causa. Gryph. 4⁰.

Reichel, Diss. de capitis tumoribus tunicatis post cephalalgiam exortis. Lps. 4⁰.

Reinhard, Chr. Tob. Ephr., De facello Divae Walpurgis. Erl. 1768 et 69. 4⁰.

Rickmann, C., Tractat. med. de adfectibus animae quatenus machinam corpoream in consensum trahunt. 34 pp. Jen. 4⁰.

Roziere de la **Chassagne**, Abscès de la brain. J. de méd. etc, Par. 1768, XXVIII, 70—80.

Rudolph, J. Ph. Jul., De ustione cranii in epilepsia. LXII pp. Erl. 4⁰. Auch: *Weiz*, N. Ausz., Frkf. 1774, I, 117—128.

Sandifort, Ed., Handleiding tot de kennis en genezing van de ziekten der kinderen (nach d. Schwed. des Rosen v. Rosenstein), Haag 1768 1779.

Sauvages, Fr. B., Nosologia. Amsterd. 1768, II, 173 (Ueb. vertigo hysterica).

Schoenheyder, J. H., De resolutione et impotentia motus muscularis. 68 pp. Hafn. 4⁰.

Schroeder, Diss. de apoplexia ex praecordiorum vitiis etc. Gött. 4⁰. Auch: Opusc. II.

Schroeter, C. W., De diversa colicam pictonum curandi methodo. Hal. 4⁰.

Sidren, Diss. symptomatum febrilium. P. II. Lps. 8⁰. (Anxietas.) P. III. Delirium.

—, Diss. sistens casum sphaceli cranii. Ups. 4⁰.

Smith, W., Upon the nerves, containing an account, 1. of the nature of man. 2. of the nature of brutes. 3. of the nature and connection of soul and body. 4. of the threefold life of man. 5. of the symptoms, causes and cure of all nervous diseases. 302 pp. Lond. 8⁰.

Spry, E., Diss. phil. de adscensus vaporum caussis. 30 pp. Lugd. Bat. 4⁰.

Stahl, J. E., De nonnullis momentis ad curationem epilepsiae spectantibus. 28 pp. Hal. 4⁰.

de **Sueur**, H., De temperamentis corporis humani. Gron. 4⁰.

Toussaint, De l'empire de l'homme sur lui-même. Discours lu dans la séance publique de l'Acad. le 28 Juni 1768. Berl. 8⁰.

Unzer, J. A., Grundriß eines Lehrgebäudes v. d. Sinnlichkeit der thierischen Körper. Lüneb. u. Rinteln. 8⁰.

de **Valangin**, Fr. J. P., A treatise on diet, or the management of human life, by physicians called the six nonnaturals I. The air. II. Food. III. Excretions and retentions IV. Motion and rest. V. Sleep and watching. VI. The affections of the mind. Intendet as an inquiry into the causes of diseases in general, and in particular of those most common in London. 342 pp. Lond. 8⁰.

de la **Vallée**, Obs. raisonnée sur la coqueluche. J. de méd. etc. Par. 1768, XXVIII, 336—343.

Viale, fils, Catalepsie. J. de méd. etc. Par. 1768, XXIX, 131—40.

Vieillard, P. Mar., praes. G. J. de l'**Epine**, Utrum in pertinacibus faciei capitisque doloribus aliquid prodesse possit sectio ramorum nervi quinti paris. 8 pp. Par. 4⁰. (Sectio n. quinti paris negat.)

Vogel, R. Aug., Diss. Obs. phys. med. chir. Gött. 1768. 4⁰. (Durch Knochenbruch fallen die epil. Anfälle aus.)

—, De statu plantarum quo noctu dormire oscuntur. In: Opusc. min. Gött. 1768, 194—214.

Whytt, R., Observations on the dropsy in the brain. Edinb. 8⁰.

Wibel, Diss. Casus aegroti auditu difficili laborantis. Argent. 4⁰.

Widenfeld, Diss. obs. med. triga. Gött. 4⁰. (Acus deglutita caussa epilepsiae.) Auch: *Baldinger*, Ausz. I, 70.

—, Delirii caussa psyxis. Ibidem I, p. 70.

Wolf, Account of trials made with different medicines, reckoned the most effectual in cases of canine madness, on eleven persons bitten by a mad wolf. Gentleman's Mag. and hist. chron. Lond. 1768, XXXVIII, 260.

Wolfarth, Obs. de vermibus, per nares excretis. Hal. 4⁰. (Cephalaeae caussa).

Zinn, J. G., De l'enveloppe des nerfs. Trad. du latin. Mém. ac. roy. de Prusse. Avign. et Par. 1768, III, 389—418. Coll. acad. d. mém. etc. Par. 1770, VIII, 438—48. Uebers. in: Phys. u. med. Abhdl. d. k. Ac. d. Wissensch. zu Berlin, Gotha, 1786, IV, 316—319.

Zückert, J. F., Von den Leidenschaften. 2. Aufl. 167 S. Brl. 8°.

Medic. Rathschlag üb. e. Affectum hypochondriaco-spastico-flatulentum. Med. J., Chemnitz 1768, IV, 24—34.

Med. Bedenken üb. d. Ursprung des Mali hypochondriaci, und: ob nach diesem Grund d. Gebrauch des Carlsbades darinnen dienlich sey? Ibidem, III, 3—30.

Abhandlung des Daseyns der Gespenster, nebst Anhang vom Vampyrismus. Augsb. 4°.

Medicinisches Bedenken u. Sektionsbericht üb. e. tödtliche Verwundung, durch Zuwerfung d. Holzaxt im Holze, von ohngefehr. Med. J., Chemnitz 1769, IV, 78—83.

1769.

Adolph, Jo. Tr., De nervorum longitudine in compensationem multitudinis et vice versa. 16 pp. Altd. 4°. Auch in: *Ludwig*, IV, 181—88.

Alcock, Th., The endemical colic of Devonshire caused by a solution of lead in the cyder. Plymouth. 8°.

Alefeld, Diss. an contrafissura in cranio infantis aeque ac adulti generari queat? Giss. 4°.

Baldinger, E. G., resp. Ch. F. **Held**, De camphorae connubiis. 8 pp. Jen. 4°.

Barrère, Obs. anat., tirées des ouvertures d'un grand nombre de cadavres. Perpignon 1753. p. 9. 11. 14. 17. 20. 24. 29. 32. (Gefäße hyperämisch, Blutergieß. im Gehirn bei Heimweh.)

Bayon, Mémoire sur le tétanus. J. de méd. etc. Par 1769, XXX, 406. 499.

Beer, J., Diss. de chorea St. Viti. 17 l. Vienn. 4°.

Bloch, M. C., Beob. e. Wasserscheue, welche aus einem heftigen Zorn entstanden ist. Berl. Samml. z. Beförd. der Arzneywissensch. Brl., I, 333—348.

Boehmer, Diss. de morbis quibusdam inflammationes simulantibus aut dissimulantibus. Hal. 4°. (p. 5 phrenitis).

du **Boneix**, Obs. sur une epilepsie, causée par une suppression de règles. J. de méd. etc. Par. 1769, XXX, 440—46.

Bonnet, C., Essay anal. sur les facultés de l'âme. 2 T. Copenh. 8°. Deutsch v. Chr. G. *Schütz*. 2 Bd. Bremen. 1770—1. 8°.

Buchoz, Mém sur la manière de guerir la melancholie par la musique. In: *Marcquet's* nouvelle methode facile et curieuse pour connaître le pouls par les notes de la musique. Par. 1769. 8°.

Buechner, A. E., resp. J. G. **Sonnenmayer**, De vero ortu mali hypochondriaci et hysterici. 33 pp. Hal. 4°.

Buettner, C. G., Ob ein Kind v. eilf Jahren wohl v. Schlägen einen Höcker od. Auswuchs an d. Rückgrate und denen mit letzterem verbundenen Ribben erhalten, oder: ob ein dergl. widernatürlicher Auswuchs bemelteter Knochen schon in der zarten Kindheit entstehen könne? In seinen: Anat. Wahrnehm. 4°. Königsb. 1769, 169—87.

—, Beschreibung eines außerordentlichen Gewächses über dem Hirnschaalknochen und derselben befundenen gr. Zerfressung oder Carie an e. 22j. Jüngling. Ibidem, 155—169.

Buettner, C. G., Besondere Wahrnehmung eines außerord. großen Wasserkopfs, an einem allhie noch lebenden, im 28. J. stets zu Bett liegenden Mädchen. Ibidem, 1769, 132—155.

Busse, G. Chr., De actione cordis, quatenus a nervis pendet. 29 pp. Hal. 4°.

le **Camus**, Ant., La médicine de l'ésprit, ou l'on cherche 1. le mécanisme du corps, qui influe sur les fonctions de l'âme. 2. les causses physiques, qui rendent ce mécanisme ou defectueux, ou plus parfait. 3. les moyens qui peuvent l'entretenir dans son état libre et rectifié, quand il est gêné. 2 Vol. Par. 8°. Ins Deutsche unt. d. Titel: Grundsätze der praktischen Seelenheilkunde, und mit Anm. v. Gerh. Wilh. *von Eicken*. Elberf. 1798. 8°. (Inhalt ausführlich in Friedreich, Literärg. 1830, S. 431—437.)

Castilhon, Considérations sur les causes physiques et morales de la diversité du génie. 1760. 8°.

Cavallini, Gius., Storia di una revmatica paralisia curata con l'unzione mercuriale. Venez. 4°.

Cochius, L., Untersuchung über die Neigungen. Preisgekrönt 1768. Brl. 1769. 8°.

Eilerts, A. L., De somno naturali. Gron. 4°.

Eschenbach, C. E., Convulsionum species rarissima. In seinen: Obs. anat., chir. med. rariora. 8°. Rost. 1769, 357—79.

—, Nervorum morbus. Ibid., 1769, 328—47.

—, Fungosus capitis tumor lethalis. Ibid., 1769, 227—34.

—, Hydrophobia praeoccupata. Ibid., 1769, 146—156.

Failliere, Obs. sur deux maladies spasmodiques. J. de med. etc. Par. 1769, XXXI, 41—47.

Fayssoux, P., De tetano. 41 pp. Edinb. 8°.

Ferguson, A., Institutes of moral philosophy. Lond. 8°.

Forlani, Rariores observationes. 1769. T. I, p. 45. (Erbsenförmige Geschwülste an d. dura mater und e. Balggeschwulst in e. Ventrikel.)

Franklin, Letters and Papers or Électricity and other Philosophical subjets. Lond. 8°.

Frisac, These de chirurgie sur les blessures de la tête. Toulouse. 8°.

Gattenhoff, G. M., resp. F. **Zaccharinus**, De hypochondriasi. Heidelb. 4°. Ebenso in: Frank, Del opusc. 8°. Ticini, 1785, I, 1—64.

Godwin, J., De epilepsia. Edinb. 8°.

Greding, Jo. E., De extracti hyosciami viribus et efficacia praesertim in melancholicis et epilepticis morbis. In: *Ludwig's* advers. med.-pract. Lps. 1769, Vol. I, pt. I, p. 71.

Henckels, J. F., Anm. v. e. besondern Mißgeburt, dergleichen meines Wissens noch nicht bekannt ist (Acephalus). In seinen: N. med. u. chir. Anm. 12°. Brl. 1769, I, 60—74.

Herrmann, A. X., De miris mali hysterici effectibus ad naturae leges interpretandis. 30 pp. Wirceb. 4°.

Hirschel, L. E., Gedanken v. d. Starrsucht od. Catalepsis nebst einigen Zusätzen zu den Gedanken, die Handlungsart der hinfallenden Sucht betreffend. 80 S. Brl. 12°.

Houttuyn, Amaur. caussa intensio oculorum nimia ex microscopiis. Mém. de Paris 1769.

Imbert, Sur un assoupissement extraordinaire. (Ac. roy de sc. de Par. 1713). Rec. d. mém. Dijon 1769, III, 569.

Ittner, F. G. J., resp. N. **Weidenbusch**, De noxis ex abusu potus Caffe in corpore humano. Mogunt. 4°.

Jadelot, J. N., Thesis physiol. de legibus quibus regitur machina vivens, sentiens et movens. 4°. Auch franz.: Tableau de l'économie animale. Nancy 1769. 8°.

Kaltschmidt, K. Fr., Diss. de letalitate vulnerum capitis in infantibus recens natis. Jen. 4°. Auch: *Weiz*, Auszg. III, 394.

Krünitz, Verzeichniß d. vornehmsten Schriften v. d. Electricität. Lpz. 8°.

Lettsom, J. C., Diss. sistens observationes ad vires theae pertinentes. Lugd. Bat. 4°.

Mangold, C. Andr., Pr. de epilepsiae speciebus nonnullis. Opusc. med. phys. Altenb. 1769. 4°.

Martin, Obs. sur la membrane du tympan. J. de méd. etc. Par. 1769, XXXI, 178—83.

Martini, Ferd., Zeichen der Ergießungen zw. Schädel u. Hirnhaut. Flensb. 8°. Auch: A. D. B., XIV, 514.

Méry, J., Obs. sur le nerf optique. Mém. Ac. de r. d. sc. de Par. 1712 in Rec. de mém. Dijon 1769, III, 546—48.

Millar, J., Obs. on the asthma, and on the hioping cough. 207 pp. Lond. 8°. Auch: A. D. B., XV, 205. Comm. Lps. Suppl. Dec. II, 685. *Vogel*, N. med. Bibl. VIII, 79. Deutsch: vom Hühnerweh. 176 S. Lpz. 1780. 8°.

Milloradovics, Diss. de surditate ex retropulsa crusta lactea orta. Hal. 4°.

Morgan, Th., De dolore capitis. 36 pp. Edinb. 8°.

de **Muralt**, J., Delirium sine febre. Miss. ac. nat. cur. 1689, Norimb. 1690, dec. 2, VIII, 41—47. Auserl. med. chir. Abh. d. röm. k. Ak. d. Naturf. Nürnb. 1769, XVIII, 42—48.

Murray, Pat., De asthmate. 32 pp. Edinb. 8°.

—, Diss. Abscessus auris internae observatio. Ups. 4°. (Cephalalgiae causso.)

Nebel, Diss. de cardialgia haemorrhoidali. Mannh. 4°.

Neuhaus, F. A., Diss. colicae hystericae casum cum sua epicrisi. 24 pp. Argent. 4°.

Pernethy, A. J., Discours sur la physiognomie et les avantages des connaissances physiognomiques. 102 pp. Brl. 8°. Auch in: Hist. et mém. de l'acad. de Berl. 1769, p. 437. Nouvaux mém. 1773, p. 425. 442. 470.

Peuschel, C. A., Abhdl. der Physiognomie, Metoscopie und Chiromantie, mit e. Vorrede, darinnen die Gewißheit der Weissagungen aus dem Gesichte, der Stirn und d. Händen gründlich dargethan wird, welcher am Ende noch einige Betrachtungen u. Anweisungen zu weissagen beigefügt worden, die zur bloßen Belustigung dienen. 401 S., 11 pl. Lpz. 12°.

Porter, J., De phrenesi vera. Edinb. 8°.

de **Pouilly**, Théorie des sentiments agréables. Par. 8°.

Pressavin, Traité des maladies des nerfs, dans lequel on développe les vrais principes des vapeurs. 351 pp. Lyon 1769. 1771. 12°. Deutsch: Nürnb. 1772.

Priestley, J., A familiar introduction to the studie of electricity. 2. ed. 85 pp. Lond. 8°. — 4. ed. 85 pp. 1786. Lond. 8°.

Reinhold, Diss. de aconito napello. Argent. 4°. (Mittel gegen Hysterie.)

Reye, M., De dolore colico. 30 pp. Gott. 4°.

Rostain, A analyse de la réponse de M. *Brun*, aux réflexions sur les affections vaporeuses, ou examen du traité des vapeurs de deux sexes de M. *Pomme*. J. de méd. etc., Par. 1769, XXXI, 395—430.

Shepman, A., De consuetudine ejusque effectu in corpore humano. 71 pp. Lugd. Bat. 4°.

Schröck, L. 'un., Zergliederung eines am schmerzhaften Harnen (Dysuria) Verstorbenen. Auserl. med. chir. Abh. d. röm. k. Ak. d. Naturf. Nürnb. 1769, XXVII, 460—463.

Sigwart, G. F., resp. G. Fr. **Klein**, De vi imaginationis in producendis et removendis morbis. 30 pp. Tüb. 4°. Auch: Epist. ad eam. Diss. ib.

Sydenham, Th., Opera omnia. Genev. 8°. T. I.: Obs. med. circa morb. ac. hist. et curatio. Cap. 5. — Integri processus in morbis fere omnibus curand. Op. T. I, p. 323.

Triller, D. W., resp. **Schatter**, De horrore in febribus exanthematibus, praesentibus variolis, signo plerumque lethali. Viteb. 8°.

Vogel, Cardialgiae therapia per antacida. In: Diss. de curat. cancri per aquam calcis etc. Goett. 1769. (sapo.)

Voyer, Js., De anxietate. 36 pp. Lugd. Bat. 4°.

Zuccarini, Diss. de hypochondriasi. Heidelb. 4°. Auch: *Baldinger*, Auszg. I, 128.

Parallèle de la condition et facultés de l'homme avec la condition et les facultés des autres animaux; contenant des obs. crit. sur l'usage, qu'il fait des facultés qui lui sont propres, et les avantages qu'il en pourrait retirer pour rendre sa condition meilleure. Ouv. trad. de l'anglois, sur la 4. éd., par Mr. J. B. *Robinet*. 272 pp. Bouillon. 12°.

1770.

Acoluth, J., Von sehr schweren Zufällen, die aus einer bloßen Erschütterung des Gehirns entstanden. Auserl. med. chir. Abh. d. röm. k. Ak. d. Naturf. Nürnb. 1770, XIX, 251—254.

Alefeld, Diss. de doloribus in partu silentibus, variisque eos excitandi modis. Giss. 4°.

Audoux, Fracture du crâne. J. de méd. etc. Par. 1770, XXXII, 447—53.

Baldinger, Diss. de doloribus post partum. Jen. 4°. Auch: *Gruner*, Diss. Jen. Vol. I.

Baudot, Essais antihydrophobiques. Par. 8°.

de **Beausobre**, Reflex. sur la nature et les causes de la folie. Mém. ac. c. de Prusse, Avignon 1667, VII, 30. 258. Auch in: Coll. acad. d. méd. Par. 1770, IX, 426. 506.

Berger, Ch. G., De causa proxima febrium intermittentium. naturae horroris, doloris, caloris ex rationibus phys.-chemicis deductae, superstincta. 39 pp. Hal. 4°.

Boehmer, Ph. A., resp. **Bennecke**, De methodo spasmis medendi generali. Hal. .4°.

Bonz, C. G., Casus hydrophobiae curatae. Nova. act. phys.-med. ac. nat. cur. Norimb. 1710, IV, 46—49.

Charleton, R., An inquiry into the efficacy of warm bathing in palsies. Oxford. 8°.

Coopmann, Diss. de cyphosi Franequer. 8°. (Mit Zerstörung der Wirbelkörper.)

Cotton, J., praes. C. de **Moreau**. An temperamenti diversitas a diversa fibrarum constitutione? Par. 4°.

Cotunnius, (Cotugnius), D., De ischiade nervosa commentarius. Vienn. 1770. 12°. Auch in: *Sandifort*, Th. diss. 4°. Roterd. 1769, II, 403—51, 1 pl. — 2. éd. 8°. Napoli 1779. — 3. éd. A treatise of the nervous sciatica, or nervous hip.-gout. Lond. 1775. 8°. Uebers. in: J. de phys. expér. Par. 1827. VII, 83—96.

Daguin, Obs. sur un ver sorti vivant de l'oreille. J. de méd, etc. Par. 1770, XXXIII, 521—524.

Demours, P., Nouvelles réflexions sur la l'âme cartilagineuse de la cornea. Par. 8°.

Dufour, J. Fr., Essai sur les operations de l'ent entendément humain, et sur les maladies, qui les derangent. 487 pp. Amst. et Par. 1770. 12°. Ins Deutsche, nebst einigen Bemerk. üb. d. Hypochondrie, v. E. *Platner*. Lpz. 1786. 8°. Ausführl. besproch. v. *Friedreich*, Literaturgesch. 1830. S. 437.)

Dupouy, Lettre sur le traitement des maladies de sinus maxillaire. J. de méd. etc. Par. 1770, XXXIV, 335. 462.

Dupré de l'Isle, Traité des lésiones de la tête par le contrècoup et des consequences pratiques. Par. 12°. Auch: Comm. Lps. Suppl. Dec. 2, p. 626.

Ferrand, Diss. de laesionibus capitis, per ictus repercussis, quas resonitus vocant. Par. 8°.

de **Formey**, Essai sur les songes. Aus: Mém. Ac. roy. d. sc. de Berl. 1746, II, in Coll. ac. d. mém. etc. Par. 1770, VIII, 91—102. Ebenso in: Mém ac. roy. de Prusse, Avign. 1768, I, 245—79.

Gnauck, T. G., De imperio animi in circulationem ex febre illustrando. 12 pp. Lps. 4°.

Gordak. Geschichte der Krankheit und Cur eines 27 Jahr mit der Epilepsie geplagten Frauenzimmers. Königsb. 1770. Auch: A. D. B. XV, p. 534 (vermes in ventriculo).

la **Grange**, Systême de la Nature ou des Lois du monde physique et du monde moral. II T. 8°. Uebers. v. *Schreiter*, 2 Th. 8°.

Greding, J. L., De extracti stramonii viribus et efficacia in curandis melancholicis et epilepticis morbis. In: Adversar. med. pract. *Ludwig*. 8°. Lps. 1770, I, 259—347. Auch: Rev. méd. franc. et étrang. Par. 1829, IV. 414—19.

Hartmann, P. J., Zergliederung. Med. chir. Abh. d. röm. k. Ak. d. Naturf. Nürnb. 1770, XIX, 24—31.

—, Jo. Fr., Die angewandte Electricität bey Krankheiten des menschl. Körpers. Hannover. 8°. Auch: A. D. B., XVI, p. 260. — Comm. Lips. Vol. XVIII p. 339.

Hirschel, L. E., Gedanken, die Heilung v. der fallenden Sucht betreffend, nebst einem Anhang, von einigen gegen die Würmer dienenden Mitteln. 2. Aufl. 145 S. Brl. 1770. 12°. — 3. Aufl. 144 S. Mitau 1774. 12°.

Housset, E. J. P., Diss. sur les parties sensibles du corps animal, suivie d'un mém. sur les avantages que procurent les frictions mercurielles dans le traitement de quelques épilepsies idiopathiques . . . terminé par deux observ. sur l'usage du mercure pour la guérison du scorbut et des dartres. 112 pp. Laus. 8°. Auch in: Comm. Lps. XIX. 533.

Jetzke, J. F. C., De tensione nervorum in genere. 24 pp. Hal. 4°.

Junker, F. C., resp. J. G. F. **Buechner**, De stupore dextri lateris absque motus laesione. 24 pp. Hal. 4°.

Junker, F. C., resp. C. L. **Curtius**, De explicando consensu partium, qui nervis debetur. Hal. 4°.

Kees, J. P., Observationes binae de laesionibus capitis corumque epicrisis. Argent. 4°.

Koch, Js., De convulsionibus, juvenem decussatim distorquentibus. 30 pp. Argent. 4°. Auch in: *Baldinger*, Sylloge. VI.

Lalangue, J. B., Diss. inaug. neurologiam sistens. 43 pp. Vindeb. 12°.

Leidenfrost, Oeconom. Nachr. v. d. Mutterzapfen od. Mutterkorn des Roggens. Duisb. Anz. 1770, Nr. 47.

Lorry, A. C., Von der Melancholie u. d. melanch. Krankheiten. A. d. Lat. von C. A. W. und mit Vorrede versehen von Dr. Chr. *Krause*. 2 Bde. Frkf. und Lpz. 8°. Auch in: A. D. B. XII, 2, p. 52. XV, 200 und in: Comm. Lps. XIV, 644. XV, 251. J. de méd. XVI, 387.

M.. D., Essay sur les préjuges, ou, de l'influence des opinions sur les moeurs et sur le bonheur des hommes Ouvrage contenant l'apologie de la philosophie. 394 pp. Londres. 16°.

de **Malon**, Essays sur neuf maladies également dangereuses, l'apoplexie, la paralysie, l'asthma, la pulmonie, le catarrhe, le rhumatisme, la vérole, la goutte et la pierre, avec un preservatif assuré des maladies vénériennes. 376 pp. Par. 12°.

de la **Mare**, Obs. sur une mort subite, caussée par dissolution du cervelet. J. de méd. etc. Par. 1770, XXXIII, 508—10.

—, Obs. sur un enfant à face monstreuse, et sans crâne. J. de méd. etc. Par. 1770, XXXIII, 517.

—, Obs. sur un accouchement procédé, accompagné et suivi de convulsions générales. J. de méd. etc. Par. 1770, XXXIII, 514.

Marquet, F. F., Traité de l'apoplexie, paralysie etc., auquel a j'oint etc. Par. 8°.

Marrigues, Obs. sur un enfant dont la tête était singulièrement viciée. J. de méd. etc Par. 1770, XXXIV, 53—59.

Marteau, Obs. sur des vapeurs guéries par le quinquina, et autres anti-spasmodiques toniques et fortincans. J. de méd. etc. Par. 1770, XXXII, 25—42.

Martini, F., Versuche und Erfahrungen üb. die Empfindlichkeit der Sehnen. 54 S. Kopenh. 4°.

Meckel, Jo. Fr., Diss. anat. sur les nerfs de la face. Aus: Mém. Ac. roy. d. sc. de Berl. 1751, VII in Coll. acad. de mém. 1770, VIII, 301—380, 1 pl. Ebenso in: Mém. ac. roy. de Prusse, Avignon. 1768, III, 1—122, 1 pl. Auch übers. in: Phys. u. med. Abh. d. k. Ak. d. Wissensch. zu Berl, Gotha 1786, IV, 34—68.

Mellin, Chr. Jac., Von d. Keichhusten d. Kinder. Frkf. u. Lpz. 8°. Auch in: A. D. B., XV, 223. Comm. Lps. XVIII, 131.

Muecke, B. G., Historia tetani nuper observati, cum epicrisi caussarum hujus morbi. 21 pp. Jen. 4°. Auch in: *Weiz*, Neueste Ausz. 12°. Lpz. 1774, VI, 125—9.

Neydeck, Jo J. L., Wuth der Hunde. Speyer. 4°.

Nietzki, A., resp. **Warburg**, De vomitu periódice a cephalaea periodica orto. Hal. 4°.

Odier, L., De elementariis musicae sensationibus. 49 pp. Edinb. 8°. Auch in: *Smellie*, Thesaurus. 8°. Edinb. 1785, III, 181—209.

Okes, Th. V., Duae dissertationes: Praxi medicae non est apprime necessaria scientia anatomica. Foetuum deformitates non oriuntur ad imaginationem praegnantis. Canterbury. 8°.

Ottmann, Diss. exhibens historiam succinctam de morbis virginum. Argent. 4°. (Mercurius usque ad salivationem contra hydrophobiam.)

Ploucquet, G., Diss. de origine sermonis. Tüb. 4°.

Portal, Spina bifida cum hydrocephalo. Mém de l'acad. de Par. 1770. p. 240.

—, Dyspnoeae causa cordis ossificatio. Hist. de l'ac. de sc. à Paris 1770, p. 31.

—, Dyspnoeae causa costarum dislocatio. Ibidem, p. 242.

Pressavin, Noveau traité des vapeurs, ou traité des maladies des nerfs, dans lequel ou développe les vrais principes des vapeurs. 351 pp. Lyon. 12°. Deutsch, 392 S. Nürnb. 1772. 12°. Auch: Comm. Lps. Suppl. Dec. III, 54.

Rees, J. R., Diss. sistens observ. de laesionibus capitis, eorumque epicrisi. Argent. 4°.

Reimar, H. S., Obs. phys. et mor. sur l'instinct des animaux, leur industrie et leurs moeurs. Trad. de l'allem. por *Benaume de Latache*. 2 T. 288 et 373 pp. Amst. 1770. 16°.

Rickmann, Ch., Von der Unwahrheit des Versehens und der Hervorbringung der Muttermahle durch die Einbildungskraft. 152 S. Jena. 8°. Auch: A. D. B., XIV, 198.

Riedlin, Cardialgia arthritidi cedens. Lin. med. 1770, p. 1374.

Robin de Kynvalle, Obs. sur un monstre sans cerveau, ayant la tête figurée comme celle d'un crapaud, né entre le cinquième et sixième mois de conception. J. de méd. etc. Par. 1770, XXXII, 151—157.

Robinet, J., Parallèle de la condition et des facultés de l'homme, avec la condition et les facultés des autres animaux. Par. 8°.

de la **Roche**, Analyse des fonctions du système nerveux, pour servir d'introduction à un examen pratique des maux des nerfs. Genève. 8°. Auch: *Reil*, Arch. I, 1. H., p. 163.

Roussille de Chamsery, Jo. F. J., et Jo. B. M. **Busquet**, An retina primarium visionis instrumentum? 7 pp. Par. 4°.

Rush, On the spasmodic asthma of children. Lond. 8°.

Schelhammer, G. C., Von einer Mißgeburt ohne Kopf. Auserl. med. chir. Abh. d. röm. k. Ak. d. Naturf. Nürnb. 1770, XIX, 235. 1 pl.

Schleger, Th. A., Versuche mit dem Mutterkorn. Cassel. 8°. Auch: A. D. B., XVI, 368.

Schuster, G., Von einer mit d. Enthusiasmus belegt geschienenen ledigen Dirne. Med. Zt. Chemnitz 1770, V, 37—40.

Sidren, Diss. de ischiade. Ups. 4°.

Thomas, Diss. de colica. Edinb. 8°.

Tissot, S. A. D., Traité de l'épilepsie. 419 pp. Laus. et Par. 8°. 1772. 8°. 1759. 8°. Deutsch, 398 S., 1771. 8°. Lpz. Ital., 319 S. 12°. Venez. 1772. Napoli 1774.

—, De morbis ex usu secalis cornuti. In seinen: Epist. med. pr. 12°. Laus. 1770, 479—522. Auch: A. D. B., XVI.

—, De colica saturnina. Ibidem, p. 433—450.

—, An essay on the disorders of people of fashion. Lond. 8°.

Varnier, Ch. L., et B. P. de la **Noue**, Utrum a gangliis nervi intercostalis partium omnium consensus? 4 pp. Par. 8°.

Vétillard, M. N. P., Mém. sur une espèce de poison connu sous le nom d'ergot etc. Tours. 8°.

Wichmann, J. E., Beytrag z. Geschichte der Kribbelkrankheit i. J. 1770. Lpz. u. Zelle 1771. 8°. Mit e. Nachschrift. 1798. Auch in seinen: Kl. med. Schr. 8°. Weim. 1801, 12—55.

Winklerus, J. H., Pr. tentamina, quaestiones et conjuncturas circa electricitatem animantium. Lps. 4°.

Mém. sur une espèce de poison connu sous le nom d'ergot etc. Par. 8°.

Abhdl. v. d. Einfluß der Musik in die Gesundheit des Menschen. Lpz. 12°.

Examen de l'éssai sur les préjugés. 70 pp. Londres. 16°.

Neues System der Kräfte des menschl. Verstandes, nach dem Unterschiede der untern u. obern Erkenntnißkräfte. Brl. 8°.

Gegen Kriebelkrankheit Unguentum ex butyro recenti et spiritu vini, vi molliendi dolorem et extensionem. Gaz. salut. de Bouillon, 1770, p. 42.

1771.

Acrel, O., Suturarum cranii solutio violenta. In seinen: Heelk. waarn. 8°. Gravenh. 1771, 17—21.

—, Fractura cranii insignis, cum deperditione substantiae. Ibidem, 1—5.

Anselin, Obs. sur un enfant dont la tête était monstreuse. J. de méd. etc. Par. 1771, XXXV, 336—341.

Aurran, Luxation incomplête des vertèbres. J. de méd. etc. Par. 1771, XXXVI, 522.

Bacher, P. A., An instinctus sanitatis tutor incertus? Par. 4°.

Baldinger, E. G., Diss. de epilepsia ex tumore durae matris scirrhoso et carie cranii. Jen. 4°. Auch: *Weiz*, Ausz. VI. Nr. 7.

—, Diss. de cephalalgia ex tumore durae matris scirrhoso, et carie cranii. Jen. 4°.

—, Pr. Secale corn. perperam ab infamia liberari. Jen. 4°. Auch: Delect. Diss. Jen. I, 205.

Bard, S., An inquiry into the nature, cause, and cure of the angina suffocativa, or sore throat distemper. New-York. 8°. Auch: Amer. Phil. Soc. Vol. I.

Baudot, Essais antihydrophobiques. Par. 4°. Auch: Mém. de la Soc. R. de méd., ad 1782 et 83, II, 89.

Baumer, J. W., De tussis terinae, vulgo kikshusten, caussa atque curatione observationem exhibuit. Act. phil.-med Soc. Acad. (Hassiacae). Frcf. et Lps. 1771, 173—175.

Beguilet, Diss. sur l'ergot ou blé cornu. Dijon. 8°.

de **Bienville**, D. T., La nymphomanie, ou traité de la fureur utérine. 168 pp. Lond. 1771. 1784. Lausanne 1788. 12°. Ins Engl. v. E. St. *Wilmot*, 189 pp., Lond. 1775. 8°. 1776, 183 pp. 8°. Deutsch v. *Hiltenbrand*, Wien, 1782. Amst. et Lps. 1772. 8°. (3 Perioden: Trieb zum Beischlafe, Melancholie, Tobsucht, worin schon das Gehirn angegriffen ist. Gute psychische Rathschläge.)

Bilguer, Jo. Ulr., Med. chir. Fragen, welche die Verletzung der Hirnschale betreffen. Brl. 8°. Auch: *Richter*, Chir. Bibl. I, 4, p. 70. A. D. B., XVIII, 200. *Haller*, Bibl. Chir. II, 475.

Boehmer, Diss. de causis infanticidii impunibus. Hal. 4°.

Bonnet, Chr., Outledende proef ofer de vermogens der Ziel (A. d. Franz.). Utrecht. Rott. 1771—4. 2 Bde. 8°.

Boueix, Mém. sur la nature et les effets du seigle ergoté, pour servir de refutation au Mém. de M. *Schleger*. Par. 8°.

Buettner, Anat. Wahrnehm. Königsb. 1761, S. 132 u. dessen Beschreibung d. inneren Wasserkopfes. Kön. 8°. (30j. Blöder hatte 30 Zoll Kopfumfang, gr. Fontanelle offen, Suturen geschlossen, 20 Pfd. Wasser in d. Hirnhöhlen, Substanz e. gewöhnl. Consistenz, kl. Gehirn normal. Hirnarterien erweitert mit dünnen Wänden.)

Busch, D. P. D., De laesione cranii enormi nona tandem hebdomade lethifera egit. Act. phil. med. Soc. Ac. (Hassiacae), Frcf. ad M., 1771, I, 130—2.

Clark, D., The effects of a very large dose of opium. Essays and Obs. Phil. comm. Edinb. 1771, III, 127—8.

Constantini, Abhdl. v. Caffé etc. Hannov. 8°. Auch: A. D. B. XXIV, 382.

Crawford, F., De cynanche stridula. Edinb. 8°.

Cros, Lettre sur une melanch. hypochondriaque, singulièrement protéiforme. J. de méd. Par. etc. 1771, XXXVI, 20—25.

Dandeville des Parts, Obs. sur une plaie à la tête, faite par une pointe de fer, restée dans le crâne. J. de méd. etc. Par. 1771, XXXV, 348—352.

Dietz, J., De amore. 29 pp. Lugd. Bat. 4°.

Dimsdale, Nat., Diss. de dolore. Edinb. 8°.

Douvray, Lésions du crâne. J. de méd. etc. Par. 1771, XXXV, 57—61.

Dufour, Mém. concernant un foetus qui a été tiré du sein de sa mère, au terme de huit mois et demi, et qui a été trouvé sans cerveau, cervelet, moëlle allongée, et même sans celle à l'épine. J. de méd. Par. 1771, XXXV, 348—352.

Eschenbach, Bedenken v. d. Schädlichkeit des Mutterkorns. Rost. 8°. Auch in: A. D. B., XVI, 367.

Farr, W., Case of tetanos. Med. Obs. Soc. Phys. Lond., 1771, IV, 89—109.

Florentini, Diss. de hydrocephalo. Oenip. 4°.

Focke, Jo. L., Abgenöthigte Verantwortungen. 4°. (Kriebelkrankheit.)

Fockens, J. L., Versuche, Beobacht., Erfahr. d. Curart in d. sogen. Kriebelkrankheit. Zelle. 4°. A. D. B. XVI, 379.

Fothergill, J., Remarks on the hydrocephalus interne. Med. Obs. Soc. Phys. Lond., 1771, IV, 40—57.

—, Of the cure of the sciatica. Ibidem, IV, 69.

Ganne, A., L'Homme physique et moral. Strassb. 8°.

Garioch, De paralysi. Lugd. Bat. 4°.

Gerlacher, J. A., Tractatus med.-legalis de stupro. Erl. 4°.

Gloster, A., The case of a tetanos and locked jaw cured by amazing quantities of opium. Tr. Am. Phil. Soc. Philad. 1771, I, 315—18.

Goez, A. J., Kurzer Beitrag zur Geschichte der hysterischen Krankheiten. Meiningen. 8°. Auch in: A. D. B. XVII, 198

Goubelly, Cl. A., praes. A. **Garnier**, An melancholici leniter purgandi? 4 pp. Par. 4°.

—, praes. F. C. **Bellot**, An hystericis insultibus praecavendis musice? 4 pp. Par. 4°.

Hall, J., De electricitate. 46 pp. Edinb. 8°.

Hase, C. W., De auditu difficili ac surditate. Jen. 4°.

Hunauld, P., Diss. sur les vapeurs et les perts du sang. Nouv. ed. 172 pp. Par. 8°. Auch: Comm. Lps. XX, 513.

Johnstone, Jam., An essay on the use of the ganglions of the nerves. Shrewsb. 8°. Auch in: Med. ess. and obs. 8°. Eveshan, 1795, 1—96. Ebenso in: Phil. Tr. Lond. 1764, LIV, 177. 1767, 120. 1770, IX, 30. Deutsch: Stettin 1778. 8°.

v. **Kautz**, De cultibus magicis. L. II. Vindeb. 8°.

Kraeyfaenger, Diss. de mali hypochondriaci ad minimum sextuplici specie. Duisb. 4°.

Künzlin, Diss. de colica passione. Bas. 4°.

Lansel de Magny, Traité de la sympathie des parties du corps humain dans l'etat de maladie. Par. 12°.

Laugier, Mém. sur les affections vaporeuses. J. de méd. etc. Par. 1771, XXXVI, 32—65.

Leidenfrost, J. G., Diss. de morbo epid. convulsivo Germanorum, vulgo die Kriebelkrankheit. Duisb. 4°. Auch in seinen: Opusc. No. 5.

—, Diss. de quibusdam ad praecavendam apoplexiam spectantibus. Duisb. 4°.

Linden, Vier chem. Abhdl. Lpz. 8°. (No. 3 Viscum geg. Epilepsie.)

Linnaeus, C., Dulcamara. Ups. 4°. Auch: Amoen. Acad. VIII, 71. (Gegen Ischias.)

Loof, A. J. A., Diss. med. sistens historiam epilepsiae foliis aurantiorum sanatae. Groning. 8°.

Minasi, Anat. ad Prema d'*Aquino* delle delicie tarantire. Napoli. 8°.

Model, J. G., Unters. des Mutterkorns. Wittenb. 8°. In: A. D. B. XVI, 364. Ferner: *Model*, Forts. seiner chym. Nebenstunden. Petersb. 1768 No. 5 u. Kl. Schriften, Petersb. 1773.

Moeller, J., De viribus animae humanae ope medica firmandis. 79 pp. Hal. 4°.

Monro, A., Case in proof of the usefulness of mercury in convulsive disorders. Essays and Obs. Phil. Soc. Edinb. 1771, III, 557—63.

Müller, Diss. de viribus, animae humanae ope medica firmandis. Hafn. 4°.

Murray, Diss. medicamenta circa methodum luis venereae curandae. Ups. 4°. (p. 25 Mercurius gegen Epilepsie.)

Nebel, Chr. L., Diss. de secali cornuto ejusque noxis etc. Giss. 4° u. ferner: *Nebel*, Pr. quo Dissertationem de secali cornuto a temerariis et contumeliosis objectionibus D. Schlegeri vindicat. Giss. 1772. 4°.

Nietzki, A., resp. Jo. Chr., **Schreiber**, De fluidi nervei existentia improbabili. 36 pp. Hal. 4°.

Nicolai, Diss. de quibusdam ad apoplexiam spectantibus. Jen. 4°.

Nonnemann, Diss. sistens observationem apoplexiae, ex nimiis animae contentionibus ortae. Argent. 4°.

Oberteuffer, J. G., Enthalasis cranii sponte restituta. Arg. 4°.

Oosterdyk, Nic. G., Oratio quo demonstratur homines bene multos ex nimio vitae desiderio sibi mortem properare. 31 pp. Harderov. 4°.

Pohlius, J. C., De callositate ventriculi ex potus spirituosi abusu disserit. Lps. 4°. (Cardialgia.)

Pomme, P., Nouveau recueil de pièces relatives au traitement des vapeurs. 1771. 1781. Par. 8°. Auch in: Comm. Lips. XIX, 652.

Rahn, Jo. H., Mirum inter caput et viscera abdominis commercium. 126 pp. Gott. 4°. Auch in: *Ludwig*, IV, 266—343.

Read, A. Ph., Tr. du seigle ergoté, dans lequel on examine les causes de cette excroissance végétale, les moyens de la prévénir, les resultats de l'analyse de ces grains, leurs effets sur les animaux, les maladies épidémiques qu'occasione leur usage, et le traitement qu'elles exigent. 39 pp. Strassb. 12°.

van **Rooye**, F., De apoplexia lactea. 28 pp. Lugd. Bat. 4°.

Rosen, Diss. de doloribus spastico-flatulentis primarum viarum. Lond. 8°.

Rosenblad, Diss. de sanatione epilepsiae per imminutum virium irritabilitatis nervorum. Lund, Goth. 8°. Auch: *Tode*, Med. chir. J. V, 2. St., p. 33.

de **Sauvages**, Fr. Boiss., Nosologie methodique. Trad. du latin. II. T. Par. 8°. (Eintheilung in Halluc., Morositas, unregelmäßiges Irrsein mit vielen Unterabtheilungen.)

—, Diss. sur la nature et la cause de la rage. Par. 12°. Auch: Recueil des diss. Lausanne. 1770. Comm. Lps. Dec. II, p. 631.

Scheler, Jo. Th., De epilepsia et capitis dolore ex tumore durae matris scirrhoso et carie cranii ortis. 29 pp. Jen. 4°. Auch in: *Weiz*, Vollst. Ausz. 12°. Lpz. 1774, VI. 47—50.

Schenkenbecher, Fall v. Heil. d. Manie durch helleb. nig. Brl. Samml. z. Beförd. d. Arzneiw. Brl. 1771, III, 411. Einige Mal Gaben v. 1½ Dr. plv. helleb.

Schleger, Versuche mit dem Mutterkorn. Cassel. 8°.

Sigaud de la Fond, J. A., Lettre sur l'électricité méd., dans laquelle on expose les effects que la vertu électrique produit sur le corps humain, les maladies contre les quelles l'auteur l'a employêe avantageusement, et les moyens qui paroissent les plus exacts pour administrer ce remède. 70 pp. Amst. 12°. — De l'électricité méd. 586 pp., 4 pl. Par. 1802. 8°.

Swedenborg, E. v., Von den Erdcörpern der Planeten u. des gestirnten Himmels Einwohnern, aus Erzählung der Geister selbst. A. d. Lat. mit Reflexionen (v. F. Ch. *Oettinger*). Anspach. 8°.

Taube, J., Nachr. v. d. Kriebelkrankh., welche im Hzgth. Lüneburg 1770, 1771 grassirt und wie solche geheilt worden. Zelle. 8°.

Telenge, J., Obs. sur l'effet des stomachiques et apéritifs dans les vapeurs hysteriques. J. de méd. etc. Par. 1771, XXXVI, 434—9.

Tissot, S. A., Nachricht v. d. Kriebelkrankh. u. ihren wahrscheinlichen Ursachen, aus dem Genusse des Mutterkorns, mit Anm., nebst e. Sendschreiben, vom Honigthau, u. zwo Abhdl., wie den verfälschten Weinen, ingleichen vom Brode, das man anstatt des gewöhnl. im Nothfall zubereiten kann, u. von d. inneren Rinde der Linde. 141 S. Lpz. 12°. Auch in seinen: Epist. med. pract. p. 241, und in: A. D. B., XV, 349, XVI, 380.

Titius, J. D., Pr. de electrici experimenti Lugdunensis inventore primo sollemnibus magistrorum liberalium artium et doctorum philosophiae creandorum atque inaugurandorum indicandis praefatur. 12 pp. Vitemb. 4°.

Tralles, B. L., Ad illustris viri Chr. Gottl. Ludwigii disquisitionum de vi opii cardiaca adversariis med.-practicis insertam humanissima responsio. 67 pp. Vratisl. 4°.

Tronchin, Th., De colica pictonum. Jen. & Lps. 4°. Auch in: A. D. B. XVIII, 204.

Unzer, J. A., Erste Gründe einer Physiologie der eigentlichen thierischen Natur thierischer Körper. Lpz. 8°.

Vogel, Rud. A., Schutzschrift für das Mutterkorn, als einer angebl. Ursache der sogen. Kriebelkrankheit. Gött. 8°. Auch in: A. D. B. XVI, 373.

Walkart, Abr., De consensu. Lugd. Bat. 4°.

Warburg, Diss. de cephalaea periodica cum vomitu periodico. Hal. 4°.

Wardrore, D., De paralysi. Edinb. 8°.

Watson, W., Observations on the hydrocephalus internus. Med. Obs. Soc. Phys. Lond. 1771, IV, 78. 321.

Wedel, G. W., Unters. des Mutterkorns. Wittb. 8°.

Wessel Linden, D., Vier chem.-med. Abhdlungen. m. Taf. Amst. 8°. (Darin: v. d. Kraft d. Mispel gegen Epilepsie; neue Art d. tollen Hundebiß u. die Hydrophobie zu curiren.)

Wesley, J., The desideratum; or electricity made plain and useful. By a lover of mankind and of common sense. Bristol. 12°. — 3 ed. Lond., 1790. 12°. — Lond., 1871.

Whytt, R., Ueb. Niedergeschlagenheit, Melancholie u. Raserei in seinen: sämmtlichen zur praktischen Arzneykunst gehörigen Schriften. A. d. Engl. 2 Th. 463 u. 611 S. Lpz. 8°.

Wichmann, J. N., Tart. tart. bei Melanch. Ibidem, S. 611. (Bei Verstopfung des Unterleibes. Recept angegeben bei *Friedreich*, Liter.-Gesch. 1830, S. 376.)

Atropa belladonna autem hydrophobiam. Hannöv. Mag. 1771, No. 23—25.

Nachricht v. d. Kriebelkrankheit, welche in dem Hrzgth. Lüneburg 1770 u. 1871 grassirt, und wie selbige geheilet worden. Zelle. 8°. (In Arterien d. Lungen Blutanschoppung, Herz u. Sinus cerebri frei.) Auch in: A. D. B. XVI, 376.

Fragen, welche die Verlezungen der Hirnschale betreffen. Brlin, 1771. A. D. B., XXVIII, 200.

De la salubrité du Caffée. Genève. 12°.

1772.

Baker, G., Farther observ. on the poison of lead. Med. Tr. R. Coll. Phys. Lond. (1768—71) 1772, II, 419—470.

Baldinger, E. G., Diss. de irritabilitate morborum genitrice. Jen. 4°.

—, Pr. Aretaei asthma πνευμωδες recentioribus non esse ignotum. Jen. 4°.

Bang, J., Nervorum cervicalium anatome. Hafn. 8°. c. fig.

Behr, Diss. sistens animadversiones quasdam ad illustrandam phrenitidis causam. Hal. 4°.

Beijckert, Ph. J., Diss. anat. de nervis durae matris. 38 pp. Argent. 4°.

Berger, F. T., Historia singularis morbi hyster.-convulsivi gravissimi cum deglutitione diu intercepta. Act. Helvet., Bas., 1772, VII, 36—43.

Bianchi, Giov., Storia medica d'un apostema nel lobo destro del cerebello che produsse la paralise delle parte destre in una giovanetta. Rimini, 1772. *Haller*, Tagebuch, III, p. 173.

Bohomolee, J., Der Teufel in seiner wirklichen Gestalt. Warschau. 8°. (Beißende Kritik des Aberglaubens, der Zauberei u. Hexen.) Als Folge davon wurde vom König Stanislaus August 1796 die Tortur und die Todesstrafe in Sachen der Zauberei abgeschafft.

Brawe, G. M., Beytrag zur Gesch. u. Kur der Kriebelkrankh. im J. 1771. Bremen. 8°.

Brodkorb, Diss. de affectione hypochondriaca ac hysterica. Erf. 4°.

Brüning, Flor. H., De ictero spasmodico infantum Essendiae anno 1772 epidemica etc. Vesal. u. Lps. 4°. Auch in: A. D. B., Anh. 12—24, p. 397, und in: *Murray*, med. pr. Bibl. II, 131.

Büsching, Ant. F., Gesammlete Nachrichten v. d. Tarantel. Brl. 8°. Auch in: A. D. B., XX, 566 (esse fraudem). Auch in: Hamb. Mag. XIV, 433.

Caverhill, J., A dissert. on nervous ganglions and nervous plexes. Lond. 8°.

Conrad, J. F., praes. **Boehmer**, De causis cur malum hystericum morbum malo hypochondriaco majorem constituat. 28 pp. Hal. 4°.

Cotte, Du seigle ergoté. Hist. de la Societ. Royale de Méd. T. I, p. 345.

Desboit de Rochefort, L., An ventriculus sympathiae centrum? Par. 4°.

Doneaud, Obs. sur un monstre acéphale. J. de méd. etc. Par., 1772, XXXVII, 127.

Duhamel du Monceau, Lettre sur le projet d'un traité de la rage, par M. de S. *Martin*. J. de méd. etc. Par., 1772, XXXVII, 227—232.

Evers, O. J., Ein halb Dutzend besondere Wirkungen von der Bella Donna in melancholischen Krankheiten. 8°.

Falkener, Hydrophobia. Med. Tr. Roy. Coll. Phys. Lond. (1768 bis 71) 1772, II, 222—25.

Falkensohn, Animadversiones ad illustrandam phrenitidis causam. Hal. 4°.

Gallandat, Hypochondriasis emphysemate artificiali curata. Nouv. mém. de Berl. ad 1772, p. 43.

Gamare, Obs. sur une maladie singulière (Hyst.) J. de méd. etc. Par. 1772, XXXVIII, 432—41.

Gamet, J. M., Théorie nouvelle sur les maladies cancéreuses, nerveuses et autres affections du même genre, avec des observations pratiques sur les effets de leur remède approprié. 2 Vol. 304 et 320 pp. Par. 8°.

Gerhard, Electric. gegen Lähmungen. Nouvelles mém. de Berlin 1772, p. 141.

Gimenez de Luque, Ant., Diss. de delirio maniaco. Sevilla. 4°.

Gnauck, T. J., De irritabilitate partium corporis humani diss. prima. 16 pp. Lps. 4°.

Gruber, Diss. de excessu vis vitalis vasorum, variisque inde in machina animali phaenomenis. Prag. 8°.

Haase, Jo. Gottl., resp. G. H. Ch. **Peschelin**, De gangliis nervorum. 55 pp. Lps. 4°. Auch in: *Ludwig*. 8°. Lips. 1791, I, 61—68.

Haré, C., Obs. sur un coup à la tête, suivi d'accidens graves. J. de méd. etc. Par., 1772, XXXVIII, 549—52.

Hart, Diss. de Zinco. Lugd. Bat. 4°. (Gegen Epilepsie, Keuchhusten.)

Hartley, Dav., Betracht. üb. d. Menschen, seine Natur, seine Pflichten u. Erwartungen; übers. v. *Pistorius*. Rost. 8°.

Hartmann, C. L. E., Bericht u. Bedenken, die Kriebelkrankheit betreffend. Nebst einem Responso. Kopenhagen. 8°.

Heberden, W., Account of a disorder of the breast. (Ang. pect.) Med. Tr. Coll. Phys. Lond., 1772, II, 59—67.

Helvetius, C. A., De l'homme, de ses facultés intell. et de son éducation. Ouvrage posthume. II. Tom. Par. 8°. Deutsch v. *Wichmann*. Brl. 1774.

—, Sur le bonheur. Lond. u. Par. 8°. (Lehrgedicht.)

Hill, J., Cases in surgery, particularly of cancers, and disorders of the head from external violence, with observations. To which is added an account of the sibbers. 263 pp. Edinb. 8°.

Hoffberg, C. F., Waarneemingen omtrent het nut van de ossen-gal in de vallende zickte. Geneesk. Verhandel. a de K. Sweed. Acad. *(Sandifort)*. Leiden, 1776, III, 336—47.

Hudelist, A. F., De cephalalgia. 33 pp. Vindob. 8°.

Janin, J., Mém. et obs. anat., physiol. et physiques sur l'oeil et sur les maladies, qui affligent cet organe. Lyon. 8°. Deutsch v. *Selle*. Brl. 1766, 1788.

Juan de Pereira, Diss. med. del taruntismo. Sevilla. 4°.

de **Jussieu**, Du seigle ergoté. Hist. de la Soc. de Méd. T. 2, p. 262 und ebenso: Saillant, ib. p. 311.

Kirkland, G., De pertussi. Edinb. 8°.

Krause, C. C., De irritabilitate part. corp. hum. Lps. 4°.

Krünitz, J. G., Verzeichniß der vornehmsten Schriften v. d. Electricität u. den electrischen Kuren. Brl. u. Stralf. 8°.

Lavater, J. C., Von der Physiognomik. 2 Th. Lpz. 8°.

Lobstein, J. Fr., De nervis durae matris. 19 pp. Strasb. 4°. Ebenso in: *Ludwig*, I, 89—107.

Lyson, Epilepsiae caussa cerebri hydatides. Pract. essays. Bath, p. 160.

Ludwig, Chr., De plexibus nervorum abdominalium atque nervo intercostali duplici obs. nonnullae. 16 pp. Lps. 4°. Auch in: *Ludwig*, III, 105—111.

—, De magnetismo in corpore humano. Lps. 4°.

Macbride, A methodical introduction in the theory and practice of physic. Vol. I, II. Lond. 8°. Deutsch. Lpz. 1773. 2 Bde. 8°. (Darin „Krankh. des inneren Sinnes" mit Amnesie, Hypoch. u. Amentia.)

Marcard, H. M., Von einer der Kriebelkrankheit ähnlichen Krampfsucht, die 1771/72 in Stade beobachtet ist. Hamb. u. Stade. 1772. 8° und in: Med. Versuche, Lpz. 1778. Th. 2, No. I, p. 1. Auch in: A. D. B. XIX, 552, u. in: *Murray*, Med. pr. Bibl. I, 327.

Marechall de Rougères, Lettre contenant quelques remédes pour la rage. J. de méd. etc. Par. 1772, XXXVIII, 341—5.

St. **Martin**, Lettre contenant le plan d'un ouvrage que l'auteur se propose de publier sur la rage. J. de méd. etc. Par. 1772, XXXVIII, 409—19.

Monro, D., Case of a hydrocephalus. Med. Tr. Roy. Coll. Phys. Lond. 1772, II, 358—60.

Morand, Plaies de tête. In seinen: Opusc. de Chir. 4°. Par. 1772, pt. 2, 187—192.

—, Rapport des opérations faites à Paris par plusieurs personnes que l'on disait faire des miracles en 1759 et en 1760. In seinen: Opusc. de chir., Par., 1772, II, 297—306.

Munckley, N., Rabies canina. Med. Tr. Roy. Coll. Phys. Lond. (1768—71) 1772, II, 46—58.

Murray, Ad., Observ. anat. de infundibulo cerebri et variationibus quibusdam in parte cervicali nervi intercostalis. 31 pp. Ups. 4⁰. Auch in: *Ludwig*, II, 242—50.

—, Obs. anat. circa infundibulum, ossium capitis in foetu structuram alienam etc. c. tab. Ups. 4⁰.

Nebel, Abhdl. v. d. Schädlichkeit des Mutterkorns aus Erfahrung und chim. Versuchen bewiesen. Jena. 8⁰.

Neubauer, J. E., Descr. anat. nervorum cardiacorum sectio I. de nervis intercostalibus cerv. dextri lateris. C. tab. 230 pp. Frcf. & Lps. 1772. 4⁰. Lips. et Jen. 1772. Ebenso in: *Weiz*, Vollst. Ausz. 12⁰. Lpz. u. Bud. 1773, V, 115.

Niemann, Jo. Chr., De apoplexiae pathologia et therapia. 22 pp. Hal. 4⁰.

Percival, T., History and cure of a difficulty in deglutition of long continuance, arising from a spasmodic affection of the oesophagus. Med. Tr. Roy. Coll. Phys. Lond. (1768—71), 1772, II, 90—104.

Piron, Remède contre la rage. J. de méd. etc. Par., 1772, XXXVIII, 525-32.

Platner, E., Anthropologie für Aerzte u. Weltweise. Lpz. 1772. 1785. 8⁰. — Neue Anthropologie. (einziger Band.) Lpz. 1790. 8⁰.

Plecker, Jo. G., De sensibus internis morborum causis. 42 pp. Lps. 4⁰.

Pressavin, Neue u. gründliche Abhdl. v. d. Nervenkrankheiten u. den Dünsten od. sogen. Vapeurs, worinnen zugleich die rechte Art, dieselbe zu heilen, gelehrt wird. A. d. Franz. Nürnb. 12⁰. Auch: A. D. B., XXIV, 377. J. de méd. XXXII, 92, XXXIV, 99.

Priestley, Jos., Geschichte der Electricität ꝛc. 260 S. Brl. 8⁰.

Reichel, J. D., praes. Chr. **Ludwig**, De magnetismo in corpore humano. 40 pp. Lps. 4⁰. Auch in: *Weiz*, N. Ausz. 12⁰. 1776, IV, 12—20.

Roedder, B. W., Gründl. Abh. v. d. in Deutschland hin und wieder grassirenden Seuche, die Gribbelkrankheit od. Krampfsucht genannt. Berl. 8⁰. Auch: A. D. B. XVII, 533.

Sangiorgio, Dissertazione sopra la gramigna che nella Lombardia infesta le segale. Milano. 8⁰.

Sans, L'abbé, Guérison de la paralysie par l'électricité, où cette expérience physique employée avec succès dans le traitement de cette maladie regardée jusque à présent comme incurable. 150 pp., 1 pl. Par. 12⁰. Ins Deutsche v. J. Ch. *Thenn*, 251 S., 4 pl. Augsb. 1780. 8⁰.

Sartorius, Jo. D. Ch., De natura phrenitidis ac paraphrenitidis. 30 pp. Jen. 4⁰.

Scarpa, A., De structura fenestrae rotundae auris et de tympano secundario anatomicae obs. 142 pp., 2 pl. Mutinae. 8⁰. Ebenso in: *Roemer*, Select. opusc. 8⁰. Turici et Lps. 1791, XVI.

Scheidius, F. A., De irritabilitate, a materialismo vindicata. 38 pp. Lugd. 4⁰.

Schleger, Th. A., Pr. clavos secalinos perperam a nonnullis venenum morbique rigidi cerealisve causam nominari. Cassel. 4⁰.

—, Pr. obs. circa hujus temporis et loci epidemias. Castell. 4⁰. (Raphania.)

Schmidt, M. J., Geschichte des Selbstgefühls. Frkf. u. Lpz. 1772. 8⁰.

Sidrén, Diss. de usu stramonii in convulsionibus. Ups. 4⁰.

v. **Stoerk**, A., Libellus, quo demonstratur: Stramonium, Hyoscyamum, Aconitum non solum tuto posse exhiberi usu interno hominibus, verum et ea esse remedia in multis morbis maxime salutifera. Vindeb. 8⁰. (Erster Versuch mit Stram. b. Manie, doch nur Erleichterung)

Strack, C., Observ. med. de colica pictonum maximeque ob arthritidem. Frcf. & Lps. 8⁰. Auch: A. D. B. XX, 564. Comm. Lps. XVIII, 674. *Murray*, Med. pr. Bibl. I, 130.

Suesse, J. G., Nachricht von Ch. *Henrings*, Elb-Fischers zu Prossen, Erscheinungen und Voraussagungen. Zusammt J. *Charlier*, sonst *Gerson* gen., Prüfung der Geister. A. d. Lat. von demselben. Dresden. 8⁰.

Threlfal, W., Essay on epilepsy, in which a new theory of that disease is attempted, from which the proximate cause is investigated, and indications brought from thence showing clearly the consistency of the method of cure. 33 pp. Lond. 8⁰.

Tillet, Du seigle ergoté. Journ. Encyclop. T. VII, P. I, p. 66. 8⁰.

de la **Touche**, Traité des lesions de la tête par contrecoup. Meaux. 8⁰.

de **Tralles**, Alex., De arte medica lib. XII; edit. de *Haller*. Marte medico principer. Laus. 8⁰. (Irresein durch Unterdrückung der Häm., Menstruation ꝛc.)

Vicq d'Azyr, F., praes. H. **Macquart**, An inter ossa capitis varii nisus absumantur communicatione, vibratione, oppositione? 4 pp. Par. 4⁰.

Vogel, R. A., Acad. praelect. de cognoscendis et curandis corp. hum. affectibus. Gött. 8⁰. (In der 9. Kl. die morbi mentis. Er zählt 6 Arten: Man., Melanch., fatuitas, stupiditas, amentia et oblivio. Gegen Manie Opium.)

Warren, R., Of the colica pictonum. Med. Tr. Roy. Coll. Phys. Lond. 1772, II, 68—89.

Wedenberg, Diss. de stramonii usu in morbis convulsivis. Ups. 4⁰. Auch: *Baldinger*, Syll. II.

Weise, J., De irritabilitate morborum genitrice. Jen. 4⁰.

Wrightson, W., Canine madness successfully treated. Med. Tr. Roy. Coll. Phys. Lond. (1768—71), 1772, II, 192—202.

Amaurosis curata menstruorum restitutione. Bresl. Samml. 1772, II, 684.

Berichte u. Bedenken die Kriebelkrankheit betreffend. Kopenh. 8⁰. In: A. D. B., XX B. p. 562. Auch in: *Murray*, Bibl. I, 153. *Tode*, Bibl. L. I, p. 32—150.

Directions and observations relative to food, exercise and sleep. 23 pp. Lond. 8⁰.

An essay on the force of imagination in pregnant women. Addressed on the ladies. 33 pp. Lond. 8⁰.

Wunderbare Kräfte der Natur durch die Sympathie und Antipathie. Frkf. 8⁰. (p. 59 gegen Epilepsie.)

1773.

Barthez, P. J., De principio vitali hominis. Monspel. 4⁰. Ebenso in: Acad. diss. de Montp. Mém. de la sect. de méd. 1758—62; III, 457—500. Ebenso in: Montp. méd. 1762, IX, 144 — 226.

Bauer, Zwo chirur. Wahrnehmungen v. e. Kopfwunde ꝛc. Lpz. 8°. Auch: *Richter*, Chir. Bibl. II, 3 pt. p. 100.

Beaussier de la Bouchardière, Sur une jeune fille mordue d'un chien enragé, guérie par les frictions mercurielles et par les antispasmodiques. J. de méd. etc. Par. 1773, XL, 120—145.

Bechstedt, Diss. de artuum ligaturis ad nonnullos morbos internos usitatis. Duisb. 4°. (Gegen Epilepsie.)

Becket, J. B., An essay on electricity, with a view of facilitating its application, and extending its utility in medical purposes. 151 pp. Bristol. 8°.

Bell, Benj., A case of obstinate epilepsy considerably relieved by the use of the flowers of zinc. In: *Duncan's* Med. Comm. 1773. Med. & Phil. Comm., 2. ed., Lond. 1774, I, 204—5.

Berdoc, Marm., Theory of human sensation. Lond. 8°.

Blumenthal, J. H., De ischuria hystero-cystica. Lugd. 4°.

Bolten, Joach. Fr., Bericht v. d. Schlafsucht e. jungen Handelsbedienten in Hamburg. Neue Hamb. Ztg 1773.

Bromfield, Observations and cases. T. I. Lond. 8°. (Künstl. Geschwüre gegen Epilepsie.)

Buettner, Ch. G., Beschreibung des inneren Wasserkopfes u. des ganzen Beinkörpers einer von ihrer Geburt an bis ins 31. Jahr krankgewesenen weibl. Person. Mit 2 Taf. Kön. 4°. Auch in: *Murray*, pr. Bibl. I, p. 325.

Burchard, Diss. casum aphoniae chronicae cum epicrisi sistens. Argent. 4°.

Butter, W., A treatise on the kingcough. With an appendix. Lond. 8°.

Delacroix, Obs. sur un effect funeste de l'opium donné en lavement. J. de méd. etc. Par. 1773, XXXIX, 313—17.

Deschemet, Lettre sur les méthodes de traiter la goutte sereine, proposées par *Babellin* & *Janin*. J. de méd. etc. Par. 1773, XI, 50—58.

Duchanoy, C. F., An actio sine spiritu? Par. 4°.

Dumas, J., Traité du suicide. Amst. 8°.

Durande, Extr. Stramonii gegen Geistesstörung. Gaz. de santé. Par. 1773, p. 143. (6—8 Gr. pr. die.)

Eckner, C. Chr., praes. **Delius**, De paralysi utriusque brachii post febrem scarlatinam orta. 24 pp. Erl. 4°.

Evers, O. J., Ein halb Dutzend besonderer Wirkungen von der Belladonna od. gemeinen Wolfskirsche in melanch. Krankheiten. Brl. Samml. z. Förd. d. Arzneneiw. Brl. 1773, V, 565—83.

Flögel, C. Fr., Geschichte des menschl. Verstandes. 2. Aufl. 8°.

Fricke, J. H., De noctambulis. 30 pp. Hal. 4°.

Gardane, Heilung der Epil. mit Galium luteum. Gaz. de Santé, 1773, p. 10. 1776, p. 43. 1777, p. 9.

—, Decubitus in cameris noviter pictis. Ibidem, No. 58. Colicae saturninae caussa saccharum saturni. Ibidem, p. 61.

de **Gevigland**, N. M., An tabaco per nares sumpto substitui possit coffe pulveratum? Proponebat Cl. Fr. **Duchanoy**. Par. 4°.

Guillemeau, fils, Lettre sur plusieurs personnes mordues par un chien enragé. J. de méd. etc. Par., 1773, XXXIX, 215—240.

de **Haen**, A., Ratio medendi. XV. T., IV. Cap., De daemoniacis, p. 127—170. Vienn. 8°.

Hartmann, Diss. de noxio phosphori urinae in medicina usu. Aboae. 4°. (Phosphor gegen Epilepsie.)

Heidsik, Abhdl. v. d. Ursachen der jetziger Zeit so oft entstehenden Verrückungen u. wie dieselben zu beurtheilen ꝛc. Minden'sche gel. Anzeigen. 1773.

Heintze, F. C., De vasorum paralysi. 16 pp. Hal. 4°.

Helvetius, De l'homme, de ses facultés intellectuelles et de, son éducation. 2 Vol. Lond. 8°.

Johnston (Johnson), Alex., A collection of authentic cases proving the practicability of recovering persons visibly dead by drowning, suffocation, stifliug, swooning, convulsion and other accidents. Lond. 8°.

Kemme, Diss. sistens obs. quaedam med. pract. Hal. 4°. (Hypochondria.)

Klinkosch, J. T., Pr. quo hydrocephalum foetus rariorem, ejusque causam proponit, nec non demonstrationes suas osteologicas publicas aestivales anni 1773 indicit. Pragae, 1773. 4°. Auch: Diss. med. sel. Prag 1775, I, 235—238. *Weitz*, N. Auszg. Frkf. u. Lpz. 1774, II, p. 5.

Knolton, J. D., De pertussi. 22 pp. Edinb. 8°.

Krazenstein, Diss. de oleorum ex vegetabilibus expressorum salutari usu medico. Hafn. 8°. Auch: *Tode*, Bibl., I, 3 p. 170. (Gegen Vipernbiß.)

Lalouette, J. Fr. A., praes. P. **Lalouette**,, An ad sanitatem ut corporis licet mentis exercitatio? 4 pp. Par. 4°.

Ledra, Comus, Rapport de M. *Cosnier* etc. sur les avantages de l'électricité dans la catalepsis. Par. 8°.

Marat, J. F., De l'homme ou des principes et des lois de l'influence de l'âme sur le corps et du corps sur l'âme. 3 Vol. Amst. 8°. Engl. 2 Th. 271 u. 263 pp. Lond. 1773. 8°. Amst. 1775. 8°. (Hierdurch Streit mit Voltaire.)

Marcard, Von einer der Kriebelkrankh. ähnl. Krampfsucht, die in Stade beobachtet ist. Hamb. 8°. Auch: *Marcard*, Med. Versuche. Lpz. 1788, T. II.

Maret, Extr. bellad. b. Geistesstör. Gaz. de Santé. Par. 1773. (Mit glücklichem Erfolge.)

Mehée de la Touche, Traité de lésions de la tête par contrecoup avec des expériences propres à en éclairer la doctrine. Meaux. 8°. Auch: *Richter*, Chir. Bibl. III, 247. *Haller*, Bibl. chir. II, 459. J. de méd. XL, 291.

Meiners, Ch., Kurzer Abriß der Psychologie z. Gebr. in seinen Vorlesungen. Gött. 8°.

Meyer, A. L., De causis quibusdam convulsionum imprimis vero animi affectibus immoderatis occasionalibus. 24 pp. Gryph. 4°.

Molmy, Tétanos. J. de méd. etc. Par. 1773, XL, 328—331.

Monro, Die verhandelingen over de zenuwen en haare verspreiding; over de beweeging van het hart en over de chylbuis. A. d. Lat. Utrecht. 8°.

Nicholls, F., De anima medica. Acc. disquisitio de motu cordis et sanguinis in homine nato et non nato. C. 1 tab. Ed. alt. 103 pp. Lond. 4°.

Nicolai, E. A., resp. J. G. **Sonntag**, De diabete ex spasmo quaedam praemittit. 8 pp. Jen. 4°.

Oehme, Hydrocephalus. In: Diss. de morbis recens natorum infantum chirurgicis. Lps. 4°. Auch: *Weiz*, N. Auszg. I, 4, 10.

Pereboom, Corn., De paralysi, imprimis nervea. Hoornae. 4°. Auch: *Schlegel*, Thes. path. Vol. I.

Pohl, Jo. E., De sensibus morborum causis. 43 pp. Lps. 4°.

Reimarus, H. S., Angefangene Betracht. über die besonderen Arten d. thier. Kunsttriebe. Aus seinen hinterlassenen Handschr. Herausgeg. v. J. A. H. *Reimarus*. 232 S. Hamb. 12⁰.

Remmett, R. B., De opii usu in morbis inflammatoriis. 35 pp. Edinb. 8⁰.

à **Riegger**, Diss. de magia. Vindeb. 8⁰.

Ritter, Jo. J., Hypochondria. In: Morbona, Nor. 1773. N. Act. nat. cur., Nor., Vol. V.

de la **Roche**, Obs. sur un tétanos guéri par des frictions mercurielles. J. de méd. etc. Par. 1773, XL 213—219.

Rouhault, P. S., Trattato sulle ferite al capo, versione dal francese di G. *Razani*. Aggiuptavi dal traduttore un iconologica sposizione, ove i migliori stromenti per trepanare il cranio sono nella loro grandezza naturale rapresentati. 175 pp. Torino. 8⁰.

Saunders, Obs. de antimonio. Lond. 1773. (p. 100. Tart. em. contra deliria.)

Scheuchzer, Sur la nostalgie, maladie particulière aux Suisses. Aus: Mém. ac. de sc. de Bologne in: Coll. ac. de mém. etc. Par., 1773, X, 592.

Schleger, De epidemia ante chronica nunc acuta. Cassel 1773. (Kriebelkrankheit.)

Sidrén, Diss. de stramonii usu in malis convulsivis. Ups. 4⁰.

Sulzer, J. G., Gedanken üb. einige Eigenschaften der Seele, insofern sie mit d. Eigensch. der Materie e. Aehnlichkeit haben, zur Prüfung des Systems des Materialismus. Philos. Schriften 1773, I.

van **Swieten**, P., Spec. inaug. sistens musicae in medicinam influxum atque utilitatem. 44 pp. Lugd. Bat. 4⁰.

Thoyer, Fracture du crâne. J. de med. etc. Par. 1773, XXXIX, 469—472.

Ucroczy, Diss. de cardialgia. Tyrnav. 4⁰.

Veratti, Un cas d'apoplexie. Aus: Hist. ac. d. sc. de Bologna in: Coll. ac. d. mém. Par. 1773, V, 97, X, 47.

Vogel, R. A., resp. A. *Ebeling*, J. C. *Stoffregen*, Fr. *Lohr*, E. *Weigel*, Ch. *Otto*, P. *Riesenberger*, F. *Jungsshulz de Roebern*, H. *Rhan*, B. de *Ziegler*, J. *Burgauer*, W. *Möller*, Ch. *Stromeyer*, A. *Wienholt*, F. *Tolle*, Ch. *Westendorf*, A. *Albrecht* et P. *Swertner*, Obs. binae de asthmate singulari ex cartilaginum costarum ossescentia. Gött. 4⁰. Auch: *Weiz*, N. Ausz. Lps. 1766, V, 132.

Weikard, M. A., Der philos. Arzt. 4 St. Frkf. 1773—5. 3. Aufl. 1798. (Der 1. Bd. enthält d. philos. Arzneikunde od. v. d. Gebrechen der Sensationen, des Verstandes und Willens.) N. Aufl. Frkf. 1790, ref. in *Friedreich*, Liter.-Gesch. 1830. S. 577—586.

Willense, Heil. e. Tobsucht durch starke Gaben Campher. Verhandelingen uitgegeven door de Hollandsche Maarschappue der Weetenschappen te Haarlem. XIV Decl. Haarlem. 8⁰.

—, Fall v. Heilung einer periodischen Tobsucht durch China. Ibidem, XIV.

1774.

Actuarius, De actionibus et affectibus spiritus animalis ejusque victu libri III (1557). Graece edit J. F. *Fischer*. Lps. 4⁰.

Aeming, J. C., Ueber die Heiterkeit des Geistes bey einigen Sterbenden. Halle. 8⁰.

Barben-Dubourq, Jaques, Petit code de la raison humaine. Lond. 8⁰.

Barthez, P. J., Nova doctrinae de functionibus naturae humanae. 92 pp. Mentpellier. 4⁰.

à **Bergen**, C, A., Diss. an in paroxysmo syncoptico venam secare liceat? Frcf. 4⁰.

Boehmer, Diss. de asthmate. Hal. 4⁰.

Bose, F. G., resp. G. G. **Deutrich**, De morbis mentis delictae excusantibus, 31 pp. Lps. 4⁰. Auch: *Frank*, Del. opusc. med. 8⁰. Ticini 1790, IX, 93—132.

Bost, Diss. sistens historiam asthmatis. Erf. 4⁰.

Bruckshaw, S., On onore proof of the iniquitious ab use of private madhouses. Lond. 8⁰.

Buersingkh, Diss. de hemicrania. Duisb. 4⁰.

Callisen, J. H., Hydrophobia. Soc. med. Havn. coll. 1774, I, 273—283.

—, Obs. de gravi concussione capitis, cum fractura baseos cranii lethali, in qua sectio sinus longitudinalis durae matris instituebatur. Ibidem, 1774, I, 37—44.

Camper, Pt., Gedachter over de kindermoord en Zelfmord. Leuwaarden, 8⁰.

Comus, Expériences universelles sur le fluide électrique. J. d. méd. etc. Par. 1774, XIII, 152. 271.

Cotunni, Dom., De ischiade nervosa. Vienn. 8⁰. Auch: A. D. B., XV, 209. Comm. Lps. XVIII, 125.

Dolgado, Flor., De la virtad de los banos de aqua fria para curar los maniacos. Sevilla. 8⁰. (Ursachen und Diagnostik der Manie, der melancholica, demoniaca, frenetica u. hydrophobia. Sitz der Krankheit. Heilung am besten kaltes Wasser.)

Ellis, Historical account of Caffee. Lon. 8⁰. *Murray*, Pr. Bibl. II, 42.

Formey, De comate somnolento. Mém. de Berl. 1774. Hist. p. 10.

Gruner, C. G., resp. G. **Rothal**, De daemoniacis a Christo sospitatore percuratis breviter commentatur. 16 pp. Jen. 4⁰.

Guyenot, Sur l'encéphalocèle. Mém. acad. roy. de chir. Par. 1794, V. 863.

de **Haen**, A., De magia. Lps. 8⁰. 2 ed. Lips., 1777. 8⁰.

Harmes, Diss. in caussas morborum et mortis subjecti maniaci. Regiom. 4⁰. Auch: *Haller*, Coll. diss. pr., I, No. 15.

Heidsik, Versuch einer Theorie der Verrückungen. Lippisches Intell. Bl. 1774.

Helvetius, C. H., De l'homme, de ses facultés intellectuelles et de son éducation. 2 Vol. Liège. 8⁰. 2 Th., Bresl. 1774. 8⁰.

Hennings, J. Ch., Geschichte von d. Seele der Menschen und Thiere, pragmatisch dargestellt. 552 S. Halle. 8⁰. (Mehr Literargeschichte der Psychologie.)

Hermann, Jo. L., Abhdl. u. gegründete Wahrn. von d. Kriebelkrankheit. Kassel. 8⁰. Auch in: *Murray*, Med. pr. Bibl. II, 293.

Hermes, F. L., Geschichte u. Heilung einer Fallensucht. Eine Streitschrift. 8 pp. Kopenh. 16⁰.

Hupel, Aug. W., Anm. u. Zweifel üb. d. gewöhnl. Lehrsätze vom Wesen der menschl. u. der thier. Seele. 376 S. Riga. 12⁰.

Isenflamm, Jac. Fr., Versuch einiger praktischen Anmerk. üb. d. Nerven zur Erläut. verschiedener Krankh. derselben, vornehmlich hypochondrischer u. hysterischer Zufälle. 2?0 S. Erl. 8⁰. Auch in: A. D. B. XXV, 302. Comm. Lips. XXIII, 279.

Kaltschmied, C. F., De hydrocephalo rarae magnitudinis. In: *Weiz*, Vollst. Auszz. 12°. Lpz. u. Bud. 1774, VI, 76.

Kemme, J. Chr., Von der Heiterkeit des Geistes bei einigen Sterbenden. Halle. 8°.

Kirkland, Th., A treatise on child-bed fevers, and on the methods of preventing them, being a supplement to the books lately written on the subject. To which are prefixed two dissertations. The one on the brain and nerves; the other on the sympathy of the nerves, and on the different kinds of irritability. 172 pp. Lond. 8°.

Klincke, J. R., De diplopia. 60 pp. Gött. 4°. In: *Weiz*, Neue Auszz. 12°. Frkf. u. Lpz. 1780, XI, 74—94.

van der **Kop**, C., De damnis ab excessu somni et vigiliarum. 47 pp. Lugd. Bat. 4°.

Kreuel, Diss. de asthmate. Hal. 4°.

Kriel, S. Ch., Von der Bereitung u. dem Nutzen des Plv. hypnoticus, nebst der Geschichte einer durch den Gebrauch desselben gehobenen langwierigen Schlaflosigkeit. Lpz. 8°.

Lalouette, J. F. A., praes. P. **Lalouette**, An faustum sit omen qualibet in amaurosi periodus? 7 pp. Par. 4°.

Lassus, Mém. sur les plaies du sinus longitudinal supérieur de la dure mêre (4 cases). Mém. Ac. roy. de chir. Par. 1774, V, 71—80.

Lentin, Beobacht. einiger Krankheiten (Kriebelkrankh.) Gött. Th. I.

Leveling, H. P., De carie cranii militis quondam venerei, postea epileptici, tandem apoplexia defuncti. 79 pp. Monach. 4°.

Lincke, P. Ch., De hellebori nigri atque praesertim viridis usu medico. 23 pp. Gal. 4°.

—, De noxis ex potu disserit. 8 pp. Hal. 4°.

van **Linden**, B., De immodica mentis exercitatione. 29 pp. Lugd. Bat. 4°.

Lindinger, S., De Ebraeorum veterum arte medica de daemone et daemoniacis. 184 pp. Servestae et Leacoreae. 4°. Auch in: *Tode*, Bibl. II, Nr. 2, p. 126.

Ludwig, C., De hydrope cerebri puerorum. 34 pp. Lps. 4°. Auch in: *Weiz*, Neue Auszz. 12°. Frkf. 1774, II, 9—17, und in: *Baldinger*, Syll. V.

Majault, Obs. d'une blessure à la tête, faite par une flèche, dont le dard est resté dans le cerveau pendant onze ans. J. de méd. etc. Par. 1744, XII, 82—7.

Manget, A case of locked jaw from a nerve being pricked by a false tooth. Med. et Phil. Comm., 2. ed., Lond. 1774, I, 318.

Martin, Obs. sur un depôt particulier de derriere de l'oreille. J. de méd. etc. Par. 1774, XLII, 448—51.

Meckel, Jo. Fr., Obs. anat. sur la glande pinéale, sur la cloison transparente, et sur l'origine du nerf de la septième paire. (Traduit du latin). Aus: Mém Ac. roy. d. sc. de Berl. in Coll. acad. d. mém. Par. 1774, XII, 171—179, 2 pl. — Ebenso in: Mém. Ac. roy. de Prusse. Avignon 1777, VIII, 448—68.

—, Obs. sur la squirre et les abscès du cerveau. Mém. Ac. roy. de sc. de Berl. in Coll. ac. d. mém. Par. 1774. XIX, 7—17.

Medicus, Fr. C., Von der Lebenskraft. Mannh. 4°.

Meibom, H., resp. **Richter**, De laesionibus cranii a causa interna violenta. Helmst. 4°.

Méry, Sur un foetus humain monstrueux (acephalus). Aus: Mém. ac. roy. d. sc. de Par. 1720 in Coll. ac. d. sc. de Par. 1774, V, 275—87.

Model, Ol. animale Dippelii contra epilepsiam. Recreations phys. etc. Par. 8°.

Monchy, Fr. G., De medico optimo naturae et observatore et imitatore. 140 pp. Lugd. Bat. 4°.

Naville, G. C., Diss. psychol., in qua facultates hominis ad praesentem futurumque statum referri coincitur. 31 pp. Genève. 8°.

(de **Palméseaux**), L'amour de la gloire. Par. 8°.

Panzani, J., Osservazione anatomica sulla distribuzione de' nervi olfatorj per entro alla cavità dell' organo dell' odorato. Venet. 4°.

Percival, T., Obs. and experiments on the poison of lead. Lond. 16°.

Petit, Moyens de s'assurer que un chien qu'on a tué après qu'il a mordu quelqu'un était enragé ou non. Aus: Mém. ac. roy. d. sc. de Par. 1723 in: Coll. ac. de mém. Par. 1774, V, 366. *Weiz*, N. Auszz. 12°. Lps. 1777, VI, 30—34.

Picqué, Tétanos. J. de méd. etc. Par. 1774, XLII, 114—121.

Pohl, J. C., resp. G. **Deutrich**, De periculo contentionum capitis. 16 pp. Lps. 4°.

—, resp. G. E. **Jahn**, Pr. quasdam de nervis animadversiones proponit. 16 pp. Lps. 4°.

Priestley, J., An examination on *Reid's* inquiries, *Beattie's* Essay on the nature of truth, and *Oswald's* Appeal to common sense. Lond. 8°. (Jede geistige Kraft ist e. Resultat der organischen Struktur des Gehirns.)

Reiniger, Diss. de prole parentum culpas luente. Lps. 4°. (p. 37 Epil. caussa.)

Roche, A case of Epilepsy; appearences upon dissection. Med. Phil. Comm., 2. ed. Lond. 1774, I, 200—203.

Rothe, C. G., De nyctalopia et hemeralopia visu simplici et duplici. 28 pp. Jen. 4°.

a **Roy**, C. H., De scoliosi. Lugd. Bat. 4°. Uebers. in: *Weiz*, Neue Auszz. 12°. Frkf. u. Lpz. 1782. XV, 105—112. 103. (Gibbus.)

Schrader, Fr. J. W., Diss. de temperamentis hominum. Marb. 4°.

Schulze (od. **Schultze**), J. H. W., De suspecta opii ope in pleuritide curanda. 36 pp. Witeb. 4°.

Sibbern, Societatis medicae Havniensis collectanea. Havn. 1774, Vol. I, p. 86. (Eine Psychose heilte, als eine cariöse Stelle am linken Scheitelbeine geheilt war.)

Struve, C. F., Rabiei caninae therapiam defendet. 24 pp. Lps. 4°.

Taubnerus, T. C., resp. A. E. **Buechner**, De morbis generalioribus ex usitatissimis potulentis. Hal. 4°.

Thaer, A. Ebr., De actione systematis nervosi in febribus. 108 pp. Gött. 4°. Auch: *Ludwig*, III, 240—291.

Turpin, P., De epilepsia. 39 pp. Edinb. 8°.

Vidal, Diss. de hydrophobia seu rabie. Monsp. 4°.

Weichardt, T. T., Succedaneorum coffeae inveniendorum regulas proponit. Lps. 4°.

Wilhelm, Fr. H., resp. Jo. Mth. **Evast**, Observationum electrico-medicarum ex collegio clinico Wirceburgensi, Decuriae IV, acced. Semicenturia theor. pract. de U. S. et purgantibus. Wirceb. 8⁰. (p. 148 Epil. ex terrore). Auch: A. D. B., XXX, 495.

Will, C. B., De tumoribus capitis. Argent. 4⁰.

Winslow, F. C., De salutari opii effectu in tetano et trismo symptomatico. Soc. med. Havn. coll. 1774, I, 304—306.

Observations on the causes, symptoms and cure of tabes dorsalis, interspersed with remarks on analogous complaints, on the different degrees of barrenness and impotence, and the various destructive effects of earty or excessive venery. 43 pp. Lond. 8⁰.

Nachrichten üb. d. Heil- u. Pflege-Anstalt in Schleswig-Holstein. Brsl. 8⁰.

Idee sull' indole del piacere. 1774. Deutsch von Meimars. 1777. 8⁰.

Einreibung mit Ol. cajep. bei Paralytischen. Nouv. mém. de Berl. 1774, p. 391.

Animadversions on a late treatise on the kingcough etc. Lond. 8⁰. Auch: Comm. Lps. XXI, 657.

Traité nouveau des contrecoups de la tête. Par. 8⁰.

1775.

Abildgaard, P. C., Tentamina electrica in animalibus instituta. Coll. med. soc. Havn. 1775, II, 157—61.

Ackermann, J. C. G., Comm. de trismo. 48 pp. Gott. 4⁰. Deutsch, Nürnb. 1778. 12⁰. A. D. B., XXXVIII, 131.

Aitken, J., Of injecting tabaco-fume per anum. In: Essays and cases in Surg. 8⁰. Lond. p. 217—224.

Arnold, Jo. Chr., Gedanken v. d. Zulässigkeit der Meynung: die Mutter wirke in d. Bildung ihrer Frucht. Lpz. 8⁰. Auch: A. D. B., XXIX, 41. Comm. Lps. XXI, 328 (negat).

Baldinger, E. G, Praefatio sistit vestigia irritabilitatis Hallerianae monumentis veterum exemplo calidi innati. 35 pp. Gött. 4⁰. Auch: Suppl. 1778. 4⁰.

Bang, F. L., Cataphora insuetae durationis. Soc. med. Havn. coll., 1775, II, 149—152.

Baty, J., Descriptio morborum Hungaris epidemicorum. Traj. ad Rh. 4⁰. (Cantharides contra hydrophobiam.)

Baumer, J. W. C., De meningibus. 20 pp. Giss. 4⁰.

Bolten, Jo. Fr., Nachricht v. e. mit dem künstl. Magnete gemachten Versuche in e. Nervenkrankheit. Hamb. 8⁰. Auch in: A. D. B. XXVI, 182. Fortgesetzte Nachricht in A. D. B. XXVIII, 450. Comm. Lps., XXI, 142.

Bortz, G. H., De visione et inprimis de ideis, quas per eam anima consequitur, disserit. 15 pp. Lps. 4⁰.

Bourleyre, Mém. sur les ressources de la nature, pour l'exfoliation des os du crâne contus sans dérangement. J. de méd. etc. Par. 1775, XLIII, 322—35.

von **Boxselt**, W. W., De gravidarum parturientium ac puerperarum convulsionibus. Lugd. 4⁰.

Bruz, L., Prakt. Beobacht. üb. d. Heilkräfte der Bluhmen der Ochsenzunge in d. Epilepsie. A. d. Lat. (de gramine mannae s. festuca fluitante). Mag. f. Aerzte. Lpz. 1775—78, II, 604—606.

de **Buchwald**, B. I., Delirium hypochondriacum in plurimis aegrotis per vesicatoria sublatum. Act. med. Hafn., n. ed. I, 2.

Capmas, Obs. sur une hémiplégie du côté gauche, à la suite d'une apoplexie guérie radicalement par l'usage des vésicatoires. J. de méd. etc. Par. 1775, XLIII, 217—222.

Cooper, W., An account of an extraordinary acephalous birth. Phil. Tr. Lond. 1775, LXV, 311—321.

Cotunnius, Dom., A treatise of the nervous sciatica, or nervous hip gout. 172 pp. Lond. 8⁰.

Crell, Beobacht. eines sehr heftigen durch den Biesam geheilten Tetanus, und anderer Krampfzufälle. Mag. f. Aerzte. Lpz. 1775—8, II, 654—56.

Deiman, Jo. Rud., Geneeskondige proefneeming met den door kunst gemaakten Magnet etc. Amst. 8⁰. Auch: A. D. B. XXVI, 182.

Dennison, R., Arterias omnes, et venarum partem, irritabilitate praeditas esse. 91 pp. Edinb. 8⁰. Auch in: *Smellie*, Thes. med. III.

Drebing, Jo. H. L., Heilung einer Kopfbeschädigung. 8 S. Kopenh. 12⁰.

Driessen, P., Diss. exhibens et icone illustrans nervos musculorum abdominalium et superficiei inguinis. 24 pp. Gron. 1775. 4⁰. Ebenso in: *Jansen*, Coll. diss. Dusseldorpii 1792, II, 271—90. 4⁰.

Dufour, Heilung der Epilepsie durch baccae Sambuci. Gaz. de Bouillon 1775, p. 46.

Egger, G., De consensu nervorum. 15 pp. Vindob. 8⁰. Auch in: de *Wasserberg*, Op. min. med. et diss. Vindob. 1775, II, 159—89. 8⁰.

Farmer, H., Essay on the demoniacs of the new testament. Lond. 8⁰. Deutsch v. *Coelln*. Bremen 1776. 8⁰.

Fouquet, Flores Zinci in epilepsia. Gardane Gazette, 1775, p. 14

Friborg, N., Casus duplex de mania cum et sine opio curata. Soc. med. Havn. coll. II, 176—183. Uebers. in: J. de méd. etc. Par. 1790, LXXV, 358—66.

Gallot, Fracture du crâne. J. de méd. etc. Par. 1775, XLIV, 156—164.

—, Obs. d'une maladie soporeuse causée par la colère. Ibidem, 1775, XLIV, 230—35.

Gautier d' Agoty, J., Exposition anat. des organes des sens jointe à la neurologie entière du corps humain et conjectures sur l'électricité animale et le siège de l'âme. 45 pp. c. col. pl. Par. fol.

Georgius, G. E., Opium. Ups. 8⁰. Auch in: Linnaeus, Amoenit. acad. 8⁰. Erl. 1785, VIII, 289—302.

Gyrsting, H. F., Bemerk. von einer krampfhaften Krankheit. 7 pp. Kopenh. 1775. 8⁰.

Haas. J. P., De morsu venenato et rabido. 77 pp. Vienn. 8⁰.

Hartmann, Diss. de cardialgia colicaque funesta ab ingestis orta etc. Frcf. 4⁰.

Hee, S., Cephalagra pelle medicata, Gallis peau Divini dicta, retropulsa et lethalis. Act. med. Hafn., ed. nova, I, 87—97.

Heidsik, Von dem rechtmäßigen Verhalten gegen Verrückte. Mind. Anz. 1775.

Hermann, J. B., De viribus mentis in hominem. 73 pp. Wirceb. 8⁰. (Fleißig u. belesen.)

Hermann, J. L., Abhdl. v. d. Kriebelkrankheit, so in Niedersachsen v. 1771—2 grassirt. Cassel. 8⁰. Auch in: A. D. B XXV, 208.

Heydenreich, J. R., praes. W. **Wedel**, Diss. proponens juvenem melancholia laborantem. 28 pp. Jen. 4°.

Hoefding, Diss. de animi pathematibus. Hafn. 4°.

Husemann, G. G., De morbis capitis praecipue interioribus. 1775. 4°. In: *Louvain*, Diss. 8°. Lovanii, 1795, I, 212. 228.

Kaehler, M., Anmerkingen over de ziekte, die men noemd tarantismus. Genesk. Verhendel. a de K. Sweed. Ac. (Sandifort). Leiden, 1775, II, 349—360.

Klinkosch, J. Th., De sensibilitate tendinis et raro cutis morbo. 1775. In seinen: Diss. med. 4°. Prag et Dresd. 1775, I, 335—336.

—, Pr. quo sectiones et demonstrationes suas anatomicas, publicas hyemales, anni academici 1766 indicit, et anatomen partus capite monstroso proponit. Ibid. I, 199—208, 1 pl. Letzter Theil auch in: *Weiz*, Neue Ausz. 12°. Lpz. 1777, VI, 11—18.

Koch, Diss. Observ. med chirurgicae. Kil. 4°. (Vulnera capitis.) Auch: Vers. e. chir. Gesellsch. in Kopenhagen (allisio capitis sine laesione manifesta, subito letalis).

Koestlin, C. H., De effectibus electricitatis in quaedam corpora organica. 36 pp. Tüb. 4°. Auch in: *Moscati*, Neue Beob. u. Vers. üb. d. Blut. 16°. Stuttg. 1780. 8°.

Kostrzewsky, Diss. de gratiola. Vienn. 1775, p. 339 u. in: Fasc. tert. op. min. med. et Diss. ed. de *Wasserberg*. Vindeb. 1775, p. 312. (3 Heilungen von Seelenkranken mit grat.)

Krazenstein, Diss. de ligni quassiae usu medico. Hafn. 4°. (Gegen Hysterie.)

Krueger, D. Fr., Cardialgiam colicamque funestam ab ingestis ortam, et multiplici spasmorum genere, imprimis St. Viti chorea, stipatum exponet. 20 pp. Frcf. ad V. 4°.

—, C. H., Heilung e. innerlichen Kopfbeschädigung. Eine Streitschrift. 7 pp. Kopenh. 8°.

Laugier, Obs. sur les effets funestes des affections tristes de l'âme dans les maladies. J. de méd. etc. Par. 1775, XLIV, 177—183.

Lavater, J. C., Physiogn. Fragmente z. Beförderung d. Menschenkenntniß und Menschenliebe. 4 Bde. Lpz. und Winterth. 1775—8. M. 342 Kpft. u. 500 Kpf. i. Text n. *Chodowiecki*. 8°. Engl. v. H. *Hunter*. 3 Bde. Lond. 1789—92. 4°. — Engl. v. Th. *Holcroft*. 3 ed. CXXVIII, 507 pp., 80 pl. Lond. 1840. — Engl. 288 pp. 1 pl. Lond. 1825. 12°.

de **Lefflereau**, A., De paralysi. 52 pp. Vienn. 4°.

Lentin, L. F. B., Extrait des observations sur le raphania. (Uebers. in med. chir. Bibl. Kopenh. 1775 II, 1 St., 91—101). In: Encycl. d. sc. méd. 41 V. 8°. Par. 1834—46, 7. div. (V. 10), 667—670.

Lilie, Diss. de plumbi virtutibus medicis. Edinb. 8°. (Bleikolik.)

Lotti, Ign., Saggio e memoria della cura preservativa dell' idrophobia, eseguita in dieci persone. Venet. 4°.

de **Marées**, Ch. G. H., De animi perturbationum in corpus potentia. 54 pp. Gott. 4°. Auch in: *Ludwig*, scr. 4°. Lps. 1795, IV, 344—78.

Marherr, P. A., Pr. de electricitatis aëreae in corpus humanum actione. Pragae. 4°. In: *Klinkoseh*, Diss. med. sel. Prag. 4°. 1775, I, 209—18.

Marx, G., De electricitate corporum. 26 pp. Argent. 4°.

Mesmer, Ant., Schreiben über die Magnetkur. Wien. 8°. Auch in: A. D. B. XXVI, 181.

Moseder, Diss. de dysenteria, quam excepit aphonia. Arg. 4°.

Munier, Lettre sur les essais qu'on a faits à l'Hôspital roy. des Invalides, d'un remède proposé comme un spécifique contre l'épilepsie, les scrophules, la goutte, les rhumatismes et le cancer. J. de méd. etc. Par. 1775, XLIV, 37—56.

Nudow, Schreiben über den Sitz der Seele. Lpz. 8°.

Papius, E. A., Von der Art und Ursache des Todes der Ertrunkenen, nebst der allgem. Heilmethode und den Mitteln, wodurch man die, welche im Wasser, od. v. d. Kohlendampfe od. v. d. Kälte getödtet zu seyn scheinen, wieder herstellen kann. A. d. Lat. Mag. f. Ä. Lpz. 1775—78, I, 480—509.

Piqué, Obs. sur l'apoplexie. J. de méd. etc. Par. 1775, XLIV, 428—39.

Pomme, P., Abhdl. v. d. hyst. u. hypoch. Nervenkrankh. beider Geschlechter od. v. d. Vapeurs. Deutsch v. J. A. *Gladbach*. Brsl. 8°.

Ponsart, G. B. P., Traité de l'apoplexie et de ses différentes espèces particulières. Par. 8°. — Lüttich et Par. 1781. 8°.

Priestley, J., The history and present state of electricity with original experiments. 3. ed. 503 pp. Lond. 8°.

Purcell, Jo., Von der Colik. Nördl. 1775. A. D. B. XXIX, 177.

Radniczky, L., Experimenta quaedam quibus constitit eas partes esse sensu praeditas, quibus Hallerus cum aliis quibusdam omnem sentiendi facultatem cum irritabilitate denegat. In: *Klinkosch*, Diss. med. 4°. Pragae 1775, I, 115—42.

Richter, G. G., Diss. quatuor medicae, de morte Servatoris in cruce, jejuniorum noxis, paralyticis N. T., et balneo imprimis animali, in usum theologorum et philologorum seorsim editae. 114 pp. Gott. 4°.

Riegler, Const. epid. ann. 1775, p. 117 (Heilung der Amaurose durch cinchona).

van **Schaeffer**, Jo. U. G., Foetus cum matre per nervos commercium. 16 pp. Erl. 4°.

Schoenheider, J. H., Observationes circa maniam. Soc. med. Havn. coll. II, 107—11. (Die meisten Erfolge von der Locher'schen Kampfersolution. Ein Kr. genas, der 3 Wochen lang nur Heringe u. Brot bekommen und deshalb viel Wasser trinken mußte.)

Schreyer, Chr. H., Thesen üb. d. epil. Krankh. nach Aph. Hippocratis. Erl. 4°.

Sidrén, Diss. de lumbagine. Upsala. 8°.

Smith, An apology to the public for practice in hysterical cases etc. 8°.

Strandberg, Z. J., De kinghoest onderzogt. Geneesk. Verhandl. a. d. K. Sweed. Ac. *(Sandifort)*, 1739—53. Lond. 1775, I, 268—84. Ebenso übers. in: Coll. acad. d. mém. etc. Par. 1772, XI, 269—72.

Stroemer, Behelzende eenige proeven van de wecking der electriciteit op het menschelyk lighaam, en derzelver nutigheid ter geneezing van verscheide ziekten, en toevallen. Geneesk. Verhandel. a. d. K. Swed. Acad. *(Sandifort)*. Leiden 1775, I, 381—94.

Sulzer, Jo. G., Ueber die Unsterblichkeit der Seele als ein Gegenstand der Physik betrachtet. Frz. in Jhrb. d. Berl. Acad. 1775 u. 1778, deutsch im 2. Theile der Vermischten philos. Schriften.

Tessier, Ergo ab animi aequalitate sanitas. Par. 8°.

Thouret, A., An retina primarium visionis organum? Par. 8°.

Tode, J. C., Apoplectici sanati historia. Soc. med. Havn. coll. 1775, II, 100—106.

Unzer, J, Chr., Geneeskundige proefneeming met den door konst gemaakten magneet. Uit het Hoogduitsch vertaald, en met un varre den vermeerderd, door J. R. *Deiman*. Amst. 8°. Deutsch, Altona 1775. (Gegen Epilepsie)

—, Beschreibung eines Versuchs mit dem künstlichen Magneten. Hamb. 8°. Auch: A. D. B, XXVI, 182.

Vogel, R. A., Epistola de comate sanguineo, arteriae temporalis sectione sanato. Goett. 4°.

Voigt, L. O., De vi corporum primitiva. Erl. 4°.

Walther, J. G., Observ. anatomicae C. 13 Tab. III: Venae capitis et colli. Brl. 4°.

Warburg, J. J., Hysterie. N. Mag. f. Ärzte. Lpz. 1775—8, 682. 970.

Weichardt, T. T., De somnambulis. Epist. ad Ch. G. *Langium*, data a societate disputatoria Zeuniana. Lps. 4°.

Weikard, M. A., De damnis purgantium in nervis mobilibus, ubi natura acre feri ad cutem expellere conata fuit. In seinen: Obs. med. Frcf. ad M., 1775, 92—108. 73—78. 12°.

Wirtensohn, C. G., Demonstrans opium vires fibrarum cordis debilitare, et motum tamen sanguinis augere. In: G. H. *Weber*, Vollst. Ausz. a. e. Dissert. 8°. Bremen 1775, 226—38. Auch in: C. L. *Hoffmann*, Opusc. lat. med. 8°. Monast. Westph. 1789, 265. Ebenso übers. in: J. de méd. etc. Par. 1791, LXXXVIII, 204. 409. A. D. B., XXIX, 142.

Woodville, G., De causis irritabilitatem fibrarum motricium augentibus. Edinb. 8°.

Ypeus, A., Observationes physiologicae de motu musculorum voluntario et vitali. Leovardiae et Francquerae. 8°.

Zeitich, Beweis, daß die Besessenen nicht natürliche Kranke gewesen. Urtheil e. altgläubigen Philosophen über die neumodischen Gedanken einiger Ueberklugen der heutigen Welt v. d. wunderbaren Heilung des . . . des Joh. J. Gassnerus. 275 S. Schwyz. 8°.

Zeviano, Giov. Verardo, Del flato, a favore degl' ipochondriaci. Verona. 8°.

Schreiben eines Viehhändlers über Physiognomik. Lpz. 8°.

Abhandlung über die Kenntniß der Heilart der Schlagflüsse. 264 S. Langensalza. 8°.

Epilepsiae caussa scabies repulsa. Gaz. Salut. de Bouillon 1775. p. 42.

Geschichte einer convulsivischen Krankheit. Mag. f. Ä. Lpz. 1775—8, 1093—1100.

Genesung von Epilepsie nach Hämorrhoiden. Gaz. salut. de Bouillon, 1775, p. 42.

Restitutio scabiei zur Heilung der Epilepsie. Ibidem, p. 42.

Heilung der Epilepsie durch Schreck v. e. anspringenden Hunde. Ibidem, p. 35.

Gutachten einiger Mitglieder der k. Acad. d. Wissensch. in Berlin, üb. Mesmer's Magnetenkur. Auch: A. D. B., XXVI, 190.

Ueber die neueren Magnetenkuren. 1775. A. D. B., XXVI, 182.

Magnet. animalis. Nouv. mém. de l'acad. de Berlin ad 1775, Hist. p. 33.

De tetano. Hannov. Mag. 1775, p. 145. 1776, p. 577.

Deliriorum caussa Coffée. Gaz. de Bouillon, p. 41.

Dyspnoea iufuso foliorum mori sanata. Gaz. Sal. 1775.

1776.

Alsinet de Cortada, J. A., Nuevo método para curar flatos, hipocondria, vapores y ataques histéricos de las mugeres de todos estados y en todo estado etc. Madrid 1776. 1786. 1794. 8°.

Andry, Hydrophobia. Mém. de la soc. de méd. ad 1776, p. 104, ad 1777 et 1778, p. 456. 560. ad 1776, p. 104 (Mercur. externe).

Auenbrugger, Leop., Experimentum nascens de remedio specifico sub signo specifico in mania virorum. 157 pp. Viennae. 8°. (Systematische Campher-Kur bei eigenartigem Zustande der Geschlechtstheile. Genau angegeben in: *Friedreich*, Literärgesch. 1830, S. 352.)

Aymen, Mercurialis herba in hysteria. In: Hist. de la Soc. roy. de méd. 1776, p. 343.

Barailon, J. Fr., Obs. sur une espèce de épilepsie qui reconnait pour cause le virus exantématique miliaire. Hist. Soc. roy. de méd. 1776. Par. 1779, I, 225—231.

Barbut, Obs. sur un abscès au cerveau, guéri par l'usage interne et externe de la verveine. J. de méd. etc. Par. 1776, XLVI, 178—182.

Baudot, Mercurius cum camphora contra hydrophobiam. Mém. de la Soc. roy. de Med. ad 1776, p. 136.

Baumer, J. W., resp. G. F. **Schraffius**, De ecstaseos atque catalepseos differentia. 12 pp. Giss. 4°.

—, resp. A. **Schacht**, De iis, quae spasmis rigidis particularibus communia sunt, agit. 16 pp. Giss. 4°.

—, De vera catalepseos actione ac naturali curatione. Giss. 4°.

—, De emprosthotono. Giss. 4°.

—, De tetano. Giss. 4°.

Bonté, Catalepsis. In: Mém. de la Soc. roy. de méd. ad 1776, p. 45 (als Symptom des Typhus).

Boucher, Obs. sur l'apoplexie relatives au climat de la ville de Lille en Flanders. J. de méd. etc. Par. 1776, XLVI, 363. 452. 536. XLVII, 70. 147. 253. 328.

Bouvier, A. M. J., An musica per se medicas habeat vires? Besançon. 4°.

Bucquet, Obs. sur l'analyse de l'opium. Hist. soc. roy. de méd. 1776. Par. 1779, I, pt. 2, 399—404.

Campe, Joa. H., Von der Empfindungs- und Erkenntnißkraft der menschl. Seele. Leipz. 8°.

Carlos and **Taswell**, Fractured skull cured. Med. Obs. Soc. Phys. Lond. 1776, V, 82—88, 1 pl.

Clerk, T., De hydrocephalo. 57 pp. Edinb. 8°.

Coeler, Eine starke Erschütterung des Gehirns. In: Verm. chir. Schriften. Brl. u. Stettin, 1776, I, 259—267.

Colbatsch, Jo., Abhdl. v. d. Mistel, u. dessen Kraft wider die Epilepsie. Altenb. 8°. A. D. B., XXXIV, 466.

Comte, Ustio contra ischiadem. Hist. de la Soc. roy. de med. I ad 1776 (per focum radiorum solis).

Coquereau, Apoplexia per nisum in partu. Hist. de la Soc. de méd. ann. 1776, p. 268. 269.

—, Diarrhoeae salubritas. Ibidem, p. 169 (in apoplexia ex puerperio).

Cruikshank, W., Experiments of the nerves, particularly on their reproduction; and on the spinal marrow of living animals. Communicated by the late J. *Hunter*. 13 pp. Lond. 4°.

Dease, W., Onservations on the wounds of the head, with a particular inquiry into the parts principaly affected in those, who die in consequence af such injuries. 177 pp. Dublin. 8°. Dasselbe. 175 pp. Lond. 1776. 8°. Auch in: *Richter*, Chir. Bibl. IV, 595. J. de méd. XLVIII. 44.

Deharsu, Magnesia chez les paralysies. Gaz. de Santé, 1776, p. 72.

Dresky, Diss. de valeriana officinali. Erl. 4°. (Gegen Epilepsie.)

Duercks, J. H., De abusu liquorum spirituosorum. 53 pp. Lugd. Bat. 4°.

Eberhard, J. A., Allgemeine Theorie des Denkens und Empfindens. Preisschr. v. d. Berl. Acad. gekrönt. Brl. 8°. Neue Ausgabe. Brl. 1786. 8°.

Eggers, Ad. Th., praes. D. W. **Triller**, De laesionibus capitis. 52 pp. Vitemb. 4°.

Ehmicke, Diss. de tremore symptomatico. Hal. 4°.

Ehrmann, Mercurius contra hydrophobiam. Mém. de la soc. roy. de méd. ad 1776, p. 141.

Evers, O. J., Beob. üb. d. Flechten und von der Wirkung der Belladonna in melanchol. Krankh. u. d. Hemiplexia serosa. Verm. chir. Schriften. BrSl. u. Stett. 1776, I. 161—92.

Flögel, C. F., Gesch. d. menschl. Verstandes. 3. Aufl. Brsl. 8°.

Fothergill, J., Remarks on the treatment of persons, bit by mad animals. Med. Obs. Soc. Phys. Lond. 1776, V, 195—216. 290—97.

—, Obs. on disorders to which painters in water colors are exposed. Ibidem, 394—405.

—, Of an painfull affection of the face. Ibidem, V, 129—142.

—, Angina pectoris. Ibidem, 1776, V, 233—258.

Gerard, A., Ueber das Genie. Deutsch v. Ch. *Garve*. 424 S. Lpz. 8°.

Graham, J., A short inquiry into the present state of medical practice in consumptions, asthmas, gout in the head or stomach, hysterical, spasmodic or paralytic affections of the nerves, in every species of nervous weakness, and in cancerous and other obstinate ulcers; and a more elegant speedy, and certain method of cure, by means of certain chemical essences, and aërial, aetherial, magnetic and electric vapours, baths, and applications recommanded. 22 pp. Lond. 8°.

Graumann, Diss. Obs. phys. med. Bützow. 8°. (Magnetismus anim.)

Gundram, Diss. de catalepsi. Helmst. 4°.

Gutsch, J. G., resp. **Gehler**, De eclampsia parturientium, morbo gravi quidem neque adeo funesto, sectio prior et post. pathologica. Lips. 1776. 1777. 4°. Auch in: *Weiz*, Neue Auszz. 12°. Frkf. u. Lpz. 1778, VIII, 114—122.

Haartmann, J. J., Berigt van verscheide krankzinnige menschen en van de groeven, welke men tot hunner hulp genomen heast. In: Geneesk. Verhandl. a de Swed. Acad. *(Sandifort)*. 1771—6, Leiden 1776, III, 89—100. — Uebers. in: Coll. acad. de mém. Par. 1782, XI, 276.

de **Haen**, Ant., De mania. Venet. 12°.

—, De miraculis liber. Frcf. 4°.

Hannes, Terror contra spasmos. Act. Magunt. ad 1776, No. 21.

Heinsius, Jo. A., Beyträge zu d. Versuchen, welche mit künstl. Magneten in verschiedenen Krankheiten angestellt worden. L. 1776. 8°. Auch in: A. D. B. XXX, 222.

Hermstaedt, Jo. Ad., Wunderbare Kraft der Natur durch die Sym- und Antipathie. Rotenburg. 8°.

Hey, W., The effects of electricity in amaurosis. Med. Obs. Soc. Phys., Lond. 1776, V, 1—31.

Hill, Jo., Von der Natur und Heilungsart der Hypochondrie. Brem. 8°. Auch in: A. D. B., VIII, 260.

Hjortberg, G. F., Proeven met de electriciteit, gedurende zes jaaren, genomen of onderscheide lyders. Geneesk. Verhandel. a. d. k. Swed. Ac. *(Sandifort)*. Leiden 1776, III, 271. 301. 1 pl.

Hoffmann, F. A., De epilepsia. 68 pp. Vindeb. 8. Auch in: Consult. Cent. I, No. 28.

Holdefreund, J. R. S., Vom epidem. Stickhusten, der Kinder. Helmst. 8°. Auch in: *Tode*, Bibl. IV, 1. p. 111

Horst, F. J., Ursachen der Liebe u. Heilmittel dawider insofern sie Krankheit ist. Lpz. 8°.

d'**Huaulme**, Lettre d'un médicin de Paris à un médicin de province sur le traitemens de la rage. 17 pp. Par. 8°.

Hurlebusch, Diss. zincum medicum. Helmst. 4°. (Gegen Epilepsie, Convulsionen.)

Kemmes, Jo. Chr., Beurtheilung eines Beweises von der Immaterialität der Seele aus der Medicin. 1770. 8°.

Kerr, J., The culture of the white poppy and preparation of opium, in the province of Bahai. Med. obs. Phys. Lond. 1776, V, 317—323.

Lambergen, T. A., Diss. sistens puellae catalepticae historiam et sanationem, nec non de catalepsi nonnulla. 65 pp. Lugd. Bat. 4°.

Lang, J., De passione hysterica. 109 pp. Vindeb. 4°. Auch in: Casual. Opp. II, 249.

Langguth, G. A., Diss. de valetudine sexus sequioris a coma cothurnata. Witeb. 4°.

de **Lassone**, J. Mar., Méthode éprouvée pour le traitement de la rage. Par. 4°.

Leidenfrost, Zeidler, Diss. quod in moderna frequentia morborum nervosorum dijudicanda ad cutis externae humanae conditiones respiciundum sit. Duisb. 4°. Auch: Opp. Vol. III, No. 7.

Loftie, Hernia cerebri. Med. Obs. Soc. Phys. Lond. V, 121—128.

Ludwig, C. G., De paraplegia ex fractura vertebrarum colli. *Weiz*, Neue Ausz. 12. Lpz. 1776, IV, 159—163.

Luther, Th., Diss. de cardialgia. Erf. 4°.

Malacarne, M. V. G., Nuova exposizione della vera struttura del cerveletto umano. Turin. 8°.

Marat, Enquiry into the nature, cause and cure of a singular disease of the eyes etc. (amaurosis). Lond. 8°. *Richter*, Chir. Bibl. IV, 121.

Marcard, H. M., Medicin. Versuche ꝛc. Lpz. 8°. (Selbstmord.)

Mauduyt, l'électricité. In: Mem. de la soc. r. de méd. ad 1776, p. 461. 514, ad 1777 et 78, p. 199. 432. 439. *Formey*, Med. éclair. T. III. *Hufeland*, Aufkl. d. Arzneyw. und d. neuest. Entdeckungen. I, 3, Nr. 8.

Mendel, L., De suffocatis. Argent 4°.

Mühlhausen, G., Jagttagelse om Tobakssogens Nytte hos Druknede. Kiobenhavn. 12°.

Müller, A., Ueber die Ideen im Gehirn. 1776. 8°.

—, Beitrag zur Widerlegung der Chimäre von d. materiellen Ideen. 1776. 8°.

Murray, Pr. de tempore corticis Peruviani in tussi convulsiva exhibendi. Gött. 4⁰. (mature dandam, diuque continuandam esse).

Musgrave, Sam., Betrachtungen üb. d. Nerven und Nervenkrankheiten. Lpz. 8⁰. Auch: A. D. B., XXX, 504.

—, Speculations and conjectures on the qualities of the nerves. 146 pp. Lond. 8⁰.

Nauheimer, Diss. de sectione venarum jugularium in quam plurimis morbis capitis prae caeteris phlebotomiis ad modum salutari. Magunt. 4⁰.

Nootnagel, D., De amaurosi. Erl. 4⁰. Auch in: *Baldinger*, Syll. III und *Weiz*, N. Ausz. XI, 71.

Nudow, H., Examen partitionis nervorum in sensorios et motorios. 3 pp. Lps. 4⁰. Auch in: *Weiz*, Neue Ausz. 12⁰. Lpz. 1777, VI, 21—29.

Oberkampf, Chr. H. G., De valetudine sexus elegantioris a coma cothurnata. 23 pp. Vitemb. 4⁰.

Oudot, Hydrophobiae caussa terror. Mém. de la soc. roy. de Méd. ad 1776, p. 137.

Panzani, Venaesectio contra epilepsiam. Giornale di Medicina, XIII. Venet. 8⁰.

Pernety, A. J., La connoissance de l'homme moral par celle de l'homme physique. 3 V. Brl. 1776—7. 8⁰. (Der 3. Theil unt. d. Titel: Obs. sur les maladies de l'âme.)

Petersen, J. C., Beschryving van eene zickte, door schrik verwekt. Geneesk. Verhandl. a. d. k. Swed. Ac. *(Sandifort)*. 1771—76, Leiden, 1776, III, 220—240. Ebenso übers. in: Coll. ac. d. mém. etc. Par. 1772, XI, 293—95.

Picqué, Lettre sur les témpéramens en général et sur quelques idiosyncrasies particulières. J. de méd. etc. Par. 1776, XLV, 132—149.

Platner, E., Pr. II. de vi corporis in memoriam. Lps. 4⁰.

Pohl, Jo. Ch.. resp. J. S. **Lieberkühn**, De fractura ossis bregmatis cum fissura per suturam in os temporum penetrante. 155 pp. Lps. 4⁰. Auch in: *Weiz*, Neue Ausz. 12⁰. Frkf. u. Lpz. 1778, VIII, 15—18.

Raymond, Rabies canina. Med. Obs. Soc. Phys. Lond. 1776, V, 1—8.

Reichel, M. J. D., praes. C. **Ludwig**, De magnetismo in corpore humano. In: *Weiz*, Neue Ausz. 12⁰. Lpz. 1776, IV, 12—20.

Rüdiger, Von e. Verrenkung des letzten Rücken- und ersten Lendenwirbelbeins. Verm. chir. Schr. Brl. u. Stett. 1776, I, 286—288.

Saillant, Du seigle ergoté. In: Mém. de la Soc. roy. de méd. ad 1776, p. 303.

—, Agrypnia. Ibidem, p. 318 (trium annorum).

—. Syncope. Ibidem, p. 318 (audiens praeparationem ad sepulturam).

Schacht, G. A., De tetano. 44 pp. Giss. 1770. 4⁰.

Schneider, Conr. V., Diss. de spasmis, eorum natura, subjecto etc. Vitemb. 1776. 4⁰. (1. Ausg. 1677. 1678. 4⁰).

Schobelt, Ch. H., Tractatio de hemicrania. 55 pp. Brl. 8⁰. Auch: A. D. B., XXX, 491.

Schraff, G. F., De vera catalepsiae notione ac rationali curatione. 32 pp. Giss. 4⁰.

Schroeder, Diss. medicina flatuum. Marp. 4⁰. (Dyspnoeae causa.)

Scott, Dyspnoeae causa inspiratus pulvis Ipecacuanhae. Med. Comm. Edinb. u. Phil. Tr. ad 1776, No. 9.

Sellin, Von e. Verrenkung des Halswirbelbeins. Verm. chir. Schr. Brl. u. Stett. 1776, I, 284—86.

Sherwen, J., Case of the puncture of a nerve in phlebotomy. Medic. et Phil. Comment. Lond. 1766, IV, 210—27.

Sigault, Diss. ergo in puerperarum torminibus diversa curatio. Par. 8⁰.

Sprenkel de **Lenis**, F., De consensu partium humani corporis inter se. Vindeb. 8⁰.

Teller, J. F., Vernunft- u. schriftmäßige Abhdl. üb. d. Selbstmord. 102 S. Lpz. 12⁰.

Thomas, D., De animo humano ejusque in corpus effectibus. 37 pp. Lugd. Bat. 4⁰.

Thouret, A., Obs. sur les vertues de l'aimant. Hist. Soc. roy. de méd. Par. 1776, 281—85 (in dolore faciei cum sensibili elevatione cutis et nervorum. Ad. 1782 et 83, I, 204; non juvat).

—, praes. C. de **Jaen**, An affectibus soporosis emeticum? 4 pp. Par. 4⁰.

—, Diss. Ergo fracto cranio semper admovenda terebra. Par. 8⁰.

Tralles, B. L., De animae existenti immaterialitate et immortalitate cogitata. Bresl. 1776. 8⁰.

Vicq d'Azyr, Fr., Caecitatis caussa laesio nervorum frontalium. Hist. de la Soc. roy. de méd. 1776, p. 316.

Voorduin, J., De paralysi graesertim pituitosa. Traj. ad Rh. 4⁰.

Wathen, J., Caries of the skull. Med. Obs. Soc. Phys. Lond. 1776, V, 187—194.

Werner, Ep. gratulatoria (dyspnoeae causa concretio pulmonum ad pleuram). Lps. 4⁰. Auch: *Weiz*, N. Ausz. VIII, 191.

White, W., The history of a case hieranosos (chorea) successfully treated by the flowers of zink. Med. & Phil. Comm. Lond. 1776, IV, 326—331.

Wild, Theses de morborum nervosorum frequentia. Duisb. 4⁰.

Wilson, A., Nature and origin of hysteria. Lond. 8⁰. Auch in seinen: Medical Researches etc. Lond. 8⁰.

Wohlert, J. G., Geschichte und Heilung einer Kopfwunde. Kopenh. 8⁰.

Wolf, Diss. Hippocratis cautela exemplo Halicarnassensis super venaesectione imtempestiva in phrenitide et delirio febrili. Hal. 4⁰.

Zeidler, Th. J., Definitio quod in moderna frequentia morborum nervosorum dijudicanda ad cutis externae humanae conditiones respiciendum sit. Duisb. 4⁰.

Mercurius contra hydrophobiam. Mém. de la Soc. roy. de méd. ad 1776, p. 133.

Lettre d'un médecin de Paris à un médecin de province, sur le traitement de la rage. 17 pp. Par. 4⁰.

Vom äußeren Gebrauch des Castorei bei convulsivischen Zufällen. Abhdl. u. Beob. v. e. Gesellsch. v. Aerzten in Hamburg 1776, I, 277—81.

Amaurosis caussa nervi frontalis laesio. Hist. de la Soc. roy. de méd. ad 1776, p. 316.

Extr. Hellebori contra epilepsiam. J. d. méd. 1776, p. 544. 1777, p. 63. Samml. auserl. Abhdl. f. pr. Aerzte, IV, II. St., p. 313.

Variola sanans salacitatem. Gaz. de santé, 1776, p. 94.

Comm. de natura cholericorum etc. Vienn. 8⁰. A. D. B. XXXIII, 131.

Dyspnoea vomitu sublata. Gaz. de Santé, 1776, p. 50. Auch: Ephem. Nat. cur. cent. I & II. Obs. 75. *Horstius*, Opp. T. III, p. 50. *Bang* in Act. Reg. Soc. Med. Havn. Vol. I, p. 82. *Loefler* in Hufeland's J. f. pr. Heilk., XXI, S. 60. *Ruland* in Cur. Empir. Cent. III, obs. 2. V, obs. 95. VI, obs. 9. *Stoll* in Rat. med. II, 347.

1777.

Aaskow, H. B., Observ. circa tussim convulsivam annis 1768 et 1776 epidemicam. Act. Soc. med. Havn., 1777, I, 284—293.

Andry, Hydrophobia spontanea. Mém. de la soc. roy. de méd. ad 1777 et 78; p. 457.

—, Anagallis contra hydrophobiam. Ibidem, p. 470. Untertauchen im Wasser, p. 495.

Baynes, S., De hypochondriasi. 63 pp. Edinb. 8°.

Berdot, D. C. E., Hydrargyrosis, vigente ipsa hydrophobia, proficua. Act. Helv. Bas. 1777, VIII, 198—203

de **Berger**, J. J., De tussi convulsiva. Act. soc. med. Havn. 1777, I, 315—319.

Bertram, A., De phrenitide. 31 pp. Edinb. 8°.

Bertrand, Essai sur le plaisir. Neufchâtel, 1777. 8°.

Beudo, Acetum contra hydrophobiam. Mém. de la Soc. roy. de méd. ad 1777. 8°. (p. 473.)

Boehmer, J. Fr. W., De nono pare nervorum cerebri. C. 2 tab. 61 pp. Gott. 4°. Auch in: *Ludwig*, p. I, p. 279—309. (Nachweis, daß der n. hypogl. rein motorisch zur Bewegung der Zunge dient und dadurch zur Stimmbildung und zum Schlingen beiträgt.)

Bonnet, Ch., Von den Ahndungen u. Visionen. Lpz. 8°.

Bousquet, in: Gaz. de santé 1777, p. 65. (Frigido potu sanata jejuno ventriculo in dyspnoea.)

Bouteille, Obs. sur la vertu anti-spasmodique de la valeriane dans l'epilepsie, la dance de St. Witt, et dans le rage, avec des remarques sur quelques autres remèdes dans ces maladies. J. de méd. etc. Par., 1777, XLVIII, 544—556. 1778, XLIX, 63. 1665.

van **Brugge**, F. R., De actione musculorum. Lugd. Bat. 4°.

Campbell, D., De musices effectu in doloribus leniendis aut fugandis. 44 pp. Edinb. 8°.

Cartheuser, F. A., Diss. de singularibus quibusdam morborum curationibus. Ultraj. 4°. (p. 20 Magnet.)

—, resp. B. **Timmermann**, Pr. de quibusdam vinorum adulterationibus, sanitati noxiis, quae additamentis mineralibus peraguntur, breviter disserere pergit. 16 pp. Giss. 4°.

des **Champs**, Lettre sur l'institution des sourds et muets. Par. 12°.

Consbruch, Irritatio nervorum epilepsia. In: Diss. Observ. fasc. Stuttg. 1777. (Ganglion tibiae.)

Coqueteau, Cephalalgia periodica epidemica. Mém. de la soc. r. de méd. ad 1777 & 78. p. 38.

Cullen, W., First lines of the practic of physic. Edinb. 8°. Neue Aufl. 1796. Ins Franz. v. *Bosquillon*. Par. 1797. Ins Deutsche nach der Ausg. des Dr. *Rotherham* mit Zus. Lpz. 1800. 8°. (Gibt den Anstoß zu einer wissenschaftl. Bearbeitung der Psychosen, erhebt sich gegen die Eintheilung u. erläutert wahr die Ursachen.)

Cuntira, F. J., De viribus medicis nicotianae ejusque usu et abusu. Vindeb. 8°.

Cupples, Th., De hypochondriasis causis. 52 pp. Edinb. 8°.

Daignan, Mém. sur les effets salutaires de l'eau de vie de genièvre dans les Paisbas froides et marecageux. St. Omer. 8°. Auch: J. de méd. XLIX, 189. Diss. prior.

Eber, Paul, theologi, De puella ecstatica. In: *Haller*, Bibl. Med. Pr. II, 131, 1777.

Eschenbach, M. C. J., De usu opii salubri et noxio in morbis inflammatoriis. 30 pp. Lps. 4°.

des **Essarts**, Obs. sur les enfans à grosse tête. J. de méd. etc. Par. 1777, XLVII, 114—25.

Flebbe, C. D., Waarneeming wegens meenigvuldige, geweldige en buitengewoone toevallen van zenuw-zicktens aan eene lijderes overgekomen. Handel. v. h. geneesk. Genootsch., Amst. 1777, II, 169—210.

Fourage, J. P., De colica pictonum. 44 pp. Herbipoli. 4°. Auch in: *Frank*, Delect. op. med. 8°. Ticini, 1787, III, 256—293.

du **Fresne**, Ergo non colicis figulinis venaesectio. Par. 8°.

Funccius, C. B., De physiognomia et opere physiognomico Lavateriano disserit. 12 pp. Lps. 4°.

Gardner, J., Uncommon presentation of a child to whose neck there was attached a tumour nearly the size of the child's head. Med. & Phil. Comm., Lond., 1777, V, 306—311.

Gerischer, C. A., De eclampsia parturientium, morbo gravi quidem neque adeo funesto, sectio altera therapeutica. Lps. 4°. Auch in: *Weiz*, Neue Ausz. 12°. Lpz. u. Frkf. 1778, VIII, 123—136.

Gray, A., Hydrophobia, attended with singular circumstances. Med. Comm. 1777. Edinb. 1788, II, Dec. 2, 304—15.

Gulbrand, J. G., Epilepsia tum gravidae tum lactantis infanti innoxia, et paralysis eruptis catameniis soluta. Act. soc. med. Havn., I, 84—92.

Guyetant, Reflexions à la suite des observations sur quelques plaies extérieures de la tête et sur une nouvelle méthode, qu'on propose pour leur traitement. J. de méd. etc. Par. 1777, XLVIII, 44—53; XLVII, 520—30.

Haag, Diss. de rabie canina. Edinb. 8°.

Haesemann, H. L., Bem. v. e. tödtlich gewordenen Kopfverletzung. Kopenhagen. 12°.

Held, J. N., De hernia cerebri. 28 pp. Giess. 4° (sanata in adulta).

Helvetius, M., A treatise on man, his intellectual faculties and his education. Transl. with notes by W. *Hooper*. 2 T. 384 & 488 pp. Lond. 8°.

Hennings, J. Ch., Von den Ahndungen u. Visionen. 1. Th. Lpz. 1777. 8°. — 2. Th., der die Voraussehungen und Ahndungen der Thiere enthält. Lpz. 1783. 8°. Auch unt. d. Titel: V. d. Ahndungen der Thiere, durch Beisp. aus d. Naturgeschichte erläutert.

Heysham, J., De rabie canina. 66 pp. Edinb. 8°. Auch in: *Smellius*, Thes., 8°. Edinb. 1785, III, 496—538.

Hissmann, M., Psychologische Versuche, ein Beitrag zur esoterischen Logik. Gött. 8°.

Hoffmann, F. A., De epilepsia. Vindob. 8°.

—, Fr., resp. Ge. G. **Gumprecht**, De consensu partium. Hal. 4°.

Howard, J., The state of the prisons in England and Wales with preliminary observations, and an account of some foreign prisons. II. T. Warrington. 4°.

de **Jussieu**, Ergo ad sanitatem corporis et mentis excercitatio. Par. 8⁰.

Kemme, J. O., De vi vitali. Hal. 4⁰.

Kergel, J. L. B., De partibus irritabilibus humani corporis. 28 pp. Lps. 4⁰.

Kleber, J. C., Waarneeming omtrent een waterhoofd van een nieuw geboren kind, door het uitwendig gebruik van het vinum squilliticum geneezen. Handel. v. h. geneesk. Genootsch., Amst., 1777, 365—67.

Klinkosch, J. T., Pr. quo anatomen partus capite monstroso proponit. In: *Weiz*, Neue Auszz. 12⁰. Lpz, 1777, VI, 11—18.

Kölpin, A., De capitis laesionibus meletemata med.-chir. cum adjectis observationibus. 102 pp. Havn. 8⁰.

Latour, Sur le tétanos. J. de méd. etc. Par. 1777, XLVIII, 213 bis 219.

Lawaetz, H. W., Ueb. die Temperamente. 86 S. Hamb. 8⁰.

Laycock, E., De spiritu. 41 pp. Edinb. 8⁰.

Leake, John, Medical instructions towards the prevention, and cure of chronic or slow diseases peculiar to women, especially those proceeding from overdelicacy of habit called nervous or hysterical; from female obstructions, weakness, and inward decay; a diseased slate of the womb, or critical change of constitution at particular periods of life. 3. ed. 448 pp. Lond. 8⁰.

de **Limbourg**, R., Obs. sur une plaie considerable du cerveau faite par un coup de fusil. J. de méd. etc. Par. 1777. XLVIII, 224—37.

von **Loder**, J. Ch., Descriptio anat. baseos cranii humani iconibus illustrata. Gott. 4⁰.

Mackenzie, A., Women in the shire of Ross living without food or drink. Phil. Tr. Lond. 1777, LXVII, 1—11.

Maler, F. G., De commotione cerebri. 22 pp. Argent. 4⁰.

Mauduyt, L'électricité contre l'épilepsie. Mém. de la soc. roy. de méd. ann. 1777.

Meckel, P. F. Th., De labyrinthi auris contentis. 58 pp. Argentor. 4⁰.

Melliar, J., De asthmate spasmodico. 38 pp. Edinb. 8⁰.

Metternich, A. F., De tussi convulsiva infantum. Magunt. 4⁰. In: *Frank*, Del. opusc. 8⁰. Ticini, 1787, III, 218—35.

Moeser, J., Der Werth wohlgewogener Neigungen u. Leidenschaften. Neue Aufl. 116 S. Bremen. 8⁰.

Niederhuber, Ign., Irritabilitas muscularis ad simplices naturae leges revocata. Ingolst. 4⁰.

Nugent, Cp., Versuch üb. die Wasserscheu. A. d. Engl. (1753). Lpz. 1777. 4⁰.

Oehme, Ueb. d. Hypochondrie. Dresd. 8⁰.

Oesfeld, Leben v. d. Seele. Chemnitz 1777. 8⁰.

Panzer, G. W. F., De dolore. 52 pp. Altd. 4⁰.

Pemberton, Th., De metu. 59 pp. Lugd. Bat. 4⁰.

Piccardi, M. F., Bemerkung om en sonderbraekket Pandehuule. Kjobenhavn. 12⁰. (Fructura sinus frontalis.)

Pirri, P., Sur l'utilité de la teinture de cantharides à l'interieur, dans la paralysie confirmée des extremités. J. de méd. etc. Par. 1777, XLVIII, 120—131.

Platner, E., resp. E. B. G. **Hebenstreit**, De principio vitali. 29 pp. Lps. 4⁰. (Durch den Nervengeist sei die Seele im ganzen Körper wirksam, jener sei ein geistiger u. ein thierischer.)

Plaz, A. G., resp. Ch. Fr. A. **Hendrich**, De magiae vanitate. 16 pp. Lps. 4⁰. 2. ed. Lps. 1777. 4⁰.

Pohlius, Pr. de hydrocephalo infantis recens nati interno et externo. Lps. 4⁰. Auch in: *Weiz*, N. Auszz. VIII, 1.

Pokorny, Diss. de colica pictonum. Vienn. 8⁰.

Pomme, P., On hysterical and hypochondriacal disease. Transl. from the fourth edition, with a preface by John *Berkenhaut*. Lond. 8⁰.

Ponsard, Traité de l'apoplexie et de ses differentes espèces avec une nouvelle methode curative. Par. 12⁰.

Read, Essai sur les affections vaporeuses. In seinen: Hist. de l'ésquinancie. 91 pp. 12⁰. Metz, 1777, 51—74.

Rockstroh, G. G., De similitudine animi affectuum cum morbis. 8 pp. Lps. 4⁰.

Roussel de **Vauzesme**, A., praes. Jo. R. **Sigault**, Quaestio med., an perfectio digestionis a latice nerveo? 7 pp. Par. 4⁰.

Ruddimann-Steuart, T., De apoplexia. Edinb. 8⁰.

Sandifort, E., De duro quodam corpusculo, nervo auditorio cohaerente. In seinen: Obs. anat. path. 4⁰. Lugd. Bat., 1777, I, 116—120.

Schoenheyder, J. H., De septuagenaria a gravi insultu apoplectico decies per emeticum liberatio. Act. soc. med. Havn. 1777, I, 99—104.

Stapleton, C., praes. M. van der **Belen**, Quid capitis dolor? quae ejus species? quae caussae? quae curandi methodus? 1777. 4⁰. In: *Louvain*, Diss. 8⁰. Lovanii 1795, I, 345—50.

Starke, J. Chr., De tetano ejusque speciebus praecipuis, partis historicae sectio prior. 62 pp. Jen. 4⁰. P. II. Jen. 1778. 1781. 8⁰.

Stevart, Diss. de apoplexia. Edinb. 8⁰.

Stöller, F. C., Eine mit Zuckungen begleitete Lähme d. Zunge, d. rechten Arms u. Fußes, nach vorhergegangenem rheumat. Fieber u. Gelbsucht, welche letztere oft wiedergekommen und glücklich gehoben worden ist. In seinen: Beob. u. Erfahr. 8⁰. Gotha, 1777, 111—136.

Stoy, J. A. F., De vi vitali in quandam celeberrimi medici de eadem materia praelectionem. 24 pp. Hal. 4⁰.

Strack, Diss. de tussi convulsiva. Magunt. 4⁰.

Stuart, D., Diss. de mania. 45 pp. Edinb. 8⁰.

Tenner, J. G., De organi olfactus differentia. Lps. 8⁰.

Tessier, Formicatio. (Mém. de la Soc. roy. de méd. ad 1770, p. 417, ad 1777 & 78, p. 587.

Thomassin, Excrescentiae cerebri caussa apoplexiae. Gaz. de Santé 1777, p. 64.

Tiedemann, Aphorismen üb. d. Empfindnisse. Deutsches Museum, 1777, II, 505—515.

Trnka de Krzowitz, W., Comm. de tetano plusqam ducentis clarissimorum medicorum observationibus, nec non omnibus hactenus cognitis adversus tetanum remediis instructus. 465 pp. Vindob. 12⁰. Auch in: A. D. B. XXXIII, 463.

Vicq-Azyr, Sur la description des nerfs de la seconde et troisième paire cervicale. In: Mém. Ac. roy. de sc. de Par. 1777. — Coll. acad. de mém. Par. 1787, XVI, 409—22.

Vogel, S. G., Versuch einiger med.-prakt. Beobachtungen. Gött. 1777. S. 72. (Nach Vertreibung v. Spulwürmern verschwand die Manie.)

Weber, P. C., Quid somnus? quae causa? qui effectus? quae vitia? 1777. In: *Louvain*, Diss. 8°. Lovan. 1795, I, 255—8.

Whytt, R., Traité des maladies nerveuses, hypochondriaques et hystériques. Trad. de l'angl. Paris. 2 T. 8°. — Whytt's theor. Schriften, übers. v. *Lietzau*. Brl. 1790.

Wilson, A, Med. researches; being an enquiry into the nature and origin of hysterics in the female constitution, and into the distinction between that disease and hypochondriac or nervous disorders. Comprehending . . . Together with the substance of a discourse, proving that the motions of the blood and animal fluids do not depend on the impulses of the heart upon the blood, but must be referred to other causes, and particularly to an animal modification of that universal principle which is the common cause of all organisation, and of all organical motions in bodies. To which are added, four letters to Sir *Jacob*, on the materiality, density, and activity of light, and on air. Lond. 8°.

Wisner, Diss. de consuetudinis effectu in corpus humanum. Vienn. 4°.

Wolleb, E., Gedanken üb. d. Seele des Menschen u. den Zustand nach dem Tode. 2 Bde. Brl. 8°.

Woollcombe, H., De hysteria. Edinb. 8°.

Wünsch, Diss. de auris humanae internae proprietatibus et vitiis quibusdam. Lps. 4°.

Wrisberg, H. A., De quinto pare nervorum encephali et de nervis qui ex eodem duram matrem ingredi falso dicuntur. C. tab. 4. Gött. 4°. Auch: *Ludwig*, I, 263—78. Comm. med. phys. Gött. 1800, I, 98—126.

Pulvis Palmarii contra hydrophobiam. Mém. de la soc. roy. de méd. ad 1777 & 78, p. 476.

Suppuratio vulneris diuturna contra hydrophobiam. Ibidem, p. 229, 230; ad 1782 & 83, T. II, p. 24.

Contra paralysin lotio per tinct. cantharidum. Ibidem, p. 219.

Electricitas in amaurosi. Ibidem, ad 1777 & 78, p. 394.

Mercurius contra hydrophobiam. Ibidem, p. 229, 230, ad 1782 & 83, T. II, p. 24 (frictiones), p. 26 (sublimatus interne), p. 104 (ext. et interne), p. 500.

Ueb. d. Hypochondrie. Dresd. 8°. Auch A. D. B., Anh. XXV bis XXXVI, p. 602.

Amaurosis caussa merc. sublim. Gaz. de santé, 1777, p. 190.

Physiogn. Cabinet f. Freunde u. Schüler der Menschenkenntniß. Mit Kupf. 3 Th. Frankf. 8°.

Bekanntmachung des Obercollegii medici zu Berlin des specif. Mittels wider den tollen Hundsbiß. Brl. 8°. (Meloë proscarabäus.)

1778.

Ackermann, J. C. G., Ueb. d. Kenntniß u. Heilung des trismus od. des Kinnbackenzwanges. 2. Ausg. Nürnb. 8°.

Asti, Fel., Compendio di notizie interessanti circa il veneno di rabbiosi animali etc. Mentova. 8°. A. d. Ital. v. *Spohr*. Lemgo, 1787. 12°. Auch: J. de méd. LXXVI, 314.

Baldinger, E. G., Epitome nevrologiae physiologico-pathologicae. Gött. 4°.

—, Pr. de magnetis fatis et viribus ad morbos sanandos. Gott. 4°.

—, resp. C. P. **Leporin**, Pr. praemittitur succincta narratio histor., de magnetis viribus ad morb. san. 7 pp. Gott. 4°.

—, resp. G. H. **Volger**, praefatio agit de oculorum morbis s. ophthalmicis sanandis. 11 pp. Gott. 4°.

—, Praefatio vestigia irritabilitatis in veterum monumentis nuper omissa sistit. 15 pp. Gott. 4°.

—, Progr. alexiteria contra diabolum. Gött. 4°. Auch: Opusc., p. 100. N. Mag., VIII, 9.

Baumer, Diss. de convulsionibus clonicis. Giss. 4°.

Bell, Benj., The history of a case in which some of the vertebrae were found dissolved. In: *Duncan's* Med. comm. 1778.

Benko, S., De insomniis. Ofen. 4°.

de **Berger**, J. J., Cardialgia habitualis ex perverso ventriculi situ. Act. soc. med. Hafn. 1777, I, 171—187.

Bergius, Mat. med. ex regno vegetabili. 1778 (p. 122 Heilung mehrerer Fälle v. Manie u. Wahns. durch extr. stram. 2 × 1 Gran., höchstens bis 5 Gr.)

Bertram, E., Philos. u. mor. Versuch üb. d. Vergnügen. Bern. 8°.

Bonnard, Obs. sur une maladie singulière (nerv.). J. de méd. etc. Par. 1778, I, 60—64.

Bosius, E. G., resp. G. F. **Franz**, De Scytharum νοσῳ ϑηλειᾳ ad illust. loc. Herodoti. 18 pp. Lps. 4°.

Bosquillon, Ergo post gravem capitis contusionem, etiam mediocriter suspecta cranii fractura vel fissura cutis una cum pericranio ad os usque incidenda. Par. 8°.

Boyer, Vesicantia contra ischiadem. Gaz. de santé, 1778, p. 7 (sub genu).

Boush, G., De hysteria. 26 pp. Edinb. 8°.

de **Brotonne**, Ergo specificum viperae morsus antidotum alcali volatile. Par. 8°.

Compardon, Obs. sur plusieurs fractures du crâne, et particulièrement sur l'espèce d'enfonçure appellée, par les Grecs thlasis ou phlasis. J. de méd. Par. 1778, I, 155. 242. 322.

Conrad, J., De hydrocephalo cum fungo cerebri conjuncto. 28 pp. Argent. 4°.

Darwin, Strabismus. Phil. Tr. ad 1778, p. 86.

Ehrmann, Instruction concernant les personnes mordues par une bête enragée. Strassb. 8°. (Mercurius.)

Elliser, J. G., De potus spirituosi in facultates animae actione. Helmst. 4°.

Elsner, Chr. Fr., Abhdl. üb. die Brustbräune. Königsb. 8°. Auch: A. D. B., XXXVIII, 124. Comm. Lps. XXIII, 303. J. de méd. LXI, 539.

Eschenbach, C. G., Quatenus dura cerebri meninx matris mereatur nomen? 8 pp. Par. 4°.

Fehr, Abhandlung v. Mohnsafte. Cassel 1778. A. D. B., Anh. XXV—XXXVI, p. 474 (Vermehrung der Blutbewegung, Verminderung der Herzkraft).

Ferat, J., An diversis temperamentis diversus rerum non naturalium usus? Remis. 4°.

Fischer, J. G., De phrenitide idiopathica. Rint. 4°.

Fuchsius, G. Fr. Ch., De tetano ejusque speciebus praecipuis, partis historiae sectio posterior. 92 pp. Jen. 4°.

Gehler, Diss. de sanguinis ex parte siderata per venam eductione. Lps. 4°.

Grest, Diss. de tussi convulsiva. Argent. 4°.

Gruner, Ch. G., Diss. de virtutibus agarici muscarii. Jen. 4°. (p. 13 contra epilepsiam).

—, Diss. sistens naevorum origines. Jen. 4°. Auch: A. D. B., XLIII, 459 (non esse exinde).

Guigon, Obs. sur. des accès epileptiques. J. de méd. etc. Par., 1778, I, 427–31.

de **Haller**, A., De partium corporis humani praecipuarum fabrica et functionibus, opus quinquaginta annorum. Bern. 8°. (No. 8 Cerebrum. Nervi.)

—, Dissertatione intorno la natura sensibile ed irritabile delle parti dello pore animale. Trad. del. A. *Albori.* Venez. 8°.

Hardy, James, Examination of the colic de Poitou and Devonshire etc. Lond. 8°.

Hartmann, P. I., Pr. ex scoliosi lethargum breviter describit. Traj. ad V. 4°.

—, Diss. quaestiones super florum zinci usu interno. Traj. ad Viadr. 4°. (Gegen Epilepsie.)

—, Diss. Efficacia gibbositatis in mutandis vasorum directionibus. Frcf. 4°.

de **Hartog-Lémon**, jun., H., Spec. inaug. exhibens historiam morbi convulsivi. 16 pp. Lugd. Bat. 4°.

Hebenstreit, E. B. G., De corporum animalium fabrica animarum facultatibus accommodata. Lps. 4°.

Hemman, J. A., Beytrag zur Geschichte der Magnetkur. Aus den Werken des Th. *Paracelsus.* In seinen: Med. chir. Auss. 8°. Berl. 1778, 1–40.

Hempel, Jo. G., Etwas v. d. Kriebelkrankheit. App. ad Erfahrung vom Scharbock 2c. Kopenh. 8°.

Hennings, Aug. Ad. F., Ueber die Vernunft. Brl. 8°.

Herder, G., Vom Erkennen und Empfinden der menschlichen Seele. Bemerk. u. Träume. Riga. 8°.

Hett, B. K., Diss. exhibens veram somni ideam. Trier. 4°.

Heyne, De maribus inter Scythas morbo effeminatis. In: Comm. soc. Gött. Class. Phil. T. I, 28.

Hirsch, A. B. R., Paris quinti nervorum encephali disquisitio anat., in quantum ad ganglion sibi proprium semilunare, et ad originem nervi intercostalis pertinet. In: *Sandifort*, Thes. diss. 4°. Roterod. 1778, III, 477–500. Ebenso in: *Ludwig.* 4°. Lps. 1791, I, 244–62.

Hissmann, Mich., Briefe üb. Gegenst. d. Philosophie. Gotha. 8°. (Ueber Nachtwandler.)

Jessenwanger, J. N., Diss. sistens morbum hypochondriacum et hystericum. 19 pp. Anglipoli. 4°.

Josa, Diss. de ephialte. Buda. 4°.

Kaehler, J. S., Morbi spasmodici, aliquot historiae. Sorav. 8°. Auch: A. D. B., XXXIX, 454.

Kirkland, Th., Versuch üb. d. Kindbettfieber. Nebst 2 Abhdl. üb. d. Gehirn u. d. Nerven, üb. d. Mitleidenschaft u. Reizbarkeit. Deutsch v. *Scherff.* Gotha. 8°.

Küffner, Diss. de incubo. Pragae. 4°.

Lafisce, Ergo ad visus conservationem cautelae. Par. 8°.

Langguth, G. A., Merita novissima Valerianae in academiam grate enumerat, orationem in memoriam beneficii Valeriani a filio Chr. A. *Langguth* recitandam ex constitutione indicans. 16 pp. Viteb. 4°.

Layard, Pt., Versuch üb. d. tollen Hundebiß. A. d. Engl. mit Anm. Lpz. 8°. Auch: *Vogel*, N. Med. Bibl. VI, 100.

de **Lémon**, H., Spec. exhibens historiam morbi convulsivi. Lugd. Bat. 4°.

Link, Ueb. d. Besessenen in d. evangel. Geschichte. Gotha. 8°.

v. **Loder**, J. Chr., Primae lineae neurologiae corporis humani commentatio I. 34 pp. Jen. 4°.

Longavan, Reponse au sujet de la maladie singulière dont M. *Bonnard* a donné le detail dans le J. du mois de Juillet 1778. (Nerv.) J. de méd. etc. Par. 1778, I, 323–31.

Mackenzie, Jac., Diss. de paralysi idiopathica. 59 pp. Edinb, 1778. 8°. Par. 1778. 8°.

Marci, J. M., gen. von **Kronland**, Liturgia mentis s. diss. de natura epilepsiae illius ortu et causis. Regensb. 4°.

Martin, A. R., Proeven, genomen om te bewyzen, dat de slaap het lighaam van den mensch verkoeld. Geneesk. Verhandel. a de k. Sweed. Acad. *(Sandifort).* Leiden 1778, XLX, 323–332.

Mauduyt, Sur les précautions nécessaires relativement aux malades qu'on traite par l'électricité. J. de méd. etc. Par. 1778, XLIX, 323–332.

Maurel, Obs. sur un enfoncement considérable du crâne, accompagné d'accidens graves qui sembloient, comme nécessairement exiger l'opération du trépan, et néanmoins guéri par les seules forces de la nature, toutefois aidée des moyens généraux. J. de méd. etc. Paris 1778, I, 494–504.

Meister, L., Ueb. die Einbildungskraft. Zürich. 8°.

Mueller, Jo. Val., De nervorum originibus. Jen. 4°.

Musaeus, J. C. A., Physiognomische Reisen. 4 Hefte. Altenb. 8°. (I. 3. Aufl. II–IV. 2. Aufl. Altenb. 1781. 8°.)

Nebel, D. G., resp. **F. J. Schwarz**, Progr. de paralysi membrorum, tum superiorum, tum inferiorum, electricitatis ope sanata. 3 l. Heidelb. 4°.

Neidhardt, Briefe üb. die Unterstützung der menschlichen Seele. 164 S. Weimar. 8°.

Parry, C. H., De rabie canina contagiosa, vulgo canina. 102 pp. Edinb. 8°.

Partington, M.. A case of a muscular contraction by electricity. Phil. Trad. Lond. 1778, LXVIII, 97–101.

Perfect, W., Methods of cure in some particular cases of insanity. Lond. 8°. (Blutlassen, setacea, Electricität, Emetica, Digitalis, Antimonium.) Deutsch, Lpz. 1780. Auch: B. D. B., XCII, 110. Salzb. med. chir. Zt. 1790, I, 167.

Pickel, G., Experimenta phys.-med. de électricitate et calore animali. 124 pp. Wirceb. 8°.

Pluscal, L., De visu. 48 pp. Vienn. 8°.

Putod, Trepanatio in apoplexia. Gaz. de Stanté. 1778, p. 16.

Ridley, Humph., Obs. quaedam med. pract. et phys. de asthmate et hydrophobia. Lugd. Bat. 4°.

de la **Roche**, Analyse des fonctions du systeme nerveux, pour servir d'introduction à un examen pratique des maux des nerfs. 2 T., 272 et 334 pp. Genève. 8⁰. Auch: J. de méd. etc. LIII, 289. *Reil*, Arch. I, 1. H., p. 163.

le **Roy**, Carl, Von den Vorhersagungszeichen in schmerzhaften Krankheiten. Lpz. 4⁰.

Rubiqueau, Noveau manège mechanique proposé pour les paralytiques. Par. 4⁰.

Sage, Experienze valevoli a fas conoscere che alcali volatile fluido é il remedio pin'efficac. nelle morti apparenti; e come produce effetti nelle morsicature della vipera, nella rabbia, scottature, apoplessia etc. Traduzione dalla seconda edizion franzese. Verona. 8⁰.

Sans, Guérison de la paralysie par l'électricité. Par. 12⁰. Auch aus: Extr. des Reg. Soc. roy. de med. etc. in J. de méd. etc. Par. 1778, XLIX, 498—501. XXXVII, 483. T. I, p. 281.

Schaeffer, J. C, Abbild. u. Beschreibung d. Magenwurmkäfers, als eines zuverlässigen Hülfsmittel wider d. tollen Hundebiß. 20 S. Regensb. 8⁰.

Scheid, J. Val., Diss. Historia mulieris, quae inopinato casu subito loquelam amisit, et ex insperato repente recepit. Argent. 4⁰. Auch: *Haller*, Coll. diss. pr. VII, No. 257.

Siemerling, C. Chr. R., De colica ejusque speciebus. 70 pp. Gött. 4⁰.

v. **Soemmerring**, S. Th., Diss. de basi encephali et originibus nervorum cranio egredientium libri V. C. tab. 4. 142 pp. Gött. 4⁰. Auch: *Ludwig*, 1792, II, 1—12, 4 pl.

Steavenson, Tob., De electricitate et operatione ejus in morbis curandis. 35 pp. Edinb. 8⁰. Auch: C. *Steavenson*, Electricity and its manner of working in the treatm. of disease. Lond. 1784. 8⁰.

Sumeire, Obs. sur une tumeur considérable au sommet de ta tête d'un enfant nouveau né, dont la disparation spontanée n'a eu aucune mauvaise suite. J. de méd. etc. Par. 1778, I, 521—24.

Theden, J. C. A., De hydrophobia cum morte terminata, absque morsu rabidi animalis orta. Nova acta phys. med. Acad. nat. cur. Norimb. 1778, VI, 110—112.

Timmermann, Diss. de phrenitide idiopathica. Rint. 4⁰.

Tissot, S. A., Traité des nerfs et de leurs maladies. 2 Vol. in 4. Par. 1778—80. 12⁰. Dasselbe Pt. 2, V. 3. De la catalepsie, de l'ecstase, de l'anaesthesie, de la migraine et des maladies du cerveau. 272 pp. Par. 1783, 12⁰. 272 pp. Genève. 12⁰. Lausanne 1784. Avignon 1800. Deutsch v. A. *Weber*, 4 Vol. 8⁰. Winterthur et Lps. 1781—3, v. Ackermann, 782—3.

Tode, Diss. sistens praestantissimam rationem illustrandi materiam med. pr. Havn. 4⁰. (Valer. wirkungslos gegen Epilepsie.)

Tournay, Diss. de hydrophobia. Nancy. 8⁰.

Tralles, B. L., Deutliche u. überzeugende Vorstellung, daß der für d. Dasein und die Immaterialität d. menschl. Seele a. d. Medicin v. d. Veränderlichkeit aller festen Theile des Körpers ohne Ausnahme hergenommene Beweis höchst richtig und gültig sei. Brsl. 4⁰.

Trnka de Krzowitz, W., Historia cophoseos et baryecoiae. 232 pp. Vindob. 8⁰. Auch: A. D. B., XLI, 130.

le **Tual**, Obs. sur une maladie convulsive. J. de méd. etc. Par. 1778, 504—514.

Vaughan, Jam., Cases and observations on the hydrophobia. 2. ed. 98 pp. 2 pl. Leic. 8⁰. Auch: Auserl. Abh. f. pr. A. V, 8.

Vicq d'Azyr, An aether hemicraniae nervosae? Par. 8⁰.

Walter, Epist. anat. de venis oculi summatim et in specie de venis oculi profundis, retinae, corporis ciliaris, capsulae lentis corporis vitrei et denique de arteria centrali retinae. Brl. 4⁰.

Watzel, A. L., Efficaciam gibbositatis in mutandis vasorum directionibus demonstrat. Traj. ad V. 4⁰.

Instruction, concernant les personnes mordues par une bête enragée. Strassb. 8⁰. Deutsch, Ibidem. 1778. 8⁰.

Samml. der neuesten Nachr. von Magnetenkuren, vorz. der Mesmerischen. Lpz. 8⁰. Auch: A. D. B., Anh. XXV—XXXVI, p. 450. Comm. Lps. XXIII, 621.

Royal Hospital of Bedlam etc. 77 pp. Lond. 8⁰.

Report from the comittee appointed to examine the physicians who have attended His Majesty, during his illness, touching the state of His Majesty's health. Lond. 8⁰.

1779.

Albrecht, J. A., Einige prakt. Anm. über die Wirkungen der Affekte, bes. des Schreckens. N. Mag. f. A. 1779, I, 232—52.

Andry, N., Recherches sur la rage. 228 pp. Nouv. éd. Par. 8⁰. Nouv. éd. augmentée dans quelques endroits, et suivie du traitement, fait à Senlis à quinze personnes mordues par un chien rage. 142 pp. Par. 1780. 8⁰. Auch: Hist. Soc. roy. de méd. Par. 1776, pt. 2. 184. 260. 1777, pt. 2, 456—560. Auch Deutsch, 1785. 8⁰.

—, et **Thouret**, Obs. et rech. sur l'usage de l'aimant en médicine, ou mém. sur le magnetisme animal. Hist. Soc. roy. de méd. Par. 1779, pt. II, 531—688, 4 pl.

Apel, J. G., De usu opii salubri et noxio in morbis inflammatoriis. 31 pp. Lps. 4⁰.

Birch, J., Considerations on the efficacy of electricity in removing female obstructions. To which is annexed cases, with remarks. 60 pp. Lond. 8⁰.

Blumenbach, D. J. Fr., De sinubus frontalibus. 25 pp. c. tab. Gott. 4⁰.

Bolten, Jo. Fr., Krankengeschichte der Jungfer Branden. Hamb. 1779. Auch in: A. D. B., XXXIX, 122 (Mit d. künstl. Magnet behandelt).

Bordenave, Colicae caussa omenti vitia. Hist. de l'ac. de sc. à Par. 1779. No. 2 (constrictum instar funis).

Buchholtz, W. H. S., Beob. v. e. innern Wasserkopfe. N. Mag. f. Aerzte. Lpz. 1779, I, 481—490.

Callisen, H., De summa ebrietate observatio. Act. Soc. med. Havn. 1779, II, 277—280.

—, Subluxatio vertebrarum colli non lethalis. Act. Soc. med. Havn. 1779, II, 332.

Campe, Joa. H., Ueber Empfindsamkeit u. Empfindelei. Gumb. 8⁰.

Crell, Ueb. d. Vortheile kalter Umschläge um d. Kopf in Schlagflüssen. N. Mag. f. Aerzte Lpz. 1779, I, 11—18.

Creuzwieser, Wirkung des Tart. emet. bey einer Gehirnerschütterung. Verm. chirurg. Schriften. Berlin u. Stettin 1779, I, 171—175.

Cullen, W., Anfangsgründe der praktisch. Arzneywissenschaften. Lpz. 1778—85. 4. Th. 8°. (Vieles über Nerven- u. Gemüthskrankheiten.)

Daehne, Epist. consensus fluidarum corporis humani partium exemplis illustratus. Lps. 4°.

Deiman, J. R., Geneeckundige proeven en waarneemingen, omtrent de goede uitwerking der electriciteit, in verscheiden ziektens. 308 pp. Amst. 8°.

Delunel, Procédé additional aux préparations d'opium déjà connus. Rec. pér. Soc. de méd. de Par. 1779. V, 449.

Diener, A. L. C., Heilungsgeschichte einer krampfhaften Colik. 7 pp. Kopenhagen. 12°.

Elvert, E. G., De vitae ratione hominis naturae convenientissima. Stuttg. 4°. (Cap. IV, De animi pathematibus; V., de somno et vigilia.)

Feder, G. H., Unters. über d. menschl. Willen, dessen Naturtriebe, Veränderlichkeit, Verhältn. z. Tugend u. Glückseligkeit, u. d. Grundregeln, die menschl. Gemüther zu erkennen u. zu regieren. 1. Th. Gött. u. Lemgo. 1779. 8°.

Fell, Daemoniacs. Lond. 8°.

Fothergill, Electricitas contra choream St. Viti. Phil. Tr. ad ann. 1779, p. 1.

Freytag, J. H., Inest resectio pudendorum melancholici, propria manu sibi facta, ejusque curatio. 8 pp. Lips. 4°. Auch in: *Weiz*, Neue Ausz. 12°. Frankf. a. M. 1781, XIII, 94—96.

Fries, C. G. jun., Bemerkungen einer durch Würmer verursachten fallenden Sucht. 8 pp. Kopenh. 8°.

Grant, W., Some observations on the origin, progress and method of treating the atrabilious temperament and gout 3 pt., 105, 86, 78 pp. Lond. 1779—81. 8°.

Guillemain, Obs. sur une fracture du crâne, avec la sortie d'une portion du cerveau par l'oreille. J. de méd. etc. Par., 1779, III, 454—457.

Hahnemann, S. C. F., Conspectus adfectuum spasmodicorum aetiologicus et therapeuticus. 20 pp. Erl. 4°.

Hall, C., Account of a new species of palsy. Med. et Phil. Comm. Lond. 1779, VI, 71—74.

Henckel, Jo. Fr., Med. u. chir. Beob. u. Abhandl. Berlin 8°. (Vulnera capitis.)

Hoffmann, Ch. L., Von der Empfindlichkeit u. Reizbarkeit der Theile; als Einl. zum 2. Th. von d. Pocken. Münster 8°. — 2. Aufl. Mainz. 1792. 8°.

Latour, Catalepsie. J. de méd. etc. Par. 1779, III, 349—58.

Leuthner, I. W. A., Prakt. Heilungsversuche der Milzdünste, durch verschiedenen Gebrauch des gemeinen Wassers. 162 pp. Ulm. 8°. Auch in: Comm. Lps. XXIII, 699. A. D. B., XLII, 80.

—, Prakt. Heilungsversuche der Mutterdünste durch verschiedenen Gebrauch des gemeinen Wassers. 327 S. Ulm. 8°.

Lichtenberg, G. C., De nova methodo naturam ac motum fluidi electrici investigandi comm. posterior. 16 pp. Gott. 4°.

v. **Loder**, Pr. continens anatomicam observationem tumoris scirrhosi in basi cranii reperti, cui adjuncta est brevis disquisitio de vero olfactus organo. Jen. 4°. Auch in: *Weiz*, Neue Ausz. 12°. Frkf. u. Lpz. 1781, IV, 147—155.

Ludwig, Ch. F., De cinerea cerebri substantia. C. I. tab. 34 pp. Lps. 4°. Auch in: *Weiz*, Neue Ausz. 12°. Frkf. u. Lpz. 1780, XII, 1—8.

Luedicke, A. Fr., De attractionis magnetum naturalium quantitate. 22 pp. Viteb. 4°.

Lysons, Dan., Further observations on the effets of calomel in dropsy. Bath. 8°.

M., Die Geschichte der Krankheit e. Mannes nach dem Bisse e. tollen Hundes. N. Mag. f. Aerzte. Lpz. 1779, I, 375—367.

Martin, Obs. sur une asphyxie. J. de méd. etc. Par. 1779, II, 545—547.

Mauduyt, Première mém. sur l'électricité, considerée relativement à l'économie animale et à l'utilité dont elle peut être en médecine. Hist. Soc. roy. de méd. 1776. Par. 1779, I, pt. 2, 461—513.

—, Sécond mém. sur l'électricité méd. Ibid. 414—428.

Mayer, Jo. Ch. A., Anat.-phys‍. Abhandl. vom Gehirn, Rückenmark und Ursprung der Nerven. Mit 9 Taf. 58 S. Brl. u. Lpz. 4°. (In p. 4 Amnesia per capitis laesiones.)

Mesmer, Fr. A., Mém. sur la découverte du magnetisme animal. 85 pp. Gen. et Par. 12°. Deutsch, 64 pp. Karlsr. 1781. 1783. 12°.

Meyer, P. C., Diss. de asthmate ejusque speciebus. 60 pp. Gott. 4°.

de **Meza**, S. T., Mors ex imaginatione, observatio. Act. Soc. med. Havn., 1779, II, 281—287.

Michel, Ergo praecellentia medicorum ab idiosyncrasia accuratiore notitia. Par. 8°.

Murray, Diss. spinae bifidae ex mala ossium confirmatione initia. Goett. 4°. Auch: Opusc. II, No. 5. Med. pr. Bibl. III, 612.

Odier, Hydrocephalus. Hist. de la soc. de méd. 1779, p. 13, 194. Auch: Auserl. Abhandl. f. pr. Aerzte.

Oserezkovski, Nic., Exemplum electricitatis praeternaturalis. Strassb. 4°.

Otto, B. e. Kopfwunde mit tödtl. Erfolg. Verm. chir. Schriften, Brl. u. Stett. 1779, II, 275—282.

Perfect, W., Cases of insanity, the epilepsy, hypochondriacal affection, hysteric passion and nervous disorders, successfully treated. 2 ed., with many additional cases. 217 pp. Rochester. 8°. 345 pp., Rochester, 1787, 8°.

Plaz, A. G., resp. A. **Pfotenhauer**, De magnetismo et electricitate, fascini experte. 15 pp. Lps. 4°.

Plieninger, Th., De praecipuis deliriorum causis eorumque medela generalia quaedem exhibens. Stuttg. 4°. *Döring*, I, 168. (Verf. war der erste Dr. auf der Karls-Academie.)

Portal, Ant., Obs. sur la nature et le traitement de la rage, suivies un précis historique et critique des divers remèdes qui ont été employés jusqu'ici contre cette maladie. 130 pp. Yverdon, 1779. Alencon, 1780. Ins Deutsche 206 S. Lpz. 1782. 12°.

Pott, P., Remarks on that kind of palsy of the lower limbs, which is frequently found to accompany a curvature of the spine, and is supposed to be caused by it. Lond. 8°.

Franz. v. *M. Beerenbroek.* 99 pp. Par. 1779. 8°. Deutsch Leipzig. 1786. 8°. Holl. 81 pp. Leyden, 1779. — Forther remarks etc. 64 pp., 6 pl. Lond., 1782. 8°.

Pouilly, Die Lehre v. d. angenehmen Empfindungen. 1779. 8°.

Prochaska, G., De structura nervorum. Tractatus anat. 6 tab. aëneis illustr. 137 pp. Vindeb. 4°.

Quin, Ch. G., De hydrocephalo interno. 42 pp. Edinb. 8°. Auch in: *Smellie,* Thes. med. 8°. Edinb. 1785, IV, 135—50.

Reinhard, C. A., Bem. einer Beschädigung am Kopfe u. Fuße. Kopenh. 12°.

Remmett, R. B., A case of hydrocephalus. Med. et Phil. Comm., Lond., 1779, VI, 422—28.

Revillon, Cl., Récherches sur la cause des affections hypochondriaques appelées communément vapeurs etc. Par. 1779. 1786. 8°. Deutsch, Gotha 1781. 8°. Auch: *Stark,* Arch. I, 11. St., p. 135. J. de méd. LIII, 193.

Robinson, W., On the spleen, vapours and hypochondriack melancholy. Lond. 8°.

la **Rose,** Diss. de tenesmo. Buda. 8°.

Saillant, Recherches et obs. sur l'épilepsie essentielle, ou maladie sacrée d'Hippocrate. Hist. soc. roy. de méd. 1779, No. 17, p. 305. Par. 1782 et 83, p. 88, III, 305—25.

—, Recherches sur la maladie convulsive épidémique, attribuée par quelques observateurs à l'ergot, et confondue avec la gangrène sèche des Solognots. Hist. soc. roy. de méd. 1776. Par. 1779, I, 303—11.

Sandifort, E., De piae matris aliarumque partium ossificatione. In seinen: Obs. anat. path. 4°. Lugd. Bat. 1779, III, 142—152.

—, De ossiculis suturarum. Ibidem, III, 115—120, 1 pl. 1781, IV, 134—136.

—, De suturis ossium cranii. Ibidem, 1779, III, 103—115, 2 pl. 1780, IV, 133.

v. **Sarasa,** Ant. Alf., Die Kunst stets fröhlich zu seyn. Von Ch. E. v. *Windheim.* 322 S. Lpz. 12°.

Scarpa, Ant., Anatomicarum annotationum lib. primus: De nervorum gangliis et plexibus. 149 pp. Mutinae. 4°. 104 pp., Ticini Regii, 1785, 4°. Lib. sec.: De organo olfactus praecipue, deque nervis nasalibus interioribus e pari quinto nervorum cerebri. 112 pp., 2 pl. Mut. et Ticini, 1785.

Schim, Genees-Natuur-en Huishondkundig Kabinet door *Voegen van Engelen.* Leyden, 1779, I, 562. (81 jähr. Kr. seit 9½ J. mit periodischem Irresein alle 3 Tage.)

Schmucker, J. L., Schädelbruch. Gemeinnützige chirurg. Schriften. Brl. u. Stett., 1779, II, 61—70.

Schoenheider, J. H., Morbus hystericus gravissimus cortice peruviano superatus. Act. soc. med. Havn., 1779, II, 150—155.

—, Observationes de morbo hypochondriaco et usu hirudinum in eodem. Ibidem, 1779, II, 313—320.

Schroeder, Th. W., Ob die Wasserscheu auch ohne vorhergegangene Ansteckung erfolgen könne? 10 S. Gött. 8°.

Sellin, Einige Beyträge zur Behandlung der Kopfwunde. Verm. chir. Schr. Brl. 1779, II, 155—158.

Stuart, J., Diss. de spasmo. 44 pp. Edinb. 8°.

Thouvenel, Sur les principes et les vertus des substances animales medicamenteuses. Bourd. 4°. (Castoreum gegen Epilepsie.)

Tissot, S. A., Traité des nerfs et leur maladies. Laus. 12°. Deutsch 2 Bde., Winterthur, 1780. 8°. Lpz. 1781—82. 8°. A. D. B., LIII, 98. LXVII, 108. Comm. Lps. Suppl. Dec. III, p. 530. A. D. B., LXVIII, 108. Tüb. Anz. 1784, p. 546. J. de méd. etc. LVII, p. 3.

—, Sämmtliche zur Arzneikunst gehörige Schriften, a. d. Franz. u. Lat. übers. u. mit Anm. v. J. C. *Kerstens* u. *Ackermann.* 7 Bde. Lpz. 1779—84. 8°. 1807, 7 Bde. 8°.

Tode, J. C., Diss. adversar. med. pr. Hafniae, 1779, No. 8. (Essentia colocynthidis ad guttas quindecim mane et vesperi curat cephalalgiam. Sal amarum curat colicam. Ibidem, p. 18.)

Vicq d'Azyr, Lésion du nerf frontal. Hist. Soc. roy. de méd. 1776, Par. 1779, I, 316.

—, Expériences relatives à la sensibilité, à la respiration et à l'anatomie de la matrice, considerée dans les femelles des quadrupèdes. Hist. Soc. roy. de méd. Par. (1776) 1779, I, 340—354.

Wegelin, Diss. de dysuria. Argent. 4°. Auch: *Tode,* IX, 106.

Whiters, T., Bem. üb. d. langwierige Mattigkeit. A. d. Engl. Altenb. 8°. Auch: A. D. B., XLVI, 414.

(v. **Wocher**), Stoff zu Betracht. f. Aerzte u. Naturf. Stett. 8°. (Inedia 37 hebdomadum ob trismum.) (Magnetismus gegen trismus.) Auch: A. D. B., XL, 450.

Wolz, Diss. in daemoniacos Evang. hist. etc. Fulda. 4°.

Wychel, R. L., Consider. med. de physiognomia hominis. Teutob. ad Rh. 4°.

Beobachtungen z. Aufklärung des Verstandes u. Besserung des Herzens. 8°.

Die religiös-schwärmende Familie *Dutartes,* trieb Blutschande unter sich. Monthly Review, Dec. 1779.

Dolores capitis curati per magnes. Mém. de la soc. roy. de méd. ad 1779, p. 605.

Convulsiones per magnes curatae. Ibidem, p. 584. 616. 622.

Magnesia contra epilepsiam. Ibidem, p. 636.

In hydrophobia inefficacia auxiliorum. Ibidem, p. 167.

Lichenis pyxidati decoctum curans tussim convulsivam. Ibid.

1780.

Andrieu, Avis sur les causes de l'aveuglement, de la sourdité etc. Par. 8°.

Bannus, Obs. sur une mort causée par un accès de colère à la fin de la résolution heureuse d'un dépôt laiteux. J. de méd. etc. Par. 1780, LIII, 519—529.

van **Barneveld,** W., Het on weersouur in zyne richting en uitwerkfels nagespoont. By het ongeval de koorn-molen de *Valk* overgekomen; en met de door konst te weeg gebragte electrike stoffe vergeleken nevens eene beschryving van eenen afleider, volgens de manier van den Heer J. *Cuthbertson* in practyk gebragt. 31 pp. Amst. 18°.

Berthelon de St. Lazare, De l'électricité du corps humain dans l'état de santé et de maladie. Par. 8°. Auch: J. de méd. etc. Par. LIX, 465. Deutsch, Bern, 1781. Comm. Lps. XXV, 56.

Billing, Jo. J., De motu musculorum voluntario epistola. 11 pp. Lps. 4°.

Borthwick, G., The history of a singnlar case of delirium from a wound of the heat. Duncan's Med. Comm. 1780.

Brandelius, L., De sensibilitate ossium morbosa. 26 pp. Ups. 4°.

v. **Breda**, J., De rariis opium scopo febrifugo adhibendi methodis. Lugd. Bat. 4°.

Brückmann, F. H., De morbis nervorum observationes quaedam singulares cum epicrisi. 38 pp. Gott. 4°.

le **Brun**, Sur l'effet des seigles de mauvais qualité. Hist. r. soc. de méd. 1777—78. Par. 1780, II, 299—302.

Bucholz, W. H. S., Beob. e. Wassersucht des Gehirns, wobey d. Sin. long. entzündet war. N. Mag. f. Aerzte. 1780, II, 130—140.

Buhr, P. H., De usu opii chirurgico. 16 pp. Gott. 4°.

Caldwell, J., De hysteria. Edinb. 8°.

Campe, Joa. H., Kleine Seelenlehre f. Kinder. Hamb. 8°. 9. Aufl. Braunschw. 1830.

Comparetti, Andr., Occursus medici de vaga aegritudine infirmitatis nervorum. Venet. 8°. (p. 303 Valeriana gegen Epilepsie.) Auch: Comm. Lps. XXXI, 118.

Cookson, A., De asthmate infantum suffocatione. 39 pp. Edinb. 8°.

Coquereau, Réflexions sur les maux de tête périodiques, observés à la fin du mois d'avril et au commencement de Mai 1878. Hist. Soc. roy. de méd. 1777—78. Par. 1780, II, 38—45.

Coste, J. F., Mém. sur l'asphyxie. Phil. 8°.

Cotunni, Dom., De ischiade nervosa. Commentarius. Neap. 8°. Auch: *Sandifort*, Thes., II, No. 19. N. A. D. B., VIII, 155.

Crell, Diss. de Zinco medico. Helmst. 4°. In: *Weiz*, Ausz. XVI, 71 (flores Z. gegen singultus, XVI. p. 63 gegen spasmi, p. 66 Ira caussa epilepsiae, p. 62 Terror caussa epilepsiae; fl. Zinci in lipothymia et in tussi convulsiva).

Cullen, H., De consuetudine ejusque vi et effectibus in corpus humanum 49 pp. Edinb. 8°. 25 pp., Edinb. u. Lond., 1780. Auch: *Smellie*, Thes. med. IV.

Daehne, J. Th., Aromatum usus nimius quid nervis noceat, ostenditur. 8 pp. Lps. 4°.

Desbouet, L., Raggionamento sopra l'effetto della musica nelle malattie nervose. Livorno. 12°.

Detharding, G. Chr., Diss. de ossium usu medico. Buzow. 4°. (p. 9 gegen Epilepsie.)

Elliot, Jo., Philosophical observations on the senses of vision and hearing, to which are added a treatise on harmonic sounds, and an essay on combustion and animal heat. 220 pp. Lond. 8°.

Erasmus, Rod., Lob der Narrheit. Deutsch v. W. G. *Becker*. M. 83 Fig. Basel 8°. 238 S. M. 7 Kpft. v. *Chodowiecki*. Brl. u. Lpz. 16°.

d'**Eslon**, C., Obs. sur le magnetisme animal. 151 pp. Londr. 12°. Deutsch, 126 S. Karlsr., 1781. 12°. Philad., 31 pp. 1784. 4°. Amsterd., 78 pp. 1781. 4°.

Fabri, G. L., Tractatus pathologicus de catalepsi. 96 pp. Hal. 4°. 96 pp., Hal., 1780. 8°. Auch: *Stoll*, Max., Heilungsmethode, 7 V. 8°. Bresl. 1789—98. A. D. B. L. p. 175. Comm. Lps. XXV, 709.

Fawcett, Benj., Obs. on the nature, causes and cure of melancholy; especially of that which is commonly called religious melancholy. 77 pp. Lond. 12°. Deutsch von Pastor J. F. *Laszen*. Lpz. 1785. Lpz. 1799. 8°. (Mehr für Prediger geschrieben. *F.* war Prediger.)

Flachsland, J. J. C., De rabie canina, ejus sequelis atque medela. Argent. 4°.

Florilli, Lettere sopra gli stravaganti sintomi d'una paralysia. Fiorenze. 8°.

Geoffroy, L. M., Abhdl. v. d. Gehirnwerkzeugen des Menschen, der Amphibien und der Fische. Mit 5 Kpft. A. d. Franz. Lpz. 8°.

Gerhardt, J., Bemerkning om en Hovedbeskadigelse. Kjobenhavn. 8°.

Grillsson, P., De spinae dorsi luxationibus. Ups. 4°.

Halzer, S., De camphora ejusque vi medica, praesertim in mania. 32 pp. Monach. 8°.

Hamilton, R., De nicotianae viribus in medicina, ut et de ejus malis affectibus in usu communi et domestico. 76 pp. Edinb. 8°.

Hennings, J. Chr., Von Geistern u. Geistersehern. Lpz. 8°.

Heusinger, Diss. de dolorum parturientium spasticorum natura et indole. Jen. 4°.

Hochstetter, Convulsionum caussa indigesta in systemate gastrico. Med. Wchbl. 1780, Nr. 25.

Hollmann, S. Ch., Pneumatologiae, psychologiae et theologiae naturalis paullo uberior pertractatio. 4°.

Home, Surditas. Phil. Tr. for 1780, I, No. 1. (Defectus tensionis muscularium fibrarum ejus membranae.)

Hoogwerff, Ab. Al., De hydrophobia. 30 pp. Lugd. Bat. 4°.

van der **Hoot**, Hysterie. Handel. v. h. geneesk. Genootsch. Amst., 1780, V, 190—228.

Iwanoff, Dem., De origine nervorum intercostalium. 16 pp. Argent. 4°. Auch: *Ludwig*, III, 89—104.

le **Jayant**, Les grandes remèdes contre la rage, l'épilepsie etc. Par. 8°.

Jones, Tr., De paralysi. 44 pp. Edinb. 8°.

Kaempf, J., Abhdl. v. d. Wasserscheu od. d. tollen Hundswuth u. deren Kur. Hann. 8°.

Kraspockol, Of de droevige Gevolgen van eene te verte gaande Strengheit jegens de slaaven etc. doon W. van *Hogendorp*. Bat. 8°. (Darin wird S. 34 „Hamaok-Amok-Spuuver" geschildert, wo der Melanch. Opium nimmt, wild umherläuft, Freund und Feind niederstößt und von Bewaffneten niedergestoßen wird.)

Krebs. Diss. de apoplexia, peripneum. judicante. Helmst. 4°.

Lachartier, Obs. sur des vapeurs guéries par les vésicatoires. J. de méd. etc., Par. LIII, 543—545.

Leroux, Ant., Obs. sur la rage, suivies de réflexions sur les spécifiques de cette maladie. Dijon. 8°.

Leske, Nath. G., Von dem Drehen der Schafe u. dem Blasenbandwurm im Gehirn derselben. 1780. Comm. Lps. XXIV, p. 291.

Lorry, Mém. sur l'action de quelques médicamens, et en particulier sur celle de l'opium. Hist. Soc. Roy. de Méd. Par. (1777—9), 1780, II, pt. 2, 155—98.

Malacarne, M. V. G., Encefalotomia universale. Turin. 8°.

Martini, Ferd., Betrachtungen in d. Lehre von d. Kopfwunden. 6 Th. in 3 B. Hamb. 1780—6. 12°. Auch: A. D. B., XDVIII, 465. LIV, 137. LXIV, 69. Comm. Lps. Supl. Dec. III, 671.

Mauduyt, Mém. sur les effets généraux, la nature et l'usage du fluide électrique, considéré comme médicament. Hist. Soc. Roy. de Méd. Par. 1780, II, 432—55.

—, Mém. sur le traitement électrique, administré à quatre vingt deux malades. Ibidem, pt. 2, 199—431, 1 tab.

Meiners, Grundriß der Seelen-Lehre. Lemgo. 8°.

Menuret, De dolore faciei convulsivo. J. de méd., 1780, Juill. p. 50.

Meurs, Diss. de differentia passionis hystericae à reliquis morbis convulsivis. Duisb. 4°.

de **Meza**, S. Th., Fasciculus alter, inflammationes et dolores sistens. 162 pp. Hafniae. 8°.

—, Compend. medicum practicum per fasciculos distributum. Vol. I. Fasc. III. Hafniae. 1780, Cap. X—XVIII. (Unt. „Deliria, mentis aberrationes od. halluncinationes" werden Mel., Man., Nymphomania, Daemonomana, Tarantismus, Hydrophobia und Somnambulismus eingereiht. Beschreib. zieml. getreu. Abarten der Mel., Heimweh und Lycanthropie, der Manie, Daemonomanie, Vampirismus etc.)

Moll, J. W., De apoplexia biliosa. 40 pp. Gott. 4°. Auch in: *Frank*, Del. op. méd. Turin. 1790, IX, 187—233.

Monro, A., (secundus) Microscopical inquiries into the nerves and brain. Edinb. fol.

Murray, Ad., Diss. acad. de sensibilitate ossium morbosa. 30 pp. Ups. 4°. Auch in: *Ludwig*, IV, 250—63. Ebenso in: *Frank*, Del. op. med. 8°. Ticini 1793, XII, 267—302.

Nicolas, P. Fr., Avis sur l'électricité considérée comme remède dans certaines maladies. Nancy. 8°.

Nihell, Laur., De cerebro. 45 pp. Edinb. 8°. Auch in: *Smellie*, Thes. med., IV, 199—226.

Odier, Mém. sur l'hydrocéphale interne, ou hydropisie des ventricles du cerveau. Hist. Soc. Roy. de méd. (1779). Par. 1782, III, pt. II, 194—232. Ebenso in: N. Samml. d. auserl. und neuen Abhdl f. Wundärzte. Lpz., 7 St., 161—224. Auch in: Bibl. für Kinderärzte. Wien 1792, I, 67—132.

Olbers, H. W. M., De oculi mutationibus internis. 44 pp. Gott. 4°.

Ottleben, F. B., De potus ex Coffeae seminibus parati noxio effectu. 22 pp. Helmst. 4°.

Ploucquet, W. G., Warnung an das Publikum für einen in manchen Branteweinen enthaltenen Gift sammt den Mitteln, es zu entdecken und auszuscheiden. 52 S. Tüb. 16°. (Cuprum.)

Portal, Cephalalgiae caussa apostema cerebri. Hist. de l'acad. Roy. des sc. à Par. 1780.

Prochasca, G., Diss. anat. foetus humani bicipitis monocorporei. In seinen: Adnot. acad. 8°. Pragae 1780, I, 49—81, 1 pl.

—, Adnot. academicarum fasciculi tres. 81 pp. Prag. 1780—4. Fas. II. De functionibus systematis nervosi et obs. anat. pathologicae.

du **Pui**, Diss. de homine dextro et sinistro. (Paralysis in latere opposito.) Lugd. Bat. 4°.

Reich, Colica arthritica. Med. Wchbl. 1780, Nr. 53. Tct. canth. pedi illita curat colicam. Ibidem, No. 53.

Reinhard, Ch. A., Bemerk. einer Epilepsie. 8 S. Kopenh. 16°.

Richter, A. G., De fracturis cranii. (Cum vitis candidatorum W. E. *Rudolph*, P. Chr. *Bode*, P. H. *Buhr*, F. H. *Brückmann* et N. *Berendt*.) 16 pp. Gott. 4°. Auch in: *Weiz*, Neue Auszg. 12°. Frkf. u. Lpz. 1781, XIII, 17—27. Auch seine: Obs. chir. Fasc. III, No. 7 (trepano rarius opus esse.)

Robinson, L., Every patient his own doctor; or, the sick man's triumph over death and the grave. Containing the most approved methods of curing every diseases incident to the human body, internal or external. Also, the methods used by the Humane Society for the recovery of persons apparently drowned or suffocated; a certain cure of the bite of a mad dog, viper, adder etc., an infallible remedy against the goale distemper, plague, or any other pestilential disorder etc. Lond. 8°.

Rosen von Rosenstein, N., Trattato delle malattie dei bambini. Mitano, 1780. Bassano 1783. 8°.

le **Roux**, Obs. sur la rage, suivis de réflexions critiques sur les specifiques de cette maladie. Dijon. 8°. Auch: J. de méd. LIII, 560. LXII, 91—316.

Rueff, J. A., resp. **Sigwart**, De casu puellae post mensium suppressionem epilepticae et postea sub fluxu earum difficili hystericae, cum epicrisi. 24 pp. Tüb. 4°.

Savoye, A. E., De tussi convulsiva. 50 pp. Viennae. 8°. Auch in: *Eyerel*, Diss. 8°. Vien. 1789, II, 208—39.

Schiller, T. W., Beantwortung der Frage: Ob die Wasserscheu auch ohne vorhergegangene Ansteckung im menschl. Körper entstehen könne? Gött. 4°.

Scott, J., Histories of gouty, bilious and nervous cases, with the safe and easy means by which they were remedied, related by the patients themselves in hundry letters. 24 pp. Lond. 1780. 8°. — 6. ed. Lond. 1783. 8°.

de **Sens**, Neue und durch Erfahrung vollkommen bestätigte Anweisung, wie die von einem Schlagfluß gelähmten Kranken vermittelst der Electricität sicher und vollkommen geheilt werden können. A. d. Franz. v. J. Ch. *Thon*. Augsb. 8°.

Siess, J., Diss. sistens ideam pathematum hypochondriaco-hystericorum cum singulari huc faciente historia morbi. 34 pp. Giss. 4°.

von **Solingen**, A., Diss. de vita foetus propria, et de stupenda inprimis cranii carie per naturam et artem feliciter curata. 49 pp. Traj. ad Rh. 4°.

Storr, G. C., resp. **Hoelder**, De trismo. Tüb. 4°.

Titius, J. D., resp. E. G. W. de **Gersdorff**, De physico mentis in corpus regimine. 32 pp. Witteb. 4°.

Tournay, Diss. de epilepsia. Nanceyae. 8°.

Triller, Dan. W., De tempestivo medici silentio et intempestivo aegroti. Witemb. 4°.

Vater, M. Chr., Diss. pro licent., rect. C. V. *Schneider*, De melancholia seu delirio tristi. 4 pp. Wittemb, 4°.

Wall, J., A letter to Dr. Heberden on the angina pectoris. In seinen: Med. tracts. 8°. Oxford 1780, 324—335.

Waterhouse, B., De sympathia partium corporis humani, ejusque in explicandis et curandis morbis, necessaria consideratione. Lugd. Bat, 4°.

Welge, Diss. de morbis sinuum frontalium. Goett. 4°. Auch: *Tode*, Med. chir. Bibl. X, 3, p. 14.

Wichmann, J. N., Bem. v. e. fallenden Sucht nach einem zugeheilten Fontanell. Kopenh. 8°.

Wrisberg, Hrn. A., Obs. anat. de nervis viscerum abdominalium. Particula prima de ganglio plexuque semilunari. 20 pp. Gott. 4°. Auch in seinen: Comm. med. phys. etc. Gött. 1800, I, 240—275 und in: *Ludwig*, 1795, IV, 50—69.

Zier, F. G., Leichenöffn. eines auf den Kopf gefallenen Trommelschlägers, wobey sich zwischen d. Hirnschädel und der harten Hirnhaut eine Menge geronnenes Blut, der Magenschlund vom Magen abgerissen und der Krumm- und leere Darm (Intest. ileum et jejunum) in einander geschoben befunden. N. Mag. f. Aerzte 1781, III, 385—410.

Unterricht gegen den tollen Hundebiß. Frkf. 8°.

Beiträge zur Geschichte des menschl. Herzens. 8°.

Nervorum morbi e vermibus in ventriculo. Med. Wchbl. 1780, Nr. 39.

Physiognomischer Katechismus gronden en beginselen der geladkannis. Amst. 8°. Mit 8 Kpft.

Flores zinci contra tussim convulsivam. Med. Wochenbl. 1780, Nr. 32. 42. Contra convulsiones. Ibidem, 1780, Nr. 27. 1781, Nr. 18. 1782, Nr. 11.

Scriptores physiognomiae veteres, ex rec. C. *Perusci* etc. rec. et notas adsp. J. G. F. *Franzius*. Griech. et Lat. Altenb. 8°.

Valeriana als Heilmittel der Epilepsie. Med. Wchbl. 1870, Nr. 21.

Obs. et réflexions sur éléctricité médicale. J. de méd. etc. Par. 1780, LIV, 161—167.

Heilung durch Koth-Umschläge. Gothaer gelehrte Zt. 1780, St. 40 und *Friedreich*, Literärgesch. 1830, S. 366. (Ein 18j. wurde wegen versagter Liebe wahnsinnig. Sein Vater, e. Apotheker, wandte Umschläge von frischem Menschenkothe an und der Kr. soll in wenigen Tagen hergestellt sein.)

1781.

Aerey, Hydrocephalus per mercurium absque salivatione sanatus. In: Lond. med. J. 1781. Auch in: Auserl. Abhdl. f. pr. Aerzte. VII, 13—18 und in: Med. Comm. Edinb. VIII, II, p. 43.

Armistead, Diss. de colica Daemoniorum. Ebdinb. 8°.

B., Eine besondere Krankengeschichte (Hysterie). N. Mag. f. Aerzte. Lpz. 1781, III, 13—18.

Baigueres, Obs. sur les effets de la douche d'eau à la glace administrée avec succés dans un accouchement laborieux, accompagné de convulsion et d'oedème aux extrémités tout superieure qu'inférieure. J. de méd. etc. Par. 1781, LVI, 54—60.

Baumer, B., De consensu partium corporis humani ejusque causis. Giss. 4°.

de **Beauchêne**, E. P. Ch., De l'influence des affections de l'âme sur les maladies nerveuses des femmes avec le traitement, qui convient à ces maladies. Par. 1781. Nouv. éd. augmentée du traitement des maux de nerfs des femmes enceintes. 248 pp. Amst. 1783. 1798. Deutsch, Lpz. 1784. 8°. Auch: J. de méd. LX, 387.

Bertholon de St. Lazare, Die Electricität aus medic. Gesichtspunkten. Bonn 1781. Auch in: Comm. Lps. Vol. XXV, p. 56.

Bertram, A. W., De spasmo, ab exinanitione conjuncturas sistens. 41 pp. Hal. 4°. (Dura mater cranio firme ad haerens.)

Besson, Diss. de extravasatione et commotione cerebri. Erf. 4°. Auch: *Doering*, I, 223.

Biener, Tr. A., De motu peristaltico ventriculi atque intestinorum, physiologice et pathologice considerata. 42 pp. Viteb. 4°.

Bland, Convulsionum caussa partus. Lond. Med. J. 1781. Auserl. Abhdl. f pr. Aerzte. VII, 498.

Bose, E. G., Gibbosae ex rhachitide exemplum. Lps. 4°.

Brockmann, Diss. de infantum convulsionibus. Cron. 4°.

Brown, T., De epilepsia. 52 pp. Edinb. 4°.

Cappel, J. Fr., De epilepsia e tumore nervo vago inhaerente orta. 44 pp. Helmst. 4°. Auch: *Doering*, I, 100.

Cavallo, T., An essay on the theory and practice of med. electricity. 2. ed. Lond. 8°.

Chandron, Obs. sur des plaies de tête où l'os était à decouvert. J. de méd. etc. Par. 1781 LV, 251—6.

Clarke, Setacea in dorso in epilepsia. Lond. med. J. 1781 und in Auserl. Abhdl. f. pr. Aerzte. VII, 201.

Cowling, R., A case of hemiplegia succeded by mania. Lond. med. J. 1781, II, 198—204. Auch in: Auserl. Abhdl. f. pr. Aerzte. VII, 485.

Cropp, J. H., De depressione cranii absque trepanatione feliciter curata. 34 pp. Argent. 4°.

Dietz, J. L. F., Pr. quaedam de irritabilitate proponit. Giss. 4°.

van **Doeveren**, Diss. de mirabili, quae caput et partes generationi dicatas intercedit sympathia. Lugd. Bat. 4°. *Doering*, I, 318.

van **Drünen**, R., De vigiliis. 18 pp. Lugd. Bat. 4°.

Dueaise, Traité des vapeurs. Sens. 12°.

Dupperrin, Obs. sur la rage. Bourges. 8°.

Duvergé, Abhdl. üb. d. Mittel, die Gegenstöße im menschl. Körper zu entdecken. Lpz. 8°. A. D. B., LI, 415 (Vulnera capitis).

d'**Eslon**, Beobacht. üb. den thier. Magnetismus. Carlsruhe. 8°. Auch: A. D. B., LXXVII, 93. J. de méd. LIV, 193. 289.

Falconer, W., Remarks on the influence of climate, situation, nature country, population, nature of food, and way of life, on the disposition and temper, manners and behavior, intellects, laws and costoms, form of government, and religion of mankind. 552 pp. Lond. 4°. Deutsch, Lpz. 8°.

Feller, C. G., Insunt quaedam enematibus atque nova fumum tabaci inflandi methodus. 12 pp. Lps. 1781. 1782. 4°. Döring, I, 296.

Fenwik, Diss. de asthmate convulsivo. Edinb. 8°.

Fischer, Diss. de cerebri, ejusque membranarum inflamantione et suppuratione occulta. Gött. 4°. Deutsch: Neue Samml. f. Wundärzte. VII. St. Auch: *Doering*, I, 120.

Flachsland, Vom tollen Hundebiß. Carlsruhe. 8°.

Fontana, F., Considération sur les nerfs dans les maladies. In seinen: Traité sur le venin de la vipère. Flor. 1781, III, 162—76. Auch in seinen: Trattato del veneno della vipera. Nap. 1787, III, 119—35. Lond. 1787, II, 186—202. Deutsch, Brl. 1787. Auch in: A. D. B., XVIII, Med. Comm. V. Edinb. II. Dec. II, 89 und *Blumenbach*, Bibl. I, 218. 225.

—, Reflexions sur le mouvement des muscles. In seinen: Traité etc. Flor. 1781, III, 239—66. Napol. 1787, III, 210—42.

—, Experiences faites à Londres en 1778 et 1779 sur la reproduction des nerfs. In seinen: Traité etc. Flor. 1781, II, 177—86. Ital., Nap. 1787, III, 136—47. Engl., Lond. 1787, II, 203—14.

Fontana, F., Experiences avec l'huile du tabac. In: Traité etc. Flor. 1781, III, 161. Ital., Nap. 1787, III, 118. Engl., Lond. 1787, II, 185.

Frickhinger, A. E., De capite mortuo vivificando cum adversariis nonnullis pathol.-practicis. 32 pp. Erl. 4°. 32 pp. Erl. 1783. 4°. Auch in: *Delius*, Adversaria. Fasc. IV, 4°. Erl. 1785.

Fritsch, Geschichte der Hundswuth, samt den Beobacht. üb. d. Wirkungen der Meloë. Wien. 8°.

Gentil, Diss. sur le Café etc. Par. 1781. J. de méd. etc. LXXIV, 367.

Graf, E. F. C., De sensatione et irritatione. 8 pp. Jen. 4°.

Grant, Some observations on the origin and progress of the atrabilous constitution and gout. Lond. 8°.

Gruner, Ch. G., Diss. de dolorum partus spasticorum natura et medela. Jen. 4°.

Haase, J. G., Cerebri nervorumque corporis humani anatome repetita. 134 pp. Lps. 8°.

Hartmann, Historia de temperamentis. Lps. 4°.

Hennings, J. Chr., Von Visionen. Altenb. 8°.

Hofer, Fr. Jos., Vom Kaffé, dessen Ursprung rc. Frkf. u. Lpz. 1781. Auch: A. D. B., XLVI, 706.

Howmann, R., Rabies canina. Phil. Tr., 4. ed., Lond., 1781, III, 280.

v. **Irwing**, Versuch üb. d. Ursprung der Erkenntniß der Wahrheit u. d. Wissenschaften. Brl. 8°.

Jackson, Seg. H., On sympathy. 274 pp. 2 Vol. Lond. 8°.

Jacobi, F. G. A., De anthropophago Bercano, sectio prior historica. 28 pp. Jen. 4°.

Jantke, Jo. J., De odoratu abolito. Altd. 4°.

Johnston, J., De apoplexia sanguinea. Edinb. 8°.

Kastenius, C. A., praes. E. **Platner**, Repetitio brevis et assertio doctrinae Stahlianae de motu vitali. 24 pp. Lps. 4°.

le **Lan**, Diss. de morbo cataleptico. Lugd. Bat. 4°.

Lang, Diss. de apoplexia. Frib. 4°.

Lauwers, Diss. de cura epilepsiae. Lovan. 4°. Auch: *Doering*, I, 59.

Ludolff, M. M., Von der Starrsucht (Ecstasis) u. Wassersucht (Hydrops ascites), die bey e. Frauenzimmer durch den Zorn entstanden waren. Phys. u. med. Abhdl. d. k. Ac. d. Wissensch. zu Berlin Gotha, 1787, II, 180—181.

Lugt, J. A., De temperamentis. 29 pp. Gott. 4°.

Mangold, Diss. de delirio. Erf. 4°.

Martin, Institutiones neurologicae, s. de nervis corporis humani tractatio. Praemissa est oratio de proprietatibus nervorum generalioribus. Editio altera. Latine reddita, recentiorum observationibus aucta et priori emendatior. 2. P. Sectio prior: Physiologica. 123 pp. Holm. & Lps. 8°. Sect. sec.: Anatomica. 250 pp., II Tab. Holm. et Lps. 1781. 8°.

Martini, Diss. de Zinco medico. Helmst. 4°. (Gegen Epilepsie.)

Mesmer, F. A., Précis historique de faits relatifs au magnétisme animal jusque en avril 1781. Ouvrage, trad. de l'allemand. 2 P., 229 pp. Lond. 1781. 8°. Deutsch, 428 S., Carlsr. 1783. 12°. Auch: A. D. B., XXVII, 93. J. de méd. LII, 284. LXIII, 47.

Metzinger, J., De singultu. 1781. 8°. In: *Louvain*, Diss. 8°. Lovan, 1795, II, 124—126.

Mezger, J. D., Progr. historiae sectionis in cadavere foeminae maniaco-epilepticae. Regiom. 4°. Auch: *Döring*, I, 58.

Mezler, F. A., Unfehlbares Wehrmittel gegen die Wuth und Wasserscheu, welche auf Bisse wüthender Thiere folgen. 80 S. Lpz. 12°.

Michell, Jam. P., praes. B. **Voorda**, De mirabili, quae caput inter et partes generationi dicatas intercedit, sympathia. 74 pp. Leyden. 4°. Auch: Syllog. *Schlegelii*, 1787, 1—52. 8°.

Muench, B. F., De belladonna efficaci in rabie canina remedio. 217 pp. Gött. 4°. Auch: *Frank*, Del. opusc. med. 8°. Ticini, 1785. I, 248—328. (Sein Vater, Geistlicher, hatte dies Mittel oft angewendet.)

van **Muysen**, Diss. de morbo hysterico. Col. 4°.

Nicolai, Diss. de apoplexia. Jen. 4°.

Niedermayer, Fr., Diss. med. de imaginationis maternae in fetum efficacia. 55 pp. Vienn. 12°. Auch: *Döring*, I, 320.

Omeis, Diss de apoplexia. Hafn. 4°. Auch: *Tode*, Bibl. I, 142.

Perfect, W., Cases of insanity, the epilepsy, hypochondriacal affection, hysteric passion, and nervous disorders succesfully treated. Lond. 8°.

Peters, Diss. Quaestiones de medicina electrica et magnetica. Frcf. ad V. 4°.

Poor, C., Theoria sensuum cum propriis, tum probatissimorum nostrae aetatis philosophorum rationibus, ac experimentis illustrata et confirmata. 376 pp. Pestini. 8°.

Portal, Venaesectio in apoplexia, etiam in serosa. Mém. de Par. 1781. Auserl. Abhdl. f. pr. Aerzte X, 562, (p. 559, 361. Effusus sanguis in ventriculis cerebri.)

Revillon, Cl., Recherches sur la cause des affections hypochondriaques appelées communement vapours ou lettre d'un médecin sur ces affections. On y a joint un J. de l'état du corps, en raison de la perfection de la transpiration et de la température de l'air. 168 pp. 12 tabl. Par. 1786. 8°. Nouv.-éd., auch: *Revillon*, Cl., Briefe eines Arztes an e. Hypochondristen. A. d. Franz., 120 S. Gotha, 1781. 8. Auch: A. D. B., LII, p. 17. J. de méd. LIII, 343. LXVIII, 1192.

von **Rossum**, Diss. de colica. Lovan. 4°.

—, Diss. de singultu. Lovan. 4°.

Rücking, Eine höchst merkwürdige Kopfwundenkur. N. Mag. f. Aerzte, Lpz, 1781, III, 143, 225.

Salleneuve, J. C., Diss. de hernia cerebri. 38 pp. Argent. 4°.

Schlemmer, J. C., De asthmate convulsivo. 20 pp. Argent. 4°.

Schoepff, Jo. D., V. d. Wirkung des Mohnsaftes in d. Lustseuche. Erl. 8°.

Schroeder, Abhandlung. v. d. Colic aus Poitou der Herren de Haen rc. Kopenh. 8°. Auch: A. D. B., LI, 419.

Schwediaur, Tuss. convulsiva. Lond. med. J. 1781. Auch: Auserl. Abhdl. f. pr. Aerzte, VII, 511.

Speirmann, G. T., Exerc. med. de consuetudinis natura, vi et efficacia ad sanitatem et morbum; ejusque in medendo observationis necessitate. Helmst. 4°.

Sproegel, T., Konvulsionen u. d. Aphonie e. rasend-melanch. Mädchens, die durch e. Blutfluß geheilt worden. Phys. u. med. Abhdl. d. kgl. Ac. d. Wissensch. zu Berlin. Gotha, 1781, II, 188—192.

Starke, J. Chr., Comm. theor.-pract. de tetano ejusque speciebus. Jen. 4°. Auch: A. D. B., XLV, 452. Anh. XXV bis XXXVI, 549.

Stoker, Diss. de usu cantharidum interno. Gött. 4°. (p. 34 contra epilepsiam.)

Stoll, M., Geschichte v. Bleykrankheiten. Wien. 8°. Beytr. z. prakt. Arzneik. 1781, I, 1—88.

Stuart, C., De systematis nervosi officiis, ejusque conditionibus nonnullis. 58 pp. Edinb. 8°. *Smellie*, Thes., 1785, IV, 229—61.

Stunzer, J. K., Ueb. d. Betragen in Nervenkrankh. f. Unerfahrene i. d. Arzneiwiss. 128 S. Wien. 8°. A. D. B. Anh. XXXVII—LII, p. 1171.

Sumeire, Obs. sur une douleur de tête extraordinaire. J. de méd etc. Par., LVI, 240—248.

—, Obs. sur le succès de l'application de sangsues aux tempes dans un vertige. Ibidem, IV, 159—161.

Thomson, Al., An inquiry into the nature, causes, and method of cure of nervous disorders. 35 pp. Lond. 8°. Ed. 2. Lond., 1782. 8°. Ed. 4. 98 pp., Lond. 1794. 1795. Deutsch v. *Mühry*, 88 S. Hann. 1798.

Thorel, Obs. sur la rage d'un mulet. J. de méd etc. Par. 1781, IV, 420—422.

Thouvenel, P., Mém. physique et méd. montrant des supports évidens entre des phénomènes de la baguette divinatoire du magnétisme et de l'électricité. 304 pp. Lond. 8°.

Tissot, S. A., Traité des nerfs et de leurs maladies. 4 Vol. Par., 1781. 2 Vol., Vened., 1781. Lausanne, 1778, 1782, 1784. 12°. Neapel, 1782. 5 Vol. Deutsch, Winterthur, 1781—2. 2. Aufl. v. Chr. G. Ackermann, 3 Bde., Lpz. 1781. v. *Weber*, 4 Bde., Kön. u. Lpz. 1783.

Truka de Krzowitz, Historia amauroseos etc. P. I, II. Vindob. 4°.

Turpin, Diss. de epilepsia. Edinb. 8°.

Verschuir, G. F., Or. de recentiorum medicorum, imprimis Belgarum, meritis in phaenomenis et effectibus principii, quod vitam animalem constituit, indagandis. Groen. 4°.

Vicq d'Azyr, Fr., Expl. de planches du Cerveau in Mém. de l'Acad. des Sc., An. 1787, p. 533. (Hirnsand nicht pathologisch.)

Wainmann, J., De epilepsia. Edinb. 8°.

Willemel, Diss. Tentamen de usu fluidi electrici in oeconomia animali. Nancy. 4°.

Wrisberg, H. A., resp. Chr. G. **Beyer**, De febribus continuis longis cum melancholica conjunctis. 40 pp. Gott. 4°.

Zeit, Diss. de convulsionibus infantum. Vienn. 8°. Auch: *Eyerel*, Coll. diss. Stoll. V. *Doering*, I, 209.

Ueb. Somnambulismus (Magnetismus) u. dessen Wahrscheinlichkeit. Philad. 8°.

Lettre d'un médecin de la Faculté de Paris à un médecin du College de Londres; ouvrage dans lequel on prouve, contre M. *Mesmer*, que le magnetisme animal n'existe pas. 70 pp. La Haye. 16°.

Canthariden gegen Manie u. Mel. Med. Wochenbl. 1781, No. 20. (Infusum v. 4 Gr. täglich.)

Cinchona gegen Epilepsie. Ibidem, No. 21.

Armoracia in hysteria verminosa. Ibidem, No. 40.

Coma. In: J. encyclopedique 1781. Sept. und in: *Müller* u. *Hofmann*, Verm. Auff. I, 163.

1782.

Allart, F. E. J., De delirio in genere. 1782. In: *Louvain*, Diss. II, 182.

Andry, De melancholia. Mém. de la Soc. roy. de méd. ad 1782 et 83, I, 89.

Arnemann, Just., Versuche üb. d. Regeneration der Nerven. Gött. 8°. Auch: *Richter*, Chir. Bibl. VIII, 462. *Reil*, Arch. III, 100.

Arnold, Thom., Obs. on the nature, kinds, causes and prevention of insanity, lunacy or madness. Leicester, Vol. I, 1782. Vol. II, 1786. 2. Aufl., Lond. 1806. 8°. Deutsch v. J. C. G. *Ackermann*. Lpz. 1784—88. 2 Th. 8°. (Ausführlich in *Friedreich*, Literärgesch. 1830, S. 466—486. A. D. B., XCV, 147. *Blumenbach*, Bibl. I, 299. Comm. Lps. XXV, 699, XXX, 641. J. de méd. etc. LVII, 518.

Baudot, In hydrophobia lac animalis infecti non nocet. Mém. de la soc. r. de méd. ad 1782 et 83, T. II, p. 91. T. II, p. 99. (Frictiones cum oleo post vesicantia, simul inunctiones mercuriales.)

van der **Belen**, Diss. de chorea St. Viti. Lovan. 4°.

—, Diss. de delirio in genere. Lovan. 4°. Auch: *Döring*, I, 167.

—, Diss. de incubo. Lovan. 4°.

—, Diss. de epilepsia. Lovan. 4°.

Bernhard, G. G., De potuum varii generis in corpus humanum effectibus sectio I. 32 pp. Helmst. 4°.

Bernouilli, D., Versuch in Ansehung des Sehnervens. Phys. u. med. Abhdl. d. k. Acad. d. Wissensch. in Petersburg. Riga, 1782. I, 28—32.

—, Versuch einer neuen Theorie der Bewegung der Muskeln. Ibidem, I, 3—28.

de **Beunie**, J. B., De animi pathematibus. Löwen. 4°. Auch in: *Louvain*, Diss. 8°. Lovan, 1795, II, 313—19.

—, De rabie canina et hydrophobia. Edinb. 8°. Auch in: *Louvain*, Diss., II, 404—408.

Bienville, Nymphomanie. Wien. 8°. A. D. B., LVIII, 458. Comm. Lps. XIX, p. 690.

Boehmer, G. R., resp. Jo. H. **Nutzky**, Pr. in essentiae coffeae in novellis publicis nuper commendatae virtutem inquirit. 8 pp. Vittenb. 4°.

Bonel de la Brageresse, Hydrophobia. In: Mém. de la Soc. roy. de méd. a 1782 et 83, II, 255.

Bouret, Suppuratio vulneris diuturna contra hydrophobiam. Ibidem, p. 210.

Bryan, Dan., De affectibus animi. 38 pp. Edinb. 8°.

Buch, Diss. de malo hypochondriaco. Giess. 4°.

Buchave, R., Magna tartari emetici praebia in mania et melancholia. Act. Soc. med. Havn., 1782—8, 1791, VI, 404.

Bucholz, H. D., Bericht a. d. Polizey-Direction ꝛc. Beyträge z. ger. Arzneygel. ꝛc. Weimar, 1782. (Meloë proscarabaeus.)

Butter, W., Vom Keichhusten. Stendal. 8°. Auch in: A. D. B. LIII, 121 und in Comm. Lps. XXI, 649 u. *Murray*, med. pr. Bibl. II, 277 und in: *Tode*, Med. chir. Bibl. I, St. 3, p. 28.

Cavallo, Tiber, Ueb. d. Theorie u. Anwend. der Electricität. Lpz. 8°. — A. D. B. LIII, p. 118, N. A. D. B., LXVIII, 356. Ed. nova.

de **Cazelle** (Masurs), Mém. sur l'électricité médicale etc. Par. 1782, 1783. 8°. Auch: J. de méd. LV, 191. LXI, 206. *Blumenbach*, Med. Bibl. I, 209.

Chevillard, Ueber Paralyse. In: Hist. de la Soc. Roy. de Med. 1782.

Collignon, Von einer Schußwunde am untern Theile des ossis frontis Verm. chir. Schriften, 1782, III, 245—252.

Delius, H. F., De cholelithis observationes etc. Erl. 4°. (Colica e bile.)

Delolm de Lalaubye (Lud. H. Guydo), Quaestio med.-chir.: An in vulneribus capitis, in quibus cranium contusum est aut tabula externa unice fracta est, maximus sit periculi metus a laesione vasorum pericranium, inter et duram meningem communicantium, an potius a commotione cerebri? 8 pp. Monspel. 4°.

Desperrières, Camphora contra choream St. Viti. In: Hist. de la Soc. roy. de méd. ad 1782, p. 249. Auch in: Auserl. Abhdl. f. pr. Ä. XV, 462.

Donckers, J. J., De chorea Sancti Viti. 1782. In: *Louvain*, Diss., II, 393.

Drouryp, Diss. de natura et effectu opii in corpus animale. Gron. 1782. Auch: *Döring*, I, 283.

Duboucik, Mém. sur l'électricité. J. de méd. etc. Par., 1782, LVIII, 22. 126.

Ducasse, Traité des vapeurs. 127 pp. Sens. 32°.

Dufraigne, Obs. sur un enfant hydrocéphale, et dont les extrémités superieures étaient monstreuses. J. de méd. etc. Par. 1782, LVIII, 517—519.

Duhem, P. J., De sensibilitate et irritabilitate. Duaci. 4°.

Fischer, Diss. de tremore. Badae. 8°.

Floyer, Jo., Abhdl. v. der Engbrüstigkeit. Lpz. 8°. A. D. B. LV, 121.

Fouquet, Obs. sur une strangurie guérie par le sublimé corrosif et l'extrait de ciguë. J. de méd. etc. Par. 1782, LVIII, 420—425.

Franzius, J. G. F., Prolusio de medicorum legibus metricis. (Musik.) Lps. 4°.

Freiskorn, Diss. de veneno viperarum. Vienn. 8°. Auch: *Doering*, I, 261.

Geiseler, Von d. geheilten Bisse eines tollen Hundes. Verm. chir. Schriften, Brl. 1782, III, 179.

Gennarus, Franc., De peculiari structura cerebri nonnulisque ejus morbis. Paucae aliae anat. observat. accedunt. 87 pp. Parm. 8°.

Gerhard, Diss. de malo hypochondriaco literatorum. Aug. Vindob. 8°.

Gruelmann, Diss. Obs. de usu cicutae (gegen Epilepsie u. Convulsionen). Gött. 1782. p. 30. (Ibidem, p. 30. Serpentaria cum nitro in epilepsia ex terrore.)

Gruner, Ch. G., resp. F. Ch. **Panzerbieter**, Pr. speciligium ad anginam pectoris. 10 pp Jen. 4°. Auch: *Doering*, I. 123.

Haase, J. J., De auditus vitiis surditatem et difficilem auditum producentibus. Lps. 4°. Auch: *Doering*, I, 205.

—, Diss. de viola tricolore. Erl. 4°. (Cas. 15 contra epilepsiam.)

Hallé, Mém. sur les effets du camphre donné à haute dose, et sur la propriété, qu'à ce médicament d'être le correctif de l'opium. Hist. soc. roy. de med. Par. 1782—83. II, 66—80.

Hare, J., De syncope. 26 pp. Edinb. 8°. Auch in: *Smellie*, Thes. med. 8°. Edinb. 1785, IV, 279—305.

Hennert, Oratio de physiognomia. Traject. 4°.

Herz, Von e. Wahnsinn, durch Campher geheilt. In: *Selle's* neue Beitr. z. Natur- und Arzneiw. Brl. I, 126—31.

Heuron, J. B. J., De odontalgia. 1782. In: *Louvain*, Diss. 8°. Lovan. 1795, II, 391—93.

Hobbes, Th. M., De epilepsia. 1782. In: *Louvain*, Diss. 8°. Lovan. 1795, II, 360—83.

Hoffmann, Diss. de morbo foetuum in utero materno. Hal. 4°. (p. 9 Epilepsiae caussa).

Holland, Diss. pauca de mente et ejus in corpus effectibus exponens. Edinb. 8°.

Hueber, Diss. de casibus improvisis. (Epil.) Viennae. 1782. Auch in: *Eyerel*, Coll. diss. Stoll. IV, 14.

Isenflamm, Jac. Fr., praes. J. C. **Wegelin**, Diss. de physiognomia pathologica. Erl. 4°. Auch: *Doering*, I, 71.

Jaeger, Chr. Fr., Med. Anweis. wegen der tollen Hundswuth, nebst e. Vorschrift f. d. Dorfbarbiere. Stuttg. 8°.

Jasser, Von der durch d. Tropfbad bewirkten Wiederherstellung eines nach Heilung alter Schäden an den Füßen mit einer Apoplexie befallenen Patienten, welcher eine lange Zeit der Gebrauch der Sprache und des Gehörs verlustig gewesen. Verm. chir. Schriften. Brl. 1782, III, 138—56.

Jebb, John, Select cases of the disorder commonly termed paralysis of the lower extremities. 44 pp. Lond. 1782. 8°. I. ed. To which is added a case of catalepsy. 74 pp. Lond. 1783. 8°.

Kausch, J. J., Psychol. Abhdl. üb. den Einfluß der Töne und insbesondere der Musik auf die Seele. Brsl. 8°.

van der **Kemp**, Th., De vita et vivicatione materiae corpus humanum constituentis. Edinb. 4°.

Kitz, Fr. Cos., De electricitatis in med. usu et abusu. Gott. 4°.

Lobstein, J. F., De structura nervorum. Argent. 4°.

Loof, P. J., Aanmerkingen over de hondsdolheid. Handel. v. h. geneesk. Genootsch. Amst. 1782, VII, 547—89.

Luther, Th., Diss. Casus spinae ventosae feliciter curatae. Erf. 4°.

Malacarne, Encefalotomia. Gött. gel. Anz. 1782, p. 475.

Marquisius, Apoplexiae caussa effusus inter ventriculos cerebri. In: Zodiaco medico Gallico. anno. 1782.

de St. **Martin**, Des erreurs et de la vérité, ou les hommes rapellés au principe universel de la science. 2 Vol. Edinb. (Lyon). 8°. Deutsch v. Matth. *Claudius*, Brsl. 1782. 8°.

Martini, Diss. de daemonomania. Vienn. 8°.

Matthieu, Hydrophobia. Mém. de la Soc. Roy. de méd. ad 1782 et 83, II, 295.

Mauduyt, Nouvelles observ. sur l'électricité medicale. Hist. Soc. roy. de méd. de Par. (1779) 1782, III, 187—203.

—, Electricitas contra ischiadem. Mém. de la soc. r. de med. ad 1782 et 83, p. 160.

Meier, Abhdl. v. e. Kopfwassersucht, einem Scirrhus im kleinen Gehirn, u. der elastischen Luft im Blute. N. Mag. f. Aerzte. Lpz 1782, IV, 1—16.

—, Eine tödtliche Epilepsie einer Schwangeren. N. Mag. f. Aerzte. 1782, V, 481—4.

Mercurin, L. S., De musice s. de influxu musices in corpus humanum. Monsp. 4°.

Metzger, Verm. med. Schriften. Kgsb. I, 53. (Bei ein. Wahnsinnigen Schädelknochen atrophisch; bei einer Manie fehlen d. corp. striata.)

Mezler, Hydropbobia. Mém. de la soc. r. de méd. ad 1782 et 83, II, 329.

Michelitz, Ant., Scrutinium hypotheseos spirituum animalium. 30 pp. Prag. 4°. Auch in: *Ldwig*, III, 209–39 u. in *Klinkosch*, Diss. med. 4°. Pragae 1793, II, 339—60.

Mitzky, J. H., De vario coffeae potum parandi modo. Viteb. 4°.

Monro, Al., Obs. on the structure and functions of the nervous system. Edinb. fol.

Moritz, C. Ph., Ansichten zu einer Experimental-Seelenlehre. Brl. 8°.

Necker, Sur le bonheur des sots. Londres. 8°.

Neubauer, J. E., Descriptio anat. nervorum cardiacorum. Sectio prima. De nervo intercostali cervicali dextri imprimis lateris. fol. Jena.

Nicolas, Avis sur l'électricité considerée comme remède dans certaines maladies. Nancy. 8°. Auch in: J. de méd. etc. Par. LIX, 470.

Nuernberger, Ch. Fr., De sympathia oeconomiae animalis. 26 pp. Viteb. 4°.

Odier, L., Mém. sur l'hydrocephale interne, ou hydropisie des ventricules du cerveau. Hist. Soc. roy. de méd. 1779, Par. 1782, III, pt. 2, 194—232. Auch übers. in: N. Samml. der auserl. u. n. Abhdl. f. Wundärzte. 1782, 7. St, 161—224 und in: Bibl. f. Kinderärzte. Wien 1792, I, 67—132.

Pelet, Therapia hydrophobiae. Mém. de la soc. roy. de méd. ad 1782 et 83 (p. 213 mercurius cum diuturna suppuratione vulneris).

Pérolle, Et., Diss. anat.-acoustique, contenant: I. Des esperiences qui tendent à prouver que les rayons sonores n'entrent pas par la trompe d'Eustache, et qui font connaître une propiété qu'ont presque toutes les parties externes de la tête et quelques-unes du col, de sentir ou de propager le son par le toucher. II. Un essai d'expériences fait à Paris en 1777 sur des sourds et muets de M. l'Abbé de l'Epée. 42 pp. Par. 8°. Auch in: Hist. Soc. roy. de méd. 1779, Par. 1782. III, 264—267.

Pfeffinger, Jo., Diss. de structura nervorum, cujus sectionem primam defendet. Vol. I. 30 pp. Argent. 1782. 30 pp. Auch in: *Ludwig*, 4°. Lps. 1791, I, 1—30. Dasselbe. Alteram sectionem submittit. 63 pp. Argentor. 1783. 4°.

Pigatti, Sonderbare Geschichte des J. P. Nigretti, eines Nachtwandlers. Nürnb. 8°. Auch: A. D. B., LIV, 385.

Plieninger, Th., De praecipuis deliriorum causis eorumque medela, generalia quaedam exhibens. 69 pp. Stuttg. 4°.

Pomme, P., Traité des affections vaporeuses des deux sexes, ou maladies nerveuses, vulgairement appelées maux des nerfs. Nouv. éd. 595 pp. Par. 4°.

Ponsard, G. B., Traité de l'apoplexie et de ses differents espèces. Par. 8°. Auch: J. de med. LIX, 457.

Portal, A., Bem. üb. die Natur und Heilung der Wuth von Bissen wilder Thiere. Nebst e. kurz. litter. Anzeige der üb. diese Methode erschienenen Schriften und der bis jetzt vorgeschlagenen Heilmittel. A. d. Franz. 206 S. Lpz. 8°. Auch: A. D. B, LIX, 127. Comm. Lps. XXIV, 337. Mém. de l'ac. des sc. 1768. Mém. sur la nat. et le trait. des plus. mal. II, No. 3. J. de méd. LV, 385.

Priestley, J., Disquisitions relating to matter and spirit. To which is added the history of the philosophical doctrine concerning the origin of the soul, and the nature of matter; with de influence on Christianity especially with respect to the doctrine of the preexistence of Christ. 2. ed. 2 V, 400 et 314 pp. Birmingh. 8°.

Rehmann, J., Theor.-prakt. Unterricht für d. v. tollen Hunden und anderen Thieren Beschädigten, bes. f. Wundärzte, welche solche Kranke besorgen. Tüb. 12°. Auch: A. D. B., LV, 128.

van **Rossum**, Diss. de rabie canina et hydrophobia. Lovan. 4°.

de **Roux**, Hydrophobia. Mém. de la Soc. roy. de méd. ad 1783 et 83, II, 1. Ibidem, p. 37. Deutsch, Tüb. 1795. 8°. Salzb. med. chir. Zt. 1795, III, 279. Tüb. Anz. 1795, p. 497.

Salva, Oleum contra hydrophobiam. Mém. de la soc. roy. de méd. ad 1782 et 83, T. II, p. 315.

Sans, Guérison de la paralysie par l'électricité. 150 pp. Par. 12°.

Scheidt, Diss. de singultu. Duisb. 4°.

—, Von einer Kindbetterinnen-Epilepsie. Ibidem, pt. 1, 39—44.

—, Vom Baldrian in einem krankhaften Zufall. Ibid., 131—33.

—, Von einer Phrenitis. Ibidem, I, 25—27.

Stedman, W., Laelius and Hortensia or thoughts on the nature and objects of taste and genius. 1782.

Steven, P., De deliriis. 32 pp. Gott. 4°. Auch: *Doering*, I, 167.

Styx, Mart. E., Descr. anat. nervi cruralis et obturatorii icone illustrata. 40 pp. C. 2 tab. Jen. 4°. — Jen. 1784. 4°.

T., J. M., De la passion de l'amour . . . en la considerant comme maladie. Par. 8°. Auch: Med. Wchbl. 1782, Nr. 43.

Tavbe, J., Geschichte der Kriebel-Krankheit, bes. 1770 u. 1771 in der Zellischen Gegend. 920 S. Mit 1 Kpf. Gött. 8°. Auch in: A. D. B., LIV, 115 und Comm. Lps. XXV, 531.

Theden, Heil. e. Tobsüchtigen binnen 3 Wochen durch Trinken von 8 Quart Wasser pr. die. Bem. u. Erfahr. z. Bereicher. d. Wunda.- u. Arzneig. 1782, I, 135.

Thomas, E. F., De passionibus animi, 70 pp. Vienn. 8°.

Thouret, Faciei dolor ex refrigerio. Mém. de la soc. roy. de Méd. ad 1782 et 83, I, 204. 211. (Electr. non juvat p. 214.)

Triller, Dan. W., De tempestivo ac salutari aegrotorum silentio. Witenb. 4°.

Uibelacher, De hydrophobia. 75 pp. Vienn. 8°. Auch in: *Eyerel*, Diss. med. Vienn. 1789, II, 282—362. 8°. *Doering*, I, 164.

Vounk, Jo., Diss. de animi pathematibus. Lovan. 4°.

Walter, De morbis peritonaei et apoplexia. In: Mém. de Berl. 1782, p. 76.

White, R., An account of the salutary effect of blisters in a case attended with symptoms of hydrocephalus int. Lond. Med. J. 1782, III, 402—405.

Wichmann, J. E., De pollutione diurna, frequentiori, sed rarius observata tabescentiae caussa. Gött. 16°. Auch: A. D. B., LVII, 114. *Blumenbach*, Bibl. I, 114. Comm. Lps. XXVI, 586.

Apoplexie Ursache der Epilepsie. Med. Wchbl. 1782, Nr. 4.

Vermium secessio in mania. Ibidem, No. 40.

Viperae morsus contra hydrophobiam. Ibidem, II, p. 210

Hydrophobiae caussa ira. Ibidem, p. 57. 60.

Hydrophobiae therapia. Ibidem, p. 22. 139 (Unwirksamkeit, bes. bei den im Gesicht verwundeten). Ibidem, p. 103 (Alcali volatile). Ibidem, p. 115 (Atropa bellad.)

Ustio vulneris contra hydrophobiam. Ibidem, p. 75. 77.

Geschichte u. diät. Rath e. ehemaligen gr. Hypochondristen an Hypoch., Gelehrte, überhaupt viel sitzende Personen. Brl. 8°.

Geschichte d. deutschen Nationalneigung zum Trunke. Lpz. 8°. Skizzen hieraus in „Intern. Monatsschr. z. Bekämpf. d. Trinksitten." Bremen 1894, H. 6, S. 171—80.

Von der Melancholie. Aus d. allerneusten Mannigfaltigkeiten. Brl. 4°.

Med. Anweis. wegen der tollen Hundswuth. Gefolgt durch Vorschrift f. d. Wundärzte und Barbiere, bes. auf Dörfern, was sie im ersten Anf. bei den v. wüthigen Thieren gebissenen Menschen zu beobachten haben. Stuttg. 8°.

Hydrophobia. Hist. et mém. de la Soc. r. de méd. ad 1782 et 83. T. II, p. 109 (non omnes esse hydrophobos).

Hydrophobia. Bibendi facultas ante mortem. Ibidem, II, 34. p. 45 (nach 8 Mon.).

Hydrophobia cum pruritu in genitalibus. Ibidem, p. 48. Cum satyriasi, p. 84. Hydroph. spontanea, p. 57. 84. Ex irritatione venerea, p. 296. homo iratus sui ipsius digitum mordens, p. 59.

Hydrophobia. Lond. Med. Gaz. 1782. Abhdl. f. pr. Aerzte. VIII, 48.

Etwas üb. d. tollen Hundebiß. Hamb. 1782. A. D. B., LIII, 122.

1783.

Abildgaard, P. C., Aliquid ad physiologiam musculorum pertinens. Act. reg. Soc. med. Havn., 1783, I, 470—76.

Anon, An historical account of the origin, progress and present state of Bethlem Hospital. Lond. 4°.

(**Arnoult**), Diss. sur l'effet des topiques dans les maladies internes et en particulier sur celui du Tr. Arnoult contre l'apoplexie, connu sous le nom de sachets antiapoplectiques. 7. éd. Par. 8°.

Auenbrugger, Von d. stillen Wuth od. dem Triebe zum Selbstmord als einer wirklichen Krankheit. Mit Originalbeob. u. Anm. Dessau. 8°. Auch: A. D. B., LVIII, 448.

Bang, Vertebra cariosa in gibbo. Auswahl. aus d. Tagebuch des kgl. Krankenhauses (in Kopenh.), I. Juni 1783.

de **Beauchêne**, E. P. Ch., De l'influence des affections de l'âme dans les maladies nerveuses des femmes, avec le traitement qui convient à ces maladies. Nouv. édit., revue et augmentée du traitement des maux de nerfs des femmes enceintes. 248 pp. Amst. 8°.

de **Belgarric**, Diss. an in morbis chronicis febris sit excitanda ad eorum curationem? Monsp. 8°. (Mania quartanae cedens.)

Bell, Th., Tractatus medicus, inauguralis, quaedam de diaeta, seu materia diaetetica, ipsiusque in corpus et in mentem effectibus complectens. 48 pp. Edinb. 8°.

v. **Benkö**, Sam., Problema chirurgicum: quisnam potest esse animi pathematum in morbos chirurgicos influxus? Cassov. 4°.

Berkenhout, J., On the bite of a mad dog, in which the claim to infallibility of the principal preservative remedies against the hydrophobia is. Lond. 8°.

Bing, J. H., De delirio febrili. Hal. 4°.

Bland, T., An account of the effects of the cuprum ammoniacum in the cure of epilepsy. Med. Comm. 2. ed. Lond. 1783, VII, 301.

Blessig, Jo. L., Zur praktischen Seelenlehre. Straßb. 4°.

Bonnefoy, J. B., Mém. sur l'influence des passions de l'âme dans les mal. chirurg. Lyon. 8°.

—, Diss. de l'application de l'électricité à l'art de guérir. Lyon. 8°. Auch: J. de méd. etc. LXI, 90.

Bonte, T. J. C., De tremore. Franekerae. 4°.

Bouteille, Hydrophobia. Mém. de la Soc. roy. de méd. ad 1782 et 83, II, 129.

Bowen, T., An historical account of the origin, progress and present state of Bethlem Hospital, founded by Henry the Eigth, for the cure of lunatics and enlarged by subsequent benefactors, for the reception and maintenance of incurables. Lond. 4°.

Bryant, R., Historia asthmatis cujusdam spasmodici. Erl. 4°.

Buchhave, R., De epilepsia periodica. Act. reg. Soc. med. Havn. 1783, I, 224—29.

Buesen, Gérard, De ischuria. Loewen. 4°.

Bulle, Diss. de aëre vitali seu dephlogisticato, tanquan novo sanitatis praesidio. Monspel. 4°.

Busch, C. C. F., Diss. de vertigine. Tüb. 4°. Auch: Neue Samml. auserl. Abhdl. f. Wundärzte. Lpz. 1789, 24. St, 219—240.

Claessens, F. J., De decussatione fibrarum cerebri unius lateris ad aliud, atque decussatione nervorum, praecipue opticorum. 1783. 4°. In: *Louvain*, Diss. III, 26.

Cleghorn, Rob., Diss. de somno. 51 pp. Edinb. 8°. Auch in: *Smellie*, Thes. med. 8°. Edinb. 1785, IV, 380—403.

Cook, Pistolball, entered the cranium at the right temple, and was successfully extracted. Lond. Med. Journ. 1783, IV, 72—74.

Darluc, Lettres sur la rage et sur la manière de la guérir. J. de méd. etc. 1755, 2. ed., Par. 1783, III, 182—208. Auch in: Rec. pér. d'obs. de méd. Par. 1756, IV, 258—80.

Deck, Diss. de rabie canina. Tüb. 4°. Auch: *Döring*, I, 164.

Desperrières, Beob. üb. d. Veitstanz u. d. äußerlichen Gebrauch des Kamphers dagegen. Hist. de la Soc. de méd. 1783. Samml. auserl. Abhdl, z. Gebr. pr. Aerzte. 1793, XV, 3. 462—65.

Dickson, Steph., Diss. de somno. 37 pp. Edinb. 8°.

Dourlen, Lettre sur le traitement de plusieurs apoplectiques. J. de méd. etc. Par. 1783, LX, 210—47.

Duboueix, Rabies canina. Hist. de la soc. de méd. ad 1783, II, 109. (Aquam non horrentia animalia rabida.)

Dudley, J., De risu. 33 pp. Edinb. 8°.

Eberle, Diss. de colica infantum. Argent. 4⁰. Auch: *Döring*, I, 209.

Engelbrecht, Hux., Der Teutsche Swedenburg od. Aussichten in die Ewigkeit, nebst dessen Leben. Pendant zu E. von *Swedenborg's* Wirken. 2 Bde. Amst. 8⁰.

Farmes, Briefe üb. d. Dämonischen in d. Evangelien. Halle. 8⁰.

Fisher, J., Medical discourse on several narcotic vegetable substances. Med. Commun. Mass., M. Soc. Boston, 1783—1808, I, pt. 2, 1—13.

Fougeroux de **Bandarcy**. Hist. de l'acad. roy. des Scienc., 1783. (Kriebelkrankheit.)

Frank, Diss. de diversis idiosyncrasiis, medico in curatione morborum rite observandis. Lugd. Bat. 4⁰. Auch: *Döring*, I, 177.

Funk, Ch. B., Natürliche Magie od. Erklärung v. Wahrsager- u. Zauberkünsten. Mit 13 Taf. Brl. 8⁰.

Gardane, Mém. concernant une espèce de colique observée sur les vaisseaux. Par. 8⁰. Auch: J. de méd. etc. LXI, 305.

de **Gebelin**, Lettre de l'auteur du monde primitif à ses scripteurs. Par. 8⁰. Auch: Nouv. mém. de l'acad. de Berlin, 1783, p. 47. *Blumenbach*, Bibl. I, 345. (Thier. Magnetismus.)

Gronut, R., De hysteria. 49 pp. Edinb. 8⁰.

Gulbrand, J. W., Obs. de vertigine periodica per zonam soluta. Act. soc. med. Hafn. 1783, I, 142—147.

Haas, Fr. Jos., De ischuria cum enormi vesicae extensione. Strassb. 4⁰.

de **Haes**, Jo., De controversa opii in variolis adhibitione, ex efficacia hujus antiseptica probabilius determinanda. 38 pp. Traj. ad Rh. 4⁰.

Heineken, Jo., De morbis nervorum eorumque frequentissima ex abdomine origine. 70 pp. Gott. 4⁰. Auch: *Ludwig*, II, 291—322. J. de méd. etc. LXIII, 121. *Doering*, I, 97.

Hildebrandt, F., Abhdl. v. Schlafe, bei *Camper's* Beob. üb. d. Schlaf. Braunschw. J., 1783, 6. St. S. 141.

Hufeland, Chr. W., De usu vis electricae in asphyxia experimentis illustrato. 59 pp. Gott. 4⁰.

Jebb, J., Select cases of the disorder commonly termed the paralysis of the lower extremities, to which is added a case of catalepsy. 2. ed. Lond. 8⁰.

Jussi, Hist. d'un mal convulsive extraordinaire. J. de méd. etc. Par., 1783, II, 53. 219.

Keck, J. E., Diss. super pertussi quasdam animadversiones continens. Viteb. 4⁰.

Ledru, N. P., Rapp. de M. M. *Cosnier* sur les avantages reconnus de la nouvelle méthode d'administrer l'électricité dans les maladies nerveuses, particulièrement dans l'epilepsie et dans la catalepsie, par M. *Ledru*, connu sous le nom de *Comus*. Ce rapport est précedé de l'aperçu du système de l'auteur sur l'agent qu'il emploie et des avantages, qu'il en a tiré. Imprimé par ordre et aux frais du gouvernement. Par. 8⁰.

Leidenfrost, J. G., De asthmate. 1783. In seinen: Opusc. phys., chem. et med., 12⁰. Duisb., 1797, I, 135—204.

Lepecq de la Cloture, Obs. sur l'hydrophobie. J. de méd. etc. Par. 17 83, II, 334—345.

Leroux, A., Sur la rage, qui a remporté le premier prix de la soc. de méd. Par. 8⁰.

de **Loges**, Diss. nova peripneumoniae sanguineae distinctio. Monspd. 8⁰. (Caussa dyspnoeae seminis retentio.)

M., Essais philos. sur les mœurs de divers animaux étrangers. 400 pp. Par. 12⁰.

Mackie, J., Case of the successful treatment of hydrocephalus internus, by mercury. Med. Comm., 2. ed., Lond. 1783, VII, 282—290.

Mederer von Wuthwehr, M., Syntagma de rabie canina. 51 pp. Freib., 1783. 4⁰. Aus dem Lat. mit Anm. Nürnb. 1809. 8⁰.

Melleret, Diss. de epilepsia. Monspel. 4⁰.

Mesmer, F. A., Gesch. d. thier. Magnetismus bis April 1781. A. d. Franz. Karlsr. 8⁰. Auch: Comm. Lps. XXVI, 668.

—, Magnétisme animal. J. de méd. etc. Par. 1783, LX, 83—87. 1785, LXIII, 17—69.

Metzler, D., De rabie s. hydrophobia, ejusque curatione. Hist. Soc. roy. de méd. Par. 1783, pt. 2, 329—59.

Michel, Obs. sur une plaie à la tête, avec carie sèche. J. de méd. etc. 1783, LIX, 433.

Mitchell, Jan. P., De causis, indole et therapia morborum nervosorum, qui in Belgia observantur. 1783. 4⁰. Deutsch, Wien 1798. 8⁰. Auch: *Hufeland*, Bibl. der pr. Heilk. I, 1 St. p. 86. N. A. D. B., Anh. zu XXIX—LXVIII, 147.

Monro, A., Obs. on the structure and functions of the nervous system. 176 pp. With 47 pl. Edinb. fol. Uebers. mit Anm. v. S. Th. *Soemmering*. Mit 13 Kpf. Lpz. 1787. 4⁰.

Muench, Jo. H., Diss. sistens observationes practicas circa usum Belladonnae in melancholia, mania et epilepsia. 32 pp. Gott. 4⁰. (Bes. wirksam bei d. durch Menstruationsstör. erzeugten Melanchol. Starke Dosen.) Deutsch, 408 S. Gött. 1785. Stendal 1789. 8⁰. Auch: *Doering*, I, 276. J. de méd. LXIV, 495.

Munro, G., De tetano. 60 pp. Edinb. 8⁰. Ebenso in: *Smellie*, Thes. 8⁰. Edinb. 1785, IV, 325—57.

Nairne, The description and use of Nairne's patent electrical machine, with the addition of some philosophical experiments and medical observations. Lond. 8⁰.

Nürnberger, Diss. de pertussi. Viteb. 4⁰.

Pardini, J. B., De cardialgia. 32 pp. 8⁰. Wien 1783. Auch in: *Eyerel*, Diss. med. 8⁰. Vienn. I, 528—43. *Doering*, I, 1216.

Pezold, Diss. de apoplexia ex inanitione vasorum cerebri. Goett. 4⁰.

Pfeffinger, J., De structura nervorum, cujus alteram sectionem submittit. Argent. 4⁰.

Pfündel, Diss. de spasmis tonicis visco persanatis. Jen. 4⁰. (Gegen Epil. Auch in: *Hufeland*, J. f. pr. Aerzte. II, 256. 281.)

Plouquet, W. G., De morbis periodicis. Tüb. 8⁰.

—, De vertigine. Tüb. 8⁰. Auch: *Doering*, I, 168.

Ponche, Remarques sur une épilepsie accidentelle et sujette à des périodes fixes, guérie par les fleurs de zinc employées à l'interieur. J. de méd. etc.

Popp, J. A., De colica tam in genere, quam specie. 61 pp. Vienn. 8⁰. Auch in: *Eyerel*, Diss. med. 8⁰. Vienn. 1789, II, 115—72.

Pott, Perc., Remarques sur cette espèce de paralysie des extrémités inférieures. Par. 8°.

Pyl, J. T., Aufsätze u. Beob. aus d. gerichtl. Arzneiwissenschaft. Samml. in 2 B. Brl. 1783—7. 2. B. Brl. 1783—7.

Quartier, Cl., et J. Mich. **Garbe**, Vitandus somnus statim a cibo. Par. 8°.

Ranoë, A. B., Epilepsia floribus zinci sedata. Act. Soc med. Havn. 1783, I, 497.

—, Experimenta cum cicuta in tussi convulsiva. Ibidem, I, 338—40.

Rettich, Diss. de capite obstipo. Bud. 4°.

Reuss, F. A., Ergo spirituum animalium hypothesi carere possunt physiologi. 26 pp. Par. 8°. Auch in: *Klinkosch*, Diss. med. Prag. 4°. Pragae 1783, II, 369—83.

Rosenblad, E., Morbus spasmodicus convulsivus epidemicus. Act. med. Suecic. Haleriae 1783, I, 207—330.

de **Rosiers**, Mém. sur l'électricité méd., où l'on établit, par la raison et l'experience, les avantages des commotions et des étincelles électriques dans le rhumatisme et la paralysie. J. de méd. etc. 1783, LX, 24—31.

Roth, Mania gastrica. Med. Wchbl. 1783, Nr. 38.

Sandifort, E., Exercitationes academicae (craniologicae). Lugd. Bat. 1783—5. 4°.

Schaeffer, Apoplexia epidemica. In: Versuche, II, p. 159. 1783.

Schaertlich, J. J., De usu opii in febribus intermittentibus 24 pp. Gott. 4°. Auch in: *Frank*, Select. opusc. med. 8°. Ticini 1785, I, 203—4.

Schomberg, J. A., De venaesectione in apoplecticis morbis haud indiscriminatim instituenda. 19 pp, Gott. 4°. Auch: *Doering*, I, 157.

Schwarts. C. T., De hydrophobia ejusque specifico meloe majali et proscarabeo. 56 pp. Hal. 4°.

Seligo, S,, praes. J. D. **Metzger**, Animadversiones nonnullas anat.-physiologicas in doctrinam nervorum . . . defendet 50 pp. Regiom. 4°.

Selle, C. E., Von der Wirkung des neuen schlesischen Mittels geg. d. Biß wüthender Thiere. In seinen: N. Beitr. z. Natur- und Arzneiw. 8. Brl. 1783, Th. 2, 129—44.

—, Von Kopfwunden. Ibidem. 8°. Brl. 1783, 2. Th., 88—101.

Sheldrake, T., An essay on the various causes and effects of the distorted spine; on the improper methods usually practised to remove that distorsion, in which that recommended by Mr. Pott is considered and the bad effects of Vacher's (commonly called Jones's) spinal machine are pointed out; with the description of an instrument that is better calculated to remove those distortions that any hitherto made use of, and that will not be productive of the pernicious consequences that have been caused by most of the other machines. To which are added some observ. on the treatment of ruptures, intended to show the inpracticability of curing that disorder by any other means than the use of proper trusses, and the superior utility of the improved elastic trusses with flexible pads made by T. Sheldrake jun. 82 pp., 1 pl. Lond. 8°. Auch: *Richter*, Chir. Bibl. VIII, 41. J. de méd. etc. LXI, 211.

Smyth, J., A practical essay on the venereal disease; to which are subjoined, observations on the causes and cure of tabes dorsalis. 2. ed. Lond. 1783. 1785. 26 ed. 8°. Lond. 1792.

Somers, E., De sonis et auditu. Edinb. 8°.

Souville, Obs. sur l'application de moxa, dans une douleur de sciatique. J. de méd. etc. Par. 1783, II, 470—79.

Stark, J., De malo hypochondriaco. Edinb. 8°.

Stovin, Diss. de dysuria mucosa. Lugd. Bat. 4°.

Tessier, l'Abbé, Tr. des maladies des grains. Par. 8°. Auch: Mém. de la Soc. r. de méd. ad 1776, p. 417, ad 1777 et 78, p. 587.

Thomson, Al., Inquiry into the nature, causes and method of cure of nervous disorders. Lond. 8°. Deutsch, Hann. 1798. 8°.

Tiedemann, D., Ueb. d. Angenehme u. Unangenehme im menschl. Leben. Gött. Mag. 1783, St. 2.

Tode, J. C., De cephalalgia rheumatica hirudinibus externis sublata. Act. reg. Soc. med. Havn. I, 90.

Tournay, Diss. de incubo. Nanceji. 8°.

Verdries, J, M., Von e. Abſceß am Rückgrade. N. Samml. der auserl. u. n. Abhdl. für Wundärzte. Lpz. 1783, 3 St., 130—32.

Walter, J. G., Tabulae nervorum thoracis et abdominis, jussu acad. reg. scient. C. 4 tab. com. et 4 tab. linen. Berl. Imp. Ins Engl., Lond. 1819. 4°.

Weber, A. G., Comm. de initiis ac progressibus doctrinae irritabilitatis, cum historia sensibilitatis atque irritabilitatis partium morbosae. Hal. 4°.

Welge, Diss. de morbis sinuum frontalium. Gott. 4°. (Curatio amaurosis per ungu. Gasserianum).

Weizenbreyer, Diss. de cupro medicato. Erf. 4°. (Heilmittel gegen Epilepsie.)

Wilkinson, Diss. de electricitate. Edinb. 8°.

Wittwerk, M. L., praes. Ch. G. **Gruner**, De caussis melancholiae et maniae dubiis in medicina forensi caute admittendis. Jen. 4°. Auch: *Schlegel*, Coll. IV. *Doering*, I, 306.

Woeltke, H. C., Obs. medicae. Gott. 4°. (De jactatione epileptica, Corea St. Viti. De morsu canis rabidi. De melancholia et mania.)

Ueb. Hydrophobie. Postamtszeit. 1783. Med. Wchbl. 1783, p. 244.

Magnet. animalis. Nouv. mém. de l'acad. de Berl, 1783, p. 47.

Rapp. de Mm. **Cosnier**, **Maloët**, **Darcet**, **Philip**, le **Preux**, **Desessartz** et **Paulet**, sur les avantages reconnus de la nouvelle methode d'administrer l'électricité dans les maladies nerveuses. Par. 8°.

Langsamer Tod eines Menschen nach genommenem Opium. Auff. u. Beob. a. d. pr. Arzneyw. Brl. 1783, I, 93—114.

Obduction eines Menschen, welcher sich selbst mit Opium ums Leben gebracht hatte. Ibidem, 1783, I, 84—92.

Magazin der Erfahrungsseelenkunde, herausg. v. C. Ph. **Moritz**. Brl. 1783—6. 5 Bde. Von **Pockels** und **Maimon** fortges. 1787—94. Anh. zu d. 6 ersten Bänden d. Mag. d. Erfahrungsseelenk. In einem Sendschreiben an die Herausgeber. Von J. D. **Mauchart**. Stuttg. 1789. Von 1783—93. 10 Bd.

Gutachten über die Frage: Ob ein mit der Epilepsie Behafteter heyrathen könne? Auff. u. Beob. a. d. pr. Arzeneyw. Brl. 1783, I, 233—39.

Ueb. d. Electricität. Phil. u. med. Abhdl. d. k. Acad. d. Wissensch. zu Berlin. Gotha 1783, III, 1—3.

Einige landesherrl. oder obrigkeitl. Verordnungen, Verfügungen od. Anstalten z. Verhütung des tollen Hundebisses, und Abwendung der auf ihn erfolgenden Wuth oder Wasserscheu. Arch. d. med. Pol. Lpz. 1783, I, 151—168. 1784, II, 253—291.

1784.

Abrahamson, M., Von der Melancholie u. Manie der Sechswöchnerinnen. Frkf. med. Wchbl. 4⁰.

Anemaet, Jac., De mirabili, quae mammas inter et uterum intercedit, sympathia. Lugd. Bat. 4⁰. Auch: *Schlegel*, Syll. opusc. sel.

Arnold, Ueber d. Wahnsinn. Lpz 1784. (p. 129 Hypochondria).

B-n, Fall von Epilepsie. N. Mag. f. Arzneik. Lpz. 1784, VI, 353—57.

Badou, L., An solis nervis sensibilitas? Monsp. 4⁰.

Bailly, Exposé des expériences qui ont été faites pour l'examen du magnétisme animal; lu à l'Acad. des sciences, en son nom et au nom de M. M. Franklin, le Roy et Lavoisier, le 4. Sept. 1784. J. de méd. etc. Par. 1784, LXII, 561. 579.

Baldinger, E. G., Prolusio, qua ostenditur, Aretaei: *ἆσθμα πνευμῶδες* recentioribus non esse ignotum. In: Thes. diss. Heidelb. 1784, 1—4.

Bang, Maniae therapia terror. Auswahl a. d. Tageb. des kön. Krankenh. (in Kopenhagen), I, 1784. May.

Baudot, Mém. sur le traitement de la rage. Hist. Soc. roy. de méd 1783. Par. 1784, pt. 2, 89—108.

de **Beauchêne**, E. P. Ch., Abhdl. üb. d. Einfluß d. Leidensch. auf d. Nervenkrankh. der Frauenzimmer und über die beste Art, diese Krankheit gehörig zu behandeln. A. d. Franz. 166 S. Lpz. 8⁰. Auch in: A. D. B., LXII, 394.

Beckwith, B., De morbo psoadico. Edinb. 4⁰.

van der **Belen**, Diss. de cerebri ejusque membranarum inflammatione et suppuratione occulta. Lovan. 4⁰. Auch: *Doering*, I, 121.

—, Diss. de morbis soporosis. Lov. 4⁰. Auch: *Doering*, I, 156.

Bennefoy, Jean Bapt., Analyse raisonnée du rapport des commissaires sur le magnétisme animal. Lyon. 8⁰.

Bergasse, N., Considérations sur le magnétisme animal ou sur la théorie du monde et des êtres organisés, d'après le princ. de F. A. *Mesmer*. La Haye. 8⁰. Ueberf. nebst Gedanken üb. d. Bewegung v. J. F. Marq. v. *Chatellier*. Dresd. 8⁰.

Berry, A., De phrenitide vera. 35 pp. Edinb. 8⁰.

Blau, De vera notione libertatis humanae. 102 pp. Maguntiae. 4⁰.

Blech, E. Ph., De aeris dephlogisticati usu in asphyxia. 29 pp. Gott. 8⁰.

Bocalosi, Girol., Pensieri ed osservazione sulla sensitivita nervosa e sulle cause che l'eccitano. Verona. 8⁰.

Boehm, Ben., De rite aestimanda opii virtute in febribus et morbis inflammatoriis. 43 pp. Hal. 4⁰.

Boehr, G. H, De hydrophobia et rabie canina. Frcf. ad V 8⁰.

Bonel de la Brageresse, Mém. sur le meilleur traitement de la rage. Hist. Soc. roy. de méd. 1783. Par. 1784, pt. 2, 255—294.

Bourienne, Mém. sur les effets de la commotion du cerveau, à la suite des lésions de la tête. J. de méd. mil. Par. 1784, III, 234—55.

Bousson, J., De cardialgia. 1784. 4⁰. In: *Louvain*, Diss. III, 190.

Bouteille, E. M., Obs. et réflections sur la satyriasis et l'hydrophobie spontanée. Hist. Soc. roy. de méd. (1783) Par. 1784, pt. 2, 84—102.

—, Mém. sur la nature et le traitement de la rage; avec un examen critique des remèdes vantés pour sa guérison. Ibid. p. 129—254.

Bronner, J. F., De trismo ex vulnere. 20 pp. Gott. 4⁰. Auch in: N. Samml. d. auserl. u. neuen Abhdl. f. Wundärzte. Lpz. 1790, 266—88.

ten **Bruggen**, De colica vulgo sic dicta Pictaviensi, pro nova et singulari specie non habenda. Lugd. Bat. 4⁰.

Caldanus, L. M. A., De chordae tympani officio et de peculiari peritonaei structura. 1784. In: *Roemer*, Delect. opusc. 8⁰. Turici et Lps. 1791, 150—178.

Camoy, Electricität gegen Paralyse. Nouv. mém. de Dijon, 1784, 1. Sem. (p. 70 gegen Epilepsie).

Capelle, Jean Fel., De animi pathematibus. Montpell. 8⁰.

Chifolian, Obs. sur les bons effets de l'électricité administrée dans la paralysie. Journ. de méd. etc. Par. 1784, LXI, 251—258.

Cochrane, Th., De tetano. 44 pp. Glasgow. 8⁰.

—, Obs. on the use of cold bathing in the cure of tetanus. Med. et Phil. Comm., 2. ed., Lond. 1784, III, 183—187.

Comparetti, A., Occursus medici de vaga aegritudine infirmitatis nervorum. Venet. 4⁰.

Cursach, Jo., Diss. de somno. Monsp. 4⁰.

Dahlmueller, Jo. W., De palpitatione cordis. 29 pp. Viennae. 12⁰.

Demathiis, Aperçu sur le moyen de guérir l'hydrophobie. J. de méd. etc. Par. 1784, LXI, 365—69.

Desbouet, Sur l'effet de la musique dans les maladies nerveuses. Petersb. 1784. Auch in: *Blumenbach*, Bibl. I, 707. J. de méd. LXVIII, 123.

Dobson, M., A successful treatment of a supposed hydrocephalus internus. Med. Obs. Phys., Lond. 1784, VI, 40—51.

Donner, J. S., De gibbositate. Gött. 4⁰.

Doppet, F. A., Traité théorique et pratique du magnétisme animal. 61 pp. Turin. 12⁰.

Emeric, Diss. de hydrophobia. Monsp. 1784. (Regenbäder dagegen.)

Erpenbeck, W. C, Obs. circa rabiem caninam. Burgsteinfurt. 8⁰.

Evers, Heilung der Melancholie u. Manie durch Belladonna. In: *Schmucker's* verm. chir. Schr. I. Th. S. 195. Worms 1785.

Faugerolle, Sur la rage. Hist. Soc. roy. de méd. 1783. Par. 1784, pt. 2, 104—108.

Fincke, Diss. an in canibus per castrationem possit praecaveri rabies? Lingae. 4⁰. (negatur). Auch: *Doering* I, 303.

Fischer, Ch. Ph., Diss. sistens historiam hemicraniae. 41 pp. Jen. 4⁰.

Fordyce, Fragmenta chirurgica et medica. Lond. 1784, p. 55. (Heilung von 3 Tobsüchtigen durch tartar. Weinstein und durch China.)

Fothergill, J., On sick headache. Med. Obs. Soc. Phys. Lond., VI, 103—137.

Galart de Montjoye, Lettre sur le magnétisme animal, ou l'on examine la conformité des opinions des peuples anciens et modernes, des sçavans et notamment de M. *Bailly* avec celles de M. *Mesmer;* et où l'on compare ces mêmes opinions au rapport des commissaires chargés par le roi de l'examen du magnétisme animal. 136 pp. Phil. et Par. 8°.

Gardiner, John, Obs. on the animal oeconomy and on the causes of the diseases. Edinb. 8°. — Ins Deutsche nebst e. Abhdl. über d. Bestimmung unserer Begriffe von der Lebenskraft durch d. Erfahrung v. E. B. G. *Hebenstreit.* Lpz. 1786. 8°.

Gesenius, G., praes. J. F. C. **Goldhagen**, De animi passionum in corpus efficacia. Hal. 4°.

Govaerts, B. M., De morbis soporosis. Stabrock, 1784. In: *Louvain*, Diss. 8°. Lovan. 1796, III, 153—86.

Graem, Diss. de pathematibus animi, eorumque in corpus humanum effectibus. Edinb. 8°.

Haberler, Diss. de tussi convulsiva epidemica. Marb. 4°.

Harrison, E., De opio quaedam. Edinb. 8°.

—, Facies Hippocratica levi penicillo adumbrata. Jen. 4°. Auch: *Doering* I, 309.

Haygarth, Apparent effects of mercury in cases that were supposed hydrocephalus. Med. Obs. Soc. Phys. Lond. 1784, VI, 58—67.

Heinicke, S., Wichtige Entdeckungen u. Beitr. zur Seelenlehre u. z. menschl. Sprache. Lpz. 8°. (Sprachlehrung der Taubstummen.)

Hennings, J. Chr., Von den Träumern und Nachtwandlern. Weimar. 8°.

Hervier, Lettre sur la découverte du magnétisme animal. Pekin. 8°.

Herwet, Obs. sur un hydrophobe, guéri par l'alcali volatil et les vapeurs de vinaigre bouillant. J. de méd. etc. Par. 1784, LXII, 604. 608.

Heysham, J., An account of a painful affection of the antrum maxillare, from which three insects were discharged. Med. Comm. Soc. Promot., Lond. 1784, I, 430—43.

Hildebrand, J. C. S., Diss. sistens analecta ad artem obstetriciam pertinentia de dilaceratione velamentorum artificiali et de convulsionibus parturientium Traj. ad V. 8°.

Hoyeveen ad Tr., De fœtus humani morbis. Lugd. 4°. (Acephalus.)

van der **Hout**, J., V. e. hyster. Krankh., welche außer besonderen krampfhaften Zufällen mit e. völligen Stumpfheit verknüpft war. A. d. Holl. Lpz. 8°.

Hulke, W., An account of a remarkable spasmodic affection. Lond. Med. J. 1784, p. 389—92.

van **Hulst**, A. J. F., De cerebri ejusque membranorum inflammatione et suppuratione occulta. 1784. 4°. In: *Louvain*, Diss. 8°. Lovanii 1796, II, 186.

Hunter, J., Successful treatment of hydrocephalus internus. Med. Obs. Soc. Phys. Lond. 1784, VI, 52—57.

Janin, Reponse au discours de M. C. *Rian* sur le magnétisme animal. Genève. 8°.

Jacquinelle, Obs. sur une affection nerveuse, occasionée par un amour malheureux, et déterminée par la mort à la suite d'un mauvais traitement. J. de méd. etc. Par. 1784, LXII, 62—67.

Jas, P., De mirabili, quae pectus inter et ventriculum intercedit, sympathia. Lugd. Bat. 4°. *Schlegel's* Syll., No. 2.

Jungerolle, Sur la rage. Hist. Soc. roy. de méd. (1783), Par. 1784, pt. 2, 104—8.

Kaehler, Epist. Adversaria de tussi convulsiva et variolis. Erl. 4°.

Kaempf, J., V. e. neuen Methode, die hartnäckigste Unterleibskrankheit, besond. die Hypochondrie, gründlich u. sicher zu heilen. 506 S. Dessau 1784. 2. Aufl., 694 S., 1787. 3. Aufl., Wien 1788. Mit 1 Taf. Holl. v. *Koning,* Utrecht 1787.

de **Kiavalle**, R., Rech. sur le traitement de la rage par le feu. Hist. roy. de méd. (1783). Par. 1784, pt. 2, 74—84.

Klint, Jo. J., Comm. anat. de nervis brachii. 67 pp. C. 4 tab. Gött. 4°. Auch: *Ludwig*, III, 122—47.

Krieger, A. J., De vertigine. Vindeb. 12°.

Kühn, Gesammelte Schrift. z. Erkenntniß u. Behandl. d. Bleycolik. Lpz. 8°. A. D. B., LXIII, 106.

Kwiatkowski, Nestor, De nervorum fluido, decussatione, gangliis. 8 pp. Regiom. 4°. (Paral. in latere opposito.)

Leidenfrost, Schedet, Diss. de tinnitu et susurru aurium. Duisb. 4°. Auch: *Doering* I, 205.

Lindt, Diss. de aluminis virtute med. Goett. 4°. (curat colicam.)

Lloyd, Flatulent tumour in the head, opened and cured. Med. Obs. Soc. Phys. Lond. 1784, VI, 192—97.

Macqueen, M., Some remarks on angina pectoris. Lond. Med. J. 1784, V, 162—71.

Marat, J. P., Mém. sur l'électricité méd. Par. 8°. Auch: J. de méd. LXIII, 591. (Preisgekrönt.)

Maret, Bracchii laesio caussa epilepsiae. In: Nouv. mém. de Dijon, 1784.

Marzari, G. B., Tetanos. Gior. per serv. a. storia rag. d. med. Venez. 1784, II, 186—189. Ital. med. chir. Bibl., N. Ausz., 1799, 1 St., I, 202—7.

Matthieu, Essai sur la question proposée par la Soc. roy. de méd.: Quel est le meilleur traitement de la rage? Hist. Soc. roy. de méd. Par. (1783) 1784, 2 pt., 295—308.

Mauduyt, Mém. sur les differentes manières d'administrer l'électricité, et obs. sur les effets qu'elles ont produit. 301 pp., 2 pl. Par. 8°.

Mayer, J. C. A., De hydrophobia et rabie canina. Frcf. ad V. 4°.

—, Diss. Analecta ad artem obstetriciam. Frcf. ad V. 4°. (De eclamps. partur.)

Melchior, J., De thée. Frcf. ad V. 4°.

Mercer, Gr., De pathematibus animi, eorumque in corpus humanum effectibus. 45 pp. Edinb. 8°.

Mesmer, Fr. A., Lettres à M. Vicq d'Azyr, en date de 19 aout 1784; et à Mm. les auteurs du J. de Par. en date du 29 du même mois, avec un extrait du J. de Par., du 27 aout 1794. Bruxelles 1784. 30 pp. 8°. (Magnétisme animal.)

Metzger, J. D., resp. **Przemienicki**, Comm. in veterum illud, nosce te ipsum. Regiom. 4°.

Meyer, Mania ex puerperio (plerumque gastrica). Med. Wchbl. 1784, Nr. 43.

—, Camphora contra maniam. Ibidem, No. 43 (post evacuantia).

Michaelis, F., An account of an hydrocephalus internus of a prodigious size, in an adult. Med. Comment. Lond. 1784, I, 404—8.

—, Observ. to prove that the hydrophobia is not, as some writers have asserted, unknown in America. Lond. M. J. 1784, V, 268—89.

Michell, J. P., Diss. phys.-med. de causis, indole et therapia morborum nervosorum, qui in Belgica observantur. Haarlem. 8°. Auch holländisch.

Mican, J. G., De lege revulsionis, ac derivationis virium systematis nervosi. 26 pp. Prag. 12°.

Moore, James, Method of prevening or diminishing pain in several operations of surgery. Lond. 8°. Auch: J. de med. LXV, 306.

Müller, Delirii caussa ventriculi vitia. Med. Wchbl. 1784, Nr. 37 (subitaneum furiosum).

Münch, B. F., Des propriétés de la belladonna, dans le traitement de la morsure par un animal enragé. Hist. Soc. roy. de méd. (1783). Par. 1784, pt. 2, 115—25.

de **Neufville**, M. G., De indole morborum periodica ex labe qualicunque viscerum hypochondriacorum derivanda. 42 pp. Gott. 4°.

Nitsch, Obs. sur une apoplexie à la suite de la suppression d'un cours de ventre, et sur les bons effets du quinquina dans cette circonstance. J. de méd. mil. Par. 1784, III, 345—57.

Normande, Trois obs. sur la rage. Hist. Soc. roy. de méd. (1783). Par. 1784, pt. 2, 143.

Nunn, Andr., Diss. de malo hypochondriaco. Erf. 4°.

Olbers, H. W. M., De oculi mutationibus internis. In: Gött. gel. Anzeigen, 1784. (Phys. Optik.)

Opatophsky, J. H., De malo hypochondriaco. 12 pp. 4°.

Palletta, J. B., De nervis crotaphitico et buccinatorio. C. tab. 38 pp. Mediol. 4°. Auch in: *Ludwig*, 1793, III, 63—67, 1 pl.

Paulet, I. I., L'antimagnétisme, ou origine, progrès, decadence, renouvellement et refutation du magnétisme animal. Lond. à Par. 1784. 4°. Deutsch 1788. 8°.

Perfect, Address to the Public on Insanity. Lond. 8°.

Pernety, A. J., Versuch einer Physiognomik u. Erklärung des moral. Menschen durch d. Kenntniß des Psychischen. A. d. Franz. Dresd. 1784—85. Mit 8 Taf. 3 Th. 8°.

Pfingsten, Jo. H., Repertorium f. Physiologie u. Psychologie. Hof, 1784.

Pitschel, Fr. Lebegott, Compressio contra hydrocephalum. In: Anat. med. chir. Anm. Dresden 1784. Obs. 4: In mania cerebri laesiones. p. 55 Petrefactio in cerebro bovis. Auch in: A. D. B., LXV, 103.

Poissonier, Hist. du traitement fait à Senlis, à quinze personnes mordues par un chien enragé. Hist. Soc. roy. de méd. 1783, Par. 1784, 2. part., 126—38.

Ponton, And., De colica spasmodica. 36 pp. Edinb. 8°.

le comte de **Preval**, Obs. sur une gale de tête répercutée, suivie de l'ouverture de cadavre. J. de méd. etc. Par. 1784, LXI, 491—95.

Puységur, J. F. M. de Chastenet, Rapp. des cures operées à Bayonne par le magnétisme animal, adressé à M. l'abbé de Ponlouzat. Avec les notes de *Duval* d'Esprémenil. Bayonne. 12°.

Pyl, J. T., u. **Schneider**, Obd. e. übergerittenen alten Frau, so an e. schweren Kopfverletz. gestorben. Auff. u. Beob. a. d. ger. Arzneik. 1784, 2. Samml. 59—65.

de **Raedt**, P. J., De hydrocephalo. 1784. 8°. In: *Louvain*, Diss. 8°. Lovan. 1796, III, 123—25.

Reimar, H. D., Animadversiones quasdam, de opii, praecipue in febribus, usu, exhibens. 38 pp. Lugd. Bat. 4°.

Reineck, Diss. de moscho naturali et arte facto. Jen. 4°. (Gegen Epilepsie.)

Robertson, Diss. de electricitate medica. Edinb. 8°.

Robinson, J. T., Tentamen philos.-med. de electricitate medica. 38 pp. Glasgow. 8°.

Rosenstein, Diss. de emendatione temperamentorum. Ups. 4°.

van **Rossum**, De paralysi. Lovan. 4°. Auch: *Döring*, I, 159.

—, De cardialgia. Lovan. 4°.

—, De catalepsi. Lovan. 4°.

von **Rotterdam**, J. C., De paralysi. 1784. 4°. Auch: *Louvain*, Diss. 8°. Lovanii, 1796, III, 209—242.

Roure, Obs. sur la rage communiquée; traitement préservatif avec succès. Hist. Soc. r. de méd., 1783, Par. 1784, pt. 1, 5—56.

Ryan, T., De asthmate spasmodico. 39 pp. Edinb. 8°.

—, Diss. de raphania. Edinb. 8°.

S., Geschichte einer heftigen spasmod. Krankheit. N. Mag. f. Aerzte, Lpz. 1784, VI, 146—165.

Salamonsen, Diss. Meletemata circa irritabilitatem eamque comitantes affectiones. Buzow. 4°.

Sandifort, E., Anatome infantis cerebro destituti. 86 pp. Lugd. Bat. 4°. Auch: Comm. Lps. XXIV, 395.

Saunders, J., An account of the effects of electricity in different diseases. Med. et Phil. Comm. 2. ed. Lond., 1784, II, 394—410. *Stark*, Arch. I, 1 St., 140.

Schwager, Versuch e. Geschichte der Hexenprocesse. Erl. 8°.

Sigwart, resp. Ph. D. **Sprenger**, Diss. de sympathia, antipathia et curationibus sympatheticis. 26 pp. Tüb. 4°.

Sousselier de la Tour, L'ami de la nature, ou manière de traiter les maladies par le prétendu magnétisme animal. 175 pp. Dijon. 8°.

Stopr, Diss. de rabie canina. Prag. 4°.

Taranget, Réflexions sur le nouveau remède proposé contre la rage, par M. *Demathiis*. J. de méd. etc. Par., 1788, LXII, 17—32.

Taxe, Kongl. Vetenskaps Academiens Nya Handlingar. Stockh. 1784, V, 315. (Ein Kr., Juni 1778 verliert d. Fieber mit Kopfschm. die Sprache, liegt mit geschlossenen Augen bis Sommer 1782. Nahrung eingeflößt. August 1783 erwacht er plötzlich, weiß Nichts v. d. Zwischenzeit.)

Thouret, M. A., Recherches et doutes sur le magnétisme animal. 251 pp. Par. 12⁰. Auch: Comm. Lps. XXVI, 680.
Tissot, S. A., Oeuvres complêtes avec le traité des nerfs. Lous. 14 P. 12⁰.
Tournay, Diss. An dolori colico opium? Nancel. 8⁰.
Veegens, Did., De sympathia inter ventriculum et caput praecipue in statu praeternaturali. 84 pp. Lugd. Bat. 4⁰. Auch: *Schlegel*, Syll., Lps. 1787, 274—356.
W., D., Geschichte e. convulsivischen Krankheit. N. Mag. f. Aerzte, VI, Lpz. 1784, 274—284.
Walsh, Laur., De cute et tactu. 40 pp. Edinb. 8⁰.
van der **Wehrt**, Diss. de catalepsi. Duisb. 4⁰.
Whateley, T., Recovery from apparent death in consequence of taking a larg dose of opium. Med. Obs. Soc. Phys. Lond. 1788, VI, 321—329.
Whitehurst, J., Case of a paralytic affection, occasioned by the calx of lead and cured by electricity. Lond. Med. J., 1784, V, 77—79.
Woeltge, Ueb. d. Biß e. tollen Katze. N. Mag. f. Aerzte, Lpz. 1784, V, 77—79.
Wright, W., The use of cold bathing in the locked jaw. Med. Obs. Soc. Phys. Lond., 1784, IV, 143—162.
Xell, Diss. deliria febrilia. Giss. 4⁰.
Zandonella, G. A., Tetanos. Gior. per serv. a storia rag. d. med. Venezia, 1784, II, 381—390. Ital. med. chir. Bibl., Lpz., n. Ausg. 1799, I, St. 1, 208—220.
Zueckert, J. F., Med. moral. Abhdl. v. d. Leidenschaften. 4. Aufl. Brl. 8⁰.
Ueb. e. lang vermißte u. bereits für todt gehaltene Person, nebst Untersuchung ihres jetzigen Gemüths- u. Gesundheitszustandes. Auff. u. Beob. a. d. gew. Arzeneyw. Berlin, 1784, II, 201—220.
Examen sérieux et impartial du magnétisme animal. Lond. 8⁰.
Histoire du magnétisme en France, de son régime et de son influence etc. Vienne. 8⁰.
Lettre de Figaro, au comte Almaviva sur le magnétisme animal etc. Madrid. 8⁰.
Mém. pour servir à l'histoire de la Jonglerie, dans lequel on demontre les phenomènes du Mesmerisme. Lond. 8⁰.
Nouvelles cures opérées par le magnétisme animal. Par. 8⁰.
Rapport de l'un des commissaires chargés par le roi de l'examen du magnétisme animal. (A. L. de *Jussieu.*) 51 pp. Par. 4⁰. Dasselbe v. *Poissonier, Caille, Maudnyt* et *Andry*. 39 pp. Par. 4⁰. Vienne, 1784.
The history of a suppuration of the brain; appearences upon dissection. Med. et Phil. Comm. Lond. 2. ed. 1784, IV, 180—186.
Obs. sur la rage, ou hydrophobie spontanée. Hist. Soc. r. de méd. (1783). Par. 1784, pt. 1, 57—72.
Eine Krankengesch., e. Frauenzimmer betreffend (Hysterie). N. Mag. f. Aerzte. Lpz. 1784, VI, 221—226.
Recueil de pièces les plus interessantes sur le magnétisme animal. Par. 8⁰. Auch: Comm. Lps. XXVI, 670.
Doutes d'un proposé à MM. les méd.-commissaires chargés par le roi de l'examen du magnét. animal. Par. 12⁰.
Das goldene Buch f. Hypochondristen u. f. hyster. Frauenzimmer in Absicht auf ihre Gesundheit. 8⁰.
Obs. sur la dépression d'une portion de l'occipital. J. de méd. etc. Par. 1784, LXII, 622—626.
Details des cures opérées à Bazancy, près Soissons, par le magnétisme animal. Poissons. 8⁰.
Rapport des commissaires chargés par le roi du magnétisme animal *(Franklin, Majault*, le *Roy, Sallin, Bailly*, d'*Arcet*, de *Bory, Guillotin* et *Lavoisier)*. 66 pp. Par. 4⁰. Engl. 108 pp. Lond., 1785. 8⁰. Philad., 1837. 8⁰. Auch: J. de méd. etc. Par., 1784, LXII, 449—596.
Das aufgeklärte Geheimniß der Sympathie. Linz. 8⁰.
Vomica cerebri. Hist. de l'acad. roy. de sc. à Par., 1784, p. 94.
Delirii caussa vermes. Med. Wchbl. 1784, N. 19.
Réflections sur le magnétisme animal etc. Bruxelles. 8⁰.
Traces du magnétisme. Haye. 8⁰.
Mesmer blessé. Lond. 8⁰.
Mesmer justifié. Constance. 8⁰.
Auszug aus dem Briefe eines berühmten Gelehrten, v. 24. Juni 1782 (u. 4. Febr. 1783), welcher eine Idionosologie von e. merkwürdigen Krankheit enthält, welche räthselhaft genug ist. N. Mag. f. Aerzte, Lpz. 1783, V, 245, 454. 1784, VI, 1, 248, 379.

1785.

Agassiz, J. G., praes. **Wendt**, De therapia maniae. 42 pp. Erl. 4⁰. Auch in: *Reil*, Fieberlehre, IV, 479. *Döring*, I, 166. (Dec. helleb. 3 Wochen lang, dann geheilt).
Akenside, M., Of the use of ipecacuanha in asthmas. Med. Tr. Roy. Coll. Phys. Lond.. 3. ed., 1785, I, 93—103.
Andry, K. L. Fr., Untersuch. üb. d. Mitth. nach dem Bisse toller Thiere. A. d. Franz. Lpz. 8⁰. Auch: A. D. B. LXIX, 94. J. de méd. L, 557. LV, 385.
— u. **Thouret**, Beob. u. Untersuch. üb. d. Gebrauch des Magnets in d. Arzneikunst. A. d. Franz. Lpz. 8⁰. Ebenso in: A. D. B. LXIX, 739, A. LZ. 1785, Suppl. N. 51. J. de méd. LX, 384.
Archbold, Rec. d'observ. et de faits relatifs au magnétisme animal, présenté à l'auteur de cette découverte, et publié par la Société de Guienne. Philad. & Par. 8⁰.
Armstrong, F., Account of singular convulsive fits in three children of one family. Med. Comm. Lond. 1785, IX, 317—325.
Bang, F. L., Vertiginis caussa arthritis. Auswahl a. d. Tagebüchern des kgl. Krankenhauses (Kopenhagen) 1785, July.
—, Therapia vertiginis per vesicatoria in nucha. Ibidem, p. Juni.
—, Scabiei eruptio curat dyspnoeam. Ibidem, Maerz.
Barlinckhoff, J., Waarneeming, wegens de gelukkige geneezing van eem paralysis rheumatica, aan het genootschap medegedealt. Handel. v. h. geneesk. Genootsch. Amst. 1785, 767—74.
v. **Barneveld**, W., Geneeskundige Electriciteit. 2 Vol. 387 et 208 pp. Amst. 1785. 8⁰. Mit 3 Kpft. A. d. Holl. Lpz. 1787. 8⁰. Mit 3 Kpf.
Bonnard, Obs. sur une maniaque guérie par une subite et brusque immersion dans l'eau froide. J. de méd. etc. Par. 1785, I, 47—51.
Brandau, C. H., Sistens observationes quasdam de intemperantia et morbis ex ipsa oriundis. 28 pp. Marb. 4⁰.
Braune, Chr. Gottf., Hippocrates von d. Kopfwunden. 1785. In: A. D. B., LXXIX, 105.
Brillenberg, Pt., Diss. de somno. 70 pp. Lugd. Bat. 4⁰.

Bucholz, W. H. St., Versuche üb. d. antiseptischen Kräfte der Wolferley ꝛc. u. üb. d. heilsame Wirkung der Belladonna bei schon ausgebrochener Wuth beim tollen Hundsbisse. Erf. 8°.

Buchoz, Diss. sur le Café etc. Par. 8°.

—, Diss. sur le tabac. Par. 8°.

Busch, De spasmo. Marb. 4°. Auch: *Döring*, I, 58.

Campbell, A., Account of the successful treatment of a case of hydrocephalus, by mercurials. Med. Comm. Lond. 1785, IX, 240—4.

Carmoy, De l'électricité. Nouv. mém. de l'acad. de Dijon ad 1784. Sem. I, p. 1, 1785. 1. Sem. No. 4°.

Carra, J. L., Examen physique du magnétisme animal, analyse des éloges et des critiques qu'on en a fait jusqu' à présent. Lond. 12°.

Caullet de Veaumorel, Aphorismes de M. Mesmer, dictés à l'assemblée de ses éléves, et dans les quels on trouve ses principes, sa théorie et les moyens de magnétiser; le tout formant un corps de doctrine, développé en trois cents quarante-quatre paragraphes, pour faciliter l'application des commentaires au magnétisme animal. 2 éd. 118 pp. Par. 8°.

Chandler, B. C., An inquiry into the various theories and methods of cure in apoplexies and palsies. 148 pp. Canterbury. 8°. A. d. Engl. Lpz. 1787. 8°. Stendal 1789. 8°.

Chavasse, W., History of a case of tetanus succesfully treated by the use of large doses of opium. Med. Comm. 1783—4, Lond., 1785, IX, 374—379.

Clare, M. B., Diss. de apoplexia sanguinea et serosa. Edinb. 8°.

le **Compte**, Hydrophobia. Coll. Acad. d. mém. Par. 1785, X, 447.

Cooper, Diss. de sanguinis missione in apoplexia ex internis causis oriunda. Lugd. Bat. 4°.

Delson, Magnétisme anim., obs. sur les deux rapports des Msrs. comm. pour l'examen du magnét. anim. J. de méd. etc. Par. 1785, LXIII. 337—59.

Doppet, F. A., Abhandl. v. animal. Magnetismus. Brsl. 8°. Auch: A. D. B., LXVII, 415.

Enaux et Fr. **Chaussier**, Méthode de traiter les morsures des animaux enragés et de la vipère. Dijon. 12°. Uebers. in: A. D. B., 1786, LXXVIII, 420. Comm. Lps. XXVII, 519.

Enslin, Jo. C., De boleto suaveolente. Mannh. 1785. Auch: A. D. B., LXX, p. 455. (Gegen Epilepsie, Dyspnoe ꝛc.)

Fabre, P., Essai sur les facultés de l'âme considerées dans leur rapport avec la sensibilité et l'irritabilité de nos organes. Amst. et Par. 12°.

Fairtlough, E., De pertussi. Edinb. 8°.

Fawcett, Benj., Ueb. Melancholie, Beschaffenh., Urs. u. Heilung, vorn. üb. sog. relig. Mel. A. d. Engl. v. J. Fr. *Lehzen*. Lpz. 8°. (Orig. 1780.) Auch: A. D. B., LXIX, 382. Comm. Lps. XXVIII, 699. *Tode*, Bibl. X, 331.

le **Febure**, J. L., De melancholia. 1785. 4°. In: *Louvain*, Diss, 8°. Lovan. 1796, III, 243—264.

Feller, C. G., praes. Jo. G. **Haase**, De therapia per electrum. 24 pp. Lps. 4°.

Fischer, C. Ph., Diss. sistens historiam hemicraniae. Jen. 4°.

Floyer, J., Traité de l'asthme. Déscription, causes et traitement. Trad. de l'angl. Par. 8°.

Fontana, Fel., Opuscoli scientifici. Firenze 1785, p. 180. (Vertiginis causa hydatis in cerebro, taenia ovium.) Comm. Lps. XXVII, 658.

Fowler, T., Med. reports of the effects of tobacco, principaly with regard to its diuretic quality, in the cure of dropsies and dysuries, together with some observ. in the use of clysters of tobacco, in the treatment of the colic. Lond. 12°. 2. ed. 1788. Auch: J. de méd. etc. LXVI, 374.

Franklyn, Diss. de apoplexia sanguinea et serosa. Edinb. 8°.

Fynney, E. B., An uncommon case in midwifery accompanied with a luxation of the maxilla infer., occasioned by convulsions. Med. Comm. 1783—4. Lond. 1785, IX, 380—82.

Galley, T., De tussi convulsiva. 37 pp. Edinb. 8°.

Glawnig, E. G., Nachricht v. d. neuerbauten Irrenhause zu Brieg. Pyl's Mag. f. ger. Arzneik. 1785.

Goldhagen, J. F. C., Diss. quatenus phrenititis proprium sibi vindicet locum in systemate aegritudinis. Hal. 4°. Auch: *Doering*, I, 144.

Grassin du Haume, Extrait d'un discours pour la préparation publique de la thériaque. J. de méd. etc. 1785, LXIV, 106—11.

Groddeck, G. E., Comm. de morte voluntaria. Gott. 4°.

Grosmann, Diss. de malo hysterico. Giss. 4°.

Haase, J. G., De adminiculis motus muscularis. Lps. 4°.

—, resp. C. G. **Feller**, Diss. de therapia per electricitatem. Lps. 4°. Auch: *Doering*, I, 268. J. d. méd. etc. XXIII, 152.

Haighton, J., Hydrophobia. Lond. Med. J. 1785, VI, 361—65.

Hamilton, Rob., Remarks on the means of obviating the fatal effects of the bite of a mad dog or other rapid animals, with observations on the method of cure when hydrophobia occurs; and the opinion relative to worning of dogs refuted. Lond. Vol. I, 1785. Vol. II, 1798. 8°.

—, Angina pectoris, from which it would appear that the complaint is sometimes hereditary. Med. Comm. Lond. 1785, IX, 307—16.

Haselberg, L. W., De capitis laesionibus trepanationem exigentibus. Gott. 4°. Ebenso übers. in: N. Samml. d. auserl. und n. Abhdl. f. Wundärzte. Lpz. 1790, 1. St., 219—66. *Doering*, I, 222. J. de med. LXXIX, 758.

Haygarth, Angina pectoris, with an attempt to investigate the cause of the disease by dissection. Med. Tr. R. Coll. Phys, Lond. 1785, III, 37—46.

Hemming, J., De somno. 37 pp. Edinb. 4°.

Hippocrates, Von den Kopfwunden. Aus d. Griechischen von K. *Braun*. Lpz. 8°.

Hufeland, Chr. W., Mesmer und sein Magnetismus. Deutscher Mercur, 1785. (Bekämpft ihn.)

Hunter, J., Some experiments made upon rum, in order to ascertain the cause of the colic, frequent among the soldiers in the island of Jamaica. Med. Tr. Roy. Coll. Phys. Lond. 1785, III, 227—249.

Iragneta y Jaurecuy, Eman., Tratado del tarantismo, cenfermedad originada del veleno de la tarantula segum las observaciones que hizo en los reales Hospitales del Quartel de St. Roque. Madr. 8°.

van **Kessel**, P., De passione hysterica. 95 pp. Lugd. Bat. 4°.

Knell, F., Asthma theoretice et practice perlustratum. 16 pp. Argent. 4⁰.

Kortum, C. G. Th., De apoplexia nervosa. 48 pp. Gott. 4⁰. Auch in: *Ludwig*, IV, 379—401. Ebenso in: *Frank*, Del. op. med. 8⁰. Ticin. 1789, VI, 1—77. *Doering*, I, 156.

Krebs, F. Ch. K., Kurze Beantw. der Krankheitsgesch. einer Epilepsie u. Anfrage. Baldinger's N. Mag. f. Aerzte. VII, 80—87.

Krueger, Zufällige Gedanken üb. d. Hundswuth. N. Mag. f. d. ger. Arzn. u. med. Pol. 1785, I, 632—45.

Kuehn, K. G., Geschichte d. medic. u. physicalischen Electricität. Lpz. 8⁰. Auch: J. de méd. LXIV, 328.

Laurent, Fracture du crâne. J. de méd. etc. Par. 1785, LXV, 71—73.

Léroux, Ant., Traitement local de la rage et de la morsure de la vipère. 82 pp. Edinb. et Par. 12⁰. Aus d. Franz. 180 S. Tüb. 1795. 12⁰.

Loschge, F. H., De commodis quibusdam ex singulari infantum calvariae structura oriundis. 30 pp. Erl. 4⁰.

Luders, Diss. de rabie, vulgo dicta hydrophobia. Lugd. Bat. 8⁰.

Margrave, Considerations et conjunctures sur les fonctions et les maladies des nerfs. Par. 8⁰.

Mauduyt, Mém. sur les différentes manières d'administrer l'électricité, et obs. sur les effects que ces divers moyens ont produits. Hist. Soc. roy. de méd. (1780—81). Par. 1785, IV, pt. 2, 294—413. 2 pl.

—, Précis des journeaux tenus pour les malades, qui ont été électrisés etc. Par. 8⁰. J. de méd. etc. XLIX, 323. LVI, 280.

Mederer, Abhdl. v. d. Hundswuth. A. d. Lat. Aus: Syntagma de rabie canina. Frib. Brisg. 1783. 8⁰. In: Arch. d. med. Pol. Lpz. 1785, III, 129—86.

Mendelssohn, Mos., Abhdl. von der Unkörperlichkeit der Seele. 52 S. Wien. 8⁰.

Mesmer, Fr. A., Beschwerden u. Vorstellungen an d. Parlament zu Paris wider den Bericht des kgl. Commissionärs vom thier. Magnetismus. Wien. 8⁰.

—, Aphorismes, pour faciliter l'application de magnétisme animal. Mis au jour par C, de *Veaumorel*. 2 T. 3. éd. 1785. 8⁰. 4. éd. rec. 2 T. Par. 1786. 12⁰.

de la **Mettrie**, J. O., L'école de la volupté. Genèv. 12⁰.

Michaelis, Ch. F., Ueber die Generation der Nerven. Brief an Peter *Camper*. Cassel. 8⁰. Auch: A. D. B., LXV, 113. *Richter*, Chir. Bibl. V, 122. VIII, 122.

Monjé, J. J., De animi pathematibus, eorumque effectibus; nec non salutari eorundem in morbis efficacia. 30 pp. Lugd. 4⁰. Auch: *Doering*, I, 77.

Moritz, K. Ph., Anton Reiser. Ein psychol. Roman. 3 Bde. Brl. 1785—6. 8⁰.

Moseley, J., An account of the salutary effect of mercury in a case attended with symptoms of hydrocephalus internus. Lond. Med. J. 1785, VI. 113—17.

—, Benj., Treatise concerning the properties and effects of coffee. Lond. 8⁰.

Moyle, R., An account of a remarkable tumor on the head opened and cured. Lond. Med. J. 1785, VI, 257—59.

Muench, J. H., Kurze Anweisung, wie die Belladonna (in Hundswuth) anzuwenden ist. 408 S. Gött. 8⁰.

Muratori, L. A., Ueb. d. Einbildungskraft d. Menschen. Deutsch mit Zus. v. G. H. *Richerz*. 2 Th. Lpz. 8⁰.

Mynors, Rob., A history of the practic of trepaning the skull and the aftertreatment. With observations upon a new method of cure illustrated by a case. 152 pp. Lond. 8⁰. Deutsch, Lpz. 1786. 8⁰. Auch in: *Richter*, Chir. Bibl. VIII, 662 (reunio post trepanationem).

von **Oberkamp**, F. P., resp. V. **Hirsch**, De apnoea ejusque causis. 14 pp. Heidelb. 12⁰.

Oliver, W., Account of the effects of camphor in a case of insanity. Lond. Med. J. 1785, VI, 120—40.

Palmer, On medical electricity. Dublin. 8⁰.

Patura, Bart., Memoria sopra il trismo de' fanciulli recentemente nati. Gorice. 8⁰. (Trismi caussa laceratio frenuli linguae.) Auch: *Stark*, Arch. I, 1. St., p. 149.

Le **Peyre**, Affection de tête singulière, suivie d'une mort prompte et imprévue. J. de méd. etc. Par. 1785, LXV, 386—97.

Pinel, Ph., Institutions de méd. pratique, trad. sur la quatrième et dernière édit. de l'ouvrage anglais de *Cullen*, prof. de méd. publ. dans l'univ. d. Edinbourg. 2 Vol. 8⁰.

Planck, Hydrophobie. N. Mag. f. Aerzte. Lpz. 1785, VII, 1—16.

Pyl, J. T., und **Gaede**, Leichenöffnung eines schleunig gestorbenen jungen Menschen. Auff. u. Beob. a. d. ger. Arzneik. Berlin 1785. 3. Samml., S. 60—66.

—, u. **Schade**, Leichenöffnung e. plötzl. verstorb. Weibsperson. Ibidem, S. 55—60.

—, u. **Walrabe**, Untersuchung u. Obduktion einer Wöchnerin, welche im Furore melancholico sich und ihr Kind umgebracht hatte. Ibidem, S. 103—11.

— u. **Minter**, Obduktion e. 10j. Mädchens, welches angeblich von einem Schlage auf den Kopf mit e. dünnen Haselruthe gestorben sein sollte. Ibidem, S. 111—19.

Rahn, Jo. H., De causis physicis mirae illius, tum in homine, tum inter homines, tum denique inter caetera naturae corpora sympathia, Turici 1785. 1788. 8⁰.

Rambaud, Abscès cérébelleux. J. de méd. mil. Par. 1785, IV, 208—19.

Rehberg, A. W., Philos. Gespräche üb. d. Vergnügen. Nürnb. 8⁰.

Retz, N., Fragmens sur l'électricité humaine. Premier mém., contenant les motifs et les moyens d'augmenter et de diminuer le fluid électrique du corps humain dans les maladies qui l'exigent. Sec. mém., contenant des recherches sur la cause de la mort des personnes foudroyées, et sur les moyens de se préserver de la foudre. 108 pp. Par. 12⁰. Auch: J. de méd. XVIII, 323.

van **Rossum**, Diss. de melancholia. Lovan. 4⁰. Auch: *Doering*, I, 166.

Rymer, J., A tract upon indigestion, and the hypochondriac disease, and upon the atonic or flying gout, with the methods of cure by means of a new remedy or medicine; and directions for taking it in a variety of cases of nervous affections, muscular and vascular relaxation, broken constitutions, in malignant and putrid fevers. 2. ed. 56 pp. Lond. 1785. 12⁰. — 5. ed. With above fifty-six select cases, chiefly anomalous, of dyspepsy, hysteria, hypochondriasis, the inflammatory and atonic gout, vertigo, apoplexy, palsy. 239 pp. Lond. 1789. 8°.

Scarpa, A., Anat. annotationum: Lib. I de nervorum gangliis et plexibus. C. 6 tab. Ticini 1785. 4°. Lib. II de organo olfactus praecipue deque nervis nasalibus interioribus e pari quinto nervorum cerebri. 112 pp. et 404 pp. II Vol. 1799.

Simmons, S. F., Account of a species of hydrocephalus, which sometimes takes place in cases of mania. Lond. Med. J. 1785, VI, 150—70. (Nicht allein in den Ventrikeln, sondern vorzugsweise zw. pia mater u. Gehirn Wasser.)

Sledenkopf, De malo hysterico. Giss. 4°.

Soemmerring, S. Th., resp. Fr. Nic. **Noethig**, De decussatione nerv. opticorum. 18 pp. Magunt. 1786. 4°. Schon in: *Blumenbach*, Med. Bibl. 1785, II, 365. 391. *Ludwig*, Op. min. 1791, I, 127. (Sprach sich zuerst gründlich üb. d. Kreuzung des Sehnerven aus.)

—, resp. N. **Lisignolo**, De lapillis prope vel intra glandulam pinealem sitis. Magunt. 4°. (Er erklärt den Hirnsand für e. normales Produkt.)

—, De acervulo cerebri, novisque observationibus aucta. Mag. 4°. Auch in: *Ludwig*, III, 322. 338.

Spinoza, B., Zwey Abhdl. üb. d. Kultur d. menschl. Verstandes und über d. Aristokratie und Demokratie. Herausgeg. von S. H. *Ewald*. Lpz. 8°.

Stadtmann, Jo. Fr. Diss. de tetano. 34 pp. Argent. 4°.

v. **Swinden**, Recueil des mémoires sur l'analogie de l'électricité et du magnétisme. Lond. 8°.

Thomassen à Thuéssink, Ev. J., De opii usu in syphilitide observatis probato. 72 pp. Lugd. Bat. 8°. Auch: Jansen, Coll. diss. 4°. Düsseld, 1792, II, 291—338.

Tiedemann, D., Gedanken über die Extasen. Hessische Beiträge, 1785, St. 5.

Trnka de Krzowitz, W., Historia cardialgiae, omnis aevi observata medica continens. 390 pp. Vindob. 8°. Auch: A. D. B., LXX, 464. Comm. Lps. XXVIII, 109. (Deutsch Lpz. 1788 unt. d. Titel: Abhdl. üb. d. Magenweh, worinnen alle bisher bekannt gemachten Beob. enthalten sind.)

Valleton de Boissiere, Lettre à M. *Thouret*, pour servir de réfutation à l'extract de la correspondance de la Soc. roy. de méd., relativement au magnétisme animal. Cette lettre est suivie d'un précis des cures à Nantes, par les moyens magnétiques. 240 pp. Philad. 8°.

Varnier, Ch. L., Mém. justificatif pour Me ... sur un décret de radiation prononcé par la Faculté de Paris, determiné à raison des expériences et obs. sur les effets du magnétisme animal; avec les pièces justificatives et la consultation de dix-sept avocats au Parlament de Paris. 61 pp. Par. 12°.

Walter, J. G., Die Krankh. des Bauchfells u. der Schlagfluß. Deutsch-lat. Text. Mit 4 Taf. Brl. 4°. Auch: A. D. B., LXV, 405. A. L. Z., 1785, No. 126. Comm. Lps. XXVI, 625.

Weinschenk, F. C. F., Quatenus phrenitis proprium sibi locum vindicet in systemate aegritudinum? Hal. 8°.

Wesener, Diss. de susurru aurium. Duisb. 4°. Auch: *Doering*, I, 205.

Verordnung in Preußen, e. alten Mißbrauch in d. Kur des von e. tollen Hunde gebissenen Viehes abzuschaffen. N. Mag. f. d. ger. Arzn. d. med. Pol., Stendal 1795, III, 143. — Kgl. Verordn. wegen d. Tollwerdens der Hunde. Med. chir. Zt., Salzb. 1797, II, 346—51. — Polizeiverordnung z. Verhüt. der Tollkrankh. Arch. d. deutschen M.-Gesetzgeb. u. öff. Gesundh. Erl. 1785, II, 273.

Warnungen an d. Landvolk in Absicht auf d. Wuth d. Thiere, mit e. Unterricht v. d. Heilart der durch wüth. Hunde verletzten Menschen. Auf Befehl eines hochl. Sanitätsraths zu Zürich, zum Druck befördert 1783. Arch. d. med. Poliz. Lpz. 1785, III, 121—28.

K. k. Mandat die Verhütung des Tollwerdens betreffend in Oesterreich. N. Mag. f. d. ger. Arzn. d. med. Poliz. Stendal 1785, I, 314—16.

Instruction sur la rage, publiées par les ordres de M. l'intendant de la généralité de Paris, pour être distribuée dans les différentes paroisses de cette généralité. J. de méd. etc. Par. 1785, LXV, 185—95.

Bericht der v. d. Kön. v. Frankreich ernannten Bevollmächtigten (4 Prof. d. med. Facultät d. 4 Acad., darunter: B. *Franklin*, J. J. *Guillotin*, A. L. *Lavoisier* etc.) zur Untersuchung des thierischen Magnetismus. Nebst Vortr. darüber in d. Acad. v. J. S. *Bailly*. — (Zweyter) Bericht der ꝛc. (4) Bevollmächtigten a. d. Kgl. Gesellschaft der Aerzte über d. thier. Magnetismus (mit fortl. Seitenzahl). A. d. Franz. Altenb. 8°. Auch: A. D. B. LVII, 415. *Blumenbach*, Bibl. I, 681. 691.

Note sur le traitement méthodique de la rage. J. de méd. etc. 1785, LXV, 195—209.

Noxae venaesectionis in apoplexia. Med. Wchbl. 1785, Nr. 48.

Reponse à l'auteur des doutes d'un provincial proposés à M. M. les médecins commissaires, chargés par le roi de l'examen du magnétisme animal. Lond. 12°.

A Lettre to Dr. *Heberden*, concerning the angina pectoris, and Dr. *Heberden's* account of the dissection of one who had been troubled with that disorder. Med. Tr. Coll. Phys. Lond. 1785, III, 1—11.

Ebrietas et usus spirituosorum apoplexiae caussa. Med. Wchbl. 1785, Nr. 48.

Cat. suffocativi caussa ophthalmia repulsa. Ibid., No. 29.

Motus contra spasmum. Ibid. 1785, No. 4.

Instruction sur la manière de gouverner les insensés, et de travailler à leur guérison dans les asyles qui leur sont destinés. J. de méd. etc. Par., p. 529—83.

Extrait de J. de Paris, du vingt-six, Nov. 1784. Découverte du véritable secret du magnétisme animal. Ibidem 1785, LXIII, 72—74. LXII, 47—84.

Materialien f. Gottesgelahrtheit u. Religion. 1. B. Gera. 8°. Auch: Comm. Lps. XXVII, 616. (Dämonomanie.)

Zincum contra convulsiones. Frkf. med. Wchbl. 1785, p. 64.

Thierischer Magnetismus. A. L. Z., No. 115. 116.

Vorlesungen üb. d. menschlichen Körper ꝛc. 1785. (Ueb. d. Einbildungskraft.) Auch: A. D. B., LXXI, p. 102.

1786.

Aasheim, Diss. de colica pictonum. Hafn. 4°. Auch: *Doering*, I, 147.

Abel, J. F., Ueber die Quellen der menschlichen Vorstellungen. Stuttg. 8°.

Alsinet, Jos., Nuevo metodo para curar flatos, hypocondria, vapores y ataques hystericas. 391 pp. Madrid. 8°.

Andry, Ch. F., Recherches sur la melancolie. Par. 8°. Auch: J. de méd. etc. Par., LVIII, 182.

Arnemann, J., Ueber die Reproduction der Nerven. 61 S. Gött. 8°.

Bablot, L. Nic. B., Obs. sur une colique de miseréré, survenue à la suite d'une indigestion, causée elle-même par un violent accès de colère. J. de méd. etc. Par. 1786, LXIX, 63—74.

—, Mém. à consulter sur une impuissance provenant d'une cause morale. Par. 8°.

Baier, Diss. de visco. Altd. 4°. (Gegen Epilepsie.)

Balthazaar, B. e. Beinfraß i. d. Kinnbackenhöhle. (A. d. Holl.) N. Samml. d. auserl. u. n. Abhdl. f. Wundärzte. Lpz. 1786, X, 45.

Bang, F. L., Therapie der Paralyse. Ausw. a. d. Tagebüchern des Kgl. Krankenhauses (Kopenh.). 1786, Jan.

—, Hydrocephalus. Ibidem, April.

—, Ustio contra ischiadem. Ibidem, Nov. (Am metatarso.)

Bardsley, S. A., De somno. Lugd. Bat. 4°.

Baumgarten, B. G., Diss. sistens hydrophobiae historiam. Havn. 8°.

de **Beauchêne**, E. P. Ch., Obs. sur une maladie nerveuse avec complication d'un sommeil tantôt lethargique et tantôt convulsif. Amst. et Par. 8°. Auch: A. L. Z., 1787, No. 33.

Belchilgen, C., et J. A. **Cope**, An essay on the virtues and properties of the ginseng tea. With obs. on the pernicious effects of teadrinking in general. 32 pp. Lond. 8°.

Bertholon de St. Lazare, De l'électricité du corps humain dans l'état de santé et maladie. N. édit. Tom. II, Par. 8°. Uebers. u. bereichert v. K. Gl. *Kühn*, Lpz. 1788—89. 2 Bde.

Blunt, R., Case of painful affection of the face cured by electricity. Lond. M. J. 1786, VII, 115—19.

Boeckmann, J. L., Ueb. Anwend. d. Electric. b. Kranken, nebst Beschreibung der neuen Maschine z. pos. u. negat. Electric., auch e. neuen electr. Bettes. Durlach. 8°. Auch: A. D. B., LXXXII, 403. A. L. Z., 1786, No. 214.

Bourienne, Obs. qui servent à confirmer celles déjà présentées dans un mémoire sur les effets de la commotion à la suite des lésions de la tête. J. de méd. mil. 1786, V, 218—43.

Brueckmann, Z. Ph., Enarratio choreae St. Viti et epilepsiae, quae per fontes medicatos et thermas Embsenses curatae sunt. 40 pp. Frcf. ad M. 8°. Auch: A. D. B., LXXIII, 407. J. de méd., LXXIV, 136.

Burkhard, J. G., Briefe üb. d. Selbstmord. Lpz. 8°.

Burnside, Diss. de phrenitide idiopathica. Edinb. 8°.

Caldani, Paralysis in latere quod laeso oppositum est. Saggi scientifici e letterari dell' Acad. de Padova. No. 1. Pad. 1786. Auch: *Kühn*, Ital. Bibl. I, 2. St., p. 166.

Caldani, Apoplexiae causa cerebri exulceratio chronica. Ibidem I, 2. St. p. 155. 165 (p. 166 sanguis effusus in ventric. sin.).

Caufer, J., Fracture successfully treated. Lond. Med. J. 1786, 371, 152—56.

Cavallo, T., A complete treatise on electricity. 3. ed., 2 T., Lond. 8°. 4. ed., 3 T., Lond. 1795. 8°.

Chavasse, Dyspnoeae caussa pericardii vitia. Lond. Med. J. 1786. Auserl. Abhdl. f. pr. Aerzte, XI, 642 (ex parte ossificatum, ruptum, cor parvum).

Colombier, Instruction sur la manière de gouverner les insensés et de travailler à leur guérison. Par. 8°.

—, Instruccion para precuver la rabbia y curaria. Trad. par *Somoza*. Madrid. 8°.

Cook, Cephalalgiae therapia frigore. Gentlemans Mag. 1786, Oct. (Epithemata).

Coste, P. L. U., praes. **Jadelot**, De nervis diss. anat.-physiol. Nancel. 4°.

Debrett, Vom anim. Magnetismus. Lond. 8°.

Dolignon, Obs. sur un enfant monstrueux auquel manquoient le cerveau et le crâne. J. de méd. etc. Par. 1786, LXVI, 91—94.

Eberhard, J. A., Ueb. d. Werth d. Empfindsamkeit. Halle. 8°.

—, Allg. Theorie d. Denkens u. Empfindens. Halle. 8°.

Ewart, J., De chorea. 64 pp. Edinb. 8°.

Fabre, Essais sur les facultés de l'âme par report à nos organes. Par. 8°. Auch: J. de méd. etc. Par. LXIX, 128.

Faivre, Fracture de l'os occipital, accidens qui en resultent, et le traitement pratique. J. de méd. etc. Par. 1786, LXVIII, 22—28.

Feder, J. G. H., Unters. üb. d. menschl. Willen, dessen Naturtrieb, Veränderungen ꝛc. und die Grundregeln, die menschl. Gemüther zu erkennen und zu regieren. 3 Th. Gött. 8°. 3. Aufl. Gött. 8°.

Fitzpatrick, J., Catalepsy. Med. Comm. Lond. 1786, X, 242—46.

Francus, Diss. Cursus dysuriae ad stranguriam vergentis resolutus. Heidelb. 4°.

Frye, J., De colica saturnina. 45 pp. Edinb. 8°.

Gehler, P., De noxis ex nimia mentis contentione. Lps. 4°.

Gesenius, W., Med. moral. Pathematologie oder Versuch über d. Leidensch. u. ihren Einfluß auf d. Geschäfte des bürgerl. Lebens. Erf. 8°. Auch: A. D. B., LXXIV, 416 (Compilation, Eintheil. in Verlangen u. Abscheu).

Gevalin, J. Er., De phrenitide. 14 pp. Ups. 4°.

Glawnig, E. G., Mord aus eingewurzeltem Wahnsinn. *Pyl*, Mag. 1786.

—, Gutachten üb. e. des Mordes verdächt. Menschen. N. Mag. f. d. ger. Med. Stendal 1786, II, 1. St., 144—49.

Greve, Diss. de capite obstipo. Traj. 4°. Auch: *Doering* I, 227.

Gruner, Ch. C., Pr. de momentis, infanticidium excusantibus. Jen. 4°.

Günther, D. E., Cerebri et nervorum distributionis expositio. Duisb. 8°. Deutsch v. H. W. *Pottgiesser*. Düsseld. 1789. 8°.

Haliday, Guil., De electric. medica. Edinb. 8°.

Hallé, Refl. sur le traitement de la manie atrabilaire, comparé à celui de plusieurs autres maladies chroniques, et sur les avantages de la méthode évacuante dans ces maladies. Hist. Soc. roy. de méd. Par. II, p. 310—19.

Harrison, John, Observations on the cure of the dry belly ache. Lond. 8°.

Hartenkeil, Tödtl. Nostalgie eines jungen Arztes a. d. Schweiz zu Paris. N. Mag. f. Aerzte. Lpz. 1786, VIII, 360—63.

Hayes, T., A serious address on the dangerous consequences of neglecting common coughs. 3. ed. To which are now added observ. on the kooping cough and asthma. Lond. 1786. 8°. 4. ed. Dublin 1786. 8°. Boston 1796. 8°. Walpole, N. H. 1808. 8°.

Hermus, Diss. de apoplexia in genere. Lugd. Bat. 4°.

Herz, M., Versuch üb. d. Schwindel. Brl. 1786. 448 S. Brl. 1791. 8°. Wien 1817. 8°.

Hoepfner, F., Beytrag zur Wasserscheue. N. Mag. f. Aerzte. Lpz. 1786, VIII, 534—41.

Holtermann, A. H., De tussi convulsiva. Havn. 8°.

Holtzhauer, Ch. I. Fr., praes. P. I. **Hartmann**, De vena portae, porta bonorum. 16 pp. Traj. ad Rh. 4°.

Hunter, J., A description of the nerves which supply the organ of smelling. In seinen: Obs. on cert. parts of the anim. oecon. Lond. 1786, 213—19.

—, A description of some branches of the fifth pair of nerves. Ibidem, 219—21.

Huzard, Remarques et obs. sur le traitement de la rage par l'immersion et par la submersion, suivies d'une notice sur les ouvrages d'Arcussia. J. de méd. etc. Par. 1786, LXVII, 70—88.

Jacobs, J. C., Obs. sur une paraplégie complète, guéri par la méthode de Percival Pott. J. de méd. etc. Par. 1786, LXVII, 479—81.

Jurine, Obs. sur un cochemar, guéri par une fièvre d'accès, communiquée comme un fait servant à résoudre un problème proposé par M. *Sumeire*. J. de méd. etc. Par. 1786, LXVIII, 289—295.

Kaempf, Jo., Abhdl. v. e. neuen Methode die Hypochondrie zu heilen. Lpz. 8°.

Krause, C. Ch., resp. **Schenk**, Vis ac potentia animi gravidae mulieris in foetum denuo asserta ac vindicata. 39 pp. Lps. 8°. Auch: A. D. B., Anh. LIII—LXXXVIII, p. 1748. Hamb. Mag. XX, 1 St., Nr. 3. *Doering*, I, 320.

Kuehn, J. G., Prakt. Abhdl. einiger das Nervensystem betreff. Krankheiten. 100 S. Brsl. 8°. Auch: A. D. B., LXXIV, 119. A. L. Z., 1786, No. 218.

Leigh, J., An experimental inquiry into the properties of opium, and its effects on living subjects; with observations on its history, preparations, and uses. Being the disputation which gained the Harweian prize for the year 1785. 144 pp. Edinb. 16°.

van **Lennep**, D. C., De eo, quod metus caussa gestum est. 53 pp. Lugd. Bat. 4°.

Leveling, H. P., De fractura, fissuris, contrafissuris cranii, nec non de praeternaturali ossium quorundam configuratione. In seinen: Obs. anat. rar. 8°. Anglipoli 1786, fasc. I, 115—62.

Lind, J., A case, showing the efficacy of flowers of zinc, in the epilepsy. Lond. Med. J. 1786, VII, 52—54.

Loeber, F. H. C., Diss. sistens hemicraniae aetiologiam. Jen. 4°.

Luzuriaga, J. M. R., De reciproca atque mutua systematis sanguinei et nervosi actione. 59 pp. Edinb. 8°.

Maclachlan, A., Account of the good effects obtained from the calx of zinc, in a hysterical affection. Med. Comm. (1785). Bond. 1786, X, 247—49.

Meiners, Ch., Grundriß der Seelenlehre. Gött. 8°.

Mesmer, F. A., Neue Beitr. zur prakt. Anwendung des thier. Magnetismus. A. d. Franz. Strasb. 8°.

Monro, G., De suffocatione stridula. 35 pp. Edinb. 8°.

Moseley, Benj., Von d. Eigenschaft und den Würkungen des Coffés. Lüb. 8°. Auch: A. D. B., LXXV, 148.

Müller, Diss. de clematide vitalba. Erl. 4°. (Heilung d. Epilepsie durch fl. galii veri.) (Heilung der Hemicrania durch Clem. vit.)

de **Neufville**, Von der Sympathie des Verdauungssystems zur Vereinfachung der Vorstellungen und Wirkungen des prakt. Arztes. Gött. 8°.

Nicolai, E. A., Hemicraniae aetiologia. Jen. 4°. Auch: *Doering*, I, 146.

van **Olmen**, Jo. F., De somnambulatione. 1786. In: *Louvain*, Diss. 8°. Lovan. 1796, III, 337—45.

Pearson, R., The arguments in favour of an inflammatory diathesis in hydrophobia considered: with some reflexions on the nature and treatment of this disease. 59 pp. Birmingham. 8°.

Platner, E., resp. F. Jo. **Mertlick**, Pr. praemissa, exercitatiuncula litteraria, in qua demonstratur vulgarem de fluido nerveo sententiam non antiquam esse sed novam. 16 pp. Lps. 4°.

—, Ueb. d. Hypochondrie. Anh. zu: *Dufour*, Ueb. d. Verricht. u. Krankh. d. menschl. Verstandes. Lpz. 8°.

Ploucquet, W. G., Commentarius medicus in processus criminales super homicidio etc. Argent. 8°.

Pott, Von d. Lähmung d. untern Gliedmaßen &c. Lpz. 1786. A. D. B., LXXX, p. 101 und *Richter*, Chir. Bibl. V, 46. Ebenso: *Tode*, Med. chir. Bibl. VIII, 311. J. de méd., LX, 79. LXI, 96. LXXIII, 319.

Puységur, Mém. pour servir à l'histoire du magnetisme animal. Londres. 8°. Auch: A. D. B., LXXXIII. 91.

—, Diss. de unica vera mortis causa. Tüb. 4°. (mortem esse semper apoplecticam).

Pyl, J. T., et **Minter**, Leichenöffn. eines an einer Schußwunde am Kopf gestorbenen Kindes, nebst angehängter kurzen Krankheitsgeschichte. Auff. u. Beob. a. d. ger. Arzn. 1796, 4. Samml. 71—76.

Rahn, Jo. H.; Exercitat. II. De causis physicis mirae illius, tum in homine, tum denique inter caetera naturae corpora sympathiae. Turic. 1786. 4°. — Exerc. III, 1790. — Exerc. IV, 1791. 4°. Uebers. und mit Anm. von H. *Tabor*. Hdlb. 1789. 8°. Andere Uebers. v. J. *Weise*. Lpz. 1790. 8°. Auch: *Doering*, I, 317. J. de méd. LXXXIV, 136.

Recalde, Abrégé histor. des hôpitaux, contenant leur origine, les differentes espèces d'hôpitaux, d'hospitaliers et d'hospitalières, et les suppressions et changemens faites dans les hôpitaux en France par les Edits et les Reglemens de nos Rois. Par. 8°.

Reid, Diss. de colica pictonum. Edinb. 8°.

Retz, Des maladies de la peau et de celles de l'esprit, qui procedent des affections du foie. Par. 1786. 1789. 1790. 8°.

Reuss, Heilung von Tobsüchtigen durch Einimpfen der Pocken. Dispens. univers. Argent. 1786, II, 232.

Revillon, Cl., Recherches de la cause des affections hypochondriaques appetées communément vapeurs; ou lettres d'un medicin sur ces affections. On y a joint un journal de l'état du corps, en raison de la perfection de la transpiration et de la température de l'air. Nouv. éd. 168 pp. 12 tabl. Par. 8°.

Rhades, F. H., Diss. sistens animadversiones circa temperamenta humana imprimisque ea, quae lactatione communicata habentur. 64 pp. Hal. 4°. Auch: A. D. B., Anh. LIII—LXXXVI, p. 402. *Doering*, I, 322.

Richter, Pr. de salutari dormientium situ. Goett. 4°.

Riem, Ueber Kriebelkrankheit. Phys. öconom. Zt. Brl. u. Lpz. 1786.

Roesig, C. G., Abhdl. üb. d. Mutterkorn, dessen Entstehung ꝛc. Lpz. 8°.

Ruiz de **Luzuriaga**, J. M., De reciproca atque mutua systematis sanguinei et nervosi actione. 59 pp. Edinb. 8°.

Rush, Benj., Obs. on the cause and cure of the tetanus. Tr. Am. Phil. Soc. Philad. 1786, II, 225—31. Ebenso: Lond. Med. J. 1786, VII, 424—34. Auch: Mem. M. Soc. Lond. 1787, I, 65—76 und in seinen: Med. Ing. and obs. 2 ed. Phil. 1805, I, 247—66.

—, An inquiry into the influence of physical causes upon the moral faculty. 2 ed., 3 p. l., 71 pp. Philad. 8°. — 1839, 28 pp. 4°.

—. An inquiry into the effects of spirituous liquors upon the human body, and their influence upon the happiness of society. 11 pp. Phil. 12°. — Boston 1790. 8°. — 6. ed. 32 pp. New-York 1811. 16°. — 6. ed. 32 pp. New-York 1812. 16°. — 7. ed. 36 pp. Boston 1812. 12°. — 7. ed. 28 pp. New-Brunswick 1813. — 8. ed. 36 pp. Bost. 12°.

Saxtorph, M., De hydrocephalo. Hafn. 4°.

Schleis von Löwenfeld, Bemerkungen über die Hundswuth. Arch. d med. Pol. Lpz. 1786, V, 82—94. J. von u. für Deutschl. 1786, III. St., p. 47.

Schreyer, Etwas v. d. Hypochondrie. N. Mag. f. Aerzte. Lpz. 1786, VIII, 542—46.

—, C. H., Beob. einer rheum. Mundsperre. Ibidem, 1786, VIII, 513—32.

Seeger, C. L., De consuetudinis efficacia. Stuttg. 4°.

de **Seze**, V., Rech. physiol. sur la sensibilité et la vie animale. Par. 8°.

Sidrén, Diss. de phrenitide. Ups. 4°. Auch: *Doering*, I, 143.

Stoll, J. G., Etwas zur Beurtheilung der Theosophie, Cabbala, Magie. M. 1 Kpf. Lpz. 8°.

Storie, G. H,, De hysteria. 31 pp. Glasgow. 8°.

Tabor, H., Ueb. d. Heilkräfte d. Einbildungskraft. Frankf. 8°. Auch in: A. D. B., LXXVIII, 97.

Thouret, Mém. sur la nature de la substance du cerveau, et sur la propriété qu'il parait avoir de se conserver long temps après toutes les autres parties, dans les corps qui se décomposent au sein de la terre. Hist. soc. roy. de med. Par. 1786, 302—20, 1 pl.

Thouvenel, Suite du traitement magnétique de la dem. N., lequel à servi de base à l'essai sur la théorie du somnambulisme magnétiqué. 266 pp. Lond. 8°.

Timmermann, Th. G., Diatribe antiquario-medica de daemoniacis evangeliorum. Rint. 4°. Auch: *Doering*, I, 168.

Tode, J. C., Diss. Observ. med. Tetras p. 32. Hafn. 1786 (Apostema cerebri ex febre intermittente).

Truckenmüller, J. Ph., Specimen inaugurale med. sistens affectus melancholici historiam, cum epicrisi. 19 pp. Erl. 4°. („Melanch. attonita.“ Soporöser Zustand mit Catalepsie eines 59 j. Kr. Heilung durch Campher mit Moschus, letzteren bis 20 Gr. 2 Mal täglich, in 27 Tagen. 5 Jahre gesund, dann Tod durch Apoplexie.)

Veaumorell, Caullet de, Neue Beyträge zur prakt. Anwend. des Magnetismus. Straßb. 8°. Auch: A. D. B., LXXVII, 93.

—, Aphorismes de Mesmer. Par. 8°. Auch: A. D. B., LXVII, 93.

Vicq d'Azyr, Fel., Traité d'anatomie et de physiologie du cerveau. 123, 111 pp. Av. 35 pls. col. et 34 pls. noires. Par. Fol.

Welge, J. L., De morbis sinuum frontalium adjectis nonnullis observ. Gott. 4°. Uebers. in: N. Samml. d. auserl. u. n. Abh. f. Wundärzte. Lpz. 1788, 19. St., 259—300. *Doering*, I, 98.

Wissar, Diss. de animo demisso. Edinb. 8°.

Withers, Th., A treatise on the asthma, to which are added cases and observations in which the asthma is complicated with other diseases. Lond. 8°. Aus d. Engl. von Ch. F. *Michaelis*. Lpz. 1787. 8°.

Wolperth, Diss. de causis quae epilepsiam produxisse visae sunt. Harderov. 4°.

Wrisberg, H. Aug., De nervo glossopharyngeo. Comm. Gott. 1786, VII, 135.

—, Sylloge comm. anat. 1. de membranarum ac involucrorum continuationibus. 2. de nervis arterias venasque comitantibus. 3. de nervis pharyngis. Gott. 4°.

Young, Diss. de colica. Edinb. 8°.

Zeller, J. A. H., Hydrocephalus chronicus. N. Mag. f. Aerzte. Lpz. 1786, VIII, 179—81.

Zirotti, G. B.. Sopra la natura e l'origine delle malattie nervose. Sondrio. 4°.

Zulatti, F., Ueb. einige Arten des Tetanus (Lettera ad Sig. Dr B. *Marzari*, sopra alcune spezie di tetano). Gior. per serv. a storia rag. d. med. Venezia 1786, III, 114. 151. 186. Ebenso in: Ital. med. chir. Bibl. Lpz. 1799, n. Ausz., 1. St., I, 221—38.

Einreibung von Mercur bei Paralytischen. Med. Wochenbl. 1786, Nr. 49.

Société roy. de médecine. Projet d'instruction sur une maladie convulsive fréquente dans les colonies de l'Amérique connue sous le nom de tétanos. Par. 8°. Uebers. in: N. Mag. f. Aerzte. Lpz. 1787, IX, 414—76.

Obs. sur des vers sortis de l'oreille d'un enfant, peu de temps après sa naissance. J. de méd. etc. Par. 1786, LXVI, p. 443.

Système raisonné du magnétisme universel. Par. 8°. Auch: A. L. Z., 1787, No. 6.

Projet d'instruction sur une maladie convulsive, frequente dans les colonies de l'Amerique. J. du traitement magnétique etc. Lond. 1786. Auch: A. L. Z., 1787, No. 34.

Von der Kriebelkrankheit. Hist. et mém. de la Soc. roy. de méd. ann. 1786, p. 260.

Essay sur la theorie du somnambulisme magnétique par F. D. M. Londres. 12⁰.

Obduktion einer (wahrscheinlich) apoplektisch verstorbenen Mannsperson. Auff. u. Beob. a. d. ger. Arzneyk. Brl. 1786, 4. Samml., 17—21.

Obduktion eines plötzlich (am Schlagflusse) gestorb. Mädchens. Ibidem. Brl. 1786, 4. Samml., 21—28.

Amentia e capitis deformitate. Taschenb. für deutsche Wundärzte ad 1786, I, Nr. 4.

De noxis e nimia mentis contentione. In memoriam Bestucheffianam. 12 pp. Lps. 4⁰.

Kurfürstl. Pfalz-Sulzbachische Verordn., die Hundswuth betr. Arch. d. med. Pol. Lpz. 1786, V, 80.

Sur la situation du grand trou occipital dans l'homme et dans les animaux. (Aus: Mém. ac. roy. d. sc. 1764). Coll. acad. d. mém. Par. 1786, XIII, 345—47.

Hydrocephalus in: Act. Erud. Lips. 1786, p. 365. 1702, p. 196. 1709, p. 132. 1712, p. 418. 1717, p. 409. 1718, p. 353.

Extrait des Journeaux d'un magnetiseur etc. Strassb. 8⁰. Auch: A. L. Z. 1787, No. 34. J. de méd. LIX. 79. LXII. LXIII.

1787.

Aasheim, Diss. de tart. emetico. Hafn. 4⁰. (Mittel gegen Keuchhusten.)

Ainslie, J., De corporum humanorum temperamentis, morbisque nonnullis quibus horum quidque maxime pateat. Edinb. 8⁰.

Andry, Ch. Franç., Rech. sur la melancolie. Hist. Soc. roy. de méd. (1782—3). Par. 1787, V, 97—150.

Arnemann, J., Versuche über das Gehirn und Rückenmark (an Thieren: Hunden, Kaninchen, Schafen, Hühnern u. kl. Vögeln). Mit 7 Taf. 208 S. Gött. 8⁰. Auch in: A. D. B., LXXXII, p. 394.

Assalini, P., Essai médical sur les vaisseaux lymphatiques etc. Avec les moyens des effets des substances venineuses, comme la salive du chien enragé, le venin de la vipère eth. 156 pp. Turin. 12⁰.

Asti, F., Entwurf d. nothwendigsten Kenntnisse v. d. Gifte toller Thiere. A. d. Ital. mit Anm. von H. *Spohr*. Lemgo. 12⁰. A. L. Z., 1788, No. 58.

Bang, Fr. Ludw., Amaurosis caussa phallorhoeae suppressio. Auswahl a. d. Tageb. Kopenh. 1781, Dec.

van **Barneveld**, Wilh., Medicinische Electricität. Lpz. 8⁰. Auch: A. D. B., LXXXIII, p. 118.

Bauer, Ch. L., praes. W. Gad. **Ploucquet**, Specimen nosologicotherapeuticum exhibens cephalalgiam methodo, naturae accommodata, in specie digestam. 62 pp. Tüb. 4⁰. Auch in: *Ludwig*, Lps., 1793, III, 294—321.

Baumer, Obs. sur une épilepsie traitée avec le cuivre ammoniacal. J. de méd. etc. Par. 1787, LXX, 290—97.

de **Beauchêne**, E. P. Ch., De l'influence des affections de l'âme dans les maladies nerveuses des femmes. Montpellier. 8⁰. Auch: J. de méd. etc LX, 382.

Becker, Beytrag zu d. Lehre vom Schlagflusse. N. Mag. f. Aerzte. Lpz. 1787, IX, 1—19.

Beckhaus, J. C., Argumentum contra celebrem Russanii doctrinam, de hominis animalitate cultura ingenii praestantiore. 45 pp. Hal. 4⁰.

van der **Belen**, Diss. de dolore capitis. Lovan. 4⁰. Auch: *Doering*, I, 145.

—, Diss. de trepanatione. Lovan. 4⁰.

—, Diss. de dysuria. Lovan. 4⁰.

Berends, K. A. W., Starrsucht u. Wahnwitz. N. Mag. f. Aerzte. Lpz. 1787, IX, 193—207.

Birnstiel, F. H., Gesammelte Actenstücke zur Aufdeckung des Geheimnisses, des sogen. thier. Magnetismus. Marb. 8⁰. Auch: A. D. B., LXXV, 436.

Boekman, F. L., Aeußerungen einer Somnambule in der Crise, über magnetischen Schlaf. Arch. f. Magn. u. Somn., Straßb. 1787, 2. St., 77—86.

—, Archiv für Magnetismus und Somnambulismus. 8. St. Straßb. 1787—8. 8⁰. Auch: A. D. B., LXXXIV, 404. LXXXV, 107. 415, LXXXVII, 177. Tüb. Anz. 1787.

de **Brambilla**, J. A., De colica saturnina. Act. Ac. Caes. reg. Joseph. med.-chir. Vindeb. 1787, I, 152—76. Ebenso übersetzt in: Diss. med. chir. prat. estr. de' atti d. R. Accad. Giosseffina. 8⁰. Vienna 1790, 85—120.

Carrick, A., De asthmate periodico. 42 pp. Edinb. 8⁰.

Chandler, Versuch in d. verschiedenen Theorien u. Heilmethoden bey Schlagflüssen u. Lähmungen. Stendal 1787. A. L. Z. 1788, Nr. 112. J. de méd. LXIV, 664.

Chevillard, Obs. sur la paralysie. Hist. Soc. roy. de méd. 1782—3. Par. 1787, V, 255—62.

Cicalata, Sul fascino, della jettatura, di Nic. *Valetta*. Napol. 1787. 1818. 8⁰.

Cid, F. A., Tarantismo observado en España, con que se pruel a el de la Pulla, dudado de algunos, y tratado de otros de fabuloso, y memorias para escribir la historia del insecto Uamado tarantula, efectos de su veneno en el cuorpo humano, y curacion per la musica con el modo de obrar de esta, y su aplicacion como remedio a varias enfermedadas. Madrid. 8⁰.

Cox, J. M., Diss. de mania. 63 pp. Lugd. Bat. 4⁰.

Cramer, Magnetistisches Magaz. f. Niederdeutschl. Brem. 8⁰.

Cropp, J. H., Streitschrift v. e. ohne Trepan glücklich geheilten eingedrückten Hirnschädel. (Diss. med. sistens observationem de depressione cranii absque trepanatione feliciter curata. Argent. 1781.) N. Samml. d. auserl. u. n. Abhdl. f. Wundärzte. Lpz. 1787, XV, 1—45.

Cullum, T. G., Some account of an unusual exfoliation of the cranium. Mem. M. Soc. Lond. 1787, I, 194—97, 1 pl. — 1792, 2. ed., I, 194—97, 1 pl.

Doppet, Le médecin philosophe; ouvrage utile à tout citoyen, dans lequel on trouve une nouvelle manière de guérir, puisée dans les affections de l'âme, et la gymnastique. 78 pp. Turin. 8⁰.

van **Drunen**, R., De vigiliis. Lugd. Bat. 4⁰.

Dufour, Convulsions, produites par la peur. J. de méd. etc. Par. 1787, LXX, 415—17.

—, Catalepsie, produite par la métastase d'une humeur dartreuse. Ibid., 418—20.

Duncan, Franç., Tentamen medicum de insania. 46 pp. Edinb. 8⁰.

Duval, Tétanos survenu à un jeune homme, peu après avoir été saisi de froid. J. de méd. etc. Par. 1787, LXX, 426—28.

Eason, A., Case of hydrocephalus, successfully treated by the use of mercury. Med Comm., 2. ed., Lond. 1787, VIII, 325—29.

Ehrhart, F., Das Schneiden des sogen. Tollwurms der Hunde. Arch. d. med. Pol., Lpz. 1787, VI, 74—76.

Elsner, Ch. F., resp. G. F. **Weidle**, Pr. praefatio complectitur colli curvi atque inclinati historiam. Quae sit testulae meae suffragium de magnetismo animali. 16 pp. Regiom. 4°. Auch: *Doering* I, 289.

Ford, E., Two cases of fracture of the skull; to which is added a case of a wound of the head that terminated fatally. Lond. Mag. J. 1787, VII, 411—22.

de **Fourcroy**, Mém. sur la nature de la fibre charnue ou musculaire et sur le siège de l'irritabilité. Hist. Soc. roy. de méd. (1782—3). Par. 1787, V, pt. 2, 502—13.

Gatereau, Obs. sur un hoquet spontané. J. de méd. etc. Par. 1787, LXXIII, 357.

Girdlestone, Th., Essays on the hepatitis and spasmodic affections, in India; founded on observations made whilst on service with his Majesty's troupes in different parts of that country. 65 pp. Lond. 8°.

Gmelin, Eb., Ueb. thierischen Magnetismus. 2 Th. Tüb. 8°. Auch in: A. D. B., LXXXVI, 415. A. L. Z. 1789, No. 334. XCVIII.

Greve, W., De rabie canina. Leyden. 4°. 2. Aufl. unt. d. Tit.: Verhandeling over de honds-dolheid. Rotterd. 1793. 8°.

Grosser, H., Fasciculus tentaminum phys.-med.-electricorum, cum natis inde reflexionibus. Wirceb. 18°.

Hamilton, R., Bem. üb. d. Mittel wider den Biß toller Hunde. Lpz. 8°. Auch: A. D. B., LXXXI, 106. A. L. Z., 1788, No. 127. *Tode*, Anm. V, 51. J. de méd. LXIX, 125.

Hartmann, P. J., Diss. sistens varias epilepsiae medendi methodos. Frcf. ad V. 4°.

—, Mayer, Diss. Dysenteriae malum hypochondriacum solventis exemplum. Frcf. 4°.

Hasler, Joh., Abhdl. v. d. verschiedenen Arten u. Ursachen der Schlagflüsse, nebst d. eigentlichen u. wirksamsten Genesungs- u. Vorbauungsmitteln. Landsh. 1787. 1791. 8°. Ebenso: A. D. B., Anh. B, 53—86, p. 395.

Heath, J., De asthmate spasmodico. 43 pp. Edinb. 8°.

Henry, T., Head-ache attended by uncommon symptoms. Mem. M. Soc. Lond. I, 294—306.

van der **Heyden**, A. G., De dysuria. 8°. In: *Louvain*, Diss. IV, 63. 66.

Hoffmann, T., Dolorem colicum saturninum intestinalem ab usu saturninorum externo ortum describet. 16 pp. Traj. ad V. 4°.

—, C. L., Der Magnetist. Frkf. 8°. Auch: A. D. B., LXXVIII, 91. A. L. Z., 1788, No. 2. Tüb. Anz. 1787, p. 530.

Houlston, Remarks on the hydrophobia, and on the efficacy of the Ormkirk medicine for the bit of a mad dog. Med. Comm. 1786. Edinb. 1787, 2. dec. I, 330—3.

van **Innis**, F. J., De hemicrania. 1787. In: *Louvain*, Diss. 8°. Lovan. 1796, IV, 21—25.

Jawandt, De spina bifida. In: Diss. Obs. pract. cent. Goett. 1787.

Jawandt, Cardialgia spasmus. Ibidem.

—, Diss. Obs. quaedam pr. Goett. 4°. (No. 2 über: hydrophobia.)

Johnstone, J., Hydrophobia. Mem. M. Soc. Lond. 1787, I, 243—78. Ebenso: 2. ed. 1792, I, 243—78.

Jones, W., One of which was cured by the use of the faxgloven. Med. Comm. 1786. Edinb. 1787, 2. Dec., I, 302—16.

Kitz, F. C., Diss. sistens electricitatis in medicina usum et abusum. 92 pp. Gött. 4°. Auch: A. D. B. 1795, p. 434. *Doering* I, 268. J. de méd. LXXIV, 369.

Koefoed, J., resp. J. **Koefler**, Speciminis physiol. de somno, particula prima. 4 l. Havn. 12°.

Laborde, Métastase purulente au cerveau. J. de méd. etc. Par. 1787, LXX, 96—8.

Langrois, Conseil aux femmes de quarante ans (Maniae therapia). Par. 8°. Auch in: *Hufeland*, N. Ann. I, 309.

Lasserre, C., De animi pathematibus medice spectatis. 30 pp. Monspel. 8°.

de **Lassone**, père et fils, et **Cornette**, Mém. sur une méthode nouvelle, facile, prompte et peu dispendieuse de préparer l'opium, pour en détruire les qualités miserables et en exalter les vertus médicinales. Hist. Soc. roy. de méd. (1782—3), 1787, V, 2 pt., 48—55.

Lavater, J. C., Protokoll üb. d. Spiritus familiaris Gablidone. 1 Kpf. Frkf. 8°.

Leppentin, Etwas üb. Schwärmerey ꝛc. Hamb. 8. Auch: A. D. B. LXXVIII, p. 97 (Thier. Magn.).

Lettsom, J. C., Observ. on some cases of hydrocephalus internus. Mem. M. Soc. Lond. 1787, I, 169—94.

Lowndes, F., Observ. on medical electricity, containing a synopsis of all the diseases in which electricity has been recommended or applied with success; likewise, pointing aut a new and more efficacious method of applying this remedy by electric vibrations. Lond. 8°. Deutsch, Berlin 1792. Auch: Salzb. med. chir. Zt. 1792, III, 209. A. L. Z. 1805, Nr. 318. *Rahn*, Med. ger. Bibl. I, Nr. 4. N. A. D. B. III, 500.

Ludwig, Ch. G., Pr. de luxatione vertebrarum colli, a med. forensi circumspecte disquirenda. Lps. 4°. Auch: Avers. pract. II, 2, p. 253.

Lugt, Diss. de temperamentis. Gött. 4°. Auch: *Doering* I, 321.

Luther, R., Diss. de dolore colico. Erf. 4°.

Mackintosh, J., De actione musculari. Edinb. 8°.

Manthey, J. G. L., Gedanken v. d. gegenseitigen Wirkung des Körpers auf die Seele u. der Seele auf d. Körper. Kopenhagen. 12°.

Mason, Jos., Quaedam de mania. Lugd. Bat. 4°.

Mauduyt, Mém. sur les effets de l'électricité employée dans la cure des tremblements causés par les vapeurs du mercure; de la paralysie qui succède à la colique des peintres; des rhumatismes graves et inveterées; de la sciatique; des mouvements spasmodiques, et des engelures. Hist. Soc. roy. de méd. Par. (1782—3), 1787, V, 160—7.

Mayer, Diss. Dysenteriae malum hypochondrium solventis exemplum. Frcf. 4°.

McCartney, J., De apoplexia plethorica. 40 pp. Edinb. 8°.

McJlwaine, J., Diss. de rabie canina. 54 pp. Edinb. 8°.

von **Mederer**, Vom tollen Hundsbisse. N. Mag. f. Aerzte. Lpz. 1787, IX, 176. 385.

Mezger, Jo. Dn., Pr. quo somnambulismum hodie solemnem perstringit. Regiom. 4°. Auch in seinen: Opusc. acad. Fasc. I.

Millars, Fr. Xav., De medicamentis antepilepticis. 46 pp. Argent. 4°. Auch: *Doering* I, 160.

Monro, J., Ueb. d. Struktur u. Verrichtungen d. Nervensystems. Mit 13 Kpf. A. d. Engl. 96 S. Lpz. 4°.

Mouilleseaux, Appel au public sur le magnétisme animal, ou projet d'un Journal pour le seul avantage du public et dont il serait le coopérateur. 100 pp. 8°.

Nudow, H., Medicinische Seelenlehren. Erster Versuch. Petersburg. 8°.

Opitz, J. S. K., et **Beyer**, Leicheneröffnung e. plötzlich verstorb. starken Branntweinsäuferin. Auff. u. Beob. a. d. ger. Arzn. Brl. 1787, u. Samml. 98—104.

Oserezkovski, Nic., Mittel geg. d. Biß toller Thiere. Straßb. 8°.

P., Wahrscheinlich verstellte Epilepsie. Ibid. V, 173.

Palletta, G. B., Trismus a mercurio. In: *Scalta* d'opusc. di Milano 1787, II.

Percy, Diss. on the lues venerea, gonorrhoea and tabes dorsalis. Lond. 8°.

Perfect, W., Select cases in the different species of insanity, Lunacy and madness, with the modes of practice as adopted in the treatment of each. Rochester 8°. Uebers. v. C. F. *Michaelis*. Lps. 1789. 8°. 3. ed. unt. d. Tit.: Annales of Insanity 1793, deutsch v. W. *Heine*, Hann. 1804. Ausführl. in: *Friedreich*, Liter. 1830, S. 486. A. L. Z. 1802, No. 164. A. H. L. Z. 1806, II, 157.

—, Methods of cure in some cases of insanity, epilepsy etc. Rochester. 8°.

Perkins, W. L., The history of a case of hydrocephalus terminating fatally, after a salivation was excited by the use of mercury. Lond. 1787, Dec. 2, I, 288—362.

Petetin, J. H. D., Mém. sur la découverte des phénomènes, qui présentent la catalepsie et le somnambulisme, symptomes de l'affection hystérique essentielle, avec des recherches sur la cause physique de ces phénomènes. 1 pt. Lyon. 8°. Auch: A. L. Z. 1787, No. 181.

Pew, Rich., Skizzen aus der Heilkunde. Lpz. 8°. (Epilepsie, Apoplexie.)

Pichler, Jo. F. Chr., Der wahre Magnetist, ein Gegenstück zu des Herrn Geh. Rath *Hoffmann's* Magnetisten. Frkf. 8°. Auch: A. L. Z. 1788, No. 2. 6.

Pinel, Ph., Les accès de mélanc., ne sont-ils pas toujours plus fréquentes et plus a craindre durant les premiers mois d'hivers? Gaz. de santé, 1787.

Pinson, Un enfant monstreux, qui n'avait ni crâne, ni cervelle, ni cervelet, qui cependant vint au monde vivant, et vécut environ huit-heures. Aus: Mém. ac. r. de sc. de Par. 1772 in: Coll. ac. de mém. Part. fr. Par. et Ligne 1787, XV, 317.

Pletain, J. B., De doloris theoria. 1787. In: *Louvain*, Diss. 8°. Lovan. 1796, IV, 20—26.

Ploucquet, W. G., Diss. Triga Obs. med. Tüb. 1787. 4°. (Epilepsiae caussa irritatio nervorum. Choreae St. Viti caussa rheumatismus.)

Plutot, Obs. sur une fracture de la partie superieure et moyenne du pariétal gauche. J. de méd. mil. Par. 1787, VI, 406—416.

Poma et Rénaud, Obs. sur l'électricité médicale. J. de méd. etc. Par. 1787, LXXII, 175. 399; LXXXI, 191.

Ponton, A., De colica spasmodica. 36 pp. Edinb. 8°.

Portal, De l'apoplexie. Mém. de Par. 1787. Auch: Auserl. Abhdl. f. pr. Aerzte, X, 556. Second. mém. sur l'apoplexie in Mém. sur la nature et le traitement de plus. mal. II, No. 10, XX, 73. Auch: *Doering* I, 229.

Pujol, Al., Essai sur les maladies de la face, nommées le tic douloureux avec réflexions sur le raptus caninus de Caelius *Aurelianus*. 207 pp. Par. 12°. Deutsch v. J. Ch. H. *Schreyer*. 175 S. Nürnb. 1788. Auserl. Abhdl. f. pr. Aerzte, IV. A. D. B., LXXXIX, p. 91. A. L. Z., 1788, No. 17. *Hufeland*, N. Ann. I, 305. J. de méd. etc. LXXII, 287.

Richter, Leichenöffnung eines beym Fahren verunglückten betrunkenen Menschen. Auff. u. Beob. a. d. ger. Arzeneyw. Brl. 1787, V, 114—7.

Roynders, J., De scoliosi ejusque causis et sanatione, observatione et propriis experimentis confirmatis. Gron. 8°.

Ruer, Diss. de corticis Peruviani vi antispasmodica. Arg. 4°. (Gegen Epilepsie.)

Schaeffer, G. B., De angina pectoris vulgo sic dicta. 54 pp. Gott. 4°. Auch: *Doering* I, p. 123.

Schaufus, Fr., Quaedam de hydrophobiae natura et caussis. 15 pp. Jen. 4°. Auch: *Doering* I, 165.

Scheidemantel, F. C. G., Die Leidenschaften als Heilmittel betrachtet. 431 S. Hildburgh. 8°. Auch: A. L. Z., 1791, No. 286. (Sehr ausführlich und mit vielen Beispielen belegt.)

Schlegel, Jo. Chr. Tr., Sylloge selectiorum opusculorum de mirabili sympathia quae partes inter diversas corporis humani intercedit etc. 454 S. Lps. 8°. Auch: Comm. Lps. XXIX, 154.

Seton, P. B., De paralysi. 52 pp. Edinb. 8°.

Stewart, De apoplexia, Edinb. 8°.

Straett, G., De inflammationibus pectoris chronicis, angina pectoris atque vermibus observationes. Havn. 8°.

Stuckens, J. Fr., De dolore capitis. 1787. In: *Louvain*, Diss. 8°. Lovan 1796, IV, 43—59.

Swainson, Isaak, Hints to families on the increasing prevalence of scrophulus, asthmas, consumtions, and palsies from de present method of treatment in the measles and small-pox. Lond. 8°.

Tabor, Skizze e. medic. Psychologie. 8°.

Tardy de Moravelle, J., Du traitement magnétique de Mad. B. Pour servir de suite au J. du traitement magnétique de la D'lle N. et de preuve à la théorie de l'essai. 279 pp. Strassb. 8°.

Testa, A. Jo., De vitalibus periodis aegrotantium et sanorum. Vol. 1. 2. Lond. 8°. Deutsch, Lpz. 1790. 8°.

Thouret, Mém. sur l'affection particulière de la face, à laquelle on a donné le nom de tic douloureux. Hist. Soc. roy. de méd. 1782—3. Par. 1787, V, pt. 2, 204—56.

de **Tscheffeli**, Heilung eines heftigen hypochondrischen Uebels. Arch. f. Magn. u. Somnamb. Straßb. 1787—8, I, 1 St.: 91—95.

Tode, J. C., De colicoplegia. Hafn. 4°. Auch in: Bibl. IV, 183 (in imminente inflammatione testiculorum). Auch: *Doering*, I, 147.

U., A.. Der Beobachter des thier. Magnet. u. Somnambulism. 243 S. Straßb. 12°.

Valleton de Boissière, Ein Dutzend merkwürd. Kuren, die zu Nantes verrichtet worden sind. (Magn.) Arch. f. Magn. 1787—8, 5. St., 59—69.

Vaughan, J., Remarcable effects of cantharides in paralytic affections. Mem. M. Soc. Lond. 1787, I, 360—70. 2. ed. 360—70.

Vetter, J. M., De morbis amatoriis. Erl. 4°. (Erotomanie, Abart der Melanch.)

Vicq d'Azyr, F., Sur la description des nerfs de la seconde et troissième paire cervicale. Aus: Mém. Ac. R. d. sc. de Par. 1777, in Coll. ac. de mém. Par, 1787, XVI, 409—22.

Vounk, Jo., Diss. de doloris theoria. Lovan 1787, I. p. 145.

W., Mania. N. Mag. f. Aerzte, Lpz. 1787, IX, 83—91.

Walther, J. G., De decussatione n. opt. Mém. de l'acad. de Berl. 1787.

Weber, Beschr. u. krankh. Geschichte d. Mad. v. *Tsineffeli* in e. Briefe a. d. Herausg. (Magnet.) Straßb. 1787—88, 1 St., 3—21.

Wegelin, A., Abhdl. üb. d. Harnstrenge. (Diss. de dysuria. Argent.) N. Samml. d. auserl. u. n. Abhdl. d. Wundarzn. Lpz. 1787, XIV, 1—67, 1 pl.

Weiz, T. A., Wegen Disposition eines Opiats. Verm. Beitr. z. ger. Arzneyw. 8°. Frankenthal, 1787, 1—67.

Wienholt, B. H., Beytrag zu d. Erfahrungen üb. den thier. Magnet. Hamb. 8°. Auch: A. D. B., LXXXV, 90. LXXXVI, 427. Arch. f. Magn. ꝛc. 1787—8, I, 6. St., 53—80. A. L. Z., 1788, No. 158.

Withers, Th., Abhdl. von der Engbrüstigkeit ꝛc. Lpz. 8°. Auch: A. D. B., Anh. 53—86, p. 440.

Wolff, G. C., praes. D. B. **Albini**, De melancholia. 36 pp. Frcf. ad V.

Ziegler, Hydrocephalus. In seinen: Beob. a. d. Arzneiw. L. 1787, Nr. 3.

Du traitement des insensés dans l'hôpital de Béthlem de Londres, trad. de l'anglois (de Th. Bowen), suivi d'observ. sur les insensés de Bicêtre et de la Salpêtrière. Par M. l'abbé *Robin*. 56 pp. Amst. 8°. Auch: *Hufeland*, Ann. I, 307. (Regimen morale).

Untersuch. des thier. Magnetismus. A. d. Franz. Lpz. 8°.

Essai sur la théorie du somnambulisme magnétique par F. D. M. Nouv. éd. Londres. 8°.

The description and use of *Nairre's* patent electrical machine etc. Lond. 8°. (p. 80 geg. Epil. vor d. Anfällen.)

Lettres pour servir de suite à l'essai sur la théorie du somnamb. magnétique. Lond. 8°.

Réflexions sur l'électricité méd. en general et sur les observ. de M. M. *Poma*, *Renaud* et *Aubry*, inserées dans les numeros précédens. J. de méd. etc. Par. 1787, LXXIII, 216—80.

Lettre sur la seule explication satisfaisante des phénomènes du magnétisme animal et du somnambulisme, déduite des vraies principes, fondée dans la connaissance du créateur, de l'homme et de la nature, et confirmée par l'expérience. 40 pp. Stockh. 1787. 12°. 70 pp. Stockh. 1788. 8°.

Narrative of the efficacy of Bathwater in various kinds of paralytic disorders. Lond. 8°.

Publikation der herz. Weimarischen Polizeydirection, den Keuchhusten betreffend. Arch. d. med. Pol. Lpz. 1787, VI, 132.

Ueber die Polizeiverfügungen wegen d. tollen Hunde. A. d. J. von u. für Deutschland, 1786, XI. St. Ibidem, VI, 76—97.

Suite de cures, faites par differents magnétisme etc. Strassb. 8°.

Lettre à Mr. de Puiségur sur une obs., faite à la lune etc. Amst. 8°. (Magnetismus.)

Exposé de differentes cures operées depuis le 25. Août 85. Strassb. 1785. 8°. (Magn. anim.)

J. du traitement magnétique de Mad. B. Strassb. 8°.

Système raisonné ou magnetisme universal. Par. 8°. Auch: A. L. Z., 1787, No. 6.

Obductionsber. üb. e. Mann, der am Schlagfluß gestorben seyn sollte. N. Mag. f. Aerzte. Lpz. 1787, IX, 139—145.

Ueb. *Swedenborg*. Europaean Magazine. 4. St.

Sur le méchanisme de la rumination et sur le tempérament des bêtes à laine. (Aus: Mém. ac. roy. d. sc. 1768.) Coll. ac. d. mém. Part. franç. Par. et Liège, 1787, XIV, 315.

Magnet. anim. J. von u. für Deutschland, 1787, I. 187. 263. 274. 291 391. 480. II. 157. 329. 403. 449. 1788, p. 75. 119. 121. 127. 315. 1789, p. 155.

Aura epileptica. J. de méd. etc. Par. 1787. *Hufeland*, Neueste Ann. d. franz. Arzneyk. II, 348. (titillatio à pollice ascendens in epigastrium.)

Cepa contra epilepsiam. J. de méd. 1787. Auch: *Hufeland*, Neueste Nachr. d. fr. A. II, 348 (succus expressus ad unzias tres p. d.).

Ueb. Magnet. anim. Med. Wochenschr. 1787, Nr. 11. 12. 14. 21.

Lettre d'un méd. de la fac. de Par. sur le magnet. anim. Par. 8°. Auch: J. de méd. etc. Par. LVI, 475.

Auszug aus dem Tagebuche e. magnet. Kur. Lpz. 8°. Auch: A. D. B., LXXXVIII, 436. A. L. Z., No. 65.

Die Beobachter des thier. Magnetismus u. Somnambulismus. Straßb. 4°. Auch: A. D. B., LXXXIV, 426.

Beyträge z. Geschichte des thier. Magnetismus. Zürich. 8°. Auch: A. D. B., LXXXVI, 412.

Alcali volatile contra morsus viperae. Gaz. Sal. de Bouillon. 1797. *Hufeland*, N. Ann. I, 405 (Innerlich u. äußerlich.)

Neuere Nachr. v. Magnetismus in Bremen. Arch. f. Magnet. u. Somn. Straßb. 1787—8, I, 2 St., 67—76.

1788.

Abicht, Versuch e. krit. Unters. üb. d. Willensgeschäfte. 307 S. Frkf. a. M. 8°.

Ackermann, J. F., De decussatione n. opt. In: *Blumenbach*, med. Bibl. 1788, III, 337. 706 (Eine Kreuzung der Sehnerven findet statt, jedoch keine vollkommene, der größere Theil der Fasern bleibt auf d. Ursprungsseite).

Acrel, Diss. Casus herniae incarceratae et dysuriae. Ups. 4°. Auch: *Doering*, I, 211.

Albertus, Diss. de dysuria. Giss. 4°.

Allion, Heilung Tobsüchtiger durch Eis auf d. abgeschorenen Kopf. Rec. d. Kurarten von A. *Nicolai*. 2. Aufl. Jena. 1788, I, 273.

Avon, J. C. F., Diss. sistens hemicraniae therapiam. 20 pp. Jen. 4°. J. de méd. etc. LXXXII, 127.

Bablot, Benj., Diss. sur le pouvoir de l'imagination des femmes enceintes etc. Par. 8°. Auch: J. de méd. etc., LXXX, p. 129.

Beardsley, E., Case of a hydrocephalus internus. Cas. of Obs. M. Soc. N. Havan. County, 1788, 49—52.

van der **Belen**, Diss. de praecipuis ab ira in corpore humano productis effectibus. Lovan. 4⁰.

Berard, Oleum contra morsus viperae. Gaz. de Santé, 1788, No. 16 (Aeußerlich).

Berkloy, Diss. de affectibus pathematum. Edinb. 8⁰.

Birckholz, Diss. Animi vires in morborum curatione non esse negligendas. Lps. 4⁰. (Magn. anim.)

Blane, G., A lecture on muscular motion. 57. pp. Lond. 4⁰. Verbess. u. vermehrt. Lond. 4⁰. Auch in seinen: Select. diss 8⁰. Lond. 1822, 229—83.

Boehmer, Diss. de nonnullis momentis ad curationem epilepsiae spectantibus. Hal. 4⁰.

Bose, E. Gl., resp. Ans. **Breuel**, De veneni animalium rabidorum natura ejusque medela. 16 pp. Lps. 4⁰. Auch: *Doering*, I, 165.

—, resp. Jo. G. **Jancke**, De phantasia laesa, gravium morborum matre. 15 pp. Lps. 4⁰. Auch: *Doering*, I, 67.

Brion, Cerebrum foetidum. Gaz. de santé. 1788. Auch: *Hufeland*, N. Ann. I, 311 (ex pathemate).

le **Brun**, Ph. A., De vertigine. 1784. In: *Louvain*, Diss. 8⁰. Lovan. 1799, IV, 96—111.

Buchoz, Diss. sur les effets du Caffée, Tabac, Cacao, Thée etc. Par. 8⁰. (Therapia tabis per chocolatam.) Auch: *Hufeland*, N. Ann. I, 399.

Busch, Kurze Geschichte e. hyster. Epilepsie. N. Mag. für Aerzte. Lpz. 1788. X, 566—70.

Chouteau, Saliva rabidi non reformidata ab alio cane. J. de méd. etc. 1788. *Hufeland*, N. Ann. d. franz. Arzneyk. II, 282.

le **Comte**, Remarques tendantes à perfectioner l'usages des moyens proposés pour rappeler à eux-mêmes noyés et autres asphyxiés. J. de méd. etc. Par. 1788, LXXVII, 53—64.

—, De l'épilepsie. Ibidem, 1788, LXXVI, 221. 426.

D., Traité de fouet et de ses effets sur le physique de l'amour, ou aphrodisiaque externe. Ouvr. med.-philosophique, suivi d'une diss. sur tous les moyens capables d'exciter aux plaisirs de l'amour. 107 pp. Par. 16.

Dazille, J. B., Obs. sur le tetanos précedées d'une discours sur les moyens de perfectioner la médicine sous lc zone torride, suivies d'obs. sur la santé des femmes enceintes, et sur les hôspitaux entre les tropiques. 478 pp. Par. 1788. 1792. 8⁰.

Ebel, Jo. G., Obs. neurologicae ex anatome comparata. 14 pp. Traj. ad V. 4⁰. Auch: *Ludwig*, III, 148.

Eberhard, Diss. de dysuria urethrali sexus potioris. Jen. 4⁰.

Estievenart, J. B. F., De praecipuis ab ira in corpore humano productis affectibus. 1788. Auch in: *Lovain*, Diss. IV, 90.

Fabbroni, J., An account of an experiment lately made at Florence in a case of hydrophobia. Lond. M. J. 1788, IX, 69—71.

Falconer, W., Diss. on the influence of the passions upon the disorders of the body. 105 pp. Lond. 1788. 1796. 8⁰. Uebers. v. Chr. W. *Michaelis*. Lpz. 1789. 8⁰. Ins Franz. Par. 1788. 8⁰. Auch: A. D. B., C, p. 404. Salzb. med. chir. Zt. 1790, I, 410. J. de méd. etc. LXXX, 271. LXXXVI, 272. (Mit der Fothergill'schen Medaille gekrönt).

Filleau, Obs. sur de vers trouvés dans le conduit auditif. J. de méd. etc. Par. 1788, LXXVI, 439—41.

Foot, J., An essay on the bite of a mad dog, with observations on John *Hunter's* treatment of the case of Mr. R..; and, also, a recital of the successful treatment of two cases. 86 pp. Lond. 8⁰.

Forber, Diss. de incubo. Edinb. 8⁰.

Fordyce, G., The Croonian lecture on muscular motion. Phil. Tr. Lond. 1788, LXXVIII, 23—36.

Fothergill, Arth., Hints for restoring animation, and for preserving mankind against obnoxious vapours. Lond. 8⁰.

du **Fresnoy**, Des propriétés du Narcisse des Près. Par. 1788. 8⁰. *Hufeland*, I, 366. (Heilung der Epilepsie durch Narcissus.)

Frotscher, G. Ch., Descriptio med. spin. ejusque nervorum iconibus illustrata. 24 pp. C. 2 tab. Erl. Fol. Auch: C. F. *Ludwig*, Scr. neurol. sel. 1795, IV, 70—115.

German, A. T., De capitis dolore. 45 pp. Argent. 4⁰.

Gherardini, M., Observazioni med.-practiche sulla cura della rabbia. Giorn. per serv. a storia roy. de med. Venez. 1788, V, 1—11. Auch: Ital. med. u. chir. Bibl. Lpz. 1793, I, 2. St., 68—86.

Gimès, Obs. sur une paralysie des extrémités inférieures, causée par une gibbosité des vertèbres dorsales, et guérie par la moxé, la méthode de Mr. Percivald *Pott* ayant été sans succès. J. de méd. etc. Par. 1788, LXXIV, 262—72.

de **Ginetti**, Diss. de phrenitide. Bonon. 4⁰. Auch: *Doering*, I, 144.

Glesler, Diss. de apoplexia. Frcf. ad V. 4⁰.

Goepfert, V., Diss. de paresi. Act. ac. c. reg. Joseph med. chir. Vindeb. 1788, I, 96—151. Uebers.: Act. ac. c. r. Jos. med. chir. de Vienne. Monsp. 1792, I, 121—91.

Graves, Diss. de strabismo. Edinb. 8⁰.

Grossmann, Eine Nervenkrankheit. N. Mag. f. Aerzte. Lpz. 1788, X, 430—34.

Gualdo in: Turra osservationi interno alla faccoltà della corteccia del ippocastano. Vicenza. 8⁰. (p. 33 gegen Epilepsie.)

Guenz, J. G., Ueb. d. Einrichtung des Irrenhauses in *Waldheim*. *Pyl's* Mag. Stendal 1784—88.

van der **Haar**, J., Proeve over de herzenen en zenuwen, en eenige derzelber ziekten. Waar agter honderd en vyftig geneesenen heelkundige waarnemingen. 208 pp. Amst. 8⁰.

Hahn, Camphora contra salacitatem. Diss. obs. med. et chir. fasc. Gott. 4⁰.

Henning, F. H., praes. K. F. **Rehfeld**, Diss. sistens analecta historiae ad theoriam epilepsiae. Greifsw. 4⁰. Auch: *Döring*, I, 159.

Hennings, J. C., Verhandeling over de droomen en slaapwandelaren. Amst. 4⁰.

Herzog, J. G., Ueb. e. Catalepsis. N. Mag. f. Aerzte. Lpz. 1788, X, 67—70.

Heyne, Chr. G., Morbus ingenii humani, alios ad consensum in opiniones suas pertrahendi, signis suis caussis effectisque notabilis. 8 pp. Gott. fol.

Hoffmann, J. M., Abhdl. v. d. guten u. bösen Wirkungen aller angenehmen und unangenehmen Leidenschaften im Menschen. Frkf. 8⁰. A. D. B., XCVI, 1778.

van **Hooghewegke**, P. J., I. Quibus in febribus urinae conturbatae, velut jugmenti, his capitis dolores aut adsunt, aut aderunt. II. Dolenti posteriorem capitis partem, vena recta in fronte secta prodest. Brug. 1788. Auch in: *Louvain*, Diss. 8°. Lovanii 1796, IV, 256—59.

Huhn, O., De nymphomania. In seinen: Obs. med. et chir. 12°. Gött. 1788, 21.

—, De ischiade. Ibidem.

Jancke, Jo. G., De medico exorcista. 26 pp. Lps. 4°.

Joerdens, J. H., Descriptio nervi ischiadici iconibus illustrata. 18 pp., 10 pl. Erl. 4°.

Jones, P., An essay on crookedness, or distortions of the spine; shewing the infufficiency of a variety of modes made use of for relief in these cases; and proposing methods, easy, safe, and more effectual, for the completion of their cures; with some hints for the prevention of these affections, and their disagreable, painful, and dangerous consequences. 149 pp., 5 pl. Lond. 8°. Auch: J. de méd. etc. LXXXIII, 125.

Josephi, W., Ueb. d. thier. Magnetismus als e. Beitrag zur Geschichte d. menschl. Verirrungen. Brnschw. 8°.

Kaltschmid, Diss. de virgine, chlorosi et gutta serena laborante. Jen. 4°.

Keup, J. B., Etwas üb. d. Kenntniß u. Heilung d. Wasserscheu, der Folge e. tollen Hundebisses. 59 S. Düsseld. 24°.

Kinderling, J. F. A., Der Somnambulismus unserer Zeit, mit der Incubation u. dem Tempelschlaf u. Weissagungstraum der alten Heiden in Vergleich gestellt. Dresd. u. Lpz. 12°. Auch in: A. D. B., LXXXVII, 174.

Kraeutermann, Val., Lehre von den untrügl. Kennzeichen des Urins, des Pulses, der Temperamente u. des Blutes. Mit Anm. versehen u. durchgehends verbessert von Jo. G. *Essig*. 280 S. Augsb. 16°.

Krass, F. H., De convulsionibus. 21 pp. Helmst. 4°.

Kuempel, J. A. F., De magnetismo et minerali et animali. 30 pp. Jen. 4°.

Laforgue, L., Effects des nerfs et du fluide des nerfs. Par. 8°.

Lallement, Dyspnoeae caussa spasmus. Gaz. sal. de Bouillon. 1788. *Hufeland*, N. Ann. I, 255 (Epidemica subito ingruens cum dolore sterni).

Landis, C., De melancholia ex mente. 67 pp. Gott. 4°. Auch: *Doering*, I, 166. J. de méd. LXXVI, 475.

Lauenbrugger, L., De inwendige razernij of drift tot zelfmoord als eene weenlijke ziekte beschouwd. Aus Hochdeutsch. Dordrecht. 8°.

Lauwers, J., De cura epilepsiae. 1788. 4°. In: *Louvain*, Diss. 8°. Lovan. 1796, IV, 199—217.

Lebrun, P. A., De vertigine. Lovan. 4°.

van **Leempoel**, Jo. Fr., Disp. ad Hippocr. Aphor. Sect. IV, No. 20 et Sect. V, No. 68. de cephalalgia. Lovan. 1788. *Doering*, I, 145.

—, Diss. de affectibus soporosis. Lovan. 4°.

— Diss. de pervigilio. Lovan. 4°.

Luther, Th., Diss. de morbis dolorificis eorumque medela. Erf. 4°.

Malacarne, M. V., Lettre au Prof. *Frank* sur l'état des crétins de Turin au mois de Déc. 1788. In: *Frank*, Del. opusc. med. 8°. Ticini. 1789, VI, 241—58. (Die erste Schrift über die Cretinen war die von W. *Höfer*, Hercules medicus, s. loci communes. Norimb. 1675. *Haller* in Element. phys. Vol. V, 570 gedenkt ihrer wieder b. d. Halbmenschen im Walliser Lande und ihrer Unempfindlichkeit gegen Reize, aber erst *Malacarne* berichtete über 3 Sectionen.)

Mazars, Electricitas in amaurosi. Hist et mém. de l'acad. de Toulouse. 1788. Auch in: *Hufeland*, N. Annalen I, 387.

Meiners, Ch., Ueber den thier. Magnetismus. Lempo. 8°. Auch in: A. D. B., DXXXVII, 150.

Mendelssohn, M., Von der Unkörperlichkeit der menschl. Seele. A. d. Hebr. von S. *Anschel*. Frkf. a. M. 8°.

Mezler, Fr. X., Von der schwarzgallichten Konstitution. Eine gekr. Preisschrift. A. d. Lat. 198 S. Ulm. 8°. Auch: A. D. B., XCV, 139. A. L. Z., 1789, No. 266. Tüb. Anz. 1788, p. 761.

Mithoff, Hct. B., De sede irritamenti in epilepsia, aspersis practicis analectis. 22 pp. Gott. 4°. Auch: *Doering*, I, 159.

Moll, J. C., De apoplexia biliosa. Gott. 4°.

Morgenbesser, Moschus gegen Manie. Recepte und Kurarten von C. *Nicolai*, 2. Aufl., Jen. 1788, I, 330 (alle 8 St. 8 Gr.).

Munson, E., Case of a locked jaw successfully treated by electricity. Cas. and obs. Med. Soc. N. Haven County, 1788, 25—28.

Neale, Pract. diss. on nervous complaints and other diseases, incident to the human body; with a historical investigation of their causes and cure, in which are interspersed some singular cases. 60 pp. A. d. Engl. 72 S., Brl. 1790. 8°. Auch: Salzb. Zeit. 1790, II, 155. A. D. B. XCVII, 100. A. L. Z. 1790, N. 94.

Nicolai, E. A., Recepte und Kurarten. 2. Aufl. Jen. 1788, I, § 273—276. (Campher gegen Geistesstörung.)

Paldamus, G. K., Ueb. d. Schädlichkeit des Kaffees, Tabaks u. Branntweins. Bernb. 8°.

Partington, Electricitas in amaurosi. Lond. med. J. 1788, P. IV.

Pech, Précis historique d'une cure extraordinaire de contracture par l'électricité. Riom. 8°. Auch: *Hufeland*, N. Ann. I, 385.

Pethonier, Maniae caussa menstrua suppressa. J. de méd. 1788. In: *Hufeland*, N. Ann. d. fr. Arzn. II, 276.

Petrini, Jos., Neue Heilmethode des nervigten Hüftwehs 2c. Detmold. 8°. Auch: A. D. B. LXXXIII, 104, A. L. Z. 1788, No. 137 (ustio inter digitos pedis).

Platner, Diss. sistens repetitionem brevem et assertionem doctrinae Stahlianae de motu vitali. Lps. 4°.

Plenk, J. J., Diss. de usu corticis chinae, mercurii, opiique in tetano a vulnere. Art. Ac. Caes. r. Jos. med.-chir. Vindeb. 1788, I, 55—78. Uebers. Act. ac. c. r. Jos. méd. chir. de Vienne, Montpell. 1792, I, 72—99.

Pockels, C. F., Beitr. z. Beförder. d. Menschenkenntn. Fragm. z. Kennt. u. Belehr. d. menschl. Herzens. Hann. 8°.

Pomme et **Renaud**, Therapia paralysis. J. de méd. etc. 1788. *Hufeland*, N. Ann. f. Arzn. II, 315 (Elektr. mit schweißtreib. Regimen).

—, Therapia surditatis. Ibidem II, 322 (p. 324 Heil. v. Amaurosis durch Elektr.) (p. 327 der Epil.)

Primelius, P. J., praes. von **Leempoel**, De utilitate incisionis integumentorum capitis in laesionibus capitis. Lovan. 4°. In: *Louvain*, diss. Lovan. 1796, IV, 112.

Puiol, Abhdl. üb. diej. Krankh. des Gesichtes, welche der schmerzhafte trismus genannt wird, nebst einigen Betracht. üb. d. Hundskrampf des *Caelius Aurelianus*. A. d. Franz. v. Chr. H. *Schreyer*. Nürnb. 8°.

Rahn, J. H., Exercitationum physicarum de causis physicis mirae illius, tum in homine tum inter homines, tum denique inter cetera naturae corpora sympathiae secunda. Turici, 1788—97. 4⁰.

Ramel, Obs. sur le tétanus. J. de méd. etc. Par. 1788, LXXV, 417—48.

Rehfeld, K. F., Historia morbi singularis epileptico-cataleptici opio potissimum sanati. Gryph. 4⁰.

Reil, Ch., Krankheitsgesch. des seeligen Oberbergraths Goldhagen. (Nervenkr.) Halle. 8⁰.

Rese, Diss. de nuce vomica. Jen. 4⁰. (p. 20 gegen Epilepsie.)

Reuss, F. A., Versuch e. Einleitung in d. allg. Pathologie der Nerven. Prag u. Lpz. 8⁰. Auch: A. D. B., LXXXIX, 374. A. L. Z. 1788, No. 152. Comm. Lps. XXX, 705.

Rigal, Coma. Mém. de Toulouse 1788. *Hufeland*, N. Ann. I, p. 219.

Robert de Gesnais et **Doumie**, Fracture compliquée du coronal à la suite d'une chute et de plusieurs autres accidens arrivés à un jeune homme insensé. J. de méd. etc. Par. 1788, LXXVI, 44—46.

Rodrigues, Diss. de colica pictonum. Lugd. Bat. 4⁰.

Rowley, W., A treatise on female, nervous, hysterical, hypochondriacal, bilious, convulsive diseases, apoplexy and palsy, with thoughts on madness, suicide. In which the principal disorders are explained from anatomical facts, and the treatment formed on several new principles. 521 pp. Lond. 1788. 8⁰. Ins Deutsche v. Fr. *Michaelis*. 616 S. Brsl. 1790. 8⁰.

Russel, J., Rabies canina. Lond. M. J., 1788, IX, 256—268.

Saalmann, F., Descriptio phrenitidis et paraphrenitidis Monasterii in Westphalia circa medium mensis Martii grassari incipientium vere contagiosarum, eorumque factae curationis. 45 pp. Monast. 4⁰. Auch: A. D. B. XCV, 149.

Sallaba, De morbis variolarum posthumis. Vienn. 8⁰. (Choreae St. Viti caussa inflammatoria constitutio.)

Sandifort, Ed., Handleiding tot de genezing den inwendige ziekten. (Nach d. Deutschen.) Leyden 1788, 1814.

Schaarschmidt, A., Verbesserte anatom. Tabellen. Neue Aufl. 2 B. 732 S. Im 2. Theile die Lehre v. d. Eingeweiden, Drüsen, Gefäßen u. Nerven. Frkf. a. M. 8⁰.

Schlickum, E., De sympathia. 64 pp. Duisb. 4⁰.

Schobelt, G. H., Afhandling om den halen hoved pine, oversal ved J. W. *Fischer*. Kiobenh. 8⁰.

Siegling, J. P., Animi vires in morborum curatione non esse negligendas. 23 pp. Lips. 4⁰.

Soemmerring, S. Th., Vom Hirn u. Rückenmark. 115 S. Mainz. 8⁰. 2. Aufl. 1792.

Spalding, J., Case of a fractured cranium, succesfully treated. Cases et Obs. M. Soc. N. Haven County 1788, 18—20.

Sprengel, Kurt, Sendschreiben über den thier. Magnetismus. Halle. 8⁰. Auch: A. D. B. LXXXVII, 446.

Stevenart, J. B., De pervigilio. 1788. 4⁰. In: *Louvain*, Diss. 8⁰. Lovan. 1796, IV, 114—123.

Stoll, M., Praelectiones. 1788, I, 332: De vertigine hypochondriacorum und in Diss. 1789, II, 406 De hypochondriaco.

Tardu von Montravel, Versuch üb. d. Theorie des magnet. Somnambulismus. Maynz. 8⁰. Auch: A. L. Z. 1788, N. 100, 234.

Theden, Baldige Heilung eines wüthenden Maniacus durch Eisumschläge. Neue Bem. u. Erfahr. z. Bereich. 2c. S. 146.

Tissot, S. A., Oeuvres. Nouv. éd., augmentée et imprimée sous ses yeux. 10 V. in 8⁰. Laus. 12⁰. (V. 8. Traité de l'épilepsie. V. 9. Traité de nerfs et de leurs maladies, de la catalepsie, de l'extase etc.)

Tode, J. C., Diss. de inflammationibus pectoris chronicis, angina pectoris etc. Havn. 4⁰.

Trotter, Diss. de ebrietate, ejusque affectibus in corpus humanum. Edinb. 8⁰.

Usteri, P., Specimen bibliothecae criticae magnetismi sic dicti animalis. Gött. 8⁰.

Vanderbelen, De praecipuis ab ira in corpore humano productis effectibus. Lov. 8⁰.

de la **Vergue**, Obs. sur un enfant à deux têtes. J. de méd. etc. Par. 1788, LXXV, 483—489.

Villaume, P., Vom Vergnügen. 2 Th. 153 u. 232 S. Brl. 8⁰.

Warren, J., Hints respecting the hydrocephalus internus. Lond. M. J. 1788, IX, 122—41.

Wilhelm, R., De apoplexia. In: *Eyerel*, Diss. med. Vienn. 1788, I, 302—344. 8⁰.

Wilson, J., The history of a case of chorea successfully treated by means of campher. Med. Comm. Lond. 1788, dec. 2, II, 325—27.

—, Diss. de tetano. Edinb. 8⁰.

Wurzer, F., De phrenitide. Bonnae. 8⁰.

Abhdl. v. d. Ragolo'schen Mittel in d. Epilepsie. Lpz. 8⁰. A. L. Z. 1793, No. 246.

Lettre (de la Soc. exégétique et philantropique de Stockholm à là soc. des amis, réunis de Strasburg), Sur la seule explication satisfaisante du magnétisme animal, déduite des vrais principes fondés dans la connaissance du créateur et de la nature. D'après l'original impr. à l'impr. roy. de Stockholm. 8⁰.

An attempt to ascertain the causes of the K's (Georg III.) present Illness, with a new method of treating it, applicable to all, who souffer in like manner, most humbly recommended by a dutifull subject. Lond. 8⁰.

Reports of the Lords Committees appointed to examine the Physicians, who have attended his Maj. during his illness, touching the present state of his Majesty's. Lond. 8⁰.

A narrative of the extraordinary case of G. Lukings of Yetton, who was possessed of evil spirits for near 18 years. Bristol and Lond. 8⁰.

Autentic anecdotes of G. Lukings, the Yetton Demoniak. 8⁰.

Aufschlüsse üb. e. Geistererscheinung *Swedenborgs*. Brl. Monatsschr. 4. Stück.

Betracht. üb. d. Hundswuth. Reg. f. d. öff. u. ger. Arzneyw. Brl. 1789, I, 77—124.

Paralysis ex febre. Gaz. Salutaire de Bouillon 1788. *Hufeland*, N Annalen, I, 363.

Purgantia bei Paralysis. Gaz. Salutaire de Bouillon 1788. Auch in: *Hufeland's*, N. Annal., I, 363.

Sendschreiben üb. d. thier. Magnetismus. Halle. 8⁰.

Magnetismus in spasmis. Gaz. de santé, 1788, No. 26.

1789.

Abel, Diss. de phaenomenis sympathiae in corpore animali conspicuis. Stuttg. 4°.

Abrahamson, M., Ein langwier. Schwindel, der durch e. eiterähnl. Ausfluß a. d. Ohren gehoben wurde. N. Arch. f. pr. Aerzte, Lpz. 1789, I, 138—141.

—, Von d. Wahnsinn bei Kindbetterinnen. N. Arch. d. prakt. Arzn. f. Aerzte 1789, I, 47—49. Lpz. (Ursache Infarcte der ersten Wege.)

Adams, G., An essay on vision, briefly explaining the fabric of the eye, and the nature of vision; intended for the service of those whose eyes are weak or impaired ... together with rules for ascertaining when spectacles are necessary and how to chose them without injuring the sight. 153 pp. Lond. 8°. Auch: Salzb. Zt. 1790, II, 351 (Conservatio visus).

Aubert, Mal de tête périodique et pleurésie, guéries par un vesicatoire sur le lieu de la douleur. J. de méd. etc. Par. 1789, LXXX, 11—24.

—, Cinchona curat hemicraniam. Ibidem, I, p. 232.

Baier, Diss. sistens pudorem in curanda valetudine noxium. Altd. 4°.

Baron, fils, H. T., An fracto cranio semper admovenda terebra? In: *Sigwart*, Quaest. Par. 4°. Tüb. 1789, II, 122—127.

Bath, An essay on the medical character. Lond. 8°. (Beispiel d. Furcht d. d. Pocken.)

Baumes, J. B. T., Traité des convulsions des enfants, de leurs causes et de leur traitement. 513 pp. 2. éd. Par. 1789, 1805. 8°.

Baumgarten, Jo. C. G., Brevis trepani coronati historia. Disp., 11 pp. Lps. 4°.

Bertholon de St. Lazare, Anw. u. Wirksamk. der Electricität &c. Lpz. 8°. Auch: A. L. Z., 1789, No. 8.

Boehmer, G. R., Tr. in essentiae coffeae in novellis publicis nuper commendatae virtutem inquirit. Witeb. 4°.

Bouschon, O., De melancholia. Monsp. 4°.

Bouterweck, F., Ueb. d. Temperamente, e. philos. Grille. Brl. J. f. Aufkl. Bd. IV.

Bressy, J., Recherches sur les vapeurs. 143 pp. Londres. 8°.

Busson, J., An ab ictu, lapsu, nisuve, quandoque vertebrarum caries? In: *Sigwart*, Quaest. med. Par., Tüb., 1789, II, 189 bis 198, 1 pl.

Caesar, C. A., De animi et idearum obscurarum natura duae commentationes. Lps. 4°.

Calmet, De metamorphosi Nebochodonosoris. In seinen: Diss. in vetus et novum testamentum. Ed. *Mansii*, II, 457, Wirceb. 4°.

Campe, Joa. H., Moritz, ein Beitrag zur Erfahrungsseelenkunde. Braunschw. 8°.

Chabert, Du sommeil. Charenton. 8°.

de la **Chambre**, M. C., Von d. Kennzeichen der Leidensch. des Menschen. A. d. Franz. 2 Th. 275 u. 435 S. Münster. 8°.

Chiarenti, Fr., Delle diverse teorie riguardanti le fisiche funzioni dei nervi con nuove congetture ed observationi sopra le piu accreditate ipotesi delle medecine. Firenze. 4°.

Clarke, Convulsionum caussa aër impurus. Transact. of the roy. irish acad. 1789.

Comparetti, A., Obs. anat. de aure interna comparata. Patav. 4°.

le **Comte**, Asthma vrai, guéri par l'extract de ciguë. J. de méd. etc. Par. 1789, LXXVII, 157—74.

—, Conium contra dyspnoeam. J. de méd. etc. ad 1789, Fevr. No. 1. *Hufeland*, N. Ann. I, 3.

—, Addition à l'obs. sur l'épilepsie. Ibidem, LXXX, 206—10, Nov., No. 7.

Conyngham, C., An account of a case of tetanus successfully treated by the use of calomel, bark, and wine. Mem. M. Soc. Lond. 1789, II, 114—17. Ibidem 1794, II, 114—17.

Coopmans, G., Neurologia et obs. de calculo, ex urethra excreto, tabulis illustrata. 262 pp. Franell. 8°.

Cox, John Mason, History of a case of insanity, cured by the use of the digitalis purp. In: *Duncan*, Med. Comm. IV, 261. 1789. Deutsche Samml. f. Aerzte XIII, St. 4, 1791, 578—87.

Crichton, An inquiry into the nature and origin of mental derangement. Lond. 8°.

Cullen, J., A treatise of the materia medica. Edinb. II, Cap. VI. (Lobt Campher bei Manie, stieg in einem Falle bis 60 Gr. an.)

Detharding, G. Chr., Diss. de paralysi et hemiplegia, subjuncta quaestione utrum venaesectio in parte sana vel affecta corpora instituenda? Rost. 4°.

van **Doeveren**, Diss. obs. path. anat. Lugd. Bat. 4°. (Illabentia ex oesophago arroso caussa dyspnoeae.)

Drake, Nath., Tentamen physiol. de somno. Edinb. 4°.

Dupan, J., Apoplexia commençante guérie par la fièvre. J. de méd. etc. Par. 1789, LXXX, 3.

—, Paralysis a vermibus. Ibid., Sept., No. 1. *Hufeland*, N. Ann. I, 198. (Heil. durch Tabacksklystiere.)

—, Vermes caussa epilepsiae. Ibid. 1789, Sept., No. 1. *Hufeland*, N. Ann. I, p. 197.

—, Aphonia per salivam venenatam „offricta ori, qua pes, abs venato insecto ictus, lavabatur." Ibid., Sept. *Hufeland*, N. Ann. I, 195.

Etzel, Al. Ant., De morbo hypochondriaco. In: *Eyerel*, Diss. med. Viennae 1789, II, 392.

Falconer, W., Obs. on the palsy. Mem. M. Soc. Lond. 1789, II, 201—216. Ibid. 1794, 4, n. ed. 215—30.

Faulkner, B., Obs. on the general and improper treatment of insanity. With a plan for the more speedy and effectual recovery of insane persons. Lond. 8°. Rec. in: Med. chir. Zt. 1791, Bd. 4, Nr. 100, S. 385—386. *Usteri*, Reg. d. med. Lit. 1791, Nr. 47, S. 352. (Ausführl. in: *Friedreich*, Literärgeschichte 1830, S. 502.)

Fehr, Jos., Etwas üb. d. Hundswuth. München. 8°. Auch: Nachricht &c., p. 44 (hominis sine hydrophobia).

Fischer, J. L., Taeniae hydatigeneae in plexu choroideo. Lps. 4°.

Foot, Jessé, Essay on the bite of a mad dog etc. Lond. 8°. Auch: Salzb. med. chir Zt. 1792, IV, 174.

Forestier, Réflexions sur l'instinct dans les maladies. J. de méd. etc. Par. 1789, LXXIX, 238—46.

Fremling, Diss. de sympathia et antipathia. Lond. 8°.

Frize, Diss. sistens praecipuos aurium morbos. Frcf. ad V. 4°. Auch: *Doering* I, 204.

Garn, Vermehrte wichtige Krankenfälle, nebst Kurart u. Erfolg. Wittenb. 8°. (Psychische Krankheit in ganzer Familie durch Essig geheilt.)

van **Geuns**, S. Jo., De corporum habitudine animae hujusque virium indice ac moderatrice. 40 pp. Ham. 4°.

Gmelin, Eb., Neue Unters. üb. d. thier. Magnetismus. 694 S. Tüb. 8°.

Grimston, J., Case of a fractured skull unsuccessfully treated. Lond. M. J. 1789, X, 277—83.

Grosse, C., Helim od. üb. d. Seelenwanderung. Zittau. 12°.

Guenther, D. O., Kurzer Entwurf der anatomisch. Nervenlehre. Düsseld. 8°.

Haase, J. G., De ventriculis cerebri tricornibus lucubrationes anat. 12 pp. Lps. 4°.

Harding, T., De pertussi. Edinb. 8°.

Harper, Andr., A treatise on the real cause and cure of insanity, in which the nature and distinctions of the disease are fully explained, and the treatment established on new principles. 69 pp. Lond. 8°. Uebers. v. G. W. *Consbrugh*. 58 S. Marb. 1792. 12°. 2. Aufl. 1798. 8°. (Ausführlich in: *Friedreich*, Literärgesch. 1830, S. 498. Salzb. med. chir. Zt. 1790, II, 241. J. de méd. LXXXIII, 116. N. A. D. B., XII, 419. *Rahn*, Med. ger. Bibl. I, Nr. 2. *Hufeland*, Bibl. d. ger. Heilk. I, p. 1.)

Hasler, Jos., Abhdl. üb. d. Keuchhusten. Landshut. 8°. Auch: A. D. B. II, 73. A. L. Z. 1791, No. 105. Salzb. med. chir. Zt. 1790, III, 21.

Hennings, Beob. üb. d. Werth u. Wirkungskreis einiger Arzneimittel. Stend. 8°. Auch: A. D. B., XCII, 407. (Cephalea soluta subito cum sensu displosionis in capite.)

Himmelreich, Diss. de morbis intermittentibus topicis. Ultraj. 4°. (Dolores periodici.)

Hoffmann, C. L., An malae confirmationes foetuum naevique materni à matris imaginatione originem ducant. In: Opusc. lat. Monast. 4° (negat).

—, J., Sammlung der auserlesensten Visceral-Arzneymittel für hypochondr. Kranke. Augsb. 8°. Auch: A. D. B., XCVI, 81.

Howard, John, An account of the principal Lazarettos in Europe. With various papers relatif to the plague, together with further observations on some foreign prisons and hospitals, with additional remarks on the present state of those in Great-Britain and Ireland. 259 pp., 23 pl. Lond. 8°. II. ed., with additions. Lond. 1791. 4°. Ins Ital. v. P. *Antoniutti*. 112 pp. Venet. 1814. 8°. Ins Franz. Par. 1801. 8°.

Hutchinson, J., Case of tetanos treated by electricity. Mem. M. Soc. Lond. (1755—88) 1789, II, 138—44. Auch: Ibidem 1794, II, 138—44.

Keup, Etwas üb. d. Kenntniß u. Heilung d. Wasserscheu. 59 S. Düsseldorf. 8°. Auch: A. D. B., XCV, 435. A. L. Z. 1789, No. 296. Salzb. med. chir. Zt. 1790, IV, 23.

Knapp, J. C., praes. W. G. **Ploucquet**, Diss. med., qua disquiritur cur stimuli morbosi quandoque sileant. 30 pp. Tüb. 4°.

Lallemant, J., An ut immodicus vini usus hebetat, sic moderatus acuit ingenium? Praes. A. N. *Guenault*. In: *Sigwart*, Quaest. Par., Tüb. 1789, I, 147—53.

Lavand, Caecitatis caussa metastasis. J. de méd. 1789, Dec., No. 2.

Lavater, J. C., Essays on physiognomy, designed to promote the knowledge and the love of mankind. Trans. 3 Vol. Lond. 1789—98. 4°. — Ins Engl. v. Th. *Holcroft*. 3. ed. Lond. 1840. 8°.

Leune, J. K. Fr., Versuch eines Beweises, daß die festen Theile des menschl. Körpers in einem näheren Zusammenhange mit dem Geist stehen, als die flüssigen Theile desselben. Uebers. v. *Klockhof's* Schriften. Bd. I. Lpz. 8°.

Ludwig, J. Fr., Diss. de belladonna ejusque usu in vesania. 24 pp. Jen. 4°. (Hilfreich, wo muthmaßlich Vergiftung Ursache ist.) Auch: *Doering* I, 277.

Mallinkrott, J. F. Th., De temperamentis quod medicorum est. 130 pp. Marb. 12°. Dasselbe 130 pp. Marb. 1789. 12°. Auch: *Doering* I, 322.

Martinenq, Paralysie des extrémités inférieures, guérie par un abscès au dessous de l'oreille droite. J. de méd. etc. Par. 1789, LXXXI, 354—62.

Mitchell, Jos., De hysteria. 42 pp. Edinb. 8°.

de **Moneta**, Von der einzig zuverlässigen durch viele Erfahrungen bestätigten Heil-Cur des Bisses toller Hunde etc. Lpz. u. Warsch. 8°. Polnisch, Warsch. 1782. 1786. Auch: A. D. B., XCVI, 89. A. L. Z 1791, No. 174.

Moreau, Obs. sur une manie guérie par la coupe des cheveux et à ce sujet plusieurs considérations physiol. sur l'importance des cheveux et des poils. Rec. périod. Soc. de méd. de Par. IV, 280—9.

Müller, Frankf. med. Ann., herausg. v. *Müller* u. *Hoffmann*. 1789. 1. Jhrg., 4. Heft. (Empfiehlt Abführmittel u. bes. Brechmittel b. Melancholie u. Wahnsinn, weil die Ursache meist im Unterleibe läge.)

Muench, J. H., Beob. bei angewendeter Belladonna bei dem Menschen (Hundswuth). Münster. 8°.

Murray, Jo. A., De laude magnetismi sic dicti animalis ambigua. 24 pp. Gött. 4°. Auch: Opusc. II.

—, Anatomiska anmäckningar vid perforatio processus mastoidei. Vrhdl. d. Schwed. Ac. der Wissensch. Ups. 1789.

Nicholson, W., Experiments and obs. on electricity. Phil. Tr. 1789.

de **Oberkamp**, Diss. de temperamento phlegmatico. Heidelberg. 4°.

v. **Opdorp**, Th. D., De dolore capitis in genere. 26 pp. Lugd. Bat. 4°.

Percival, T., Hints towards the investigation of the nature, cause, and cure of the rabies canina. Lond. M. J. 1789, X, 295—319. Auch in seinen: Works literary, moral and medical. 8°. Lond. 1807, IV, 363—84.

Pinel, C., Obs. sur le régime moral qui est le plus propre à rétablir dans certains cas la raison égarée des maniaques. Gaz. de santé. 1789.

—, Cephalalgiae therapia. Gaz. de santé, 1789. Auch: *Hufeland*, N. Ann. I, 312 (in bregmate per abscessus soluta).

Ploucquet, W. G., Diss. de amaurosi. Tüb. 4°. Auch: *Doering* I, 223.

Pohl, Pr. de analogia inter morbillos et tussin convulsivam. Lps. 4°.

Polza, J., De dolore capitis. Vienn. 8⁰. In: *Eyerel*, Diss. med. 8⁰. Vienn. 1789. II, 173—207.

Rabache de Coroy, Obs. sur l'hydrophobie spontanée. J. de med. etc. Par. 1789, LXXX, 353—59.

Rahn, Ueber Magnetismus u. Sympathie mit Anm. v. *Tabor*. Heidelb. 8⁰. Auch: A. L. Z. 1789, No. 270. Arch. gemein-phys. u med. Kenntnisse III, 2, Nr. 1. 2.

Reinhard, K. L., Versuch e. n. Theorie d. menschl. Vorstellungsvermögens. Prag. 8⁰. 2. Aufl. 1789. 8⁰.

Reisinger, F., De tetano. Gott. 4⁰. Auch: Diss. obs. med. et chir. Gött. 1789 (in laesis pedibus sub ipsa sanatione vulneris).

Rochard, Ustio in epilepsia. J. de méd. 1789, Août.

Rowley, W., Truth vindicated or the specific differences of mental diseases. Lond. 8⁰.

Rymer, J., A treatise upon indigestion and the hypochondriac disease; and upon the inflammatory and atonic gout; with the methods of cure. 5 ed. Lond. 8⁰.

Saalmann, F., Descriptio rheumatismi acuti, et delucidatio quinquaginta aphorismorum Hippocratis ad rheumatismum tum acutum tum chronicum, item ad phrenitidem et paraphrenitidem, ad pleuritidem, peripneumoniam, pleuropneumoniam et anginam, duobus libellis priori anno a me descriptos, pertinentium. 180 pp. Monst. 4⁰.

Sayers, F., Tentamen acad. quaedam de animi adfectionibus complectens. 41 pp. Lugd. Bat. 4⁰.

Scarpa, A., Anatom. disquisitiones de auditu et olfactu. 101 pp. Ticini. Fol.

Shoaft, J. T., An account of a case of a tetanus successfully treated by the use of calomel, bark, wine and the cold bath. Mem. M. Soc. Lond. 1789, II, 108—13. Ebenso: Ibid. 1794, II, 108—13.

Siebold, J. C., Comment. de effectibus opii in corpus animale sanum, maxime respectu habito ad ejus analogiam cum vino. 83 pp. Gott. 4⁰.

Starke, Ausz. a. d. Tagebuche des klin. Institut zu Jena. 8⁰. (p. 176 Helleb. alb. gegen Epilepsie.)

Tempelius, C. F., Receptas consuetudines temere non abrogandas sed lenta tandem festinatione esse deponendas probare studet. Viteb. 4⁰. Auch: *Doering*, I, 51.

Thielemann, Von den Wirkungen der Ragolo'schen Arzeney in der Epilepsie. N. Mag. f. Aerzte, Lpz. 1789, XI, 73—5.

Thilenius, M. G., Med. u. chir. Bemerk. Frkf. 1789, S. 233—39. (Verf. hat mehrere Mel. u. Tobs. behandelt u. seiner Angabe nach die meisten geheilt. Extr. hyosc. besser als Opium. Aqua laur. günstig; ebenso Extr. helleb. u. Moschus. Eiterung des Schädels durch plv. canth.)

Vetter, A. R., Kurzgefaßte Beschreib. aller Gefäße u. Nerven des menschl. Körpers. Wien. 16⁰.

Vos, Corn. Jo., Specimen de nutritione imprimis nervosa. 48 pp. Traj. ad Rh. 4⁰. Auch in: *Ludwig*, IV, 202—57.

Weiz, Ger. Section eines an e. Verwundung am Kopf gestorb. Soldaten. N. Arch. d. pr. Arzn. f. Aerzte, Lpz. 1789, I, 16—28.

Weltzien, J. Ch., De affectuum animi usu medico. 43 pp. Gott. 4⁰. (Viele Beispiele v. Heilungen körperl. Krankh. durch Erregung von Affecten.) Auch: *Döring*, I, 77.

Wightmann, Diss. de hypochondriasi. Edinb. 8⁰.

Zenzen, Diss. de sapore amaro febricitantium. Mongontiae. 4⁰ (pendere a phlogisto exspirato). Auch: *Döring*, I, 111.

Zuliani, Franç., De apoplexia, praesertim nervea, commentarius. Bresc. 8⁰. Uebers. v. W. F. *Domeier*. Hann. 1791. 8⁰. Gött. Anz. 1789, p. 1674. A. L. Z., 1792, No. 221. J. de méd. XXXV, 88. LXXXVII, 110. Salzb. med. chir. Zt. 1790, I, 129.

Cardialgiae caussa haemorrhoides. Allg. Lit. Zt. 1789, No. 374.

Was ist von den Wunden des kleinen Gehirns zu halten, bes. in Betracht ihrer Gefahr? Repert. f. d. öff. u. ger. Arzneyw. Brl. 1789, I, 124—33.

Hints towards the investigation of the nature, cause, and cure of the rabies canina; addressed to Dr. *Haygarth*, Manchester, May 1. 1789. 22 pp. Manch. 1789. 8⁰.

Betrachtungen üb. d. Hundswuth. Rep. f. d. öff. u. ger. Arzn. Brl. 1789, I, 77—124.

Gutachten des Kgl. Preuß. Ober-Collegii Sanitatis, daß das Tollwurmschneiden der Hunde schädlich sey. Rep. f. d. öff. u. ger. Arzneyw. Brl. 1789, I, 58—72. 1791, II, 3—27.

On the hydrophobia, from a Greek manuscript in the possession of James *Sims*, M. D., with a translation of the same. Mem. M. Soc. Lond. 1789, II, 1—9.

Churf. Sächs. Mandat wegen der auf wahnwitzige u. melanch. Personen zu führenden Absicht u. des Verfahrens bey freventlichen Selbstmord. Beytr. z. Arch. d. med. Pol. Lpz., 1789, I, 1 Samml., 72—78.

Tracts on the Regency. Lond. 1789. (Bericht der Commission des Unterhauses üb. d. Gutachten der Aerzte v. d. Zustande des Königs Georg III., im J. 1788. Ebenso der Bericht vom J. 1810.)

Magnetismus animalis. Frkf. medic. Annalen, 1789, III, No. 6.

Magazin (magnetisches) für Niederteutschland. Bremen, 1789. Auch: A. D. B. LXXVIII, LXXXIV, 421.

Impotentia nocturna modo, sub decubitu, sanata equitatione et electricitate. J. de méd. 1789, Apr. und: *Hufeland*, N. Ann. I, 28.

1790.

Achard, Galvanismus. Nouv. mém. de l'acad. à Berlin. 1790 et 91, p. 27.

Ackermann, J. Fr., Ueb. d. Kretinen, eine besondere Menschenabart in den Alpen. Mit Kpf. Gotha. 8⁰. (Eigene Beob. u. genaue Schilderung der Kretinen-Schädel.) Auch: J. de méd. XC, 153.

—, J. F., Gustus organi . . . prodromus. Traj. ad V. 4⁰. (Ursprung und Verlauf des trigeminus. Lebhafteste Geschmackempfindung an Spitze, Rändern, Wurzel u. weichem Gaume. Nur der n. lingualis sei der eigentl. Geschmacksnerv, n. glossoph. u. hypogl. Bewegungsnerven.)

Aepli, Thyreoidea tumida caussa dyspnoeae. Salzb. med. chir. Zt. 1790, I, 396, 417.

Alexander, G., De partibus corporis animalis quae viribus opii parent. 125 pp. Edinb. 8⁰.

—, E., Case of angina pectoris, cured by the solutio arsenici. Med. Comm. Lond. 1790, dec. 2, IV, 373—399.

Anderson, Th., Pathological observations in the brain. Transact. of the Roy. Soc. of Edinb. 1790, II. 8⁰.

Ayscough, Jam., A short account of the eye and nature of vision etc. 26 pp. Lond. 8⁰.

Bankhead, C., De hysteria. Edinb. 8°.

Baumes, J. B. T., Genesung Epil. nach Achores. Gaz. Salut. 1790, No. 2.

Beattie, J., Elements of moral Science. Lond. 8°. Deutsch v. *Moritz*, Grundlinien der Psychologie. 8°.

Bellani, Hon., De apoplexia tractus med.-practicus. Romae. 8°.

du **Bernois**, Ulcus non curat epilepsiam. J. de méd. 1790, Fevr., No. 3.

Blumenbach, J. F., Dec. I—VI collectionis suae craniorum divers. gent. ill. c. 60 pl. Gott. 1790—1820. 4°.

Brueckner, C. A. F., Prodomus experimentorum circa trepanationem in vivis animalibus institutorum. 20 pp. Jen. 4°. Auch: *Döring*, I, 223.

Camerarius, El., Diss. Historia plevritidis, et abscessus pectoris, succedente gutta serena. Tub. 4°.

Chambon, J. A. F., Circa temperamenta. Monspel. 8°.

de **Chamseru**, Rech. sur la nyctalopie, ou l'aveuglement de nuit, maladie qui règne tous les ans dans le printemps, aux environs de la Roche Guyon. Hist. Soc. roy. d. méd. 1786, Par., 1790, VIII, pt. 2, 130—178.

Class, C. H. T., Diss. cardialgiae naturam ac medelam sistens. Hal. 8°.

Crousdaile, Diss. de epilepsia. Edinb. 8°.

Daniels, P. J., Gustus organi novissime detecti prodromus. Mogunt. 12°.

Dobel, Chr. Am. H., De myositide et nevritide, praesertim rheumatica, per historiam aegrae illustrata. 28 pp. Tüb. 4°.

Doering, Seb. Jo. L., Diss. Hippocratis doctrina de deliriis, optimum semiotices exemplar. Marb. 4°. Auch: *Döring*, I, 70.

Duncan, A., An account of good effects obtained from the use of the vitriolic acid in the cure of obstinate singultus. Med. Comm. Edinb. 1799, 2 Dec., IV, 371—4.

Ebel, J. Gf., Observationes neurologicae ex anatomia comparata. Frcf. ad V. 8°.

Engelhardt, J. H., De myositide et nevritide. Lund. 4°.

Fehr, Jos., Ausführl. Nachr. v. e. tödtl. Krankheit nach dem tollen Hundsbisse, nebst einer Uebers. der Zufälle der Wuth bei Hunden u. Menschen, ihrer Heilart u. der dahin gehörigen Polizeianstalten. Gött. 8°. Auch in: All. D. Bibl. XCVIII, 96. CIX, 89. Arnemann, Bibl. I, 330. A. L. Z., 1793, No. 224.

Felix, G. B., De medicina, nonnunquam ex animi commotionibus capienda. 28 pp. Viteb. 4°.

Fischer, Ph., Von d. Gebrechlichkeiten des menschl. Verstandes. München. 4°.

Fodéré, F. E., Traité du goitre et du crétinisme, précédé d'un discours sur l'influence de l'air humide sur l'ententement humain. Par. 8°. 2. éd. Paris, 1800. Deutsch v. W. *Lindemann*. Brl. 1796. 8°.

Foersch, Diss. de colica spasmodica Pictonum vulgo dicta. Lugd. 4°. Auch: *Doering*, I, 148.

Ford, Er., Some remarks on hydrocephalus internus. Lond. Med. Gaz. J., 1790, XI, 56—67.

Forester, Diss. de melancholia. Frkf. 4°. Auch *Doering*, I, 166.

Forstmann, J. G., De dolore faciei Fothergillii. Duisb. 4°. (Arthritis caussa.) Auch: Salzb. med. chir. Zt. Ergänz. IV, 227. *Doering*, I, 161.

Friborg, in: J. de méd. etc., Paris, 1790, Dec. (Ein Fall von Heilung durch Laxant., dann Camph. u. Op.; letzteres mit Vorsicht zu geben.)

Gilby, De cephaloloxia. In: Lond. med. J. 1790, IV, No. 12. Auserl. Abhdl. f. pr. Aerzte XIV, 355 (scintillis electricis ex relaxatis musculis elicitis sanatum).

Girtanner, Chr., Abhandl. üb. Irritabilität als Lebensprincip in der organisirten Natur. Aus: *Rozier*'s obs. sur la physique. T. XXXVI, 1790, Juin, p. 422. Uebers. in *Gren*'s J. der Physik, 1791, III, 31, 507.

Greding's, J. E., Sämmtl. med. Schriften, herausgegeb. von W. *Greding*. 1. Th. Greiz, 1790. 2. Th. 1791. 8°. 2. Aufl. mit e. 3. Thle. (Ausführlich in: Friedreich, Literärgesch. 1830 S. 551—573.)

Gruner, Ch. G., De suicidio in foro non semper culposo. Jen. 4°.

Haase, Jo. Gottl., De nervo phrenico dextri lateris duplici parisque vagi per collum decursu. 12 pp. Lps. 4°. Auch in: *Ludwig*, III, 112—16.

Hagen, C. G., Analecta ad historiam furiae infernalis. Regiom. 4°.

Hartenkeil, Cinchona cum sale polychresto in epilepsia. Salzb. med.-chir. Zt. 1790, III, 351.

Hartmann, Specilegia ad tussis convulsivae historiam et medendi methodum pertinentia. Frcf. 4°.

Hasseberg, J. F., praes. Ph. F. **Meckel**, De erroribus mentis humanae. 39 pp. Hal. 4°. (Bewegung der Gehirnfaser als Ursache der Vorstell., der materiellen Ideen u. des Gedächtnisses.)

Hoffinger, Jo. G., Sendschreiben üb. d. Gebrauch des Tabacks. Chemnitz. 8°. Auch: Salzb. med.-chir. Zt. 1793, I, 430.

Home, E., An account of a child with a double heat. 10 pp., 2 pl., Lond. 4°. Auch in: Phil. Tr. Lond. 1790, LXXX. Auch in: Med. Facts and Obs., Lond., 1791, I, 164—75, 1 pl.

Jacquinelle, Plaie faite au bras gauche par un coup de corne, donné par un boeuf en fureur, suivie d'épilepsie; récidives de fractures. J. de méd. etc. Par. 1790, LXXXIV, 208—216.

Jahn, F., Kleine Bem. üb. einige Mittel gegen die Epilepsie, bes. über das Ragolo'sche Specificum. N. Mag. f. Aerzte, Lpz. 1790, XII, 481—303.

Justi, H. E., Gute Wirkung der Belladonna 1. in d. Gicht; 2. in e. rheum. Schmerz im Gesicht; 3. im Keuchhusten. N. Mag. f. Aerzte, Lpz. 1790, XII, 129—143.

Ker, And., De asthmate spasmodico. Edinb. 4°.

Klinger, J. W. H., Etwas über den Keichhusten. Gött. 8°. Auch: Gött. Anz. 1792, p. 1497. Salzb. med.-chir. Zt. 1792, III, 65 (tart. emet.).

Lauwers, J., De colica pictonum. 1790. In: *Louvain*, Diss. IV, 303—6.

Lemke, J., De anagallidis viribus, imprimis contra hydrophobiam. 50 pp. Rost. 4°.

Lettsom, John C., History of some of the effects of hart drinking. Lond. 8°.

Lucas, Paralysis ex morbillis. Lond. Med. J. 1790, IV, 1.

Ludwig, Diss. de vi terroris in corpus humanum. Lps. 4⁰. (Epilepsia.)

Manning, H., Ueb. d. Mutterbeschwerung ꝛc. Wien. 8⁰.

Marcus, Von den Vortheilen der Krankenhäuser f. d. Staat. Bamb. 8⁰.

de St. **Martin**, L. Cl., L'homme de désir. Lyon. 8⁰.

Metzger, J. Dan., Specimen anatomiae comparatae primi paris nervorum. In dessen: Opusc. anat. et phys. Gotha. 8⁰.

Michaelis, P., Ueb. d. Durchkreuzung der Sehnerven. Mit einigen Anmerk. v. Herrn Hofrath *Soemmering*. 55 S. Halle. 16⁰.

Millar, J., Case of a girl, who lived for eigtheen days on a barren moor, and in a cold climate, without any other subsistence but water.! Med. & Phil. Comm. Edinb. 1790, IV, dec. 2, 360—362.

Mogalla, H. P., Diss. de justa vis vitalis aestimatione adversaria. Frcf. ad V. 4⁰.

Monteggia, Paralysis ex latere opposito. Fasc. Pathol. in: Goett. Anz. 1790, p. 1111.

—, Vomica cerebri. Ibidem, p. 1111. Hydatides in cerebro. Ibidem, p. 1111.

—, Cephalalgiae caussa cerebri degeneratio. Ibidem, p. 1111 (Cerebellum in mucum resolutum).

Nebel, D. W., resp. M. J. W. **Steinbach**, De apoplexia ex abscessu cerebri lethalis. 3 l. Heidlb. 4⁰.

—, resp. F. H. **Schmitt**, Pr. ad nuper editam observationem de apoplexia ex abscessu cerebri lethali continuatio. II. de abscessibus cerebri a causa externa ortis. 3 l. Heidlb. 4⁰.

Nuernberger, Ch. F., resp. G. **Eybeschitz**, Pr. I. II. et III. De apoplexia causarum morbificarum, criteria illustrante et confirmante. Viteb. 4⁰. Sect. II, p. I. 16 pp. 4⁰. Auch *Doering*, I, 157.

—, resp. G. B. **Felix**, Sect. II, pars II, 16 pp. Vitemb. 4⁰. (Idem.)

—, resp. J. T. S. **Posewit**, Sect. II, pars III, 12 pp. Viteb. 4⁰. (Idem.)

—, resp. G. B. **Felix**, Diss. de medicina nonnunquam ex animi commotionibus capienda. Viteb. 4⁰. Auch: *Doering*, I, 77. (Bekanntes.)

de **Oberkamp**, Diss. de phrenitide. Herdceb. 4⁰.

Orne, J., Experiments made with the common cow parsnep in cases of epilepsy. Med. Comm. Mass. M. Soc. Bost. 1790—1808. I, 48—55.

Pascal, Capitis vulnera. J. de méd. 1790, Juin. Auch in: *Hufeland*, N. Ann. I, 109.

Petri, J. H. P., De convulsionibus gravidarum parturientium et puerperarum. 18 pp. Gott. 4⁰. Auch: *Doering*, I, 239.

Pinel in: Esprit des Journ. 1790. Auch: *Hufeland*, N. Ann. I, 228 (effectus visibiles in magnis revolutionibus politicis).

Platner, E., resp. C. A. **Andrée**, De natura animi quoad physiologiam. 12 pp. Lps. 4⁰.

—, resp. S. C. **Titius**, De causis consensus nervorum physiologicis. 16 pp. Lps. 4⁰. Auch in: *Ludwig*, 1792, II, 266—70. (Im Sinne des *Stahl*'schen Animismus.)

Ploucquet, W. G., Diss. de myositide et nevritide. Tub. 4⁰.

Quin, Ch. W., A treatise on the dropsy of the brain, illustrated by a variety of cases. To which are added, observations on the use and effects of the digitalis purpurea in dropsy. 227 pp. Dublin. 8⁰. Uebers. von Michaelis. 126 S. Lpz. 1792. 8⁰.

Rahn, Jo. H., Oratio de miro inter corpora coelestia humanitatemque consensu. Turici. 4⁰. Auch: *Doering*, I, 317.

Rand, J., Hydrocephalus internus. Med. Comm. Mass. M. Soc. Bost., 1790—1808, I, 69—84.

Robertson, Gal., De hysteria. 44 pp. Edinb. 8⁰.

Saalmann, Descriptio variolosi morbi et colicae acutae. Monaster. 4⁰.

Salfelder, Diss. de phrenitide. Altd. 4⁰. Auch: *Doering*, I, 144.

de **Schallern**, Diss. quo Chelidonii majoris virtus medica novis observationibus firmatur. Erl. 4⁰. (Amaurosis metastatica curata.)

Scherb, Diss. de lysimachiae purpureae virtute medicinali non dubia. Jen. 4⁰. (p. 32 gegen Epilepsie.)

Schumann, G. A., praes. Ch. F. **Nuernberger**, De vi imaginationis gravidae in foetum. 28 pp. Vitemb. 4⁰. Auch: *Doering*, I, 320.

Segnitz, F. L., De electricitate animali, quam dicere solent magnetismum animalem. 34 pp. Jen. 4⁰.

—, Ueb. Naturtrieb u. Denkkraft der Thiere. 81 S. Lpz. 4⁰.

Sigaud de la **Fond**, J. A., Dict. du merveille de la nature. Nouv. éd. 2 T. 493 et 476 pp. Par. 1790. 8⁰. Im 1. Th.: antipathie, catalepsie, cerveau etc. Im 2. Thle.: Ueber Hydrophobie, imagination, insensibilité, instinct, langue, memoire, sommeil, sympathie, terreur etc.

Smith, Laur., Ueber. d. Natur u. Bestimmung der Thiere wie auch v. d. Pflichten der Menschen gegen d. Thiere. A. d. Dän. Kopenhagen. 283 S. 8⁰.

Steinbach, M. J. W., De phrenitide. 20 pp. Heidelb. 4⁰.

Struve, Ch. A. De terroris in corpus humanum vi. 31 pp. Lps. 4⁰. (Ziemlich ausführlich.)

Tabor, H., Abhdl. üb. d. thier. Magnetismus. Heidelb. 8⁰. Auch: Salz. med. chir. Ztg. 1790, IV, 39. A. L. Z. 1796, No. 95.

Thorp, Diss. de electricitate. Lugd. Bat. 4⁰. Auch: *Doering*, I, 268.

Tissot, Wilh., Samml. von verschiedenen raren sympathetischen, magnetischen u. anderen Curarten. Frkf. u. Lpz. 8⁰. Auch: A. D. B., XCVI, 101.

Trautmann, Ch. W. L., De apoplexia epidemica. 44 pp. Gött. 4⁰.

Trouret, Mich. A., Mém. sur la nature de la substance du cerveau et sur la propriété, qu'il parait avoir de se conserver. Par. 12⁰.

Verhowitz, J., De nostalgia idiopathica, complicata et simulata. Vienn. 4⁰. Auch in: *Eyerel*, Diss. med. 8⁰. Vienn. 1790, III, 205—18 (Ursache ein Fehler der Imagination, nur durch Rückkehr heilbar).

Waitz, F. A., Medizinische Geschichte üb. e. Blödsinnigen und Sektion desselben. N. Arch. d. prakt. Arzneik. f. Aerzte. Lpz. 1790, 2. Th., 76—90.

Wallerius, Amaurosis curata per Arnicam. Läkaren och Naturforskaren. IX. v. G. G. A., 1790, p. 2069.

—, Amaurosis curata per setaceum. Ibidem, p. 2069.

Wirth, P. N., Eclampsie e. Erstgebährerin. N. Mag. f. Aerzte. Lpz. 1790, XII, 61—63.

Wolff, G. J., Medicus philosophus, visio simplex, dolor in parte abscissa, mentis sedes. Harder. 4⁰.

—, A. F., Anal. quaedam med. Gott. 4⁰. (Hist. maniae a magnetismo minerali orte. Maniae causa magnetismus. Phosphorus solutus in naptha vitrioli. Delirii causa magnetismus.)

Wood, R., De pertussi. Edinb. 8⁰.

Zacchiroli, F., Ricerche sulla sensibilitá. Venet. 12⁰.

Zeit, Fr, De convulsionibus infantum. Vienn. 4⁰.

Zuccarini, Franc., et J. B. **Schuler**, Hypochondriasis. Heidelberg. 4⁰.

Fragmente aus dem Leben u. Wandel eines Physiognomisten, ein Pendant zu *Musaeus* physiogn. Reisen. (Von J. Ch. W. *Müller*.) Halle. 8⁰.

Verschiedene mediz. Gutachten über eine Epilepsie. N. Arch. der prakt. Arzneik. Lpz. 1790, II, 21—61.

Laekaren och Naturforskaren. III. B. Auch: Gött. Anz. 1790, p. 2067 (Magnae doses valerianae contra Chor. St. Viti).

Diplopia. Gaz. Salut. 1790, No. 2.

Gutachten üb. d. Gemüthszustand einer in religiöse Melancholie verfallenen Wittwe. Annalen der Staatsarzneikunde, I. 132—34. Züllichau. 8⁰.

Ueb. e. bekannte Geschichte, den Geisterseher Swedenborg betr. J. von u. für Deutschland, 1790, 1. Stück.

Essai sur les préjugés. (Verfasser muthmaßlich Joannis *Trembley*.) 196 pp. Neuch. et Genève. 8⁰.

A plain and rational account of the nature and effects of animal magnetism; in a series of letters, with notes and an appendix. 51 pp. Lond. 8⁰.

Taxus in epilepsia mitigans, et per restitutionem menstruorum juvans. *Harmand* in: J. de méd. 1790 u. *Hufeland*, Neue Annal. I, 148.

Ueb. den Nutzen gewisser Bewegungen des Körpers zur Heilung hartnäckiger Hypochondristen. Lpz. 8⁰. Auch in: N. A. D. B., XXX, 33. A. L. Z., 1796, No. 260.

Antimagnetismus, od. Ursprung, Fortgang, Verfall &c. des thier. Magnetismus. Gera. 8⁰. Läkaren och Naturforskaren. Auch in: Gött. Anz. 1790, p. 2096.

Trismi caussa bubo arrosus. Salzb. Zt. 1790, I, 120 (Sephis).

1791.

Alexander, Diss. de apoplexia. Lugd. Bat. 4⁰.

Anderson, Convulsionum caussa cerebri vitia. Tr. of the Soc. Edinb. IV (ex latere affecto). Auch: Gött. Anz. 1791, p. 902 (apostema)

Andersch, Cl., Fragmentum descriptionis nervorum cardiacorum dextri lateris jam ante aliquot decennia typis impressum, nunc demum a. MDCCXCI subjuncta autoris tabula notulisque adjectis editum a. S. Tr. *Soemmerring*. 1791. Auch in: Script. neurol. min. sel. V, 2.

Bake, H. A., Verhandelingen over het dierlijk magnetismus, door de heeren B. *Franklin*, *Majault*, Le *Roy*, *Bailly*, d'*Arcet*, de *Bory*, *Guillotin*, *Lavoisier*, *Geoffroy*, *Desperrières*, *Jeanroi*, *Defourcroy*, *Chambon* en *Vicq d'Azyr*. Leeden van de kon. Acadmie der Weetenschappen, en Faculteit der Geneeskunde te Parijs, en door den Koning gecommitteerd tot het onder zoek weegens deeze zoo belangrijke zaakvervattende zoo wel de wijze van meededeeling van het magnetismus, als de uitwerkzelen, welken men daar van te wagten heeft, met zeer veele proeven bevestigd. Waar de Engelsche vermeerderde uitgaave. 144 pp. Leyd. 8⁰.

Baldinger, E. G., Geschichte einer Manie. N. Mag. f. Aerzte. Lpz. 1791, XIII, 46.

—, Acad. Schriften über die Hypochondrie. N. Mag. f. Aerzte. Lpz. 1791, XIII, 451—3. 1793, XV, 228—35.

Bang, J., Nervorum cervicalium anatome. Havn. 4⁰. In: *Ludwig*, Lps. 1791, I, 343—48, 4 pl.

Baumes, Tumores in cerebro. J. de méd. etc. 1791, Juin. Auch: *Hufeland*, N. Ann. d. franz. Arzneyk., II, 78.

—, Von d. Convulsionen der Kinder. Lpz. 8⁰. Auch: A. L. Z., 1792. No. 221. *Hufeland*, N. Annalen der franz. Arzneyk, I, 280, Nr. 221. Salzb. med. chir. Zt., IX. Suppl, p. 353. J. de méd. etc. LXXXI, 292.

—, Stuporis causa cerebri vitia. J. de méd. etc. Juni, 1791. *Hufeland*, N. Ann. f. fr. Arzneyk., II, 75.

Baumgarten, Diss. hydrophobiae insititiae historia. Hafn. 4⁰.

Beireis, G. Ch., De irritabilitate. Helmst. 4⁰.

Berends, C. A. W., Ueb. e. alten schwachsinnigen Mann, der in Furore transitorio seinen leibl. Sohn umgebracht hatte. Auff. u. Beob. a. d. ger. Arzneyw. 1791, 241—50. Brl.

St. **Bernard**, Tr. de ὑδροφοβία a Jac. *Sims*, vers. lat. ed Arnh. 8⁰.

Bezold, J. Andr., Diss. sistens apoplexiae therapiam specialem. 16 pp. Erf. 4⁰.

Bilguer, J. Ulr., Abhdl. v. Hundskrampf b. Wunden. Brl. 8⁰. Auch in seinen: Erinn. z. Erweit. d. med. u. chir. Erk. Berl. 1791. A. D. B., CX, 84. Salzb. Zt. 1792, IV, 324. (Reichl. Erfahrung nach der Prager Schlacht 1757 u. der Schlacht v. Liegnitz. Tiefe u. lange Einschnitte durch die Schußwunden u. erweichende Umschläge. Innerlich Cal. u. Opium.)

Blumenbach, J. F., Ueb. d. Bildungstrieb. 176 S. Gött. 8⁰. Ins Engl. v. A. *Chrichton*. 84 pp. Lond. 8⁰.

Boeckh, J. G., Beitr. z. Anwend. d. Elektricität auf d. menschl. Körper. Erl. 8⁰. Auch: A. D. B., CIX, p. 58 und: Salzb. med. chir. Zt. 1793, I, 45.

Bollmann, J. Er., De irritabilitate vis nervosae tantum modificatione. Gott. 8⁰.

Boudrye, Plaie de tête avec écope, dont la terminaison a été funeste. J. de chir. (*Desault*) Par. 1791, I, 93—6. Ebenso in: J. de méd. etc. Par. 1791, LXXXVII, 83—7.

Brandreth, Jos., On the use of large doses of opium in insanity. Lond. 8⁰. Auch in: *Duncan's* med. comm. for 1791, Dec. II, Vol. VI. (Gegen Manie: die größte Dose war 400 Tr. tct. theb., der Kranke sei dadurch aus der stärksten Raserei zu sich gekommen.)

Brauns, J. A. C., Diss. med., qua naturam febris et apoplexiae unam eandemque esse evincere conatur. 24 pp. Erf. 4⁰.

de **Bruyn**, Diss. de dolore colico vero et spurio inprimis chronico. Duisb. 4⁰. Auch in: Salzb. med. chir. Zt. 1792, IV, 395.

Buchhave, R., Experimenta circa radicem atropae belladonnae in tussi convulsiva et aliis quibusdam morbis. Act. Soc. Med. Hafn. 1791, II, 176—96.

—, Dyspnoea depulsa a morbo morbilloso. Ibid. II, 405.

Burmester, G. Jo., De morbo spastico acc. biga obss. de mortibus subitaneis ex pectoris et cordis vitiis. 44 pp. Gott. 8°.

—, De usu vini medico. 28 pp. Gott. 12°.

Butter, W., A treatise on the disease commonly called „angina pectoris". 62 pp. Lugd. Bat. 8°. Auch in: *Blumenbach*, Med. Bibl. III, 483. J. de méd. XC, 374. Salzb. med. Zt. 1793, IV, 7.

Callisen, H., Observ. de herniotomia ob accedentem trismum lethali. Acta reg. Soc. med. Havn. 1791, II, 1—8.

Camper, P., Différences que presentent les traits du visage chez les hommes de différents pays et de différents âges etc. Deutsch v. *Soemmering*, 97 pp., 10 pl. Brl. 1792. 4°. Franz. v. *d'Isjonval*. Par. 1791. 4°. Av. 10 pl.

Canz, T. E. F., De morbis neuricis, praesertim ea specie, quae ex infarctibus abdominalibus exoritur. 16 pp. Tüb. 4°.

Clendening, Jo., De asthmate spasmodico. 43 pp. Edinb. 4°.

Clerke, Jos., De tetano. 26 pp. Edinb. 4°.

Conover, C. F., On sleep and dreams, their effects on the faculties of the mind; and the causes of the dreams. 25 pp. Philad. 8°.

Danz, F. G., Versuch e. allgemeinen Geschichte des Keuchhustens. Marb. 8°. Auch in: A. L. Z. 1792, No. 151. Gött. Anz. 1791, p. 932. Salzb. Zt. 1791, III, 337.

Daquin, Jos., La philosophie de la folie ou essai philosophique sur les personnes attaqués de la folie. Chambéry. 1791. 8.—2. Ed. 1804. 8°. (Vorgänger Pinel's i. d. humanen Behandlung der Kranken. Er führte die Bezeichnung „folie" ein, u. classificirte sie in: Tollheit, Melancholie, Wahnsinn, Narrheit, stille Verrücktheit, Albernheit, Blödsinn. Näheres in: *Friedreich*, Literärgeschichte 1830, S. 443.)

Denman, T., An essay on difficult labors. Part third, and last. On puerperal convulsions and on the descent of the foetus. 74 pp. Lond. 8°.

Dick, W., De asthmate spasmodico. Edinb. 4°.

Douglass, Ad., De epilepsia. Edinb. 4°.

v. **Eckardshausen**, C., Ueb. d. Nothwendigkeit phys. Kenntnisse bey Beurtheilung der Verbrechen. München. 4°.

Engelhart, J. H., praes. J. F. **Koellner**, Diss. morbi convulsivi casum sistens. 11 pp. Lundin. 4°.

Endoxus, Over de krankzinnigheid. Hardewigk. 8°.

Fattori, Santo, Discorso sulla natura dei nervi. Pavia. 8°.

Ficker, W. Ant., Comm. de temperamentis hominum, quatenus ex fabrica corp. et structura pendent. 38 pp. Gött. 4°. Auch: Salzb. med. chir. Zt. 1793, III, 355.

Fischer, J. L., Neurologiae generalis tractatus, descriptio anatom. nervorum lumbalium sacralium et extremitatum inferiorum. C. tab., 56 pp. Lps. fol.

Flajani, Observazioni pratiche sopra l'idrocephalo etc. Roma. 8°. Auch: *Weigel*, Ital. Bibl. I, 2. St., p. 41.

Forster, Ant., De melancholia. Frcf. ad V. 4°.

Frank, Pt., Orat. de periodicarum affectionum ordinandis familiis. Pav. 8°.

—, De vertebralis columnae in morbis dignitate. Pavia. 4°. Auch: Samml. auserl. Abhdl. f. pr. Aerzte, XV, 284.

Franklin, B., Verhandelingen over het dierlijk magnetismus. A. d. Engl. Lond. 8°.

Gahagen, Diss. de somniis. Edinb. 8°.

Galvani, Al., De viribus electricitatis in motu musculari. Comm. cum J. *Aldini* diss. et notis. Acc. epist. ad anim electricitatis theoriam pertinentes. 80 pp. Bologna. 4°. Auch: Salzb. med. chir. Zt. 1792, IV, 145. Tüb. Anz. 1793, p. 355.

Garibaldo, Saggio critico sull abuso dello spirito di vino, ne' mali externi. Pavia. 8°. Auch: Salzb. med. chir. Zt. 1792, I, 338. J. de méd. etc. XCIV, 464.

Gayard, Bons effets de l'emplâtre de cantharides, appliqué sur la tête, dans les commotions du cerveau. J. de méd. etc. Par. 1791, LXXXVIII, 58—67.

Girardi, M., De origine nervi intercostalis oratio. 11 pp. Flor. 1791. Par. 1792. 8°. Auch: *Ludwig*, III, 78—88.

Gmelin, Eberh., Materialien für Anthropologie. Tüb. 4°. (Magnet. anim. p. 362, agere etiam per oculos. p. 380 explicatio effectus.) II. B., Heilbronn 1793 (applicatio). Auch: Salzb. med. chir. Zt. 1793, IV, 289. J. de méd. etc. Par. XCII, 460. Gött. gel. Anz. 1791, p. 1177. A. L. Z. 1792, No. 241. *Mauchart*, Repert. f. empir. Psychologie, IV, L, Nr. 1—9.

Gorré, Fracture du crâne, avec enfoncement, guérie sans l'application du trépan. J. de méd. etc. Par. 1791, LXXXVIII, 225. J. de chir. (*Descault*) Par. 1791, I, 18—23.

Graf, E. F. Ch., praes. E. A. **Nicolai**, De sensatione et irritatione. Jen. 4°.

Grohmann, J. E. A., Ideen zu e. physiognomischen Anthropologie. Mit 1 Kpf. Lpz. 8°.

Gruner, Ch. G., Diss. de pica et malacia. Jen. 4°.

Haase, J. G., resp. G. **Baumgarten**, De plexibus oesophageis nervosis parisque vagi per pectus decursu. 15 pp. Lps. 4°. Auch: *Ludwig*, Lps. 1793, III, 117—21.

—, resp. G. **Schroeder**, De nervis narium internis. 15 pp. Lps. 4°. Auch: *Ludwig* IV, 11—15.

Handy, H., An inaugural dissertation on opium. Philad. 8°.

Harles, C. F., Versuch e. vollständigen Geschichte der Hirn- u. Nervenlehre. Frkf. a. M. 1791. 1800. 8°.

von **Hartenfels**, Diss. de dolore hypochondriaco. Erf. 4°.

Hartmann, Diss. de liene in lienosis saepe insonte. Frcf. 4°. (Hypochondriasis.)

—, Diss. de angina pectoris. Frcf. 4°.

Henneberg, Diss. sistens historiam morbi convulsivi infantis, ejusdem sanandi methodum. Erf. 4°.

Herna, Plaie contuse à la tête, avec fracture. J. de chir. (*Desault*) Par. 1791, I, 302.

Herz, M., Versuch üb. Schwindel. Brl. 8°. (S. 8 mehrere Beispiele v. Einfluß des Gemüthes auf Krankheiten.) Auch: A. L. Z. 1786, No. 73. Salzb. med. chir. Zt. 1791, III, 401. *Hufeland*, J. III, 3. St., p. 389. J. de méd. etc. Par. XCII, 438.

Hofer, Ein Beytrag zum Magnetismus. Med. chir. Zt. Salzb. 1791, I, 265—68.

—, Amaurosis transitus in cataractam (post electrisationem). Ibidem I, 158.

Hofrichter, Diss. de locis in Melancholia adfectis. Hal. 4°. (Sectionsresultate, fleißige Sammlung.)

Hornstein, Bem. üb. d. Hirnwuth u. den Gebrauch der kalten Bähungen des Kopfes. Gießen. 8°. Auch: A. L. Z. 1793, No. 324. Salzb. med. chir. Zt. 1793, I, 410.

Iberti, Détails sur l'hôpital de Saragosse en Espagne, destiné surtout au traitement des fous ou maniaques. Méd. éclairée, 315 pp. Par. 8°.

Jackson, R. D., De arthrodynia. Edinb. 8°.

Jacob, L. H., Grundriß der Erfahrungsseelenlehre. Halle. 8°.

Junker, J. Ch. W., Diss. qua hemicraniam sic dictam veram novo examini subjecit. Hal. 4°.

Kluge, C. A., Versuch e. Darstellung des animal. Magnetismus als Heilmittel. Brl. 8°.

Knackstedt, C. E. H., Anat. Beschreib. einer Mißgeburt, welche ohne Gehirn und Hirnschädel lebendig geboren wurde. Mit 1 Taf. Petersb. 4°. Auch in: Salzb. med. chir. Zt. 1793, I, 409. A. L. Z. 1793, No. 209. Gött. Anz. 1792, p. 487.

Koellner, J. Fr., Diss. morbi convulsivi causam sistens. 11 pp. Lundae. 4°.

Koelpin, A. B., Obduct. eines an e. Kopfwunde (so durch Vernachlässigung tödtlich geworden) verstorb. Schiffers. Auff. u. Beob. a. d. ger. Arzneyw. Brl. 1791, VII, 108—14.

— et **Debruck**, J., Obduct. eines an schweren Kopfwunden verstorbenen Mannes. Ibidem 170—78.

Kohlmann, Eb. H. A., praes. Andr. **Nunn**, Observationes clinicae, quarum ope florum zinci vires in morbis asthmaticis examinantur. 19 pp. Erl. 4°.

Locke, Vom menschl. Verstande, zu leichtem u. fruchtbarem Gebrauch zergliedert u. geordnet v. G. A. *Tittel*. Mannh. 8°.

Lofke, W., Some observations and treatment of hydrophobia. Med. Facts et Obs. Lond. 1791, I, 11—40.

Lowndes, Fr., The utility of medical electricity illustrated in a series of cases and practical observations. Lond. 1791. 8°. A. d. Engl. mit Anm. v. W. *Davidsohn*. Brl. 1792. 8°.

Ludwig, Ch. F., Scriptores neurologici minores selecti s. opera minora ad anatomiam, physiologiam et pathologiam nervorum spectantia. Edid. Ch. F. *Ludwig*. 4 Vol. 8°. Cum 27 tab. aen. elab. et 1 lin. Lps. 1791—5.

Maenhaut, J. F., De convulsione. 1791. 4°. In: *Louvain*, Diss. 1796, IV, 347—54.

Malacarne, M. V. G., Nervo-encefalotomia. Par. 8°. (p. 7. 20: Verfasser zählte bei Blödsinnigen nur 320 Blätter des Gehirnes, bei lebhaften, scharfsinnigen und gedächtnißtreuen Menschen bis 780 Blätter.)

Mangor, C. E., Epilepsia pedisymptomatica sola ligatura curata. Act. soc. med. Havn. 1791, II, 452—59.

—, Historia conjugum duorum hydrophobia demortuorum. Act. reg. Soc. med. Havn. 1791, II, 408—37.

Marschall, Caries cranii. Salzb. med. chir. Zt. 1791, I, 153.

Martin, Animal magnetisme examined. Lond. 8°.

Meinecke, Diss. de hysteria. Helmst. 4°.

Melzer, Fr. C., Abhandlung von d. Keuchhusten. Petersb. 8°. Auch: A. D. B., CI, 100.

de **Meza**, C. J. T., De partu per convulsiones lethali. Act. reg. Soc. med. Havn. 1791, II, 373—78.

de **Meza** jun., De colica pictavensi per cibos in vasis aëneis elixos inducta. Act. soc. med. Havn. 1791, II, 34—36.

Moehsen, Ueb. d. möglichst beste u. gründlichste Bestimmung u. Festsetzung d. Begriffe in Ertheilung med. Responsorien über zweifelhafte Gemüthszustände. Rep. f. d. öffentl. u. ger. Arzn. 1791, II, 28. 76.

de **Moneta**, Wahrnehm. üb. d. zuverlässigen Wirkungen des von ihm bekannt gemachten Mittels, wider den Biß toller Thiere, in e. Nachricht ans Publikum. Rep. f. d. öff. u. ger. Arzeneyw. Brl. 1791, II, 303—13.

Mourre, Observ. sur les insensées. Toulon. 8°.

Müller, Ant. Benj., De locis in ischuria adfectis. 36 pp. Hal. 4°.

Muralt, Jo., Schriften in der Wundarzney. Basel. 8°. (§ 113 Setaceum bei Epilepsie.)

Mutzel, Heilung eines Kranken durch Einimpfen der Krätze. Med. u. chir. Wahrn. II. Samml. S. 60 u. *Löffler*, Beitr. z. Arzneiw. Lpz. 1791, I, 26. 27. (Der Kr. stand starr da, aß nicht, ließ durch Schmerz sich nicht erwecken, gab keinen Laut von sich, brach nur einmal auf 25 Gr. tart. em. Am 3 Tage nach der Impfung Fieber, am 8. Krätze, am 9. Wiederkehr der Sprache u. allm. Heilung.)

Naudot, Commotion au cerveau, guérie par l'application d'un vésicatoire sur la tête. J. de chir. (*Desault*) Par. 1791, II, 110—2.

Nebel, D. W., Hippocratis doctrina semiotica de spasmis atque convulsionibus. 40 pp. Marb. 8°.

—, resp. A. B. **Heuser**, De apoplexia ex abscessu cerebri lethali. III. De abscessibus cerebri a causa externa ortis. 3 l. Hdlb. 1791. 4°.

Nicolai, E. H., resp. Th. **Kinzel**, De origine febrium ex irritatione et spasmo corporis humani vivi universali. I, 16 pp. Jen. 8°. — resp. F. **Blauberg**, II, 8 pp. Jen. 4°. — resp. Ch. **Graf**, III, 8 pp. Hal. 4°. — resp. Th. **Reussing**, IV, 8 pp. Hal. 4°. — resp. E. **Steiner**, V, 16 pp. Jen. 1792. 4°.

Nissaeus, Diss. de nonnullis in col. Surinamensi observatis morbis. Harder. 1791. Auch: Salzb. med. chir. Zt. 1801, I, 388 (colica saturn.).

Nudow, H., Versuch einer Theorie des Schlafes. 286 S. Kgsb. 8°.

—, Aphorismen zur Erkenntniß der Menschennatur im lebenden gef. Zustande. 1. Th. Riga 1791. — 2. Th. Im lebenden kr. Zustande. Riga 1792.

—, Ueber die Zeichendeutung des menschl. Auges. A. d. Lat. 96 S. Kgsb. 8°.

—, Materialien z. Gründung u. mehreren Aufklärung der med. Seelenlehre. Kgsb. 8°.

Ohlemann, Diss. de colica. Lps. 4°.

Okely, G., Diss. de hydrocephalo acuto. 40 pp. Edimb. 8°.

Palletta, J. B., De nervis crotaphitico et buccinatorio. In: *Roemer*, J. J., Del. opusc. 8°. Turici et Lps. 1791, 111—44, 1 pl.

Pasta, Andr., De mali senza materia. Bergamo. 4°.

Penchienati e **Brugnone**, Paralysis ex sacchari saturni drachma dimidia. In: Bertrandi Opere, VI, Gött. Anz. 1791, p. 882.

Percival, Th., Practical observ. on the treatment and causes of the dropsy of the brain. Med. Facts. and Obs. Lond. 1791, I, 111—33.

Percival, Th., Ueb. Behandl. u. Ursache der Wassersucht der Gehirnhöhle. Lpz. 8°.

—, Hemiplegiae caussa gastrica vitia. In: Essays I u. Gött. Anz. 1791, p. 859.

Perfect, W., A remarkable case of madness, with the diet and medicines used in the cure. 52 pp. Lond. 8°. Deutsch v. *Michaelis*. 42 S. Lpz. 1794. (Kranker 11 Jahr alt. Behdl. mit Ausleer. u. Campher.) Salzb. med. chir. Zt. 1794, III, 232.

—, Select cases in the different species of insanity or madness. Lond. 8°.

Pinel, Ph., Obs. sur une espèce particulière de mélancolie qui conduit au suicide. Méd. écl. par les scienc. phys. 1791, I, 154.

Plaignaud, Obs. sur un fongus du sinus maxillaire. J. de Chir. (*Desault*), Par. 1791, I, 111—116. Auch in: J. de méd. etc. Par. 1791, LXXXVII, 244—51.

Platner, E., resp. F. A. **Schroeer**, Spes immortalitatis animorum per rationes physiol. confirmata. 12 pp. Lps. 4°.

Ploucquet, G. G., Delineatio systematis nosologici naturae accomodati. 4 T. Tüb. 1791—93. (In der V. Ordo die Psychosen. Sucht nach neuer Nomenclatur. Neue Classification.)

—, Diss. de morbis neuricis, praesertim ea specie, quae ex infarctibus abdominalibus oritur. Tüb. 4°.

Pyl, J. T., Ueber den Gemüthszustand einer Kindermörderin. Auff. u. Beob. a. d. ger. Arzeneyw. Brl. 1791, VII, 188—205.

— u. **Wunder**, Leichenöffn. eines v. Jugend auf blödsinnig gewesenen jungen Menschen. Auff. u. Beob. a. d. ger. Arzeneyw. Brl. 1791, VII, 89—95.

Quin, Ch. W., Ueb. eine sich fälschlich als Kindesmörderin angeklagte Person. Ibid. 1791, VII, 232—40.

—, Ueb. e. höchst wahnsinnigen Mann. Ibid. VII, 217—19.

Ranöe, A. B., Apoplexia emetico novies cum successu tractata. Act. Soc med. Havn. 1791, II, 11.

—, Epilepsia a purgante drastico. Ibidem (1782—88) 1791, II, 108—110.

—, Mutitas a glossolysi. Ibid. II, 347.

—, Experimenta cum radice atropae belladonnae in tussi convulsiva. Ibid. II, 346.

—, Paraplegia diarrhoea soluta. Ibid. 1791, II, 392.

von **Rebour**, Ch. L., Ueb. d. Seelen der Thiere od. Darstellung e. jesuitischen Speculation. 48 S. Prenzl. 8°.

Reil, J. Chr., De hemicrania sic dicta vera, novo examini subjecta. Hal. 4°. Auch: Salzb. med. chir. Zt. 1791, II, 31.

—, Diss. de nyctalopia. Hal. 4°.

Schmid, Empirische Psychologie. Jena. 8°. (Auf S. 129—150 manche Büchertitel.)

Schmidt, M. D., De neurodynami. Jen. 4°.

—, G. Ch., Specimen inaug. medicum, exhibens animadversiones quasdam physiol.-pathologicas circa quaestionem, quid in corpus humanum animae affectiones valeant. Stuttg. 4°. (Nach Platner, Gaub). Auch: *Hufeland*, J. d. pr. Heilk. XV, 1. St, p. 48.

Schmuck, E. Jos., De electricitate corporum organicorum. 35 pp. Hdlb. 4°.

Schobelt, Kurze Beyträge zur Geschichte von verstellten Krankheiten (Epil.) u. s. w. Repert. f. d. öff. u. ger. Arzeneyw. Brl. 1791, II, 314—32.

Schuurmann, Diss. de effectibus liquorum spirituosorum in corpore humano. Harderov. 4°.

Smith, L., Forsög til en fuldständig lärebygning om dyrenes natur (forstand) og bestimmelsig, og om mermeskets pligter imod dyreke. Kibenhav. 8°. A. d. Dän. 565 S. Kopenh. 1793. 8°.

Soemmerring, S. Th., Vom Bau des menschlichen Körpers. 1791—6. Nr. 5. 1. Abth.: Hirn- u. Nervenlehre. Frkf. 8°. — Umgearbeitet v. G. *Valentin*. Lpz. 1839—45. 8°. Bd. 5. — Ins Ital. Crema, 1818—23. 8°.

Spielmann, Aconitum capellus contra dolores faciei. Gaz. santé 1791. Auch in: *Hufeland*, Neueste Annalen d. franz. Arzneyk. II, 290.

Stahl, G. C., De singultu. Erf. 4°.

Stearns, S., The mystery of animal magnetism revealed to the world, containing philosophical reflections on the publication of a pamphlet, entittled: A true and genuine discovery of animal electricity and magnetism; also, an exhibition of the avantages and disadvantages that may arise in consequence of said publication; and many other curious observations never before published. 58 pp. Lond. 8°.

Stieck, N. Ulr., De quinque prioribus encephali nervis. 94 pp. Gott. 8°.

Süss, J., Diss. qua hemicraniam sic dictam veram novo examini subjecit. 36 pp. Hal. 4°.

Sulzberger, J. C., Etwas über e. Aufsatz des Herrn Dr. *Jahn* zu Meiningen; mit einer Nachschrift v. F. *Jahn*. (Epilepsie.) N. Mag. f. Aerzte. Lpz. 1791, XIII, 401—17.

Taranget, De tetano. J. de méd. etc. Juin 1791, No. 2.

—, Amentia post tumores orta. J. de méd. ex. ad 1791, Mars. No. 2.

Treviranus, G. R., Quaedam magnetismum sic dictum animalem spectantia. Jen. 4°.

Troyel, Kriebelkrankheit. In: Skrifter af Naturhistorie, Selfkabet. Copenh. V, I, Heft 2. (Chemischer Nachweis, daß Sec. cornutum die Krankheit nicht veranlaßt)

Usteri, P., Grundlage med.-anthropol. Vorlesungen f. Nichtärzte. Zürich. 8°. (Nebst räsonnirender Uebersicht der dahin einschlagenden Literatur.)

Veizhans, C. I., De tussi convulsiva infantum. LXXI pp. Stuttg. 4°.

Vogt, Tr. K. A., De condimentis corporis imprimis faciei. 16 pp. Viteb. 4°.

Voltelen, Floris Jac., De magnetismo animali. 45 pp. Lugd. Bat. 4°. (Guajacum gummi Heilmittel.)

—, Redevoering over het dierlyk magnetismus. Leid. 8°. Auch: Salzb med. chir. Zt. 1791, III, 324. (v. *J. Veirat* übers.).

Wagnitz, H. B., Histor. Nachrichten u. Bemerk. über d. merkwürdigsten Zuchthäuser in Deutschland. Nebst einem Anhange über die zweckmäßigste Errichtung der Gefängnisse u. Irrenanstalten. 1. Bd. 1791. 2. Bd. 1792 u. 1794. Halle. 8°.

Weber, Jo., Vollständige Lehre v. d. Gesetze der Electricität u. deren Anwendung. Mit 2 Taf. München. 8⁰.

Weigel, C., De horrore. Lps. 8⁰.

Wintringham, De morbis quibusdam Commentarii. Lond. 1791, II, 485. (Bei Manie starke Brech- u. Purgirmittel.)

Wolff, G. I., Quaestiones medicae varii argumenti. Hard. 4⁰. (De conario et acervulo cerebri. De origine nervi intercostalis etc.) (Hirnsand ist nicht pathologisch.)

Krankengeschichte e. Hypochondristen, von ihm selbst beschrieben. Tirolischer Arzt. Insbruck 1791, I, 65—88.

A systeme of animal magnetisme. Lond. 8⁰.

Physiognomischer Almanach f. 1792 (v. Ch. *Girtanner*). Titelk. u. Kpft. v. D. *Chodowiecki*. Brl. 1791. 12⁰.

Anagallis flore purpureo contra hydrophobiam. Alm. vetérinaire pour l'année 1791. *Hufeland*, N. Ann. d. fr. Arzneyk. II, 342 (externe et interne).

Manchester Roy. Lunatic Hospital. at Cheadle. Rules for the government of the lunatic hospital and asylum in Manchester. 21 pp. Manch. 12⁰.

Galvanismus. Phil. Tr. 1791, P. I, p. 10.

Tractatus de hydrophobia, graece et a Jac. *Sims* latine versus, ed. J. St. *Bernard*. Arnh. 8⁰. Auch: Salzb. med. chir. Zt. 1791, III, 464.

Med. Unterricht zur Vorbeugung der Tollheit der Hunde und Verhütung der gefährl. Folgen derselben. Auf gnädigsten landesherrl. Befehl bekannt gemacht v. Fürstl. Lippeschen Collegio médico. Detmold. Beytr. z. Arch. d. med. Pol. Lpz. 1791, III, 1. Samml., 1—19.

Magnet. animalis. Salzb. med. chir. Ztg. 1791, IV, 124 (Täuschung). 180, II, 388 (Methode).

Trismi caussa exstirpatio oculi. Ibidem, 1791, III, 220.

1792.

Aasheim, A. N., Anchylosis spuria scrophulosa, fugata electricitate, quam administravit et cujus relationem cum soc. med. Havn. Rog. communicavit. Act. soc. med. Havn. 1792, III, 421—34.

Ackermann, J. F., Galvanismus. Salzb. med. chir. Zt. 1792, III, Nr. 68. *Eicken*, Samml. I, 85.

—, Vorläufige Bekanntmachung wichtiger Erscheinungen aus den neuesten phys. Versuchen üb. die Nerven. Med. chir. Zt. Salzb. 1792, III, 289—97.

—, C. H., Versuch üb. einige medic. Fragen. Lpz. 1792, S. 42. (Betrachtet den krankh. Selbstmord v. e. Gesichtspunkte, „der bisher noch nicht erörtert sei.“ Oft würde der Trieb durch dessen Wirkungen auf den Körper erstickt. Beispiele hiervon.)

Albrecht, Ph. W. Urb, De dolore. 28 pp. Lps. 4⁰.

Aldini, Giov., Aloysii *Galvani*, De viribus electricitatis in motu musculari commentarius, cum Joa. *Aldini*, dissertatione et notis. Accesserunt epistolae ad animalis electricitatis theoriam pertinentes. Moden. 4⁰.

Andreae, G., Constitutionis aevi nostri spasmodicae quaedam momenta. 16 pp. Erf. 4⁰. Auch: Salzb. Zt. 1792, III, 229.

d'Aquin, Jos., (Daquin), La philosophie de la folie ou essai philosophique sur les personnes attaquées de folie. Chambéry. 8⁰.

Armet, Epilepsie dont on attribue la cause à un engouement des glandes et des membranes de la trachée-artère. J. de méd. etc. Par. 1792, XCI, 117—40. Auch: *Hufeland*, Neueste Ann. d. franz. Arzneyk., II, 198.

Arnemann, J., Bem. üb. d. Durchbohrung d. Proc. mastoideus in gewissen Fällen der Taubheit. Mit 3 Kpft. Gött. 8⁰.

Arnold, Observ. on the management of the insane and particularly on the agency and importance of human and kind treatment in effecting their cure. Lond. 1792. 1795. 1798. Tom. 1. 2. 3 in 8⁰. New. ed. Lond. 1810. Vol. 1—IV. 171 pp. Lond. 1813. 8⁰.

Bachmann, Ch. L., De effectibus musicae in hominem. Erl. 18⁰. Anhang, deutsch: Kurze Bem. üb. d. Taubheit von E. Ad. *Eschke*. Brl. 1783. (Reiche Zusammenstellung. Die Musik wirkt nicht nur psychisch, sondern auch durch die Gehörwerkzeuge. Die Alten nannten die Musik phrygische, welche Raserei errege, u. Aeolische u. Lydische, welche das Gegentheil hervorbringen.)

Bader, K. F., Versuch einer neuen Theorie der Wasserscheu. Ein Beitrag zur Geschichte derselben, dem Publikum zur Prüfung vorgelegt. Frkf. u. Lpz. 8⁰. Auch: Tüb. Anz. 1792, p. 468. A. L. Z., No. 100.

Bang, J., De delirio ex animi pathematibus venaesectione, vesicatoriis et mixtura laetificante Fabricii sedato. Act. Soc. med. Havn. 1792, III, 294—97.

Bartlett, J., Discourse on the subject of animation, delivered before de Humane Society of the common wealth of Massachusetts. June 11, 1792. 40 pp. Bost. 4⁰.

Behrends, Jo. B. J., Diss., qua demonstratur »cor nervis carere«, addita disquisitione de vi nervorum arterias cingentium. 24 pp. Magunt. 4⁰. Auch in: *Ludwig*, III, 11.

—, Diss. de cardialgia. Frcf. 4⁰.

Bell, J., The general and particular principles of animal electricity and magnetism. Showing how to magnetise and cure different diseases, to produce crises, as well as somnambulism., or sleep-walking. Lond. 8⁰.

Bilgner, Jo. Ulr., Erinnerung für d. Bem. zur Erweiterung der med. u. chir. Erkenntniß. nebst e. Abhdl. v. Hundskrampf bei Wunden. Brl. 8⁰.

Birch, I., A letter to Mr. G. *Adams* on the subject of med. electricity. Lond. 8⁰. Auch in: Salzb. med. chir. Zt. 1794, III, 132. A. L. Z., 1793, No. 330.

Blount, J., Fracture of the cranium. Mem. M. Soc. Lond. (1789—91) 1792, III, 605—608. 1 pl.

Bodmer, Zwei Geschichten von Kopfverletzungen. Museum f. Heilk. Zürch. 1792, I, 214—27.

Bolton, J., De apoplexia. 60 pp. Edinb. 8⁰.

Boulet, J. B. J., Obs. sur une tumeur sarcomateuse à la tempe, guéri par l'exstirpation. J. de chir. (*Desault*), Par. 1792, III, 321—26.

Brasseur, J. J., De tremore. 1792. 4⁰. Auch in: *Louvain*, Diss. 8⁰. Lovan. 1796, IV, 368—71.

Brugnatelli, Memoria sur l'électricité animale. Par. 8⁰. Auch in: Salzb. med. Zt. 1793, II. 8⁰.

Cagnion, Plaies à la tête. J. de chir. (*Desault*), Par. 1792, IV, 17—32.

Caldani, Fl., Reflessioni sopra alcuni punti di un nuovo sistema de'vasi absorbenti ed esperienze sulla elettricità animale lette nell' Academia di Scienze, lettere et arti di Padova. Pad. 8°. Auch in: *Brugnatelli*, Giornale Ann. VIII, T. II, No. 1.

Camper, P., Ueber den natürl. Unterschied der Gesichtszüge in Menschen verschiedener Gegenden und verschiedenen Alters, üb. das Schöne antiker Bildsäulen u. geschnittener Steine, nebst Darstellung einer neuen Art, allerlei Menschenköpfe mit Sicherheit zu zeichnen. Herausgeg. von A. G. *Camper*. Uebers. von S. Th. *Soemmerring*. 77 S. Mit 10 Kpft. Berl. 4°. Engl. durch T. *Cogan*. 175 pp. Lond. 1794. 4°.

—, Moyen de représenter les passions qui se manifestent sur le visage. Av. 11 pl. Utrecht. 8°.

Carter, H. Y., Case of a boy whose head was pressed between certain parts of an engine employed for draining a coal mine. Med. Facts d. Obs. Lond. 1792, II, 11—17.

Chabert, Instructions et obs. sur les maladies des animaux domestiques. Par. 8°. (Ausbruch der Hydroph. nach 2 Jahren.)

Chaussier, Sur un prétendu spécifique contre la rage. Méd. éclairée. Par. 1792, III, 172—75.

Clarke, J., An account of a disease which until lately proved fatal to a great number of infants lying in the hospital of Dublin, with observations on its causes and prevention. Trismus nascentium. (Aus: Tr. Roy. Irish Acad. Dublin. 1789). Med. Facts and Obs. Lond. 1792, III, 78—104.

Colesbery, H., De epilepsia. Wilmingtonii. 8°.

Corp, An essay on the changes produced in the body by operations of the mind. Lond. 8°. (Mit Fleiß und Sachkenntniß. Die organischen Functionen sind Empfindlichkeit und Beweglichkeit. Beeinflussung der letzteren durch die Affecte.)

Cotunnio, Dom., (Neapel), Abhdlg. vom nervigen Hüftweh. A. d. Lat. Nebst 1 Kpf. 149 S. Lpz. 8°.

Cox, Heil. e. Melanch. durch Dec. fol. digit. In: *Ducan's* Med. Comm., Dec. II, Vol. IV, p. 261. Edinb. 1792 und *Jones*, Ibidem, Dec. II, Vol. I, p. 302.

Desir, A. A. Z., Quaest. phys. de sensibilitate. Duaci. 4°.

Dufraigne, Obs. sur un enfant hydrocéphale, et dont les extremités supérieures étaient monstreuses. J. de méd. etc., Par. 1792, LVIII, 517—19.

Duncker, H. G. H., De anthropophago Bercano sectio posterior pathologica. 26 pp. Jen. 4°.

Duplain, Coup d'oil sur la rage. Par. 8°. Auch: Salzb. med. chir. Ztg. 1792, III, 439.

Ernst, Geschichte e. krampfartigen durch Bleydünste verursachten Engbrüstigkeit. Mus. d. Heilk., Zürich, 1792, I, 102—107.

Ferriar, John, (Phys. to the Manchester Infirmary), Med. histories and reflexions. 248 pp. Lond. 1792. 8°. Lond. 1810. 1813. Philadelph. 1816. A. d. Engl. 2 Th. Lpz. 1793 u. 1797. 1801. (China mit Opium trefflich bei tiefer Mel. Bei dieser kalte Bäder, in d. Manie warme Bäder. Behutsamkeit mit Laxantien. Aderlaß nur bei jungen Vollblütigen. Ekelkur im eigentl. Wahnsinn passend. Bei Mel. China mit Wein. Gründe oder List vergeblich. Züchtigung verwerflich.) Siehe auch: Salzb. med. chir. Zt. 1793, IV, 161. 1797, II, 450. Nat. D. B., XII, 158. A. L. Z., 1792, No. 297. Ed. Angl. 1794, No. 172.

Ferriar, John, Hysteria. Ibidem, 1792, 111—14.

—, Singular paralytic affection. Ibidem, 1792, 15—17.

—, Hydrophobie. Ibidem, 196—217.

Feuerstein, J. H., De epilepsia. Gott. 4°.

van **Flüe**, Bemerk. üb. d. Keuchhusten. Mus. d. Heilk., Zürich 1792, I, 94—101.

Fodéré, Fr. Em., Essai sur le goître et le crétinage où l'on recherche particulièrement quelles sont les causes de ces deux maladies des habitans des vallées, et quels sont les moyens physiques et moraux qu'il convient d'employer pour s'en préserver entièrement à l'avenir (Verhärtung des Gehirns). Tur. 1792. Par. 1800. 8°. Deutsch übers. von H. W. *Lindemann*. Berl. 1796. Auch in: *Blumenbach*, Bibl III, 566. Salzb. med. chir. Zt., 1792, II, 449. Tübing. Anz. 1796, p. 517. *Richter*, chir. Bibl. XV, 15. A. L. Z. 1797, No. 225.

Foot, J., Facts relative to the prevention of hydrophobia. Med. Facts and Obs., Lond. 1792, III, 33—36.

Fothergill, A., On the efficacy of the hyoscyamus or henbane in certain cases of insanity. Mém. M. Soc. Lond. (1779—87), 1792, I, 310—15.

Frank, Cinchona geg. period. Epilepsie. Salzb. med. chir. Zeit., 1792, I, p. 427.

Fras, D., Over de paraphrenitis. Handel. v. h. geneesk. Genootsch. Amst. 1792, XVII, 87—149.

French, W., A case of a fractured cranium, attended with a loss of a small portion of the brain. Mém. M. Soc. Lond. 1792, III, 604.

Gagel, J. E., De suicidio in foro medico non semper culposo. 28 pp. Jen. 4°.

Gardin, Diss. de electrici ignis natura. Mantua. 8°. (acida). Auch in: *Hopf*, Comment. III, 290.

von **Gesscher**, Dav., Anmerkingen over de Wangestalten der Ruggraat etc. Amst. 8°. Auch in: *Tode*, Med. J., I, 116. *Richter*, Chir. Bibl., XIII, 303. Deutsch, Gött. 1794. In: Salzb. med. chir. Zt. 1794, I, 225. N. A. D. B., XII, 161.

Gilby, W., An account of the good effects of electricity in a case of paralytic affection, serving to prove that, in such cases, the electric sparks should be taken from the muscles which are antagonists to those that are contracted. Med. Facts et Obs. Lond. 1792, II, 102—5.

Grohmann, J. Ch. A., resp. E. F. **Pfotenhauer**, De generationis atque temperamentorum legibus eorumque a parentibus ad liberos transitu. Pars prior et posterior. 28 pp. Vitenb. 4°.

Gruner, Ch. G., resp. J. G. **Kleefeld**, Diss. de rebus pathematum in specie gaudii in corpus humanum efficaciam moderantibus. Jen. 4°.

Hamilton, Sätze aus d. Physik u. medic. Electricität. Erf. 8°.

Hellmuth, Volksnaturlehre zur Dämpfung des Aberglaubens. Brnschw. 8°.

Hoffmann, C. L., Abhdl. v. d. Empfindlichkeit u. Reizbarkeit der Theile. 2. Aufl. Mainz. 12°.

Hooper, J., Angina pectoris. Mem. M. Soc. Lond. 1787, I, 238 bis 243; 1792, I, 2. ed., 238—243.

Horlacher, Diss. de praecipuis aurium morbis. Gött. 4°.

Huyberechts, G., De usu electricitatis in curatione paralysis. 1792. 4⁰. In: *Louvain*, Diss. 8⁰. Lovan. 1796, IV, 363—7.

Jameson, T., Two cases of hydrocephalus. Mem. M. Soc. Lond., 1792, III, 414—421.

Johnstone, E., Ang. pectoris. Mem. M. Soc. Lond. 1787, I, 306 bis 309; 1792, I, 2. ed. 306—309.

—, J., Ang. pectoris. Ibidem 1787, I, 376—388; 1792, I, 2. ed., 376—388.

Josephi, W., Beitr. zum 1. Bde. der Säugethiere. Mit 4 Taf. Gött. 4⁰. (Beschr. v. Schädeln des Choras, Winselaffen, Uistiti, Coaita, Orangutang, Lemus catta.)

Kirkland, Th., A commentary on apoplectic and paralytical affections; and on diseases connected with the subject. 191 pp. Lond. 1792. 8⁰. Aus d. Engl. Lpz. 1794. 8⁰. Auch in: Salzb. med.-chir. Zt. 1794, I, 168. In: N. A. D. B. XIV, 202 u. in: Gött. Anz. 1794, p. 1814. J. de méd. XCIV, 427.

de **Lafontaine**, F. L., Chir.-med. Abhdl. verschiedenen Inhalts, Polen betreffend. Brsl. u. Lpz. 8⁰. (Einige Ansichten über Entstehung der Geisteskrankh. Plica polon. ist die Ursache der Melanch. u. des abus. spirit., Behandlung der Epil. durch Trinken des Blutes Enthaupteter sei verderblich.)

Lawndes, Franz, Beob. üb. d. medic. Electricität. Brl. 8⁰. Auch in: Salzb. med.-chir. Zt. 1792, III, 209. A. L. Z. 1793, No. 318. *Rahn*, Med. pr. Bibl. I, No. 4.

Leny, R., Remarkable case of a boy, who lost a considerable portion of brain, and is recovered, without detriment to any faculty mental or corporal. 20 pp. Edinb. 8⁰. Ebenso in: Med. Comm. Lond. 1794, dec. 2, VIII, 301—16.

Lettsom, J. C. et J. **Ware**, History and dissection of a fatal case, attended with a painful affection of the head. Mem. M. Soc. Lond. 1792, II, 44—57.

Lindoe, Diss. de melancholia. Leid. 4⁰. (Nach Cullen.)

Litta Riumi Resta, C. M., Riflessioni sul magnetismo animale; fatte al oggetto di illuminare i suoi cittadini avendolo trovato salutare in molti mali. 234 pp. Italia. 16⁰. Auch: A. L. Z. 1794, No. 350.

Lodemann, J. W., Diss. qua inquiritur in theoriam Weicardianam de hydrope cerebri, nec non in veram ejusdem morbi indolem. 36 pp. Goett. 4⁰.

Maass, J. G. E., Versuch üb. d. Einbildungskraft. Halle. 4⁰.

MacCarthy, T., Tentamen physiol. de sensibilitate. Duaci. 4⁰.

Marc, C. C. H., Historia morbi rarioris spasmodici, cum brevi epicrisi. Erl. 8⁰.

Mauchard, J. G., Allg. Repertorium f. empirische Psychologie u. verwandte Wissenschaften. 1. Bd. Nürnberg. 8⁰.

Maurer, F. W., De remediis antiepilepticis. 40 pp. Marb. 4⁰.

May, W., A singular case of paralysis, with observations on the use of cantharides. New London. Med. J. 1792, I, 257—263.

Medicus, F. C., Geschichte periodischer Krankheiten. 2. Aufl. Carlsr. 8⁰.

Meinecke, Ad. H., De hysteria. Helmst. 4⁰.

Metzger, J. D., Beob. e. Beinfraßes an d. Rückenwirbeln. N. Samml. d. auserl. u. e. Abhdl. f. Wundärzte. Lpz. 1792, St. 5, 309—314.

Meyer, Beob. üb. d. Wirkung der Electr. b. e. Lähmung der Blase u. der unteren Gliedmaßen. Museum d. Heilk., Zürich, 1792, I, 149—252.

Morelli, Lettera in nuovo Giornale di Milano. 1792. Auch: *Kühn*, Ital Bibl. II, 1 St., p. 23 (Cantharides et aconitum contra ischiadem).

Morgen, J. F., praes. J. D. **Metzger**, Diss. exhibens observationum anatom.-pathologicarum bigam cum epicrisi (hydrocephalus). Regiom. 4⁰. Auch: Salzb. med.-chir. Zt. 1793, IV, 85.

Moritz, Fd. C., Diss. de convulsionum therapia. 38 pp. Frcf. ad V. 4⁰. (per electricitatem).

Moseley, B., A treatise concerning the properties and effects of coffee. 5. ed. Lond. 8⁰.

Moser, Jo. N., Diss. nova mali hypochondriaci theoria. Mogont. 4⁰. Auch: Salzb. med.-chir. Zt. 1793, I, 333 (Ructuum cohibitio studiosa).

Mueller, C. Jos., De prognosi apoplexiae. 40 pp. Hal. 4⁰.

Neikter, J. F., Diss. de medicina per incantationem. Cujus partem priorem . . . subjicit J. *Lindblad;* partis posterioris primam sectionem sistit C. M. *Craelius;* secundam sectionem sistit C. G. *Wessmann;* tertiam sectionem affert G. A. *Juringius*. 48 pp. Ups. 1792—3. 4⁰.

Nürnberger, Diss. de oenopotio jejunorum utili et noxia. Viteb. 4⁰.

Pargeter, W., Observ. on maniacal disorders. 140 pp. Lond. 8⁰. Deutsch mit Zus. v. F. *Michaelis*. 96 S. Lpz. 1793. 8⁰. Auch: Salzb. med. chir. Zt. 1795, III, 233. J. de méd. XCIV, 93.

Percy, Ebrietas convulsiva. J. de méd. 1792, Août, N. 1.

Perkins, W. L., A case of angina pectoris cured by the use of white vitriol. Mem. M. Soc. Lond., 1772, III, 580.

Physick, Ph. Syng., De apoplexia. 43 pp. Edinb. 8⁰.

Platner, Jo. Z., Diss. de dolore. Lps. 4⁰.

Ploucquet, W. G., Diss. de morbis nevricis. Tüb. 4⁰. Auch: Tüb. Anz., 1792, p. 113.

Preiss, B., Geschichte e. vollkommenen Verrenkung des zweyten Halswirbelbeins vom dritten, worauf der Tod erst 101 Tag nachher erfolgte. Med. chir. Zt., Salzb., 1792, III, 297—302.

Quin, C. W., Abhdl. üb. d. Gehirnwassersucht. Nebst Bem. üb. d. Gebrauch u. d. Wirkungen des rothen Fingerhuts. Deutsch v. Ch. F. *Michaelis*. Lpz. 8⁰. Auch: Salzb. med. chir. Zt. 1792, III, 422. *Rahn*, Med. pr. Bibl. I, 78.

Rahn, J., Heilung eines hartnäckigen Gesichtsschmerzes durch einen ungefähren Zufall. Museum d. Heilk, Zürich, 1792, I, 279 bis 283.

—, Mirus inter animum et corpus humanum consensus. Tur. 4⁰.

Reil, J. Chr., resp. Aug. **Neumann**, Diss. de crisibus, genuinis morbis peculiaribus. 44 pp. Hal. 4⁰. (Epil. e terrore. Cupr. ammon. Heilmittel) Auch: Memor. clin. Vol. II, fasc. I, No. 5 (crises sine excretione). Arch. f. Phys. I, 1 St., p. 140 (ex anomala mutatione temperaturae irritabilitatis). Fieberlehre, IV, 38. Ueb. Erk. u. Kur d. Fieber, IV, 42 (semper adesse mutatum statum internorum nervorum).

Rosenbladt, A. C., De incontinentiis. Jen. 4⁰.

Rush, B., V. d. Zustande des Körpers u. Geistes in hohem Alter, nebst einigen Bem. üb. d. Krankh. sehr alter Leute u.

der bey solchen anzuwendenden Heilmittel. Deutsch. Lpz. 8°.
—, B. d. Ursachen u. d. Heilart des innerl. Wasserkopfes, od. der Wassersucht der Gehirnhöhlen. Lpz. 8°.
Sauter, Eine Beob. üb. d. Gesichtsschmerz. Mus. d. Heilk., Zürich, 1792, I, 297—302.
Say, B., A severe spasmodic affection successfully treated. Mem. M. Soc. Lond. (1787—91), 1792, III, 581—584.
Schmuck, Edm. J., Beyträge zur näheren Kenntniß der thier. Electricität. Mannh. 8°. Auch: Salzb. med. chir. Zt. 1794, I, 93. Suppl. I, 162. N. A. D. B., VIII, 380.
Schroeter, L. Ph., Bemerk. üb. d. Mutterkorn, u. was dabey in Ansicht der Gesundheit zu beobachten ist. Rint. 8°.
Seaman, Val., An inaug. diss. on opium. 32 pp. Philad. 4°.
Shadwell, J., Hydrophobia. Mem. M. Soc. Lond. (1789—91), 1792, III, 454—471.
Siebold, K. Kp., resp. Fr. **Wiedemann**, Obs. med.-chir. circa tetanum ejusque species praecipuas, una cum adjunctis quibusdam animadversionibus. Würzb. 8°.
Simmons, S. F., Bem. über die Heilart d. innern Wasserkopfes. Bibl. f. Kinderärzte, Wien, 1772, I, 133—142.
—, A remarkable case of paralysis of the lower extremities, successfully treated by an issue. Lond. M. J., 1782, III, 405—410.
Spence, W., Essays on divinity and physic, proving the divinity of the person of Jesus Christ, and the spiritual sense of scriptum in refutation of Dr. F. *Priestley*, and the Socinian system. With the true method of frying the spirits. Also an account of the cause and cure of our sovereign's late illness, with an exposition of animal magnetisme and magic, and an appendix, concerning the impolicy of separating, at present, from communion with the established church, also concerning the further connection of divinity and physic. 108 pp. Lond. 8°.
Spoerri, Ueb. d. Wirkungen des Quecksilbers in d. Epilepsie. Museum d. Heilk., Zürch, 1792, I, 275—278.
Sprengel, Valeriana gegen Epilepsie. Annot. ad Buchan, Hausarzneikunde. Altenb. 8°.
Staehlig, J. S. G., Remediorum antilyssicorum connubium. 32 pp. Frcf. ad V. 8°.
Stein, A., Ueb. d. Keuchhusten. Mus. d. Heilk., Zürch, 1792, I, 84—94.
—, Diss. de materia electrica, ejusque in pathologia usu. Gott. 4°.
Steward, D., Elements of the philosophy of human mind. Lond. 4°.
Tabor, H., Ueb. d. Nervenschwäche, nebst e. Muthmaßung üb. d. Nervenflüssigkeit. Dürkheim. 8°. Auch: Salzb. med. chir. Zt. 1792, III, 446.
Temple, R. Practic of Physic. Lond. 8°. (Nur Melanch. u. Manie angeführt. Ursache zu trockne Marksubst. des Gehirns. Bei der Therapie hauptsächlich Beherrschung durch den Arzt. Aderlaß selten. Hauptaugenmerk auf d. Verstopfung.)
Thiering, De hernia cerebri. Gott. 4°.
Valli, Eus., Lettera sull' electricità animale ad un suo amico. Pavia. 4°. Auch: Salzb. med. chir. Zt, 1793, II, 6, III, 449. Esprit des Journ. 1792, Nov. 1793. Jan. & Févr. *Fourcroy*, Méd. éclairée, IV, No. 3, 6, 8. *Hufeland* & *Göttling*, Aufklärungen rc. I, 1. Heft, p. 82, 180. Englisch, Lond. 1794. 8°.
Volta, Alex., Schriften üb. d. thier. Electricität. Prag. 8°. Auch: Salzb. med. chir. Zt. 1794, I, 184. *Brugnatelli*, Giornale fis.-med., T. IV. Schreiben an *Vasuli*, Prag, 1796. Salzb. med. chir. Zt. 1797, III, 190.
de la **Vergne**, Tetanos essentiel guéri par les douches d'eau froide. J. de méd. etc. 1792, XC, 165—169.
Wagner, Epistola de morborum insanabilium curatione. 4°. (Epilepsiae caussa polypus in sinu longitudinali.)
Ware, J., A description of four cases of the gutta serena, cured by electricity; to which is added two cases of the like nature, in which the chief means of cure was a mercurial snuff; with incidental remarks annexed to the cases. Mem. M. Soc. Lond., 1792, III, 309—345.
Wedekind, De morb. primarum viarum vera notitia et curatione. Nor. 4° (p. 102 hypochondr. omni nisu, cum cohibitione ructuum).
Wegelin, A., Beob. e. Nervenkrankh. nebst Heilung v. Entstehung der Selbstbefleckung, bez. v. Mädchen v. 23 J. Arch f. d. Geburtsh. Jena, 1792, IV, 101—109.
Wilkinson, G., An account of the good effects of electricity in a case of violent spasmodic affection. Med. Facts and obs. Lond.- 1792, III, 52—61.
Winneke, C. F., De morbo hypochondriaco e plethora oriundo. Erf. 4°.
Wright, J., Chorea St. Viti treated with flowers of zinc. Mem. M. Soc. Lond., 1703, III, 563—568.
A compendious system of anatomy. In six parts. V. Of the brain and nerves. VI. Of the senses. Extracted from the American edition of the Encyclopaedia, now publishing by Th. *Dobsen*, 438 pp. Philad. 8°.
Von halbseitigem Kopfweh. Insbruck. Tirol. Arzt, II, 113—126.
Mémoire adressée à l'acad. d'Arras sur la question: y-a-t'il dans les maladies aigues un instant, où l'on pourrait s'opposer à la série des symptoms, qui en constituent la marche et la nature? 4°. Auch: *Hufeland*, N. Ann. d. franz. Arzneyk. II, 345 (Copiosissima venaesectio utilis in apoplexia).
Trismi therapia. Salzb. med. chir. Zt., 1792, I, 15 (praeservatio neonatorum Nigritarum).
Galvanismus. Esprit des Journaux, 1792, Oct. p. 352.

1793.

Andrews, Jo., Diss. an apoplexy. Philad. 8°.
Angeli, L., Glandula pinealis tartarosa. Oss. med. prat. e chir. di val. clin. ital., Imola, 1793, I, 27—29.
—, Perturbazioni di mente, ed effetti singolari sequiti dopo la pressa di poco sangue menstruo esibito nella cioccolata. Ibidem, 1793, p. 46—54.
—, Debolezza di tutto il sistema nervoso, e paralisi agli acti inferiori. Ibidem, 1793, I, 7—11.
Arnold, Th., A case of hydrophobia, commonly called canine madness from the bite of a mad dog, successfully treated. Lond. 8°. Auch: Salzb. med. chir. Zt. 1797, I, 360. N. A. D. B., XXII, 320. A. L. Z., 1794, N. 385. Med. Comm. e Edinb. II Dec. IX, 164.

Baldinger, E. G., Mutterkrankheit u. Kriebelkrankheit. N. Mag. f. Aerzte, Lpz. 1793, XV, 289—309.

Barchewitz, C. F., Praecipuae colicae pictonum species earumque medelae. Traj. ad Rh. 4⁰. Auch: Salzb. med. chir. Zt. 1796, I, 203.

Barré, Diss. de tetano. Harderov. 4⁰. Auch: Salzb. med. chir. Zt. 1801, I, 392 (ungu. mercur. post amputationem vulneri amphictum et curat).

Belcher, W., De hysteria. 44 pp. Edinb. 4⁰.

Bensell, G., Hydrophobia. Tr. Coll. Phys. Philadelph., 1793, I, 238—45.

Berends, C. W. A., Beyspiel eines angeschuldigten Meineides, der jedoch in e. periodischen Verstandesverwirrung gegründet war. Auff. u. Beob. a. d. ger. Arzneyw. 8. Samml. S. 236—42. Berl.

Brendel, J. G., Prael. acad. Tom. II, morbos chronicos complectens; edidit H. W. *Lindemann*. Lps. 1793. Cap. II. (Ursachen gut, Therapie verworren.)

Bucholtz, W. H. S., Gratiola gegen Wahnsinn. Beitr. zur ger. Arzneygel. u. z. med. Pol., Weimar, Bd. IV. *Hufeland*, J. II, 143. (Auch in Klystieren, innerlich Extr. hyosc.)

Caldani, L., Vers. u. Beob. üb. d. Theil des Gehirns, wo sich dessen Markfibern vorzüglich durchkreuzen. Aus: Suggi scient. e lett. d. Acad. di Padova. 1786, I, 1. in Ital. med. chir. Bibl. Lpz. 1793, I, 2. St., 162—76.

Camper, P., Vorl. üb. d. Ausdruck der verschiedenen Leidenschaften durch die Gesichtszüge, üb. d. Aehnlichkeit im Bau des Menschen, der vierfüßigen Thiere, der Vögel u. Fische, und üb. die Schönheit der Formen. Deutsch v. G. *Schatz*. M. 11 Kpft. Brl. 4⁰.

Cappel, Diss. de spina bifida. Helmst. 4⁰.

Carli, Therapia apoplexiae per fortem ligaturam supra genua. Salzb. med. chir. Zt. 1793, II, 335.

Carlisle, A., A case of unusual formation in a part of the brain. Tr. of a Soc. Improv. of M. et Chir. Knowl., Lond. 1793, I, 212—14.

de **Carro**, J., De hydrocephalo acuto. Edinb. 8⁰.

Chiaragi, Vinc., Trattato della pazzia in genere e in specie con una centuria di osservazione. Vol. I—III. Firenz. 1793. 1794. Turin 1808. 8⁰. Deutsch, Lpz. 1795, 3 Th. 8⁰. Inhalt ausführlich in: *Friedrich*, Literärgesch. 1830, S. 384—410.

Clarkson, W., Case of tetanos. Tr. Coll. Phys. Philad., 1793, I, 66—75.

Clerc, N. G., Malad. du coeur et de l'esprit. Par. 8⁰.

Cobet, Jo. H., De atra bile. 73 pp. (Melanch.) Marb. 4⁰.

Cornelison, A., On the pertussis, or hooping cough. New-York. 8⁰.

Corradori, Giov., Lettere sopra l'elettricita animale scritte el Sign. Cav. Fel. *Fontana*. Fiorenza. 8⁰. Auch in: Salzb. med. chir. Zt. 1793, II, 337.

Crampton, J., De amaurosi. Edinb. 8⁰.

Creuzer, Skept. Betrachtungen über die Freyheit des Willens. 252 S. Gießen. 8⁰.

Crêve, P. C., Beyträge zu *Galvani's* Versuchen über die Kräfte der thier. Electricität auf die Bewegung der Muskeln. Frkf. u. Lpz. 1793. 8⁰. Auch in: J. d. Erfind. 14. St., 128. 17. St., 121. Med. chir. Zt. Salzb. 1793, II, 390. III, 231—8. IV, 79. 1796, I, 49.

Crooks, R., De tetano. 75 pp. Edinb. 4⁰.

Crumpe, S., An inquiry into the nature and properties of opium. 304 pp. Lond. 8⁰.

Deiman, J. B., Von den guten Wirkungen der Elektricität in verschiedenen Krankheiten. A. d. Holländ. mit Anm. von K. G. *Kühn*. Kopenh. 1793. 8⁰. 2 Th. Auch in: Salzb. med. chir. Zt. 1795, I, 313. N. A. D. B., II, 176. A. L. Z. 1795, No. 191.

Desgranges, J. B., Vues méd. sur l'affection convulsive de la maladie de Roanne, cinquième destrict. du départ. de Rhône et Loire. J. de méd. etc. 1793, XCIV, 3. 126.

Dexter, A., Case of tetanos. Mem. Am. Acad. Arts and Sc., Cambridge 1793. II, 191—200. Ebenso in: Med. Facts and Obs., Lond. 1797, VII, 267—79.

Doeltz, J. C., Nova experimenta circa quaedam venena ex narcoticorum genere. Altd. 4⁰.

Dreves, G., Ueber die Natur des Vergnügens, der Schönheit und des Erhabenen. Lpz. 8⁰.

Dubois, J., De phrenitide idiopathica. 44 pp. Edinb. 8⁰.

Dubourdieu, S., De asthmate spasmodico. 29 pp. Edinb. 8⁰.

Engel, J. F., Leichenöffnung eines nach e. kl. Dosis von sogen. Kindermithridat (Requies Nicolai) plötzlich verstorbenen zarten Kindes. Auff. u. Beob. a. d. ger. Arzn., Brl. 1793, VIII, 192—95.

v. **Engelberg**, Geschichte e. geheilten schweren Kopfverwundung. Med. chir. Zt. Salzb. 1793, I, 435—39.

Erhard, J. B., Auff. in *Wagner's* Beitr. zur philos. Anthropologie, in *Hufeland's* J. XIV, 2 und in *Hopf's* Comment. der neuen Arzneikunde, V u. VI, Tüb.

Ettmüller, Ch. F. B., De vi vitali et nervosa una et eadem. 37 pp. Witteb. 4⁰.

Foot, Jessé, A plan for preventing the fatal effects from the bite of a mad dog, with cases. 15 pp. Lond. 8⁰.

Forstmann, J. W., Ueber d. Fothergill'schen Gesichtsschmerz. (Diss. med. de dolore faciei Fothergillii. Duisb. 1790. 4⁰.) In: N. Samml. d. auserl. u. n. Abhdl. f. Wundärzte. Lpz. 1793, 6. St, 147—225.

Fourcroy, A. F.. Du cerveau de plusieurs animaux. Ann. de chem. Par. 1793, XVI, 282—322. Deutsch: Archiv f. d. Phys. Halle, 1793, I, 2. Hft., 21—55.

Fowler, Rich., Experiments and observ. relative to the influence lately discovered by M. *Galvani*, and commonly called animal electricity. Edinb. and Lond. 8⁰. Deutsch, Lpz. 1795. Auch in: Salzb. med. chir. Zt. 1794, I, 292.

Frank, J. P., Untersuch. über die Krankh. des Rückgrats und Rückgratmarkes. Lpz. 8⁰.

Friedmann, Diss. de rheumatismo ischiade. Regiom. 4⁰. Auch: Salzb. med. chir. Zt. 1793, IV, 87.

Galvani, Aloys, Abhdl. üb. d. Kräfte der thier. Electricität auf die Bewegung d. Muskeln nebst einigen Schriften der Herren *Valli*, *Carminati* und *Volta* über eben diesen Gegenstand von Dr. Joh. Mayer, Prag. 8⁰.

Gautier, J. L., De irritabilitatis notione, natura et morbis. Auctore J. Chr. **Reil**. 190 pp. Hal, 4⁰. Auch: Salzb. med. chir. Zt. 1794, II, 49. N. A. D. B., Anh. I—XXVIII, III. Abth., p. 125.

des **Genettes**, Précis d'une diss. de Mr. *Girardi* et des recherches de **M.** *Fontana*, sur l'origine de nerf intercostal. J. de méd. etc. Par. 1793, XCIII, 43—70.

Glawnig, E. G., Ueb. d. Gemüthszustand eines Soldaten, der aus relig. Schwärmerei wahnsinnig u. endlich Kindermörder war. *Pyl*, Auff. u. Beob. d. ger. Arzneiw. 1793.

Gmelin, Eb., Untersuch. üb. d. thier. Magnetismus und üb. d. einfache Behandlungsart, ihn nach gewissen Regeln zu leiten und zu handhaben. Heidelb. 8°.

Gosse, P. J., De doloris therapia. 1793. Auch: *Louvain*, Diss. 8°. Lovan. 1796, IV, 30—37.

Gottel, Eine angebliche Teufelsbesitzungs- od. Zauber-Geschichte, so 1781 im Amte Bütow in Hinterpommern vorgefallen; nebst angehängtem Gutachten des Kreisphysici u. des pommerschen Colegi medici. Reg. f. d. öff. u. ger. Arzneyw. Brl. 1793, II, 281—305.

Greve, C. Casp., Beyträge zu Galvani's Versuchen üb. d. Kräfte der thier. Electricität. Frkf. u. Lpz. 8°. Auch: Salzb. med. chir. Ztg. 1793, Bd. II, 390.

Gruner, Chr. G., resp. Ch. **Reinhard**, A. **Schroedter**, G. **Herzberg**, B. **Herold**, G. **Spohr**, F. **Eicke**, H. **Forke**, E. **Wallich**, A. **Striebhardt**, Facultatis med. Marb. de convulsione cereali epidemica novo morbi genere responsum. 12 pp. II, 12 pp.; III, 12 pp.; IV, 8 pp.; V, 12 pp.; VI, 12 pp.; VII, 12 pp.; VIII, 12 pp; IX, 13 pp. 9 fasc. Jen. 4°. (Hierin auch sorgfältige Literatur.)

—, De suicidii notis in foro fere dubiis. Jen. 4°. Auch: Salzb. med. chir. Zt. 1795, I, 101.

Haase, J. G., resp. G. de **Müller**, De nervo maxillari superiore s. secundo rami quinti paris nervorum cerebri exponit. 14 pp. Lps. 4°.

Hallé, Heilung der Manie durch Purgirmittel. *Hufeland*, N. Ann. der franz. Arzn. II, Lpz. (Außerdem aber auch Bäder und Extr. helleb. nigri.)

Halls, Diss. de pertussi. Edinb. 8°.

Harrison, Diss de pertussi. Gött. 4°. Auch: Gött. Anz. 1794, p. 2049. Salzb. med. chir. Zt. 1794, II, 301.

Hartmeyer, Diss. de colica hepatica. Jen. 4°.

Hecker, Electricitas animalis. Salzb. med chir. Zt. 1793, III, 110.

Heurteloup, H., Préc. sur le tetanos des adultes. Par. 8°.

Heydenreich, Ueb. Freiheit und Determinismus und ihre Vereinigung. 179 S. Erl. 8°.

Hicks, J. B., On compression of the brain from concussion. New-York. 8°.

Hoff. S., Gutachten des Oberschlesischen Criminal-Collegii über e. sonderbaren in sog. Schlaftrunkenheit verübten Frauenmord. Reg. f. d. öff. u. ger. Arzn. Brl. 1793, III, 72—116.

Hume, D., Untersuch. üb. d. menschl. Verstand. Dialoge. Neue Uebers. von G. W. *Tennemann*. Jena. 8°. — Uebers. von J. H. v. *Kirchmann*. Brl. 1869—77. 8°.

Hunter, J., Obs. and heads of inquiry, on canine madness, drawn from the cases and materials collected by the society, respecting that disease. Tr. Soc. Impr. M. and Chir. Knowl. Lond. 1793, I, 294—329. Samml. auserl. Abhdl. f. pr. Aerzte, XVII, 3. (In Jamaica non esse rabidos canes, aquam non fugere).

—, A case of paralysis of the muscles of deglutition, cured by an artificial mode of conveying food and medicines into the stomach. Tr. Soc. Impr. M. and Chir. Knowl. Lond. 1793, I, 182—88. Auch: Gött. Anz. 1794, p. 2084. Salzb. med. chir. Zt. 1794, II, 308.

Ingenhouse, Diss. de apoplexia ejusque variis speciebus. Leid. 4°. Auch in: Salzb. med. chir. Zt. 1801, I, 411.

Jaenisch, Nic., De spiritus vini usu et abusu. 61 pp. Gött. 4°.

Jordens, H. G., De consuetudinis efficacia in homine sano et morboso. 46 pp. Harderov. 4°. Auch in: Salzb. med. chir. Ztg. 1801, I, 392.

Joy, Ad., De dolore. Lugd. 4°.

Krause, G. C., resp. K. A. Fdr. **Rumpelt**, Pathologia epilepsiae. 40 pp. Lps. 4°.

Kritter, Diss. de auditu difficili. Goett. 4°. Deutsch: Ueb. d. schwere Gehör. Lpz. 1794. Auch in: A. L. Z., 1794, No. 391.

Lanthenas, F., De l'influence de la liberté sur la santé, la morale et le bonheur. J. de méd. etc. Par. 1793, p. 3—27.

Leib, M., Case of an hydrocephalus internus, succesfully treated by mercury. Tr. Coll. Phys. Philad., 1793, I, 49—54.

Leidenfrost, J. G., Confessio quid patet per experientiam didicisse de mente humana. Duisb. ad Rh. 8°.

Loder, J. C., Pr. inest, paracenteseos sinus maxillaris historia. Jen, 8°.

Loof, A. J. A., Verhandeling over de honds-dolheid; Eenige eenvondige aanmerkingen over de eerste allgemeene of oorspronglijke oorzaak der honds-dolheid of watervrees, welke, wanneer door proefnemingen bevestigd, zonde kunnen verstrekken, om voor een gedeelte, zoo niet in het geheel, voor te komen, dat het geslagt der honden, so menigvuldig, als gewoonlijk van deze vreeslijke vergiftige kwaal aangetast wierde. Voorgesteld tot nut van het menschdum. Nevens een naschrift, waarin medegedeelt word een middel, alhoewel zeer eenvondig in zijn voorkomen, egter proefondervindelijk, onfeilbaar bevonden, tegen de geduchte gevolgen der dolle-hondsbeet. 56 pp. Rott. 8°.

Maculloh, J., De igne electro. Edinb. 8°.

Marino, A., Paralisi in gravida curata coll' estratto de'fiori d'arnica montana. Oss. med. - prat. e chir. di val. clin. ital. Imola, 1793, I, 17—22.

Martin, De la perforation de l'apophyse mastoide. J. de méd. etc. Par. 1793, XCIII, 142—178.

Marx, M., praes. Ph. Fr. **Meckel**, Diss. sistens brevem pathologiae, tam nervosae, quam humoralis, delineationem, cum recensione methodi medendi hodiernae pathologiae nervosae superstructae, quatenus a praxi, olim pathologiae humorali accomodata. 40 pp. Hal. 8°.

May, J. A., Medic. Fastenpredigten od. Vorles. üb. Körper- u. Seelen-Diätetik z. Verbesserung der Gesundheit und Sitten. 2 Th. Mannh. 1793. 8°.

Mayer, J., Al. *Galvani's* Abhandl. über die Kräfte der thier. Electricität auf d. Bewegung der Muskeln in den Schriften der Herren *Carminati*, *Valli* und *Volta* über eben diesen Gegenstand. Mit 4 Kpf. Prag. 8°.

Mease, Jam., An essay on the disease, produced by the bite of a mad dog or other rabid animal. Philad. and Lond. 8°. New ed. with appendix by C. *Lettsom*. Phil. 1793. 8°. Deutsch, Brsl. 1798. 8°. Auch in: Gött. Anz. 1795, p. 186. 1797, p. 1849. *Richter*, Chir. Bibl., XIV, 278. 321. Salzb. med. chir. Zt. 1796, I, 353. (Virus non absorbitur, agit tantum in nervos; fuga fluidorum pendet a difficultate deglutionis.) Tüb. Anz. 1799, p. 183. Gött. Anz. 1797, p. 1840. Philad. 1801. Medic. Repos. V, No. 111, art. 7.

Meckel, Ph. F., resp. A. **Scheller**, De hydrocephalo interno. 27 pp. Hal. 4°.

Metzger, Jo. Dan., Kurzgefaßtes System der gerichtl. Arzneiwissenschaft. Königsb. und Lpz. 1793. — 2. Aufl. 1798, § 406—29. (Eintheilung des Wahnsinns in Blödsinn u. Wahnsinn im strengeren Verstande, deliria. Oft geht dem letzteren die Melanch. voraus. 2. Grad der wahre Wahnsinn, 3. Grad die Raserei, mania. Auch Blödsinn hat verschiedene Grade.)

Metzler, Hydrophobie. Mém. de la Soc. r. de méd. ad 1782 et 83, II, 332 (nil valere experimentum panis, cui saliva affricta est ... cum canes omne id respuant, cui saliva canis mortui immixta est).

Meyer, J. A. A., Tentamen monographiae generis melois. Gött. 8°. (Meloë proscarabaeus contra hydrophobiam.)

Minter, J. L., Leichenöffn. eines plötzlich gestorbenen Frauenzimmers. Auff. u. Beob. a. d. ger. Arzn. Brl 1793, VIII, 111 bis 119.

Mitterbacher, F., De secretione urinae foeminarum hystericarum et de ea ut signo adfectionum earundam. In: *Klinkosch*, Diss. med. sel. Prag. 4°. 1793, II, 47—59.

Monro, Al., Experiments on the nervous system with opium and metallic substances, made chiefly with the view of determining the nature and effects of animal electricity. 43 pp. Lond. 4°. Deutsch. Auch in: Gött. Anz. 1798, p. 336. Med. Comm. Edinb. II, Dec. IX. 129.

—, Description of a human male monster; illustrated by tables, with remarks (Acephalus). Edinb. 4°.

Monteggia, J. B., Fasc. pathol. Turici. 8°. (Laesiones et morbi capitis etc.)

Mueller, Ge. H., Series experimentorum in musculis et nervis animalium quorundam institutorum horumque organorum functionem s. effectus naturales illustrantium. 10 pp. Stuttg. 4°. Auch in: *Ludwig*, IV, 170—180.

Murray, Mehrere Beispiele v. glückl. Erfolge bei Anwend. der Bellad. in Geistesstör. Apparatus medicaminum. Vol. I, p. 465. Gött.

Murray, Ad., resp. Joh. **Noraeus**, Sciagraphica nervorum capitis descriptio et quidem paris VI—XI. 28 pp. Ups. 4°.

—, resp. J. **Akermann**, Sciographica nerv. capitis descriptio et quidem paris I—V. Ups. 4°.

Nagel, Diss. sistens cardaminis pratensis characterem botanicum et usum medicum. Frcf. 4° (p. 13 contra epilepsiam).

Nottbeck, Diss. de tetano recens natorum. Gött. 1793. Gött. Anz. 1794, p. 2085. *Stark*, Arch. VI, 125 (pendere a putredine funiculi umbilicalis).

Oberteuffer, Geschichte des Fallsüchtigen. Museum d. Heilkunde, Zürich 1793, I, 165. 1797, IV, 172.

O'Halloran, A new treatise on the different disorders arising from external injuries of the head; illustrated by eighty-five (selected from above fifteen hundred) practical cases. 335 pp. Lond. 8°.

Peipers, Cos. Fr., Tertii et quarti nervorum cervicalium descriptio. Cui accedit succincta eorundem nervorum quinti; nervi phrenici, praesertim ratione originis; nervi accessorii Willisii, nervi duri, ejusque praecipue rami inferioris; nervi hypoglossi et occipitalis maximi a secundo cervicalium nervo, adumbratio. 36 pp. C. 4 tab. Hal. 4°. Auch in: *Ludwig*, 1795, IV, 18—49, 1 pl.

Perzyna, L., (1742—1812), Der Arzt für d. Landmann od. ärzt. Rath f. d. gemeinen Mann in Krankh. Kalisch. 8°. (Darin: de hysterica affectione, de epilepsia s. morbo caduco, de paralysi, de hydrophobia, de cephalalgia, de delirio et mentis alienatione, de malaria, de mania. de daemonomania. Ueb. Zauberei u. Hexerei, den bösen Blick u. d. Magie, welche er lebhaft bekämpft.)

Pett, S., De colica pictonum. 45 pp. Edinb. 8°.

Pfaff, Chr. H., De electricitate sic dicta animali. 85 pp. Stuttg. 8°. — Nachtrag dazu in: *Hartenkeil's* Zeit. 1794, II, 185—192. — Uebers. Lpz. 1795. 8°. Auch in: Salzb. med. Zt. 1794, II, 179, II, 185. Tüb. Anz. 1794, p. 37.

Prangen, J. F. A., De morbis spasmodicis. Havn. 4°.

Pyl, J. T., Ueb. d. Gemüthszustand eines sehr boshaften Mordbrenners. Auff. u. Beob. a. d. ger. Arzeneyw. Brl. 1793, VIII, 243—55.

—, Geschichte e. tödtl. Kopfverletzung nebst beygefügter Leichenöffn. u. Gutachten. Ibid., 1793, 8. Samml. 120—130.

Rapin, Pensées sur la nature de l'esprit. Par. 8°.

Reinhardt, G. Ferd., Spec. inaug. med. continens somni physiologicam et diaeteticam disquisitionem. 38 pp. Jen. 4°.

Richter, A. G., Ischias nervosa. Med. u. chir. Bemerk. Gött., 1793, I, 157—165.

—, Von der Epilepsie. In seinen: Med. u. chir. Bem. 8°. Gött. 1793, I, 130—43.

—, Diss. de amaurosi. Goett. 4°. Auch in: Gött. Anz. 1794, p. 2090.

Rinck, C., Auszüge aus Briefen, eine merkwürdige Geburtsgesch. betr. (Convulsionen). Arch. f. d. Geburtsh. Jena, 1793, V, 389 bis 402.

Rossi, Franc., Extratto di alcune sperienze fatte del Sgn. Carl. Giulio. 8°. (Galvanismus.)

Roucher, Deux obs. sur le tétanos symptomatique. J. de méd. etc. Par., 1793, XCIII, 128—142.

Rush, Benj. V., An account of the causes and indications of longevity and of the state of the body and mind in old age; with observations on the diseases and their remedies. Philad. 8°.

—, An account of a supposed case of internal dropsy of the brain; successfolly treated by mercury. Tr. Coll. Phys. Philad., 1793, I, 146—150.

Ryan, Mich., Observ. on the history and cure of the asthma, in which the propriety of using the cold bath that disorder is fully considered. 227 pp. Lond. 8°. A. d. Engl., Lpz. 1796. 8°. Auch in: Gött. Anz. 1795, p. 554. Salzb. med. chir. Zt. 1796, III, 209. N. A. D. B. XXXI, p. 307. *Tode*, med. J. III, 1. St, p. 52. A. L. Z. 1777, No. 250.

Salt, J. B., De chorea. Edinb. 4°.

Sandifort, G., Museum anatomicum Acad. Lugduno-Batavae. 4 Vol. Lugd. Bat. 1793—1835. c. 206 tab. Fol. (Ein großer Theil der Taf. stellt Crania dar.)

Saunders, A treatise on the structure, economy and diseases of the liver. Lond. 1793, p. 154. (Nimmt als Ursache der Tobsucht i. d. R. abnorme Secretion der Galle an und behandelt darnach.)

Sawyer, M. E., An inaug.-diss.: Containing an inquiry into the existence of the living principle and causes of animal life. 30 pp. Phil. 8⁰.

Schaeffer, Tussis convulsiva. Salzb. med. chir. Zt. 1793, IV, 241 (singularis species). Auch: Ungewöhnl. Kinderkrankh. No. 1.

von **Schaeffer**, J. Ul. Gtth., Ueb. Sensibilität als Lebensprincip in d. org. Natur. Mit einem Aufsatz üb. Erfordernisse zu Theorien. 126 S. Frkf. 16⁰. — Vertheidigung einzelner Sätze dieser Schrift. Herausgeg. v. K. W. *Nose*. Frkf. a. M. 1795. 8⁰. Auch in: Salzb. med. chir. Zt. 1793, IV, 248 und in: Auserl. Abh. f. prakt Aerzte XVI, 125.

Schmidt, Diss. de angina pectoris. Goett., 1793 et 94. Auch: Gött. Anz. 1794, p. 2093.

Sédillot, Réflexions sur le supplice de la guillotine. Par. 8⁰. (Fortbestehen des Lebens unmittelbar nach der Enthauptung.)

Siebold, Electricitatis experimenta in pede humano amputato. Salzb. med. chir. Zt. II, 175.

Sievers, J. F. E., Diss. sistens hypochondriacae atque hystericae dispositionis causas nonnullas praecipuas, quas hodiernis maxime temporibus ad ejusmodi dispositionem inter mortales plurimum conferre solent. Pars I. Helmst. 8⁰.

Simon, M., Problemata medica. Regiom. 4⁰. (De nervis, de corde, de galvanismo etc.)

—, S., De prosopalgia. 23 pp. Hal. 8⁰.

Soemmerring, J. Th., Bem. üb. Verrenkung u. Bruch des Rückgraths. Brl. 8⁰. Auch: *Richter*, Chir. Bibl. XIII, 84. Salzb. med. chir. Zt. 1794, I, 177. N. A. D. B., IV, 183. Tüb. Anz. 1793. p. 25.

Steinhart, G. S., Anleit. des Verstandes zum regelm. Selbstdenken. 3. Aufl. 596 S. Züllich. 8⁰.

Stockes, G., Quaedam de asphyxia, ab aeris dephlogisticati privatione oriunda tradens. Philad. 8⁰.

Streibhardt, F. A., De suicidii actis in foro fere dubiis. 21 pp. Jen. 4⁰.

Starck, Heilung einer Tobsucht durch China. *Baldinger*, Mag. f. Aerzte, Lpz, 1793, XV, Bd. III, S. 1.

Stein, Diss. de faba St. Ignatii. Erl. 4⁰. (Contra dyspnoeam period.)

Stucker, J. Ph., Sanitatis humanae ex facie medicinae practicae commutata schematismus. Rhapsodia anthroponosographia. 32 pp. Rost. 4⁰.

Stunzer, Jo. Nep. Casp., Over forholdet i hypochondrie og nerve-sygdome för uerfanre i laege videnckaben. Oversat. Kiobenh. 8⁰.

Tabor, H., Anweisung f. Hypochondristen, ihren Zustand gehörig einzusehen u. zu verbessern. Dürkh. 8⁰. Auch: Salzb. med. chir. Zt. 1797, II, 225. N. A. D. B., VII, 108. A. L. Z. 1794, No. 242.

Tode, J. C., Diss. de morbis spasmodicis, hystericis praesertim. Hafn. 4⁰.

Treviranus, G. R., Ueb. Nervenkraft und deren Wirkungsart. *Reil*, Arch. I.

Trzebiczky, Fr. X. Casp., praes. J. B. **Zauschner**, De irritabilitate et sensibilitate. In: *Klinkosch*, Diss. med. 4⁰. Prag 1793, II, 72—85.

Valli, Eus., Experiments on animal electricity with their application to physiology and some pathological and medical observations. Lond. 8⁰.

Vianelli, L., Insulti vertiginosi periodicamente ricorrenti. Oss. med. prat e chir. di val clin. ital. Imola, 1793, I, 54—57.

de **Vilches**, Raf. Ram., Receta . . . para curacion de dolores reumaticos, venereos y escorbúticos, que con ronocida ventaja de la salud pública se ha practicado en varios luganes. 4 l. Aranjuez. 4⁰.

Volta, Abr., An account of some discoveries made by Mr. *Galvani* of Bologna, with experiments and observations on them. In two letters to Mr. Til. *Cavallo*. Phil. Tr. 1773, Part. I. Med. Facts and obs. III, 1792, *Gren*, Journ. VIII, 303, 389. *Nicholson*, Journ. 1800, July. *Brugnatelli*, Giorn. T. IV. Schriften üb. d. thier. Elektr. Prag, 1792. 8⁰. Salzb. med. chir. Zt. 1794, I, 184. Schreiben an *Vasalli*. Prag, 1796. Salzb. med. chir. Zt. 1797, III, 190. Schriften üb. d. thier. Elektr. A. d. Ital. v. *Ritschel*, herausgeg. v. J. *Mayer*. Prag, 1793—6. 8⁰.

Voss, F. G., De insania. Frcf. ad V. Auch: *Hufeland*, J. 1797, V, 908. (Voll Hypothesen.)

Waton, Balnea contra faciei dolores. J. de méd. 1793, Mars, N. 1. Inunctiones cranii. Ibidem.

Werdermann, Versuch e. Geschichte d. Meinungen üb. Schicksal u. menschl. Freih. 454 S. Lpz. 8⁰.

Winter, Contagium epilepsiae. Hamb. Adreßcomtoir-Nachr. 1793, N. 97.

Worthington, Rich., Treatise on the dorsal spasm. Lond. 8⁰. Auch: Salzb. med. chir. Zt. 1793, IV, 7. J. de méd. XCIV, 91 (junctus cum exanthemat.).

Wrisberg, H. A., De nervis arterias venasque comitantibus. In: Script. neur. min. sel., 1793, III.

Zschokke, H., Ideen zur psychol. Aesthetik. 396 S. Brl. 8⁰.

Zuccarini, Pr., Casus atrocissimi capitis facieique doloris cum enormi tumore carioso capitis conjuncti. Heidelb. 4⁰. Auch: Salzb. med. chir. Zt., Suppl. I, 168.

Medic. Tischreden v. d. Hypochondrie &c., von Speisen u. Getränken. Mühlh. 8⁰.

Hochfürstl. Lippische Verordnung, wegen der Hundetollheit und der Wasserscheu. Beyt. z. Arch. d. med. Pol. Lpz. 1793, IV, 1. Samml. 1—16.

Plötzlicher Tod eines vierwöchentl. Kindes nach dem Genusse e. sehr geringen Quantität des sogen. Kinder-Mithridates (Requie Nicolai). Reg. f. d. öff. u. ger. Arzneyv., Brl., 1793, III, 145—161.

Agaricus muscarius contra epilepsiam. Allg. Liter.-Zt. 1793, No. 246.

1794.

Ackermann, J. K. H., Ueb. Blähungen u. Vapeurs; Briefe, hypoch. u. hyst. Personen gewidmet. Zeitz u. Naumb. 4⁰.

Alderson, Essay on the Rhus toxicodendron etc. Hal. 4⁰. (Contra paralysin.) Med. Comm. Edinb. 11. Dec., X, 136. Samml. auserl. Abhdl. f. pr. Aerzte XVII, 194. A. L. Z., 1799, No. 350. Salzb. med chir. Zt. 1801, I, 104.

Aldini, J., De animali electricitate. Diss. duae. Bol. 4⁰. C. 2 tab. Auch: Salzb. med. chir. Zt. 1795, p. 433. Von ihm auch: Essai théorique et expérimental sur le galvanisme etc. Par. 1804. 8⁰. Auch: Gött. Anz. 1804, p. 112, 132. J. de Chem. et Phys. Cah. VII, VIII. Salzb. med. chir. Zt. 1804, II, 241. N. A. D. B., XCVII, 285.

Alsters, Arn. J., Diss. de apoplexia. Duisb. 4°.

Bader, K. F., Geschichte der Wassersucht der Gehirnhöhlen od. des Schlagflusses der Kinder, Versuch einer neuen Theorie nebst einigen Bem. üb. d. Gehirnwassersucht, od. d. inneren Wasserkopf. Frkf. u. Lpz 8°. Auch in: Salzb. med. chir. Zt. 1794, III, 89. N. A. D. B., IV, 511. A. L. Z., 1796, No. 99.

Berends, C. A. G., resp. A. **Loewe**, Trismi traumatici opii usu persanati exemplum. Frcf. a. V. 8°.

Bithynus, Primus disciplinae methodicae auctor, cujus fragmenta collegit *Gumpert*. Jen. 8°. (Asclepiades wollte die Kr. nicht in d. Finsterniß halten, während Celsus Licht u. Finsterniß je nachdem benutzt wissen wollte.)

van **Blarkom**, De cordis palpitatione, data occasione notabilem ejusmodi casum observandi. 24 pp. Traj. ad Rh. 4°.

Boettcher, J. A. G., Specimen semiologiae med. criticae de sapore interdum periculi vacuo, quin imo salutari. 118 pp. Rost. 4°. Auch: Salzb. med. chir. Zt. 1794, IV. 296.

Bonn, A., Ontleedkundige beschrijving en anmerkinger over het maaksel en de voeding eener zeldzaame en wanstaltige menschlijke vrucht, als van zes moanden dragts, ten zelfden tijde, nevens twee voldragene en wolgemaakte kinderen geboren. Verh. d. Genootsch. t. Bev. d. Heelk. Amst. 1794, III, 132—92, 1 pl.

Boulenger, C. J., De praecipuis affectionibus nervosis. 1794. 4°. In: *Lovain*, Diss. Lovan., 1796, IV, 429—40.

Bourke, G., De tetano. 34 pp. Edinb. 8°.

Breithaupt, L., De hydrophobia. 24 pp. Gott. 8°.

Brüning, D. G., Ueb. die Schädlichkeit des Mohnsaftes i. d. Ruhr. Neuwied. 8°. Auch in: Tüb. Anz. 1795, p. 247. In: N. A. D. B., XIX, 540. In: A. L. Z., 1794, No. 403. Salzb. med. chir. Zt. 1795, I, 185.

Buettner, C. F., praes. Ch. **Reil**, Functiones organo animae peculiares. 227 pp. Hal. 4°.

Chiarugi, Vinc., Della pazzia en generale ed in specie. Trattato Medico-Analitico, con una centuria di osservazioni. Tom. I—III. Fior. 1793. Turin 1808. 8°. Franz. Florence 1794. Deutsch in 3 Th. 70 S. mit Kpf. Lpz. 1795. 8°. Auch: J. der Erfind., Nr. 19. Salzb. med. chir. Zt. 1795, IV, 241. A. L. Z., 1797, No. 225.

Christoph, A. B., praes. Ch. F. **Nuernberger**, De commotionum animi quarundam effectibus in corpus humanum. Viteb. 4°. (Kurze Angabe der Wirkung einiger Affekte auf den Körper.)

Clutterbuck, H., An account of a new and succesful method of treating those affections which arise from the poison of lead; to which are added general observations on the internal use of lead as a medicine. Lond. 8°.

Collingwood, T., History of a case in which singular nervous affections were cured by an incision in the finger. Med. Comm. Edinb. 1794, VIII, 2 dec., 390—94.

Cullen, W., Klinische Vorles. üb. d. Nervenkrankh. A. d. Engl. Lpz. 8°. Salzb. med. chir. Zt. 1794, IV, 190.

Cutbush, E., On insanity. 53 pp. Philad. 8°.

Davidsohn, Wolff, praes. Fr. Th. **Meckel**, De consensu partium corporis humani. 26 pp. Brl. 8°.

Döllinger, Ign., Diss. an potus Coffée adnumerandus sit stomachicis, concoctionem adjuvantibus? Bamb. 4°.

Dufresnoy, A. I. G., Des caractères, du traitement et de la cure des dartres, de la paralysie, des convulsions. Par. 8°.

Ebell, G. A., Die Bleyglasur des irdenen Küchengeschirrs, als eine unbekannte Hauptquelle vieler Krankheiten &c. Hann. 8°. (Geschichte p. 87.) Auch: *Tode*, Med. J. I. 3, p. 1. Tüb Anz. 1794, p. 228.

Ehrmann, J. Ch., Psychologische Fragmente zur Makrobiotik. Frkf. 8°.

Elvert, E. G., Ueb. den Selbstmord in Bezug auf die gerichtl. Arzneykunde. 132 S. Tüb. 12°. Auch in: Salzb. med. chir. Zt. 1794, III, 502. N. A. D. B., B. 14, p. 460. Tüb. Anz. 1794, p. 829.

Engelhart, Jo. H., Diss. de colica spasmodica. Lundin. 4°.

Erhard, J. B., Versuch e. system. Eintheil. der Gemüthskräfte. Ueb. Narrheit u. ihre ersten Anfänge. Ueb. d. Melancholie. In: *Wagner's* Beitr. z. phil. Anthropologie. Wien 1794—96.

Faulwetter, C. A., Kurze Grundsätze der Electricität. V B. Nürnb. 8°. Auch in: Salzb. med. chir. Zt. III, Suppl. p. 5.

Ferrier, De daemoniacis. Auserl. Abhdl. a. d. Schriften d. Gesellsch. zu Manchester. Lpz. 1794, 1. H., Nr. 8.

Fiedler, C. W., Abhdl. üb. d. Wirkung d. verschied. Luftarten. Cassel. 8°. (Hydrophobiae virus est acidae naturae).

Flemming, G. A., Ueb. d. Charakter d. Menschen. Hamb. 8°.

Frank, L., Geschichte einer Lähmung der unteren Glieder. (Storia di una paralisia della estremita inferiori in N. Gior. d. piu rec. lit. med. chir., d'Europa. Milano 1793, IV, 126.) In: Ital. med. chir. Bibl. Lpz. 1794, II, 1. St., 30—34.

de **Genettes**, Denique de electricitate animali quaedam quoque habent Francogalli, Lettre à Mr. de la Mettrie sur l'élect. animale. J. de Phys. 1794, p. 108.

Grotian, R. J., De phrenitide vera, semper biliosa. 24 pp. Jen. 4°.

van der **Haar**, J., Ueb. d. Beschaffenh. d. Gehirns, d. Nerven u. einiger Krankheiten. Nebst e. Anhange med. chir. Beob. A. d. Holl. von J. P. *Keup*. Stendal. 8°.

de **Hagen**, J., De tussi convulsiva. Mogunt. 8°. Salzb. med. chir. Zt. 1795, II, 121 (residere in glandulis laryngis).

O'Halloran, S., An attempt to determine with precision such injuries of the head as necessarily require the operation of the trephine. Med. Facts and Obs., Lond. 1794, V, 161—85.

Hartmann, E. F. Gst., Diss. med. exhibens quaedam de hydrocephalo. Stuttg. 8°.

Haslam, J., Obs. on insanity, with practical remarks on the disease, and an account of the morbid appearences on dissection. Lond. 8°. Deutsch, Stendal 1800. 8°.

Henry, R., De spasmo tonico praecipue de trismo. 33 pp. Lugd. Bat. 8°.

Hoffbauer, J. Ch., Anfangsgründe d. Logik, nebst e. Grundriß der Erfahrungsseelenlehre. Halle. 8°.

Hufeland, Terra ponderosa salita bei Mel. atton. Vollst. Darst. d. med. Kräfte u. des Gebr. der salzs. Schwererde Brl. 1794, S. 148. (Geistige Erstarrung mit Catal. Besserung nach 3 Wochen. Hierzu noch Moxa. Später Heilung.) S. 156. 157. Gleiche Heilung eines stupiden Jungen.

Ith, J., Versuch e. Anthropologie, oder Philos. des Menschen nach seinen körperl. Anlagen. 2 Th. Bern 1794—5. 8°.

Kaeufer, Heil. e. Epil. mit folgender Tobsucht durch Belladonna. J. d. Erf., Theor. u. Widerspr. in Nat. u. Heilv., VI. St. Gotha 1794. S. 129. (Heil. v. Epil. u. Manie.)

Kennedy, R., De asthmate. 29 pp. Edinb. 8°.

Kerr, De hysteria. 52 pp. Edinb. 8°.

Kirkland, Th., Commentar üb. d. Schlagfluß u. d. Lähmung. A. d. Engl. Lpz. 8°.

Klein, Xav., De metallorum irritamento veram ad explorandam mortem. Mogunt. 1794. In Green's neues J. der Physik. I, p. 36.

Knebel, J. G., De opio. 32 pp. Traj. ad V. 8°.

Kuehn, Ueb. d. Wunderhand des Grafen von Thun. Lpz. 8°.

Kuehne, C. L., De somno meridiano. 16 pp. Gott. 4°.

van de **Laar**, H., De hernia cerebri. In seinen: Obs. chir. obst. etc. 4°. Lugd. Bat. 1794, 63—94, 1 pl.

Lamb, J., Diss. on the apoplexy. Phil. 8°.

Loder, Diss. de taxo baccata. Jen. 4°. (Gegen Epilepsie.)

Meckel, Ph. F., resp. J. F. C. **Stegmann**, De usu et dignitate neurologiae. 31 pp. Hal. 4°.

Metzger, J. D., Ueb. Irritabilität u. Sensibilität als Lebensprincip d. org. Natur. 118 S. Kgsb. 8°.

Metzel, Catalepsie. Med. chir. Zt. Salzb. 1794, I, 139—41.

Michaelis, C. F., Ueb. d. Freiheit des menschl. Willens. 132 S. Lpz. 8°.

Monro, A., Description of a human male monster (Acephalus). Tr. Roy. Soc. Edinb. 1794, III, 215—30, 1 pl.

Murray, Ad., praes. Olavus **Noraeus**, Sciagraphica nervorum spinalium descriptio, et quidem parium cervicalium, cum plexu brachiali. 27 pp. Ups. 4°.

Nicolai, E. A., resp. G. Ch. **Stern**, Inest historia cephalalgiae periodicae maro offic. sanatae. 16 pp. Jen. 4°.

—, Heilung des Wahnsinns durch Kämpf'sche Visceralklystiere. Recepte u. Kurarten, Jen. 1794, V, 113. (Eine Manie in 7 Wochen geheilt, ebenso e. syst. Mel. u. e. durch Hemmung d. Menstr. erzeugten Wahnsinn.)

Nürnberger, Ch. F., resp. Ant. K. Ch. F. **Hempel**, De vulgari aetiologia apoplexiae valde ambigua et fallaci. 19 pp. Viteb. 4°. Auch in: Salzb. med. chir. Zt. 1795, II, 355.

—, Pr. de chirurgia recentiorum absolutam vulnerum letalitatem capitis praecipue non infringente. Viteb. 4°.

Olander, E. J., De colica spasmodica. 21 pp. Lundae. 4°.

Palletta, G. B., Annat.-path. Beob. üb. d. mit Lähmung verbundene Krümmung des Rückgrats. A. d. Ital. Tüb. 4°. Aus: Advers. chir. prima. Mail. 1788. 4°. Auch in: Salzb. med. chir. Zt. 1795, I, 76. N. A. D. B., XVIII, 36.

Parry, C. H., Ueb. die Wirkung der Zusammendrückung der Schlagadern bei verschiedenen Krankheiten des Kopfes. Lpz. 8°.

Patterson, W., Letters concerning the internal dropsy of the brain, to Ch. Will. Quin. 93 pp. Dublin. 8°.

Pfaff, C. H., Nachtrag zu meiner Dissertation in Betreff der thier. Electricität. Med. chir. Zt., Salzb. 1794, II, 185—92.

Pole, T., An account of a remarkable spasmodic affection from the puncture of a pin, cured by the liberal use of laudanum with antimonial wine. Mem. M. Soc. Lond. (1775—88), 1794, II, 377—89.

Prag, F. D., Von den Kopfschmerzen u. insbes. der Migräne. Aus *Krünitz's* Encyklopädie, verbunden u. mit Anm. herausgegeben. Geers. 8°.

Pugh, J., A treatise on the science of muscular action. Lond. 8°.

Rahn, J. H., Exercitationum physicarum de causis physicis ... sympathiae ... sexta. Zuric. 4°. Salzb. med. chir. Zt. Erg. IV, p. 5.

de **Rascher**, J. M. W., De mania et melancholia puerperarum. 25 pp. Erf. 4°. (5fache Quellen: Milchversetzungen, Suppression der Lochien, Darminfarcte u. Würmer, starker Blutverlust, Gemüthsbewegungen. Darnach die Behandlung.)

de la **Roche**, Zergliederung der Verrichtungen des Nervensystems als Einleitung zu einer pr. Untersuchung der Nervenkrankheiten. Uebers. v. A. *Merzdorff*. 2 Bde. Halle 1794—5. 8°.

Rose, H., On the effects of the passions upon the body. 30 pp. Philad. 8°.

Rougemont, Von den erblichen Krankheiten. Frankfurt. 8°. (Epilepsie.)

Sager, C. G., Fasciculum observationum I., Epilepsia nocturna ab infarctibus viscerum turpetho minerali sanata. Sundii. 8°.

Scarpa, Ant., Tabulae neurologicae ad illustrandam historiam anat. cardiacorum nervorum, noni nervorum cerebri, glossopharyngei et pharyngei ex octavo cerebri. C. 14 tab. 44 pp. Ticini. Fol. — Auch in: Ital. med. chir. Bibl. Lpz. 1796, II, 2. St., 129—38. Ins Englische v. Edw. *Mitchell*. Edinb. 1829. 8°.

—, Anatomicae disquisitiones de auditu et olfactu. Mediolani. Fol. c. 8 pl.

Schaeffer, Diss. quaedam de influxu assuetudinis in corpus humanum. Stuttg. 4°.

Schmidt, J. A., Comment. de nervis lumbalibus eorumque plexu anat.-pathologicus. Adjecta est duorum, qui in plexu brachiali majori continentur nuperque inveniebantur, plexuum minorum descriptio et adumbratio. 118 pp. Vindeb. 8°.

—, Jo. Geo., Diss. sistens descriptionem machinae gibbositates minuendae atque sanandae. 62 pp. Marb. 8°.

Schneider, J. F. Th., Diss. de morborum fictione. Frcf. ad V. 8°.

Schreger, Med.-hermeneutische Untersuch. der in der Bibel vorkommenden Krankheiten. 74 S. Lpz. 8°.

Schurzmann, J. C., De morsu canis rabidi et hydrophobia. 36 pp. Hal. 4°.

Siebold, Diss. Observ. med.-chir. circa tetanum ejusque species praecipuas etc. Wurceb. 4°. Salzb. med. chir. Zt. 1794, IV, 124.

Simmons, R., Hydrophobia. Med. Facts et Obs. Lond. 1794, V, 87—91.

Skiadan, M., Oratio de causis et effectibus pathematum animi atque ratione eorum moderandorum coërcendorumve ad bene beateque vivendum. Moskau. 8°.

Smith, H., An essay of the nerves. Lond. 8⁰.

Tabor, H., Anweis. f. Hypochondristen, ihren Zustand gehörig einzusehen u. zu verbessern. Heidelb. 8⁰.

Tilton, J., Letter respecting a singular case of rabies canina. Mel. Comm. 1790, Edinb. et Lond. 1794, Decade 2, VIII, 364—370.

Tobler, Beschreib. e. besonderen Lähmung, u. darauf erfolgten korruptorischem Brande. Mus. d. Heilkunde. Zürich 1794, II, 287—302.

Tommaso d'Aquino, Dell' uso e dell attività dell' arco conduttore nelle contrazioni dei muscoli. Bologna 1794. 8⁰. Auch in: Ephemer. letter. di Roma. No. 39. 40. 1794. Auch: Salzb. med. chir. Zt. 1796, II, 129.

Valli, Eus., Lettera XI sull elettricita animale. Mont. 1794. 8⁰. Uebers. in *Green's* J. d. Phys. VI, S. 482. Auch in: Salzb. med. chir. Zt. 1794, III, 449.

Vogel, Jo. L. Andr., De fatuitate. 22 pp. Jen. 4⁰.

Wagner, Beitr. z. philosophischen Anthropologie u. den damit verwandten Wissenschaften. 1. Bd. 1792. 2. Bd. 1796. Wien. 8⁰. (Ausführlich in: *Friedreich*, Literärgeschichte 1830, S. 581—596.)

Walter, T. Gli., Von der Einsaugung u. d. Durchkreuzung der Sehnerven. Mit 1 Kpf. Brl. 8⁰.

Warburg, J., De paralysi. Traj. ad V. 4⁰.

Whytt, R., Beob. üb. d. Natur u. Heilung der Krankheit, die man gemeiniglich Nervenübel ingleichen hypoch. u. hyster. Zufälle nennt. Mit Anm. üb. d. Sympathie der Nerven. A. d. Engl. 3. Ausg. 410 S. Lpz. 8⁰.

Williams, P., Case of apoplexy in a pregnant woman. Med. Facts and Obs. 1794, V, 96—100, 1 pl.

Zacchiroli, M., Isterismo accompagnato da gravi e non ordinari sintomi. Gior. per serv. a storia roy. d. med. Venez. 1788, V, 299—302. Ebenso übers. in: Ital. med. chir. Bibl. Lpz. 1794, II, 1. St., 111—17.

Zerener, Ad. Theophr. N., An cor nervis careat et iis carere possit. 7 pp. Erf. 4⁰. Auch in: *Ludwig*, IV, 1.

Zeviani, G. Ver., Ueber die Hypochondrie, hypochondrische Flatulenz, Windsucht und die übrigen Blähungsbeschwerden. Lpz. 8⁰. Auch in: N. A. D. B. XXI, 253. A. L. Z. 1794, No. 373. N. A. D. B. XXI, 253.

—, Del flato, a favore degl' ipochondriaci. Verona 1775.

Zollikofer ab **Altenklingen**, praes. Chr. **Reil**, De sensu externo. 77 pp. Hal. 4⁰.

In hydrophobia alcali fixum causticum. Salzb. med. chir. Zt. IV, 282. (Empfohlen durch d. österr. Regierung.)

Alumen contra colicam spasticam. Hannov. Mag 1794, St. 41.

Zwey Abhandlungen üb. d. angeblichen Mangel der Nerven in dem Herzen. J. der Erf. rc. Gotha 1794, 7. St., II, 3—54.

1795.

Acrel, Diss. de gastrodynia. Ups. 4⁰. Auch in: Rudolphi, Schwed. Ann., 1. Heft, p. 210.

Barker, Fr., De invento Galvani vulgo animalium electricitate dicto. 41 pp. Edinb. 8⁰.

Berger, Fr., Diss. de remediis specificis in epilepsia usitatis. 28 pp. Frcf. ad V. 8⁰.

Bianchi, G., Saggio riguardanto l'impressioni sui nervi in generale. Pisa. 8⁰.

Black, S., Angina pectoris. Mem. M. Soc. Lond. 1795, IV, 261—279. — With a dissection. Ibid. 1805, VI, 41—49.

Blaese, W. G., De virtutibus opii medicinalibus secundum Brunonis systema dubiis et male fundatis. 24 pp. Jen. 4⁰.

Boehmer, Diss. de tussi convulsiva. Viteb. 4⁰.

Boettiger, Aelteste Spuren der Wolfswuth in der griech. Mythologie. In: *Sprengel*, Beitr. zur Gesch. d. Med. Halle 1795, I, 2. St., 3—72.

Brandis, Jo. Dt., Versuch üb. d. Lebenskraft. Hann. 8⁰.

Brockenbrough, Jo., De rabie canina. 50 pp. Edinb. 8⁰.

Bruehl, J. W. Ch., Pr. de temperamentis. Marb. 4⁰.

Callenan, J., De tussi convulsiva. 27 pp. Edinb. 8⁰.

Carter, H. Y., Wounds of the head. Med. Facts et Obs. Lond. 1795, VI, 91.

Chew, J., De animi affectionibus. 70 pp. Edinb. 8⁰.

Cirillo, G., L'istinto, operetta medica. 95 pp. Napoli. 8⁰.

Clossius, D. C. F., Anm. üb. d. Lehre v. d. Empfindlichkeit u. Reizbarkeit d. Theile. Tüb. 8⁰.

Crawford, St., De angina pectoris. 24 pp. Edinb. 8⁰.

Cruikshank, W., Experiments on the nerves, particularly on their reproduction and on the spinal marrow of living animals. Phil. Tr. Lond. 1795, LXXXV, 177—89, 1 pl. Uebers. in: Arch. f. d. Phys. Halle 1797, II, 57—71.

Crusius, Sm. Ghf., Von der Tollheit, Wasserscheu od. Hundswuth. Lpz. 8⁰. Auch: Tüb. Anz. 1795, p. 112.

Dexter, An account of the methods used in some of the northern parts of America, for the cure of the bite of mad dogs. Mem. M. Soc. Lond. (1788—94) 1795, IV, 404.

Domenech y Arnaya, P. Fr., Memoria sobre la insolacion, en la que se da un metodo facil para socorner los golpes de sol. Madr. 8⁰.

Ellis, W., History of a tetanic affection terminated favourably. In: *Duncan*, Med. Comm., Dec. II, Vol. 9, 1795, art. 13, p. 341—43.

Elwert, Ereign. med. Actenstücke: Personen, die v. muthmaßlich wüthenden Hunden gebissen worden, betreffend. Mus. d. Heilk. Zürich 1795, III, 59—88.

Fenner, J. H. Chr. M., De doloribus post partum eorumque curatione. 118 pp. Marb. 4⁰.

Frank, Ustio in inveterata ischiade. Salzb. med. chir. Zt. II, 183. 686. Deutsch, Mannh. 1799. 8⁰. — Ital., Venedig 1802.

—, L., Rabies canina. Med. chir. Zt., Salzb. 1795, II, 201 (lenis, tamen letalis. p. 177 Moschus inutilis.)

—, Amaurosis caussa bajulatio. Ibidem, p. 185.

Gagel, Auch e. Beispiel einer Lungenschwindſ. hypochondrischen Ursprungs. Im: Mus. d. Heilk. 1795, Bd. 3, S. 154—8.

Groeninger, J. H. Cp., Diss. de vi vitali. Jen. 4⁰.

Gruner, Ch. G., De suicidii notis in foro fere dubiis. Jen. 4⁰. Auch in: Salzb. med. chir. Zt. 1795, I, 101.

Haighton, J., An experimental inquiry concerning the reproduction of nerves. 12 pp. 1 pl. Lond. 4°. Ebenso in: Phil. Tr. Lond. 1795, 190—201, 1 pl. und in: Arch. f. d. Physiol., Halle 1797, II, 71—86, 1 pl.

Harless, Jo. Ch. Fr., Neurologiae primordia. Comment. anat.-historica. Erl. 4°.

Hausleutner, G. G., De morbis capitis praecipue interioribus. Lovan. 4°.

—, Em. Fr., De locis in apoplexia affectis. 47 pp. Hal. 8°.

Haxby, Diss. de consuetudine. Edinb. 8°.

Hebenstreit, E. B. G., De turgore vitali. Lps. 4°.

Hobbes, T. M., De epilepsia. In: *Louvain*, Diss. 8°. Lovan. 1795, II, 360—383.

Hoffmann, G. F., der Jüngere. Versuch einer Abhdl. üb. d. Ursachen u. Heilmittel der sogen. Gichter od. Konvulsionen bey Schwangern, Gebährenden u. Kindbetterinnen. Frkf. a. M. 12°. Auch: Opp. III, p. 32, de motibus convulsivis. Obs. 6. Auch: Salzb. med. chir. Ztg. 1795, III, 283. N. A. D. B., XXVII, 367.

Home, E., The Croonian lecture on muscular motion. Phil. Tr., Lond., 1795, LXXXV, 1, 1 pl. 262. 1796, LXXXVI, 1, 1 pl. Auch übers. in: S. 202—220, Arch. f. d. Phys. Halle 1797, II, 87—108.

v. **Humboldt**, Fr. Al., Ueb. d. gereizte Muskelfaser als anthropokosmische Substanz. In: *Grell's* chem. Ann 1795, 7. St., S. 1. — Dessen neue Versuche, bes. in Hinsicht auf d. verschiedenartige Empfänglichk. der thier. Organe, in: *Gren's* neuem J., III, 2, 165. — Dessen neue Versuche. Brl. 1792. 2 Bde. 8°.

Husemann, G. G., De morbis capitis praecipue interioribus. Lovan. 4°. Auch in: *Louvain*, Diss. 8°. Lovanii, 1795, I, 212—228.

Isenflamm, H. F., Descriptio foraminum, fissurarum et canalium capitis. Erl. 4°.

Johnston, A., Hydrophobia. Med. Comm. Edinb. 1795, Dec. 2, X, 264—288.

Johnstone. Jam., Medical essays and observ., with disquisitions relating to the nervous systems. And an essay on mineral poisons by J. *Johnstone*. 313 pp. Lond. 8°.

Jones, John Gal., Obs. on the hooping-cough. etc. Lond. 8°. Auch: Salzb. med. chir. Zt. 1797, I, 188.

Kiesewetter, J. B. C., Faßliche Darstellung der Erfahrungsseelenlehre. 8°.

Kite, C., Cases of the disease which is commonly called paralysis of the inferior extremities in consequence of a curvature of the spine. In seinen: Essays & Obs. 8°. Lond. 1795, 335—349.

Kock, P. S., De incubo. In: *Louvain*, Diss. 8°. Lovan, 1795, II, 399—403.

Kortum, Amentia partialis. Beitr. z. prakt. Arzneiwiss. Gött. S. 272—281. (3 Fälle v. Halluc. ohne Heilung.)

Lentin, L. F. B., B. d. Wirkung der Gratiola im Wahnsinn. J. d. pr. Heilk. u. Wundarzn. Jena. 8°.

Levi, Jos., Diss. irritabilitate organorum specifica. 68 pp. Hal. 4°.

Malacarne, Vic., Encephalotomia di alcuni quadrupedi. Mentova. 4°.

Manzoni, Ant., Obs. pathologicae. 116 pp. Verona. 8°. Auch: *Römer*, Samml. med. Abhdl. I. Salzb. med. chir. Zt. IX, Ergänzbd. p. 266 (uno die grana 400 — per totam vitam librae 200).

Mauchard, J. D., Neue Versuche von Temperament und den Neigungen. Stuttg. 8°.

Meckel, Ph. F., Diss. de hydrorhachia. Hal. 4°. Auch in: Salzb. med. chir. Zt., 1801, II, 204.

—, resp. G. Jac. **Reichenbach**, De locis in hydrophobia affectis. Hal. 4°.

Meister, L., Ueb. d. Einbildungskraft u. ihren Einfluß auf Geist u. Herz. Zürch. 8°.

Mickwitz, Eb., De usu belladonnae in morsu canis rabidi observationibus probato. 23 pp. Jen. 4°.

Mueller u. **Hoffmann**, Für Hypochondristen, Nervenkranke ꝛc. Frkf. 8°. Auch in: Salzb. med. chir. Zt. 1795, I, 401. Verm. Auff., I, 273.

Mueller, Jo. V., Der Selbstmord nach seinen med. u. moral. Ursachen betrachtet. Frkf. 8°. (Vorzugsweise f. Laien. Ursache meist Hypochondrie u. Seelenleiden. Gibt Ratschläge.) Ebenso in: Salzb. Med. chir. Zt. 1795, IV, 252. Auch: A. L. Z. 1797, No. 77 und: N. A. D. B. B. XXXIII, 308.

Murray, Ad., Sciagraphica nervorum capitis descriptio. Ups. 1795, 4. P. I, II.

Niemeyer, L. H. Ch., Comm. de commercio inter animi pathemata, hepar bilemque; de causis ejusdem, nec non de usu et moderamine illius pro practica medicina expectando. 62 pp. Gott. 4°. Auch: J. der Erf. Int.-Bl. No. 8. Salzb. med. chir. Zt. 1797, III, 88.

Pfaff, Ch. H., Ueb. thier. Electricität u. Reizbarkeit. Ein Beytrag zu d. neuesten Entdeckungen üb. diese Gegenstände. 398 S. Lpz. 8°. Auch in: Salzb. med. chir. Zt. 1796, II, 241.

Philip, A. Ph. Wilson, An experimental essay on the manner in which opium acts on the living animal body. 162 pp. Edinb. 8°. (Eigentlich Wilson geheißen.)

Platner, E., resp. Fr. A. **Wagner**, An ridiculum sit animi sedem inquirere? 12 pp. Lps. 4°.

Powell, T. P., De hydrocephalo acuto. Edinb. 8°.

Pucciardi, C., Pensieri e nuovo per render in efficaci i veneni delle vipere e del morso del cane rabbioso. Pisa. 4°.

Rabe, Diss. de dolore gravidarum, parturientium, puerperarum. Jen. 4°.

Reil, J. Ch., resp. Ch. F. **Huebner**, De coenaesthesi. 63 pp. Hal. 4°.

—, Diss. de locis in apoplexia affectis. Hal. 4°.

—, Ueb. d. Bau des Hirns u. d. Nerven. *Gren's* neues J. f. Physik. Bd. 1. H. 1. S. 96.

Ricou, B. J. F., Mém. et obs. sur une tumeur cancéreuse à la tête avec caries de l'os pariétal. Mus. d. Heilk., Zürch, 1795, III, 1—10.

le **Roux**, Ueb. die Wuth. Eine Preisschrift. A. d. Franz. (1779). Tüb. 1795. 8°.

Scarlett, R., De apoplexia, eaque praecipue quae sanguinea appellatur. 56 pp. Edinb. 8°.

Schaeffer, J. U. G., Vertheidigung einzelner Sätze in s. Schrift üb. Sensibilität als Lebensprincip in d. org. Natur. Frkf. 16°.

Scheuffelhut, M. A., De hydrope praesertim spasmodico. 16 pp. Erf. 4°.

Schmalfuss, A. F. Ch., De noxis ex neglectu exanthematum capitis proficiscentibus biga observationum confirmatis. 26 pp. Jen. 4⁰.

Schmidt, J. Jon., De consensu partium corp. hum. inter se. 32 pp. Hal. 4⁰. Auch: *Buchholz* u. *Becker's* Auszg. I, 204.

Scutt, Benj., Diss. de colica. Edinb. 8⁰.

Seboldt, C. D., Mali hypochondriaci veri ac nervosi, sive... morbi sine materiae specimen. 80 pp. Rost. 4⁰.

Seelmatter, P., Pathologia et therapia dolorum ventriculi. 42 pp. Jen. 4⁰.

Siebold, G. Ch., Doloris faciei, morbi rarioris, atque atrocis, observationibus illustrati adumbratio. 24 pp. Wirceb. 1795. 4⁰. Diatribe II, 24 pp. Wirceb. 1797. 4⁰. (Siehe auch: J. der Erfind. X, 103. Salzb. med. chir. Zt. 1796, I, 410. 1798, I, 413. A. L. Z. 1797, No. 192.)

Spiess, Chr. H., Biographieen der Wahnsinnigen. Mit Abbild., 4 Bde. (Novellen.) 1795—6. 8⁰.

Sponitzer, Beitr. zu d. Untersuch. üb. Sensibil. u. Irritabilität. J. d. Erf., Gotha, 1795, III, 2. St., 3—30.

Stapleton, C., Quid capitis dolor? quae ejus species? quae causae? quae curandi methodus? Lovan. 8⁰. Auch in *Louvain*, Diss. 8⁰. Lovanii, 1795, I, 345—50.

Thomson, Al., Enquiry into nature, causes and method of cure of nervous disorders. Lond. 8⁰. Auch: A. L. Z. 1796, No. 132. *Tode*, Med. chir. J. III, 337. J. d. Erfind. Intell. Bl. No. 23.

Tietzen, Chr. G., De tussi convulsiva. 27 pp. Vitemb. 4⁰.

Vetter, G., De doloribus ad partum, eorumque partitione. Marb. 4⁰.

Volmar, G. B., Diss. explanans auditus fabricam ac soni theoriam physicam. 35 pp. Marb. 4⁰.

Walter, J. G., Von den Krankheiten des Bauchfells u. d. Schlagfluß. Deutsch u. lat. m. 4 Taf. Brl. 8⁰.

Weber, A. Gl., Mali hypochondriaci veri ac nervosi notio et natura. Rost. 8⁰. Auch in: *Buchholz* u. *Becker*, Auszg. I 1 St., p. 1. Salzb. med. chir. Zt. 1796, III, 33.

—, resp. C. L. **Wischke**, Mali hypochondr. veri ac nervosi signa et diagnosis. Specimen semiologiae med. criticae. Rost. 8⁰. Auch in: *Buchholz* u. *Becker*, Auszg. I, 1. St., p. 26. Salzb. med. chir. Zt. 1796, II, 33.

Weise, J., Geschichte einer nicht oft vorkommenden krampfhaften Krankheit. N. Mag. f. Aerzte. Lpz. 1795, XVII, 481—486.

Weinrich, De monstris, Wratisl. 4⁰. (Cap. 15 epilepsia ex terrore.)

Wells, W. C., Obs. on the influence which invites the muscles of animals to contract in Mr. *Galvani's* experiments. Phil. Tr. Lond. 1795, 246—95.

—, Animal electricity. Phil. Transact. 1795, II, 246. *Voigt*, Mag. f. d. Neueste d. Naturk. I, 1. St., p. 87.

Westphal, Fr. W., De mente, morborum participe. Erl. 4⁰. (Kurz, klar und historisch.)

Wichmann, J. N., Ueb. Asthma acutum periodicum Millari (the Hives, das Millarische Asthma) mit Angina polyposa, membranacea (Suffocatio stridula (Croup, die häutige Bräune), ein Fragment aus der Diagnostik. J. d. pr. Arzn. u. Wundarzn., Jena 1795—96, I, 1. St., 1—32.

Wilcke, C. G., De isto capitis dolore qui dicitur clavus. Jen. 4⁰. Auch in: Salzb. med. chir. Zt. 1801, IV, 373.

Wildberg C. F. L., Versuch e. anat. phys.-pathol. Abhdl. über d. Gehörwerkzeuge der Menschen. Jena. 8⁰. Auch: N. A. D. B., XXIV, 397. Tüb. Anz. 1795, p. 393. Salzb. med. chir. Zt. 1796, I, 9. A. L. Z., 1799, No. 203.

Wilson, J., De asthmate spasmodico. Edinb. 8⁰.

Geschichte eines oft wahnsinnigen Frauenzimmers; von einem Ungenannten eingesendet. Museum d. Heilk., III, 111—25. Zürich 1795.

Gesch. u. diätetischer Rath eines ehemals großen Hypochondristen, der durch Mittel völlig gesund worden ist, die in Jedermanns Gewalt stehen. An Hypochondristen, Gelehrte, überhaupt viel sitzende Personen, von sicherer Heilung, auch Verhütung der Krankheit, ihres Zustandes und Erhöhung d. Gesundheit. Neue Aufl. 306 S. Brl. 8⁰.

Des Bm. *Holzhauser* geheime Visionen, wie er sie selbst im J. 1646 dem Kaiser Ferdinand III. und dem Kurfürsten Maximilian v. Bayern in lat. Sprache schriftlich übergeben hatte. Uebers. und mit Anm. Bamberg 1795. 2. Aufl. 1799. 8⁰.

Neue Versuche üb. d. Lehre vom Temperament u. den menschl. Neigungen. 368 S. Stuttg. 12⁰.

Geschichte der menschlichen Narrheit, od. Lebensbeschreibungen berühmter Schwarzkünstler, Goldmacher, Teufelsbanner, Zeichen- u. Liniendeuter, Schwärmer, Wahrsager u. anderer philosophischer Unholde. 1.—7. Th. 7 V. Lpz. 8⁰. 1785—9.

Excisio partis vulneratae post morsum. Salzb. med. chir. Zt. 1795, I, 289 (Oesterreich. Verordnung).

Galvanismus. *Crell*, Chem. Annalen, 1795, St. 2, p. 3.

Electricität. Salzb. med. chir. Zt. 1795, I, 116. 1796, I, 253.

1796.

Ahlstedt, G. H., Sciagraphica nervorum spinalium descriptio, et quidem parium dorsalium atque lumbalium. 19 pp. Ups. 4⁰.

Anderson, A., On chronic mania. New-York. 8⁰.

Apel, A. F., De cardialgia. Erf. 4⁰.

Avesaet, Vosch von, Diss. de phrenitide. Duisb. 4⁰.

Baeyer, G., De controversa quaestione, an cor nervis careat? 13 pp. Lundae. 8⁰.

Ball, T., On the causes and effects of sleep. Phil. 8⁰.

Barcley, J., De anima s. principio vitali. Edinb. 8⁰.

Bardili, Ursprung u. Begriffe von der Willensfreiheit. 96 S. Stuttg. 8⁰.

Belcher, W., Belcher's address to humanity. Containing a letter to Dr. Th. Monro; a receipt to make a lunatic, and seize his estate; and a sketch of a true smiling hyoena. Lond. 8⁰.

Bell, Jac., De apoplexia hydrocephalica. 32 pp. Edinb. 8⁰.

Berlinghieri, Galvanismus. Mag. encyclopédique, 1796, No. 6, p. 145.

Berthollet, Der Galvanismus. *Pfaff* u. *Friedländer*, Franz. Ann. I, 185 (Identitas cum electricitate).

Birckholtz, Diss. de praecipuis zinci calcibus, earumque in utraque medicina usu. Lips. 1796. (Gegen Convulsionen.)

Cadet de Gassicourt, Ch. L., Obs. sur le danger de la saignée dans le trait. de l'asphyxie. Par. 8°.

Caldwell, C., An attempt to etablish the original sameness of three phenomena of fever (principally confined to infants and children), decribed by medical writers under the several names of hydrocephalus internus, cynanche trachealis and diarrhoea infantum. Philad. 8°.

Condorcet, Histor. Gemälde u. Fortschritte des menschl. Geistes. Uebers. v. *Posselt*. Tüb. 8°.

Creve, Vorläufige Bekanntmachung der Natur d. Metallreizes. Salzb. med. chir. Zt. 1796, I, 49. 55. 1797, I, 324.

Crumpe, Sam., Untersuch. d. Natur u. Eigensch. des Opiums rc. Lpz. 1796, Kopenh. 1796. 8°. Salzb. med. chir. Zt. 1796, III, 113.

Davidson, W., Ueb. d. Schlaf. Brl. 1796. 2. Aufl. 1799. 8°.

Domin, J. F., Ars electricitatem aegris tuto adhibendi, cum propriis tum aliorum virorum celeberrimorum experimentis innixa. 128 pp. 1796. 2. ed. Pest. 1796. 8°. Auch in: Salzb. med. chir. Zt, Suppl. I, 10.

Ekman, J. J., Sciagraphica nervorum spinalium descriptio, et quidem nervi intercostalis s. sympathetici. 29 pp. Ups. 4°.

Enslin, J. C., praes. W. G. **Plouquet**, De vitali ejusque mutationibus in apoplexia. 24 pp. Tüb. 4°.

Flajani, G., Beob. üb. d. Wasserkopf (Observazioni pratiche sopra l'idrocefalo. Roma 1791). In: Ital. med. chir. Bibl. Lpz. 1796, II, 2. St, 41—49.

Flemming, G. A., Lehrb. der allgemeinen empir. Psychologie. Altona. 8°.

Fothergill, A., Essay on the abuse of spirituous liquors. Bath. 8°.

Frank, Amaurosis caussa febris cum paralysi. In: Nuovo Giornale di Milano 1796 und in: *Kühn*, Ital. Bibl. II, 1. St., p 1.

Gautier, J. L., praes. J. Ch. **Reil**, Physiologie u. Pathologie der Reizbarkeit. A. d. Lat. übers. u. mit Anm. Lpz. 8°.

Gosse, P. Jo., De doloris therapia. In: *Louvain*, Diss. 8°. Lovanii 1796, IV, 30—37.

Gruner, Alcali volatile contra hydrophobiam. Almanach 1796, p. 86.

Gyser, Convulsiones per columbam curatae. Carlsr. Intelligenzbl. 1796, Nr. 7.

Harless, Jo. Chr. Fr., resp. G. **Schneider**, Hist. neurologicae veterum speciminis secundi Sectio 1. 2. 103 pp. Erl. 4°.

Heynig, Psychol. Magazin. Altenb. 1796—7. 8°.

Hoffbauer, J. Ch., Naturlehre der Seele. In Briefen. Halle. 8°.

v. **Humboldt**, A., Electricität. In: Salzb. med chir. Zt. 1796, II, 444.

Huyberechts, G., De usu electricitatis in curatione paralysis. In: *Louvain*, Diss. 8°. Lovan. 1796, IV, 363—67.

Imhoff, P. M., Was hat die heutige Arzneykunde von den Bemühungen einiger Naturforscher und Aerzte seit e. halben Jahrhunderte in Rücksicht einer zweckmäßigen Anwendung der Electricität auf Kranke gewonnen? 79 S. München. 8°. Auch in: Salzb. med. chir. Ztg. 1797, III, 444.

Joerdens, Heilung eines convulsivischen Aufstoßens. J. d. prakt. Arzn. u. Wundarzn. Jena 1796, II, 562—69.

Jones, J. Gal., Diss. de tetano. 50 pp. Edinb. 8°.

Kaempf, Abhdl. von e. neuen Methode, die Hypochondrie zu heilen. Lpz. 8°. Auch: J. de méd. etc. LXXVII, 306.

Koelpin, Wirk. der tct. colocynthidis Ph. Suec. in Lähmungen. J. d. pr. Heilk. u. Wundarzn. Jena 1796, II, 4. St., 570—76.

Kreysig, F. L., resp. Ch. F. Bn. **Ettmüller**, Sal. **Locke**, Benj. **Bauer**, Fr. **Schindler**, De vi vitali et nervosa una et eadem. 10 pp. Vitemb. 4°.

—, Pr. physiologorum de natura vis vitalis dissensus exponuntur. P. I—IV. Vitemb. 4°.

—, De diathesis morborum phlogisticae et nervosae connubio. 18 pp. Vitemb. 4°.

Kuehn, C. G., Neueste Entdeck. in d. physikalischen und med. Electricität. Aus d. wichtigsten Schriften zusammengetragen. Lpz. 1796. 1797. 8°. 2 Th. m. K. Auch in: Salzb. med. chir. Zt. 1798, I, 382. III, 445. N. A. D. B., XXXVIII, 358.

Lavedan, A., Tratado de los usos, abusos, propriedades y virtudes del tabaco, café, té y chocolate etc. 37 pp. Madrid. 8°.

Lehmann, Diss. Catalogus coleopterorum medicatorum. Gött. 4°. (cantharides contra hydrophobiam.)

Lidderdale, R., De imaginatione; et praecipue ejus de viribus in morbis inducendis et sanandis. 138 pp. Edinb. 8°.

Loeffler, Heil. e. chron. Wahnsinns durch Einschnitte in den Schädel u. Erhaltung in Eiterung. Hufeland's J. 1796, B. III, St. 4, S. 695.

Lombard, Remarques sur les lesions de la tête. Strassb. 8°.

Luzuriaga, Ign. Mar. Ruiz., Dissertacion medica sobre el colico de Madrid etc. Madrid. 8°. Auch: Mag. encyclopaedique. An. VI, No. 7, p. 302 (Col. saturn.)

Maizier, C. W., De instinctu. 47 pp. Hal. 4°. Auch: Salzb. med. chir. Zt. 1801, II, 214.

Masius, G. H., Comm. med.-psychol. de vesania in genere et praesertim de insania universali. 127 pp. Gott. 4°. Auch: Gött. Anz. 1797, p. 123. Salzb. med. chir. Zt. 1798, IV, 204.

Mauchart, Allg. Repert. f. empirische Psychologie. Nürnberg. 1796—99. 8°.

Moscati, Pt., Ueb. e. convulsiv. Krankheit im Waisenhause zu Mailand, nebst Meinungen eines Arztes über die Kriebelkrankheit u. eine neue Kurmethode für dieselbe. A. d. Ital. Wien. 8°. Auch in: Nuovo Giornale di Milano. IX. *Weigel*, Ital. Bibl. III, 2. St., p. 28. A. L. Z., 1796, No. 100. Salzb. med. chir. Zt. 1798, Nr. 42.

Murray, J., resp. N. A. **Bergsten**, Diss. Usus modioli in fractura et depressione cranii. Ups. 4°. Auch in: Salzb. med. chir. Zt. 1797, III, 381. (Caussa amaurosis. Multa aqua post laesionem, sensim effluens.) *Rudolphi*, Schw. Ann., 1. Hft., p. 95. (Abscessus auris internae observatio, p. 110.)

Nurretein, Fr. J., Obs. nouvelles sur la surdité, la coecité, l'epilepsie etc. Par. 8°. Auch in: Gött. Anz. 1796, p. 1796. 1817. A. L. Z., 1797, No. 329.

Otto, John C., An inaugural essay on epilepsy. 55 pp. Philad. 8°.

Perkins, Bi. Dougl., The influence of metallic tractors in the human body, in removing various painful inflammatory diseases, by which a new field of enquiry is opened in the modern science of galvanism or animal electricity. Lond. 8°.

Pfaff, Ueb. thier. Electricität u. Reizbarkeit. p. 396. In: Salzb. med. chir. Zt. 1796, II, 249. *Hopf*, Comm. IV, 452 (diagnosis, an amaurosis cum cataracta complicata est).

Pfuendel, Ueb. d. Gebrauch d. Kupfer-Salmiaks in d. Epilepsie. J. d. pr. Arzn. u. Wundarzn. Jena 1796, II, 2. St., p. 271—85.

—, Ueb. krankh. Irritabilität od. unwillkürliche Muskelbewegung u. ihre Behandlung. Ibidem, p. 243—60.

Platner, E., resp. Fr. E. **Teichert** II, An ridiculum sit animi sedem inquirere? 12 pp. Lps. 4⁰.

Pletain, J. B., De dolore theoria. In: *Louvain*, Diss. 8⁰. Lovan. 1796, IV, 26.

Reil, J. Ch., Exercit. anatomicarum fascic. I. De structura nervorum. C. 3 tab. 32 pp. Hal. Fol.

Rudolphi, C. Asm., De ventriculis cerebri. 43 pp. Gryph. 4⁰.

Salmon, P. S., Diss. de chorea. 30 pp. Edinb. 8⁰.

Schlegel, Th., An hominum genus sanitate corporis ac virtute animi auctum fuerit, factumque perfectius? Gryph. 4⁰.

Schlüter, Fr., Ueber den Magenkrampf ꝛc. Braunschw. 8⁰. Auch: Salzb. med. chir. Zt. 1796, III, 187. A. L. Z., 1796, No. 169. N. A. D. B., XLVII, 314

Schmid, K. Ch. E., Psychologisches Magazin. Jena 1796—8.

Schmidt, M. D., Diss. continens de neurodynami particulam I. 32 pp. Jen. 4⁰.

—, Jo. G., Beschreibung e. neuen Maschine zur Verminderung u. Heilung der Buckel. Lpz. 8⁰. Auch in: J. d. Erf. XVIII 132. Diss. translata. N. A. D. B., XXIX, 450. Salzb. med. chir. Zt., Suppl. I, 217. A. L. Z., 1797, No. 54.

Scott, J. N., Two cases, shewing that the anterior part of the brain may sustain considerable injury without a fatal consequence. Ann. med. Edinb. 1796, I, 358—70.

Sheehy, J., De hydrocephalo interno s. hydrope ventriculorum. 46 pp. Edinb. 8⁰.

v. **Soemmerring**, S. Th., Ueber d. Organ der Seele. Mit 3 Kpf. 86 S. Königsb. 4⁰. Auch in: J. d. Erfind. Gotha 1796, V, 18. St., 3—58.

—, De trunco vertebrali vasorum absorbentium corporis humani commentatio juncto icone ad annum 1796. In: Comm. phys. 4⁰. Gött. 1796, XIII, 111—123, 1 pl.

Sommer, De virtute et vi medica Gratiolae. Regiom. 4⁰. (Mehrere Heilungen v. Wahnsinn durch Gratiola.)

Spiegel, L., Vorläuf. Bem. üb. d. Streitigkeit vom Organ der Seele, veranlaßt durch H. Hofr. Soemmerring's Schrift üb. diesen Gegenstand. J. d. Erfind. Gotha 1796, V, 18. St, 58—70.

Spruijt, J., Verzameling var waarneemingen, betreffende de hoofdwoonden. Verhandel. v. h. Genottsch. t. Bevord. d. Heelk. te Amst. 1796, IV, 110—398.

Stilling, H., Der Schlüssel zum Heimweh. 264 S. Marb. 8⁰.

Struve, C. A., Noth und Hülfstafel vom tollen Hundebiß ꝛc. Görl. 8⁰.

Stuckens, J. T., De dolore capitis. Lovan. 8⁰. Auch in: *Lovain*, Diss. 8⁰. Lovanii 1796, IV, 43—57.

Swainston, Thoughts physiological and practical observations. York. 8⁰. Auch: Samml. auserl. Abhdl. f. pr. Aerzte., XVII, 546 (Opium gegen Chorea St. Viti).

v. **Tekelenburg**, J., Waarneeming eener zeer moejelijk verlossing; verzeld van stuiptrekkingen en gevolgd van den dood. Verhandl. v. h. Genootsch. t. Bevord. d. Genees—en Heelk. te Amst. 1796, IV, 19—30.

Thornton, R. J., Medical extracts on the nature of health, with practical observations, of the nervous and fibrous systems. By a friend to improvements. 4 V. Lond. 1796—97.

de **Valenzi**, Mich., Completum et methodo botanica propositum systema morborum, secundum Nosologiam summi Pathologi Boisier de *Sauvages*. Brun. 8⁰. (In der X. Cl. die „Vesaniae".)

Villa, G., Rabies canina. Aus: Gior. fis. med. decembre 1790 in: Ital. med. chir. Bibl. Lpz. 1796, II, 213—18.

Vrancken, L. H. J., De fabrica et functione cerebri. Lovan. 4⁰. Auch in: *Louvain*, Diss., IV, 480—84.

Wagner, Von d. Privatanst. des Dr. Willis. In: Bibl. britann. 1796, I, 759. Auch in: N. J. d. Erfind., Theorien ꝛc. in der Med., 1. Bd., 3. St., S. 30. 301. Gotha 1810.

Walker, S., A treatise on nervous diseases, in which are introduced some observ. on the structure and functions of the nervous system and such an investigation of the symptoms and causes of those diseases as may lead to a rational and successful methode of cure. Lond. 8⁰.

Walter, J. G., Anat. Museum, beschr. v. F. A. *Walter*. 2 Th. Brl. 4⁰. (2 Verknöcherungen b. e. Mel. üb. d. linken Hemisphäre, die eine dicht am sin.-falcif. Ebenso b. e andern Melanch., ebenso bei Manien.)

Weise, Diss. de prosopalgia. Jen. 4⁰. Auch: Salzb. med. chir. Zt 1801, IV, 387.

Weisse, J. M., De praeclara virtute unguenti Neapolitani in prosopalgia. Jen. 4⁰.

Wick, J. C., De animi affectuum in corpus efficacia. Gott. 4⁰. (Fleißige Zusammentragung.) Auch: Gött. Anz. 1797, p. 89.

de **Witte**, A. L., De hysterica passione. 1796. In: *Louvain*, Diss. 8⁰. Lovan. 1796, IV, 475.

Wohlrab, Diss. de usu electricit. med. Lps. 4⁰. (Heilung einiger Fälle, nam. Mel. u. Verrücktheit. *Heinroth* als Mitbeobachter bestreitet diese Erfolge.)

Wolff, Diss. de vitiis gustus. Jen. 4⁰. Auch: Salz. med. chir. Zt. 1801, IV, 377.

Zeviani, G. V., Bem. üb. e. merkw. Leichenöffn. e. Weintrinkers. Ital. med. chir. Bibl. Lpz. 1796, II, 2. St., S. 204—9. Aus: Mém. de soc. de Verona 1790, V, 391.

Zoude, L J., De effectu opii salutari, ejusque usu in medendo. In: *Louvain*, Diss. 8⁰. Lovan. 1796, IV, 421.

Ueb. d. Nervenkraft u. ihre Wirkungsart. Arch. f. d. Phys. Halle 1796, I, 2. Hft, 3—20.

Des Churf. sächs. Sanitäts-Collegii Anweis. f. angehende Aerzte u. Wundärzte, wie sie sich bei Personen, welche v. wüthenden Hunden u. anderen dergl. Thieren gebissen worden, in Anseh. der innerl. und äußerl. Behandlung zu verhalten haben. 24 S. Dresden. 4⁰.

Ueber d. glücklichen Zustand des Dummkopfs. 15 S. Brl. 8⁰.

Ol. olivarum contra epilepsiam. Reichsanz. 1796, p. 6201.

Aromatica contra hydrophobiam. Salzb. med. chir. Zt. 1796, II, p. 380.

Belehrung des Churf. Sächs. Sanitätscollegii von dem großen Nachtheile, welcher aus dem Mißbrauch des Branntweins für die Gesundheit u. die Seelenkräfte enstehet. Dresden. 4⁰.

1797.

Aepli, Geschichte e. außerord. period. Krankh. von e. Geschwür u. Beinfraß am Rückgrade. Museum d. Heilk., Zürich 1797, IV, 22—31.

Allan, Obs. sur la rage. Rec. pér. Soc. de santé de Par., 2 éd., an V (1797), I, 99—119.

Amphoux, Extr. d'un mémoire, intitulé: Rech. sur. l'opium. Rec. pér. Soc. de méd. de Par. 1797, II, 346—49.

Andersch, C. S., Tr. anat.-phys. de nervis humani corporis aliquibus, quam edidit E. Ph. *Andersch*. 2 P. 178 et 187 pp. Regiom. 8°.

Andreae, Diss. de constitutionis aevi nostri spasmodicae quibusdam momentis. Erf. 4°.

Arcel. Diss. de gastrodynia. Ups. 4°. Auch: *Rudolphi*, Schwed. Ann., 1. H., p. 210.

Attenhofer, X., Disp. med. circa universitatem legis, qua corpora viva ad stimulos specificos reagunt. Tüb. 4°.

Augustin, De spina ventosa ossium. Hal. 4°. Auch: *Loder*, J. f. Chir. I, 368. Salzb. med. chir. Zt. Erg. II, 446. Gött. Anz. 1797, p. 199.

Balz, J. F., B. d. Nutzen der Bäder im Keuchhusten. Mus. d. Heilk. Zürich 1797, IV, 109—14.

Bethge, K. Ch., Ueb. Schlagflüsse u. Lähmungen, od. Geschichte der Apoplexie, Paraplegie und Hemiplegie aus älteren und neueren Wahrnehmungen. Lpz. 8°. Auch: Gött. Anz. 1797, p. 1782. 1802, p. 1063. *Hufeland*, J. IV, 635. Salzb. med. chir. Zt. 1798, I, 43.

Bischoff, K. J., Versuch üb. d. freiwilligen Tod. Nürnb. 8°.

Bogel, Eine Hemeralopie, mit e. sonderbaren Lichthunger verbunden. J. f. d. Chir. 2c. Jan. 1797, I, 93—101.

Bonzelius, J. B., resp. F. Ed. **Bretschneider**, Diss. sistens descriptionem tentorii cerebelli ossei quorundam animantium mammalium. 17 pp. Jen. 4°.

Bourdois, Rapport d'une obs. de I. A. H. *Gendron*, sur l'usage de l'opium à grande dose, dans la colique des peintres. Rec. pér. Soc. de méd. de Par. 1797, II, 338—46.

Bree, R., A pract. inquiry on disordered respiration, distinguishing convulsive asthma, its specific causes and proper indications of cure. London, 1797. 1800. 8°. Deutsch Leipzig 1800. 8°. Franz. v. Th. *Ducamp*, Par. 1819. Auch: Salzb. med. chir. Zt. 1798, I, 289. A. L. Z. 1798, No. 36. Gött. Anz. 1799, p. 1977. N. A. D. B., LXIV, p. 315. (Zahlreiche an sich angestellte Experimente).

Brief, State of the Royal Society. Lond. 1797. 8°. (Submersio contra maniam.) Auch: Salzb. med. chir. Zt. 1798, III, 62.

Burmester, De usu vini medico. Gött. 4°.

Cavallo, Tib., Ueb. d. Theorie u. Anwend. d. Electricität. A. d. Engl. Lpz. 1797. 8°. 1799. 8°.

Chiarugi, Vinc., Sull' uso esterno dell' opio. Lettera al Dr. L. *Frank*, con aggiunte o annotazioni. Firenze. 16°.

Clossius, Jo. Fr., Ueber d. Enthauptung. Tüb. 8°. (Nimmt mit *Soemmerring* d. Fortf. des Bewußtseyns an, ja der Kopf würde auch reden können, wenn er nicht von den Respirationen u. Sprachorganen getrennt wäre.)

Colladon, De mania et melancholia. Gott. 4°.

Cortambert, Extr. d'un mémoire sur le galvanisme. Mém. Soc. méd. d'émul. de Paris, an V (1797), I, 232—36.

Currie, J., Med. reports on the effects of water, cold and warm, as a remedy of fever and febrile deseases; whether applied to the surface of the body, or cised as a drink; with observ. on the nature of fever, and on the effects of opium, alcohol, and inanition. 252 pp. Liperp. 8°. 2. ed., to which are added two letters on the etablissment of a lunatic asylum in Liverpool. 379 et 343 pp. Lond. 1805. 8°. Philad. 1808.

Dell' Aqua, Essai sur la superiorité intellectuelle de la femme. Berlin. 8°.

Dick, Diss. de asthmate. Edinb. 8°.

Doussin-Dubreuil, De l'épilepsie en général, et particulièrement de celle, determinée par des causes morales. Par. an V, 1800, 1804, 1825. 8°. Deutsch Mannh. 1799. 8°. Ital. Vened. 1802. Auch: Gött. Anz. 1800, p. 552. N. A. D. B., L, 297. Salzb. med. chir. Zt. V, Suppl., p. 326. IX, Erg. Bd., p. 92. Edit. nov. 1804.

Dumont, Obs. sur des convulsions accompagnées de cécité qui ont exigé un accouchement forcé. Act. Soc. de méd. etc. Brux., an VI (1797), I, 76—78.

Engelhart, Jo. H., Diss. de pertussi. Lundae. 4°.

Eschenmayer, K. A., Versuch, die Gesetze magnet. Erscheinungen aus Sätzen der Naturmetaphysik, mithin a priori, zu entwickeln. Tüb. 8°. 1798. 8°.

—, Ueb. d. Enthauptung. Tüb. 8°. (Gegen *Soemmerring*.)

Fielitz, Fall vom Schädelbruch. J. f. Chir., Geb. u. ger. Arzneik. Jena 1797, I, 388—401.

Francke, Diss. de tussi convulsiva per totum fere annum 1796 Erfordiae grassante. Erf. 4°.

Frank, Heilung e. Melanch. u. Manie. In: *Frank's* kl. Schr. pr. Inhalts. A. d. Lat. v. *Eyerel*. Wien 1797. S. 266. 277. (Nach Streit Mel. u. dann Raserei. Starke Dose tart. em., 2 Tage darnach Heilung.)

Friedrich, Pr. de paralysi musculorum faciei rheumatica. Wirceb. 8°. (Ex incrassatione vaginae nervi duri.) Auch: J. d. Erfind. XXV St., p. 83. Salzb. med. chir. Zt. 1798, I, 415.

Fülleborn, Gesch. d. Physiognomik. In seinen: Beitr. z. Gesch. d. Phil. Brl. 1797, St. 8, S. 1.

Genser, Jo. A., Diss. pathologiam mali hypochondriaci inquirens. 18 pp. Viteb. 4°.

Gerson, Diss. de catalepsi. Lugd. Bat. 4°.

Gruner, Ch. Gf., De imputatione suicidii dubia, casu singulari illustrata. Jen. 1797. 1798. 4°.

Hanko, F., De febribus motricem facultatem exercentibus. Traj. ad V. 8°.

Heise, Diss. de antispasmodicis eorumque usu necessario. Frcf. 4°.

Helbing, J. H. L., De detractione sanguinis in morbis apoplecticis. 34 pp. Viteb. 4°.

Hermbstaedt, Obs. sur les bons effects de l'électricité dans les paralysies, et dans une épilepsie à la suite d'une suppression du flux menstruel. Act. Soc. de méd. etc. Brux. 1797, I, 155—61.

Herz, M., Ueb. d. falschen Schwindel. J. d. pr. Arzn. u. Wunda. Jena 1797, III, 3. St., 389—432.

von **Hildenbrand**, V. J., Ein Wink zur näheren Kenntniß und sicheren Heilart der Hundswuth. Wien. 8°. Auch: Salzb. med. chir. Zt. 1798, II, 433 (ex salacitate non satiata).

Hoffmann, Gottl., Die Kunst, aus d. Gesichte Krankheit. zu erkennen u. zu heilen. Frkf. u. Lpz. 8⁰. Auch: A. L. Z. 1798, No. 22.

Hofrichter, Ben., De locis in melancholia adfectis. 38 pp. Hal. 8⁰.

Home, Strabismus. Phil. Tr. for 1797, I. Auch: *Arnemann*, Mag. f. d. Wunda. II, 483. *Reil*, Arch. III, 13.

—, Diplopia. Ibidem. Auch: *Arnemann*, Mag. II, 483. *Reil*, Arch. III. 8⁰.

Hotz, Beob. e. Hemiplegie, die v. e. Erkältung herkam, u. in e. period. Epilepsie überging. Mus. d. Heilk. Zürich 1797, IV, 279—84.

von **Humboldt**, A., Versuche üb. d. gereizte Muskel- u. Nervenfaser nebst Vermuthung üb. d. chem. Proceß des Lebens in der Thier- u. Pflanzenwelt. Mit 8 Kpft. Posen u. Berlin. 2 Bde. 495 u. 468 S. — Franz. 530 pp. Par. 1799. 8⁰. Auch in: Salzb. med. chir. Zt. 1797, I, 433. IV, 337.

—, Ueb. einige neuere galvanische Erscheinungen. Med. chir. Zt. Salzb. 1797, IV, 375—82.

—, Ueb. d. Anwend. d. galvan. Reizmittel auf die prakt. Heilkunde. J. f. d. Chir, Geburtsh. u. ger. Arzeneik. Jen. 1797, I, 447—72.

Jawandt, Catalepsie. J. d. prakt. Arzneik. u. Wundarzneik. Jena, 1797, IV, 784—95.

Josse, Mémoire sur l'opium. Rec. pér. Soc. de méd. de Par. 1797, I, 119—33.

Justi, W., Elisabeth die Heilige, Landgräfin von Thüringen. Zürich. 8⁰.

Knaus, Beob. einer wichtigen Kopfwunde. J. d. prakt Arzneik. u. Wunda. Jena 1797—98, V, 425—30.

Kortum, C. H. T., Heilung einer convulsivischen Krankheit. J. d. prakt. Arzneik. u. Wunda. Jena 1797, IV, 377—85.

Krey, Diss. de connubio inter melancholiam et malum hypochondriacum. Erf. 4⁰.

Kreysig, F. L., Pathologia mali hypochondriaci. Viteb. 4⁰. (Fanatismus). Auch: *Baldinger*, N. Mag. II, 23.

—, De detractione sanguinis in morbis apoplecticis. Viteb. 4⁰.

Langermann, Jon. Godef., De methodo cognoscendi curandique animi morbos stabilienda. 68 pp. Jen. 8⁰. (Ref. in: *Friedreich*, Literärgesch. 1830, S. 596.) Salzb. med. chir. Zt. 1801, IV, 394.

Laurent, Mém. clinique sur le tétanus chez les blessés. 160 pp. Strassb. 8⁰.

Laws, J., An inaug. diss. on the rational of the operation of opium on the animal economy; with observ. on its use in disease. 12 pp. Wilmington. 8⁰.

Leidenfrost, J. G., De morbo convulsivo epidemico Germanorum caritatis Pannonae comite vulgo die Kriebel-Krankheit annorum 1770 et 1771. In seinen: Opusc. phys.-chem. et med. 12⁰. Duisburg 1797, I, 240—320. Ebenso übers. in: Mag. v. Aerzt. Lpz. 1775—78, I, 332—60.

Leiner, J. E., De medicina electrica. 29 pp. Hal. 4⁰. Auch in: Salzb. med. chir. Zt. 1801, II, 235.

Levison, G., Der Mensch, moralisch und physisch dargestellt. Braunschw. 8⁰.

van **Loenen**, Rh., De dolore faciei convulsivo. 50 pp. Groen. 4⁰. Auch: A. L. Z., Ergänz. II. Jhrg. Bd. II, p. 151. Salzb. med. chir. Zt. IV. Ergänz., p. 366.

Lonyer Villermay in Mém. de la Soc. méd. d'émulat. An V, p. 440 (sine affectione cerebri hemiplegia).

von **Luce**, J. W. L., Versuch über Hypochondrie u. Hysterie, ein prakt. Hdb. f. angehende Aerzte. Gotha u. Petersb. 8⁰. Auch in: J. d. Erfind. Intell. Bl. Nr. 23. A. L. Z. 1798, No. 371. N. A. D. B., XLVII, 317. Salzb. med. chir. Zt. 1801, I, 377. V. Erg. Bd., p. 84.

Maass, Versuch üb. d. Einbildungskraft. Halle. 8⁰.

Maimon, S., Kritische Untersuchung üb. d. menschl. Geist od. d. höhere Erkenntniß- u. Willensvermögen. Lpz. 8⁰.

Melville, A., De apoplexia. 53 pp. Edinb. 8⁰.

Messger, Schädelbruch. J. f. d. Chir., Geburtsh. u. ger. Arzn. Jena 1797, I, 233—41.

Meyer, J. C. H., Delirii febrilis meletemata. Hal. 4⁰. Auch in: Salzb. med. chir. Zt. 1801, II, 225.

Mills, T., De sonis et anditu. Edinb. 8⁰.

Monro, Al., Secund. three treatises on the brain, the eye and the ear. Illustrated by 27 tables. 360 pp. Edinb. and Lond. fol. Auch in: *Loder*, J. f. Chir. I, 534. Gött. Anz. 1798, p. 572.

—, Obs. on the communication of the ventricles of the brain with each other, and on the internal hydrocephalus. In seinen: Three treatises. Edinb. 1797, 5—71, 4 pl.

—, Obs. on the organ of hearing in man and other animals. Ibidem, p. 177—293, 8 pl.

Moreau, J. L., Obs. sur un fait de médicine morale. Mém. Soc. méd. d'emulat de Par., an V (1797), I, 40—43.

Murray, J. A., Foetus hydrocephalo interno corrupti descriptio. Ups. 4⁰.

Naef, Entbind. e. Frau v. e. monströsen zeitigem Kinde mit ganz neben einander stehenden Köpfen. N. Denkw. f. Aerzte und Geburtsh. Gött. 1797, I, 188—204.

Naumburg, Sektionsgeschichte eines Hypochondristen. Mus. der Heilk., Zürich 1797, IV, 47—56.

Nebel, Diss. Analecta de opio. Heidelb. 4⁰.

Neithard, B. A., De athmate consensuali. 29 pp. Altd. 4⁰. Auch in: Salzb. med. chir. Zt., III. Suppl, p. 445.

Niethammer, Diss. de statu rei chirurgicae deplorabili. Jen. 4⁰. (p. 12 Convulsiones male tractatae).

Ollenroth, Von e. Erschütterung d. Gehirns (Commotio cerebri). Mag. f. d. Wundarzneyk. Gött. 1797, I, 130. 147.

—, Von e. Kopfwunde mit ansehnlicher Geschwulst, die zwar dem ersten Ansehen nach nichtsbedeutend schien, in der Folge aber verschied. üble Zustände verursachte. Ibid., I, 105. 143.

Osiander, F. B., Metromania lactea et haemorrhoidalis acuta d. i. von glücklich gehobenem Fieber einer Wöchnerin, welches auf heftige Gemüthsbewegung m. Milch- u. Häm.-congestion nach dem Hirn entstanden, u. mit heftiger Raserey, Neigung Verse zu machen, zu deklamiren u. zu singen, verbunden war. N. Denkw. f. Aerzte u. Geburtsh. Gött. 1797, S. 90—128.

—, Glücklich gehobenes hitziges Fieber einer Wöchnerin mit Wahnsinn, Neigung und Fertigkeit Verse zu machen; oder Reimsucht, Versewuth, gereimter Wahnsinn v. Milchversetzung, Metromania lactea. Ibidem, S. 52—69.

—, Wahnsinn v. Geburtsschmerzen u. Wendung e. Zwillingspaares. Ibidem, S. 134—40.

Peschier, Jo., De irritabilitate animalium et vegetabilium. 51 pp. Edinb. 8°.

Petri, Progr. historia duorum Gadarenorum *δαιμονίων*. Erf. 4°.

Pinel, Ph., Mém sur la manie périodique ou intermittente. Mém. Soc. med. d'émul., an V (1797), I, 94—119.

Platner, E., resp. Th. **Neuhof**, De amentia occulta. 13 pp. Lps. 4°.

—, resp. H. **Stoelzer**, De amentia occulta, alia observ. quaedam. 11 pp. Lps. 4°.

—, resp. G. **Schirmer**, De amentia dubia. 12 pp. Lps. 4°.

Portal, A., Obs. sur la nature et sur le traitement du rhachitisme, ou des courbures de la colonne vertébrale, et de celles des extrémités supérieures et inférieures. Par. 8°. Deutsch, Weißenf. und Lpz. 1788. 8°. Ital., Venez. 1802. 8°.

Rademacher in *Hufeland's* J. 1797, IV, Bd. 4, St. 4, S. 823. (Er heilte eine man. puerp. durch Laxantia, doch fing die Kranke bei finnl. Eindrücken an zu tanzen. Auch dies verschwand nach 2 Tagen in Folge v. helleb. alb.)

Radesey, J. F., De narcoticorum usu in mania cum adjectis duobus felicissimi hujus usus exemplis. 25 pp. Traj. ad Rh. 8°.

Reiff, Diss. de usu mercurii sublimati corrosivi in pertinacibus ac dubiis symptomatibus malum hypochondriacum subinde comitantibus etc. Erf. 4°.

Reil, Ch., Die Falte, der gelbe Fleck u. die durchsichtige Stelle in der Netzhaut des Auges. Arch. für Phys., Halle, 1797, II, 468—73, 1 pl..

Reinhold, J. Ch. L., resp. J. G. **Schlegel**, De galvanismo. Spec. I. 125 pp. Lps. 4°. Spec. II, 82 pp, Lpz. 1798. 4°.

Rennalis, J. P., De tetano. 64 pp. Edinb. 8°.

Robertson, R., De luce, calore, atque vi electrica. 19 pp. Edinb. 8°.

Rocher, Diss. de apoplexia. Duisb. 4°.

Ronstorf, E., De asthmate. In: *Leidenfrost*, Op. phys. et med. 12°. Duisb. 1797, I, 135—204.

Roose, Th. A., Grundzüge der Lehre von der Lebenskraft. Brnschw. 1797. 1804. 4°.

Roser, P. F., Abhdl. üb. das Entstehen, die Ursachen und die Handlungsart der Hundeswuth. 2. Aufl. 97 S. Stett. 8°. (esse biliosam, emeticis sanabilem.) Auch in: Tüb. Anz. 1798, p. 160. A. L. Z., 1797, No. 80. Salzb. med. chir. Zt. 1798, I, 252.

Rossander, C. P., et J. **Sönnerberg**, Cogitata de instinctu animalium. 24 pp. Lundae. 4°.

Rudolphi, C. A., Etwas üb. d. sensible Atmosphäre d. Nerven. Arch. f. d. Phys. Halle 1797, III, 188—201.

Schmidt, Joh. J., Versuch üb. d. psychol. Behandlungsart der Krankh. des Organs der Seele. Ein Fragment zu e. künft. System dieser Krankheiten. 142 S. Hamb. 8°. (Refer. in *Friedrich*, Literärgesch. 1830, S. 599—611.) Auch: *Tode*, Med. J. III, 1. St., p. 130. Salzb. med. chir. Zt. 1798, I, 417.

—, G. B., Diss. sistens asthmatis pathologiam. 50 pp. Jen. 4°.

—, M. D., Diss. med. continens de neurodynami particulam I. 32 pp. Jen. 8°.

Scott, R., Quaedam de imitatione complectens. Edinb. 8°.

Sédillot ainé, Coma convulsif après une gourme répercutée, suivi de la morte. Rec. pér. Soc. de santé de Par. 2. éd., I, 32—35.

Seemann, Jo. Ch., Diss. sistens momenta quaedam physiologica circa visum. 16 pp. Tüb. 4°.

Siebold, G., Doloris faciei morbi rarioris atque atrocis observationibus illustrati adumbratio. Wirceb. 1795. 4°. Diatribe, II, Wirceb. 1797. 4°.

—, Heilung eines mit heftigen Blutungen verbundenen schwammichten Auswuchses am Kopfe durch das Kosmische und Bernard'sche Aetzmittel. J. d. pr. Arzn. u. Wundarzn. Jena 1797, IV, 1—11, 1. pl.

Spandow de Callicèe, Heil. e. Mel. durch aq. lauroc. In: Diss. de Lauro-cerasi viribus venenatis ac medicatis. Grön. 1797. 4°. (Täglich 1 Quentchen. In 3 Wochen Heilung.)

Sprengel, K., Handb. d. Pathologie. III. Th. Lpz. 1797, S. 369. (Die „Gemüthskrankheiten" werden in Mel., Naserei u. Blödsinn eingetheilt. Abart des Blödsinns der Cretinismus.)

Stoeller, Von d. wirkenden Naturkräften bey Verletzungen des menschlichen Körpers, und diesesmal vorz. bey wichtigen Kopfverletzungen. J. f. d. Chir., Geburtsh. u. ger. Arzneik. Jen. 1797, I, 77—92.

Struve, C. A., Noth- u. Hülfs-Tafel. Vom tollen Hunds-Biß, von Giften, v. Verschlucken, v. Ersticken u. s. w. 5. Aufl. Hann. fol.

Sue, J. J., Opinion sur le supplice de la Guillotine. Par. 8°. (Der Kopf lebt fort, so lange das Blut warm ist. Der Rumpf hat noch Empfindungen)

—, Essay sur la physiognomie des corps vivans, considerée depuis l'homme jusqu'à la plante. Ouvrage où l'on traite principalement de la nécessité de cette éduc. dans les arts d'imitation, des véritables règles de la beauté et des graces, des proportions du corps humain, de l'expression, des passions etc. 295 pp. Par. 8°.

Thunberg, Diss. de oleo cajeputi. Ups. 4°. Auch in: *Rudolphi*, Schwed. Ann., Hft. 1, p. 186 (contra convulsiones ad epigastrium infantum. Contra hysteriam.).

Titius, S. C., De clysterum tabacinorum in asphycticis usu. P. I et II. Viteb. 4°.

Tode, Jo. Clem., En kort afhandling om hypochondrie. Kiobenh. 8°. Uebers. „Nöthiger Unterricht f. Hypochondristen, die ihren Zustand recht erkennen und sich vor Schaden hüten wollen." Kopenh. 1797. 8°. Auch in: Salzb. med. chir. Zt., Suppl. I, p. 241. A. L. Z., 1797, No. 334. Journ. der Erfind., St. XXVI, p. 1. N. A. D. B., XLI, 343. Unterhaltender Arzt, III, 104.

Tourtelle, Ed., Elements d'hygiène, ou de l'influence des choses physiques et morales sur l'homme, et des moyens de conserver la santé. 2 Vol., 278 et 323 pp. Strassb. 1797. 8°. Engl. v. *Williamson*, 2 Vol., 422 et 490 pp. Baltimore 1819. Spanisch von F. *Morizulde*. 512 pp. Bagota, 1828. 8°.

Treviranus, G. R., Physik. Fragmente (üb. Nervenkraft, consensus, org. Wärme 2c.) 2 Thle. Hann. 1797—9. 8°.

Vaughan, J., Obs. on animal electricity. An explanation of the metallic operation of Dr. Perkins. 32 pp. Wilmington. 8°.

Veit, D., Diss. de organorum corporis humani tam energia interna, quam cum organis sociis connexione seu sympathia. Hal. 4°. Auch: N. A. D. B., XLIX, 154. *Reil*, Arch. f. Phys., XI, 505. A. L. Z., 1797. No. 242.

Voss, Ekelkur gegen Wahnsinn. *Hufeland*, J., 1797, V, 912. (4 Gr. tart. em. in 3 Unzen, Aqua dest., eßlöffelweise; bei Melanch. nützlich, bei Manie mit der Dose zu steigen.)

Wagnitz, M. E., De hemicrania. Altd. 4°.

Walter, Hydrocephalus. Salzb. med. chir. Zt. 1797, IV, 14.

Wendelstadt, Siebenwöchentlicher Schlaf (Coma). J. d. pr. Arzn. u. Wundarzn. Jen. 1797, IV, 434—441.

—, Beob. üb. d. Wirksamkeit der Naturkräfte bey Kopfwunden u. Kopfverletzungen, nebst einigen Bem. üb. d. großen Nutzen des äußeren Gebrauchs von Eis. J. für die Wundarzn., Gött. 1797, I, 308—325.

Wichmann, J. E., Ueb. angina pectoris und polypus cordis In seinen: Ideen zur Diagnostik. 8°. Hann. 1797, II, 131—210.

—, *Wildungen*, Wasser gegen geistige Abspannung. Ueber die Wirkung miner. Wasser bes. des Wildunger. Hann. 8°.

Zuccarini, Fr., Progr. exemplum laboriosissimaé respirationis. Heidelb. 4°.

Des Churf. sächsischen San.-Collegii Anweis. f. angeh. Aerzte u. Wundärzte, wie sie sich b. Personen, welche v. wüthenden Hunden u. andern dergl. Thieren gebissen worden, in Ansehung der innerl. u. äußerl. Behandlung zu verhalten haben. Beitr. z. Arch. d. med. Pol., Lpz. 1797, VII, 1, Samml., 14—36.

Ueb. d. Hypochondrie. J. d. pr. Arzn. u. Wundarzn. Jen. 1795—6, I, 1. St., 33. 4. St., 445. 1797, III, 1. St., 12.

Heil. e. Manie durch Haarabschneiden. Actes de la Soc. de méd., chir. etc. de Bruxelles, 1797, I, 94.

Phänomene u. Sympathie in der Natur, nebst dem Geheimniß, Wunden ohne Berührung vermöge des Vitriols sympathetisch zu heilen. Cob. 8°. Auch: Salzb. med. chir. Zt. 1797, II, 417. A. L. Z., 1796. No. 175.

Tart. emet. contra paralysin. Salzb. med. chir. Zt. 1797, I, 295.

Rabies canina. Ibidem, 1797, II, 346 (rescriptum Borissicum).

1798.

Ackermann, J. F., Versuch e. psych. Darstellung der Lebenskraft organisirter Körper. Frkf. a. M. 8°. 2. Aufl. 18 . .

Alibert, J. L., Du pouvoir de l'habitude dans l'état de santé et de maladie. Mém. Soc. méd. d'émul. de Par., an VI (1798), I, 396—415.

Arens, Diss. Analecta quaedam ad doctrinam de magnetismo animali pertinentia. Frcf. 4°.

Bauer, C. Ch., De hydrorhachitide. 22 pp. Erf. 4°.

Beamish, J., De colica pictonum. 37 pp. Edinb. 8°.

de **Beauchêne**, E. P. Ch., De l'influence des affections morales dans les mal. nerveuses des femmes. Par. 8°.

Beaumarchef, Obs. de fracture du crâne avec perte de substances d'une portion du coronal et d'une partie des sinus fronteaux. Rec. pér. Soc. de méd. de Paris, 1798, IV, 359—68.

Beer, Jos., Geschichte eines geheilten vollkommenen, von zurückgetriebener Krätze entstandenen schwarzen Staares ꝛc. Wien. 8°. Auch: Salzb. med. chir. Zt. 1798, IV, 312.

Bessel, Diss. Momenta quaedam generaliora circa affectionem hystericam. Gött. 4°.

Bogler, Neue Erfahr. üb. d. gr. Nutzen des Mohnsafts in der Geburtshülfe. J. f. d. Chir., Geburtsh. u. ger. Med. 1798, Jan. 1800, II, 391—97.

Bouvier, Mém. sur la mélancholie dans les fièvres. Rec. pér. Soc. de méd. de Par. 1798, IV, 343—58.

(**Brera**), Riflessioni med.-pratiche sul usu interno del fosforo, particolarmente nell' Epiplegia. Pavia. 4°. (Infausto eventu.) Auch: Comm. med. Dec. I, T. II, No. 10.

Brickett, J., Method of preventing bad effects of bit from mad dog. Med. Repos. N. Y. 1798, I, 392.

Buchoz, P. J., Sur la propriété du vinaigre destillé pour guérir la manie. Par. An VI (1798). 8°.

—, Sur le tarantisme. Par. 8°.

—, Diss. en forme de consultation sur une nouvelle machine pour les fumigations vegétabiles dans les maladies des matrices dans les passions hystériques. Par. 8°.

Burdach, C. F., praes. J. E. **Hebenstreit**, Apoplexiae per epilepsiam solutae observatio. 16 pp. Lps. 4°.

Camper, De optima agendi vel expectandi in medicina ratione. In seinen: Dissert. Vol. II, Ling. 1798, p. 729 (die Ursache der Melancholie liegt in gestörter Respiration).

le **Camus**, Grundsätze d. prakt. Seelenheilkunde. A. d. Franz. mit Anm. v. G. H. van *Eicken*. Elberf. 8°. Auch: *Tode*, med. chir. J. IV, 59.

Cappe, Ueb. d. Epilepsie. In: *Duncan*, Ann. of med. for the year 1798. Lond. 8°.

Chiarenti, Franc., Lettera sul nuovo metodo di sommistrare l'opio esternamente per frizione etc. Fiorenza. 4°. Auch: Gött. Anz. 1799, p. 740. Mém. de la Soc. méd. d'émul. III, 278 (experimenta, vim directe sedantem demonstratio). Samml. auserl. Abhdl. f. pr. Aerzte XX, 484.

Clarke, A., A diss. on the use and abuse of tobacco. Wherein the advantages and disavantages attending the consumption of that entertaining weed are particularly considered. Humbly addressed to all the tobacco-consumers in Great Britain and Ireland, but especially to those among religious people. 2. ed. Lond. 8°.

Cocke, W., An inaug. diss. on tetanos. 29 pp. Philad. 4°.

Conradi, G. C., Einige Beob. üb. d. Schlagfluß u. d. Lähmung. J. d. pr. Arzneik. ꝛc. Hann. 1798, VI, 461—67.

—, Geschichte e. Hirnwassersucht. Ibid. 1798, VI, 453—60.

Crichton, Al., An inquiry into the nature and origin of mental derangement, comprehending a concise system of the physiology and pathology, in the human mind, and a history of the passions and their effects. Vol. I. II. 407 u. 455 pp. Lond. 8°. (Ausführl. in: *Friedreich*, Literärgesch. 1830, S. 520—31.) Deutsch Leipzig 1798. 8°. A. D. B. XLV, 366.

—, Ueber Natur u. Ursprung der Geisteszerrüttung. Ein gedrängter Auszug a. d. Engl. Lpz. 8°. — 2. Aufl. mit Anm. u. Zus. v. J. *Hoffbauer*. Lpz. 1810. Holl. übers. v. L. *Bicker*, Roterd. 1802. 8°. Auch: Gött. Anz. 1799, p. 2003. 1800, p. 38. N. A. D. B. XLV, 366.

Delarive, Lettre addr. aux redacteurs de la bibliothèque britannique sur un nouvel établissement pour la guérison des aliénés. 4°. (Schreibt vom retrait in York.)

Davidsohn, W., Schreiben über *Pezold*, Versuche mit d. thier. Magnetismus. Brl. 8°. Auch: A. L. Z. 1800, III, 263. Salzb. med. chir. Zt. 1798, III, 81. N. A. D. B. XLII, 430.

Diaetophilus, Physiol. u. psychol. Geschichte einer siebenjährigen Epilepsie, vom 34.—40. Lebensjahr, von dem Genesenen selbst. Nebst angehängten Beiträgen zur körperl. u. Seelendiätetik f. Nervenschwache. 2 Bde., 319 u. 419 S. Zürich. 8°. (Autor war K. W. L. v. *Drais*.)

Dixon, J., De colica pictonum. 28 pp. Edinb. 4°.

Dop, J., Sur le tetanos. Montpel. An VI (1798). 4°.

Dorel, G. A., De apoplexia tanquam morbo universali e summa debilitate oriundo. Giss. 4°. Auch: A. L. Z. 1802, No. 12.

Dupont, J. Chr., Recherches sur l'affection hypochondriaque. 67 pp. Montp. 4°.

Engelhart, J. H., De chorea St. Viti. Lund. 4°. Auch: *Adolphi*, Schwed. Ann. I, 2. Hft., 168.

—, De marcorum praecipuis causis. Lund. 8°.

Eschke, Fragmentarische Bemerkungen über das Gehör. Mag. f. d. Wunda. Gött. 1798—99, II, 376—79.

Eyselius, Jo. Ph., Diss. de incubo. Erf. 4°.

Floerken, J. F., Die Leidenschaften der Menschen und Thiere. Mit 67 Kpft., zum Theil nach Hogarth. Brl. 8°. (Compilation.)

Frank, Diss. delineatio anatomica et physiologico-pathologica consensus nervi trigemini. Jen. 4°. Auch: Salzb. med. chir. Zt. 1801, IV, 407.

Friedreich, N., Ueb. d. rheumat. Lähmung d. Gesichtsmuskeln. J. d Erfind. Gotha 1798, VII, 25. St., 93—95 Auch in seinen: Gesammelte med. Progr. Würzb. 1824, 1—12.

v. **Gersdorf**, C. H. Fr., Quaestiones medicinae forensis. VI. Facta violenta epilepticorum quamvis malefaciendi et ulciscendi consilio suscepta amentiae excusatione non carere. 8 pp. Lps. 4°.

Groeninger, Der Wunderschlüssel, ein hochgepriesenes Mittel gegen die Wuth; nebst besserer Belehrung darüber u. e. merkwürdigen Geschichte. 43 S. 8°.

Gruner, Ch. G., De imputatione suicidii dubia causa singulari illustrata. Comm. V, VI et X. Jen. 1798—99. 4°.

d'H., Nutzen der Belladonna in d. Hydrophobie. J. d. ger. Arzn. u. Wunda. Jena 1798, VI, 679—87.

Haigthon, J., A case of tic douloureux of the affected nerve. Med. Rec. Priv. M. Ass. Lond., 1798, 19—51, 1 pl. Auch: Mag. f. d. Wundarzn. Gött. 1798—9, II, 303—310.

van **Hall** et van **Hamelsveld**, Harmen Alfkens, of eene wijs feerige en rechtskundige bijdraage tot de geschiedenis van het lijfstraflijk recht. Amst. 8°.

Hamilton, Rob., Remarks on hydrophobia. II. ed. 8°. 2 Vol.

Haslam, John, Observ. on madness and melancholy, including practical remarks on those diseases, together with cases and an account of morbid appearences on dissection. 147 pp. Lond. 1798. Lond. 1809. 345 pp. 8°. (Ausführlich in *Friedreich*, Literärgesch. 1830. S. 508—520.) Gött. Anz. 1799, 561. A. L. Z., 1799, No. 97. Erg. III. Jahrg. No. 61. N. A. D. B. LXIV, 42. Salzb. med. chir. Zt. V, Erg. p. 477. *Horn*, Arch. II, 701. Deutsch, 94 S., Stendal 1800. 8°. (Beschreibt genauer die dem. paral.)

Heidenreich, Ueb. die durch gesetzwidrige Wirkung äußerer Sinne entstehenden abergläubischen Täuschungen. Lpz. 8°.

Henning, Fr., Analecta litteraria epilepsiam spectantia. 272 pp. Lps. 4°.

Hénon, Obs. sur la cause de la maladie du mouton, désigné sous le nom de vertige ou tournoiement. Rec. de actes de santé de Lyon, 1798, I, 400—405.

Herholdt, J. Dn., u. K. G. **Rafn**, Von dem Perkinismus od. den Metallnadeln des Dr. *Perkins* in Nordamerika, nebst amerik. Zeugnissen u. Versuchen Kopenhagener Aerzte. A. d. Dän. m. Anm. v. J. Chr. *Tode*. Kgnsb. 8°.

Heurteloup, Réflexions sur le tic douloureux de la face, suivies d'une obs. de cette maladie, guerie par l'application immediate d'une plaque d'acier aimantée. Rec. pér. Soc. de méd. de Par., 1798, IV, 192—207.

Horsfield, Th., An experimental diss. on the Rhus Vernix radicans and glabrum. Philad. 8°.

Hufeland, Dat. Stram. gegen Irrsein. Bem. üb. d. nat u. inocul. Blattern u. verschiedenen Kinderkrankheiten. 3. Aufl. Brl. S. 474. (Empfehlung gegen Melanch. äußerlich.) — (Tct. Stram. wirkt stärker als Opium. Er habe damit alle hartnäckigen Gemüthskrankheiten geheilt.)

Israel, J. M., De hypochondriaco malo monita quaedam. 23 pp. Traj. ad V. 4°.

Jaurion, Obs. et reflexions sur la guérison d'un hoquet périodique. Rec. pér. Soc. de méd. de Par., 1798 III, 348—60.

Kant, Jmm., Anthropologie in pragmatischer Hinsicht abgefaßt. 352 S. Kngsb. 1798, 1800, 1820. 8°. (Ref. in *Friedreich's* Literärgesch. 1830, S. 612—625.)

—, Von d. Macht des Gemüthes, durch d. bloßen Vorsatz seiner krankh. Gefühle Meister zu werden. Kgsb. 8°. Auch: *Hufeland*, J. d. pr. Arzneik. V, 701.

Kausch, Med. u. chir. Erfahrungen. Lpz. 8°. (Heilung e. Verstandesverwirrung, einige Stunden nach e. Balle, durch ein kaltes Bad auf d. Stelle.)

Kellner, Auch d. Gesetzgebung der menschlichen Vernunft ist Mechanismus. In: *Egger's* Deutsch. Magaz. N. 2.

Kondura, A., De narcoticorum remediorum virtute. 38 pp. Hal. 4°.

Kraft, Diss. de abusu spirituosorum et morbis ab eo provenientibus. Erf. 4°.

Krass, De convulsionibus. Helmst. 4°. Auch in: Salzb. med. chir. Zt. 1801, IV, 243.

Kreysig, Diss. de tussi convulsiva et asthmate acuto infantum Millari. Viteb. 4°.

—, Diss. de detractione sanguinis in morbis apoplecticis. Viteb. 4°.

Laroque, R., De l'influence des passions sur l'économie animale, considerée dans les quatre âges de la vie. Montpellier, an VI (1798). 4°.

Lefoulon, Sur le tétanus à la suite des plaies. Rec. per Soc. de méd. de Par., 1798, III, 257—264.

Lehmann, De sensibus externis animalium exsanguium. Gott. 4°.

Lemos, A., praes. **Meckel**, De dolore membri amputati remanente explicatio. 34 pp. Hal. 8°. Auch: Salzb. med. chir. Zt. 1801, II, 238.

Lentin, 4 Fälle von Wahnsinn geheilt durch plv. Grat. Beiträge z. auszuüb. Arzneiw. II, 155, Lpz. 1798. *Hufeland*, J., I, 71

Lessel, Diss. Momenta quaedam circa affectionem hystericam. Gött. 4°. Auch: Gött. Anz. 1800, p. 601.

Leveillé, Extrait des obs. de M. A. *Petit* sur l'influence que peuvent avoir sur la santé les violents et subites affections de l'âme. Rec. pér. Méd. de Par. 1798, III, 426—441.

Loeffler, A. F., Ein pathol. Naturspiel e. monströsen Kindes mit einer kopfähnlichen Geschwulst am Heiligbein hängend. N. Arch. f. d. Geburtsh. Jena, 1798—1800, I, 2. u. 3. St., 145 bis 151, 1 pl.

Long, J. D., Réflexions sur les senses. Montp., an VI (1798). 4°.

Marc et Leveillé, Exposé des resultats de plusieurs recherches sur la tache jaune le pli et le trou centrale de la rétine. Mém. soc. méd. d'emul. de Par., an VI (1798), I, 238—240.

McTaggert, P., De asthmate spasmodico. 57 pp. Edinb. 8°.

Metzger, J. D., Med. philos. Anthropologie f. Aerzte u. Nichtärzte. Lpz. 8°.

Michell, J. P., Abhdl. v. d. Nervenkrankh. ꝛc. Wien. 8°. Auch: *Hufeland*, Bibl. d. ger. Heilk. I, 1. St, p. 86.

Mohring, A. Fr. Frd., Diss. sist. cogitata quaedam de malo hypochondriaco atque hysterico. 19 pp. Jen. 4°.

Moreau, J. L., Fall v. Einfluß des Grames u. der Hoffnung auf e. Knochenverletzung. Mém. soc. méd. d'émul. de Par., an VI, 40 und *Zadig*, Geist d. neuesten med. Lit. in Frankr., 1. H., Bresl. 1798.

Moricheau-Beauchamp, R. P., Réflexions sur les modifications que l'éducation et les habitudes ont apportés dans le développement de la nostalgie, pendant la dernière guerre. Mém. Soc. d'émulat. de Par., an V (1798), I, 66—71.

Niederhuber, Ign., Ueb. d. menschl. Temperamente. 230 S. Wien. 12°. Auch: Gött. Anz 1799, p. 1429. Salzb. med. chir. Zt. 1801, II, 134 (distingui in: Rigidum, aegre mobile-forte, facile-mobile-debilius, valde irritabile- et debile, iners).

Noelken, Diss. de cephalitide. Erf. 4°.

Nord, Arg. nitr. b. Wahnsinnigen. Med. Nation. Zt. 1798, Suppl. No. 13, S. 206 (heilt e. Kr., der zugleich epil. war. Stieg bis 15 Gr. pr. d.)

Otto, Diss. de hypochondriaco malo monita quaedam. Frcf. 4°. Auch: Diss. de hypochondriasi. Frcf. 1805. 4°.

Paulus, Carl, Die einzige Ursache d. Hundswuth u. die Mittel, dieses Uebel ganz auszurotten. Rinteln. 8°. (Pendere a calore sub fornace, alternante cum frigore nocturno; arcere ab hac vicissitudine, esse remedium). Auch: *Hufeland*, Bibl. d. pr. Heilk. I, 111. N. A. D. B., L, 155. A. L. Z. II. Jahrg. I, 143. Tüb. Anz. 1799, p. 176.

Pearson, Rich., The arguments in favour of an inflammatory diathesis in hydrophobia considered, with some reflexions on the nature ant treatment of this disease. 59 pp. Birmingham. 8°. Auch: Salzb. med. chir. Zt 1800, II, 16. (Venaesectio nocet.)

Peart, E., Physiology or an attempt to explain the fonctions and laws of the nervous system, the contraction of muscular fibres, and the constant and involuntary actions of the heart, the stomach, and organs of respiration, by means of simple, universal, and unvarying principles. To which are added observations on the intellectual operations of the brain, and on the diversity of sensations; with remarks on the effects of poisons, and on explanation of the experiments of Galvani and others animal electricity. 327 pp. Lond. 8°.

Petetin, Obs. sur les effets de l'électricité dans le traitement de la catalepsie, du tétanos et de l'asthme convulsif, symptomes de l'affection hystérique essentielle. Rec. act. Soc. de santé de Lyon, 1798, I, 230—72.

Petit, Marc. Ant., Discours sur la douleur. Lyon. 8°.

Piepenbring, G. Heinr., Teutscher Caffée u. Thee. Hann. 8°. (Daucus, folia vitis Idaeae.)

Pinel, Ph., Recherches et obs. sur le traitement moral des aliénés. Mém. de la soc. méd. d'émul. 1798, II, 215—55. Par.

—, Mém. sur la manie périodique ou intermittente. Ibidem I, 94. 2. éd. 1802, I, 28. (Der ursprüngliche Sitz muthmaßlich die Magengegend. Bes. moralische Mittel. Arzneien unsicher. Hauptwerk: „Traité méd. philos. sur l'aliénation mental, ou la manie. Avec fig., répresentant des formes de crâne ou des portraits d'aliénés" erschien erst 1801. 2. Aufl. 1809, 6. Aufl. 1818.

Platner, E., resp. Th. **Wendler**, De inanibus amentiae probandae argumentis ad defensores. 12 pp. Lps. 4°.

—, resp. G. **Seegert**, Melancholiae curatio nunquam tuta. 11 pp. Lps. 4°.

—, Facta violenta epilepticorum quamvis malefaciendi et ulciscendi consilio suscepta amentiae excusatione non carere. Lps. 4°.

Pockels, Neue Beitr. z. Bereicherung der Menschenkunde überhaupt u. d. Erfahrungsseelenkunde insbesondere. Hamb. 8°.

Rausch, Heil. e. Verstandesverwirrung durch Mercur bis zum Speichelfluß. In: Geist u. Kritik d. med. u. chir. Zeitschr. Deutschlands. 1. Jahrg., 2. Bd. Lpz. 8°.

Regler, Neue Erfahr. üb. d. gr. Nutzen des Mohnsaftes in der Geburtshülfe. J. f. d. Chir., Geburtsh u. pr. Arzneik. 1798. 8°. Jena 1800, II, 391—97.

Reid, Jon., praes. G. **Baird**, De insania. 35 pp. Edinb. 8°.

Reil, Chr., Diss. Historia machinarum ad gibbositatem sanandam. Hal. 4°. Auch: Salzb. med. chir. Zt. 1801, II, 237.

Reinbeck, Diss. de amavrosi s. gutta serena. Helmst. 4°.

Reinhold, Jo. Ch. Leop., De galvanismo. Spec. II. Lps. 1798. 4°.

—, Versuch einer Theorie des menschl. Vorstellungsvermögens. Lpz. 8°.

Ritter, J. W., Beweis, daß ein beständiger Galvanismus den Lebensproceß in dem Thierreiche begleite. München. 8°.

Rougemont, J. C., Abhdl. v. d. Hundswuth. Aus d. Franz. von Prof. *Wegeler*. 400 S. Frkf. a. M. 8°. (Historia remediorum.) Auch: N. A. D. B., L, p. 154. A. L. Z. 1800, III, 667. Tüb. Anz. 1799, p. 207.

Rush, B., Observ. upon the nature and cure of the hydrophobia. In seinen: Med. Inq. and Obs. 8°. Phil. 1798, V, 211—36. Auch in seinen: Med. Inq. and Obs. 2. ed. 8°. Philad. 1805, II, 301—34. *Kühn*, Phys. med. J. 1800, p. 620.

Sand, J. F., Vorschläge zur Verbesserung der Polizeygesetze, der Wuth der Hunde am sichersten vorzubeugen. Erlangen. 8°. Auch: A. L. Z. 1798, No. 391. N. A. D. B., XLIV, 26.

Schaeffer, Vom Keichhusten. J. d. pr. Arzn. u Wunda. Jena 1798, VI, 258—66.

Schiffmann, Thom., resp. I. **Spach**, De animi affectibus. 35 pp. Argent. 4°.

Schmidt, J. J., Blicke in das Gebiet der Heilkunde überhaupt und der Seelenkunde insbesondere. 3 Stück. Altona 1798. 1800. 8°.

Schreger, B. G., De fasciis capitis. 24 pp. Erl. 8°.
Scott, R., Quaedam de imitatione complectens. Edinb. 8°.
Smith, E. H., Case of mania successfully treated by mercury. Med. Repos. 1798, I, 181—4. New-York.
Sondermann, Diss. de hydrope cerebri, casu rariori illustrato. Jen. 4°.
Squirrell, R., Maxims of health; or, an abridgement of an essay on indigestion: containing advice to persons afflicted with indigestion, nervous, bilious, and gouty disorders; headach, female complaints, worms etc.; also remarks on sea and cold bathing, the effects of sea air etc. Lond. 12°.
Struve, C. A., Ueb. d. Wirkung der Electricität, besonders bey Lähmungen der äußeren Gliedmaßen. J. d. pr. Arzneyk. u. Wunda. Jena 1798, VI, 630—50.
Sue, Galvanismus, Rech. physiol. etc. In: Mag. encyclopedique. An VI, No. 14, p. 154. No. 15, p. 301.
Sulzberger, J. A., De tussi convulsiva et asthmate acuto infantum. Millari, Viteb. 4°.
Sylvi, Obs. sur un fongus du sinus maxillaire. Rec. d. actes de la Soc. de santé de Lyon 1798, I, 119—23.
Thomann, J. W., De mania ac amentia commentatio. 42 pp. Wirceb. 8°. (Nach Brown's Ansichten.) J. d. Erfind. XXVIII, 132. Gött. Anz. 1799, p. 1730.
Thomson, Al., Untersuch. der Natur, Ursachen u. Heilmethode der Nervenbeschwerden. Hann. 8°. Auch: J. d. Erfind. Intell. Bl., Nr. 11.
Thuessink, Drie Gevallen van Dollenhonds Beet. In der allgem. Vaterlandsche Lette vonfingen. 1798. Nov.
Tiedemann, J., Theorie der Gefühle, aus e. psychol. System als Probe. Kosmopol. Apr. 1798, 330—46.
—, Das Wohlgefallen am Laster. *Biester's* Berl. Bl., Apr. 1798.
Tissot, Cl. Jos, De l'influence des passions de l'âme dans les maladies et des moyens d'en corriger les mauvais effects. Par. 8°. Deutsch v. J. G. *Breiting*. 431 S. Lpz. 1799. 8°. Auch: A. L. Z. 1798, No. 378. Erg. XI, 309. Salzb. med. chir. Zt. V. Erg. Bd, p. 401.
—, Effet du sommeil et de la veille dans le traitement des maladies externes. Strassb. 8°.
Tode, Jo. Clem., Von d. Perkinismus od. der Metallnadel des Dr. *Perkins* 2c. Kopenh. 8°. (Species frictionis, electrisationis contra dolores.)
Webster, G., De apoplexia. Glasgow. 8°.
Weikard, M. A., Von den Temperamenten. Philos. Arzt. Frkf. a. M. 1798, II, n. Aufl. 288—328. 8°.
—, Einbildung (Imagination), Phantasie. Ibid. I, 1—38.
—, Von Organisation u. anderen Umständen, wodurch Verschiedenheit der Fähigkeiten u. Unterschied zw. Menschen, Nerven u. Thieren entsteht. Ibid. 1798, I, n. Aufl. S. 155—169.
—, Resultate v. d. Erregbarkeit u. Erregung, od. v. d. Action u. Reaction im Faserbaue. Ibid. 1798, II, 275—285.
—, Von den Leidenschaften. Ibid. 1798, II, n. Aufl. 132—154.
—, Von Schwärmerey und Aufklärung. Ibid. II, 218—249.
—, Von Begriffen, Verstandeskräften, Träumen u. Urtheilen. Ibid. I, 28—95.
White, Sims., De epilepsia. 32 pp. Ebinb. 8°.
—, Observ. on the brondleaved-Villenbark. Bath. 8°.
Wiedemann, Bestätigter Nutzen des Laugensalzes in Convulsionen. J. d. prakt. Arzn. u. Wundarzn. Jena, 1798, VI, 418—22.
Wilkinson, C. H., Essays, physiological and philosophical, on the distortion of the spine, the motive power of animals, the fallacy of the senses, and the properties of matter. Lond. 8°. Auch: Gött. Anz. 1801, p. 1234.
Wohlrab, G. A. M., De doctrina electricitatis ejusque usu potissimum medico. Lps. 4°.
Wolff, Heilung einer Tobsucht. Hufeland's J., 1798, VI, 4. St., S. 740. (Fr. durch Schreck tobsüchtig, Kräuterbad v. 85° Fahr., auf d. Kopf kühle Umschläge, Heilung nach 21 Bädern.)
Effets du sommeil et de la veille dans le traitement des maladies externes. — Par. An. VI. Auch: Salzb. med. chir. Zt. 1798, III, 177.
Allgem. Vorschläge für Fallsüchtige. J. d. Erfind., Gotha, 1798, VIII, 29. St., 124—128.
Compte rendu à la Soc. des sc. mathematiques et physiques de l'institut national des experiences faites par la commission nommée pour examiner et verifier les phénomènes du galvanisme. Par. 4°. Auch in: Salzb. med. chir. Zt. 1801, III, 6.
Physische u. psychologische Geschichte einer siebenjährigen Epilepsie. Zürich 1788. Th. I. II. A. L. Z. 1800. No. 36. Salzb. med. chir. Zt., VIII, Suppl. p. 38.
Ist die Hypochondrie nichts anderes, als ein unvollkommenes Podagra, das in dem Magen oder den Gedärmen sitzt, wenn es in der großen Zehe sitzen sollte? J. d. Erfind. 2c. Gotha, 1798, VII, 26. St., 3—29.
Lapis infernalis contra epilepsiam. Med. Nationalz. 1798, Suppl. p. 206. (Innerlich 1/2—15 Gr.)

1799.

Adams, D., On the principles of animation. 27 pp. Hann. 8°.
Bache, W., Asthma. Med. & Phys. J., Lond, 1799, II, 140—142.
Barbier, Chorea St. Viti. Soc. d'émul. d'Abbeville. An. VII, Trim. I, No. 7.
Bartels, J., De convulsionibus parturientium. 33 pp. Kiel. 8°.
Beer, G. J., Bibliotheca ophtalmica, in qua scripta ad morbos oculorum facientia, a rerum initiis usque ad finem anni 1797 breviter recensentur. 3 pl. in I Vol. 170 pp., 114 pp., 212 pp. Wien. 4°. Deutsch, 3 Th. in 1 Bd.: 170 114, 212 S. Wien 1799. 4°.
Bell, Sir Charles, A system of dissections, explaining the anatomy of the human body, the manner of displaying the parts, and their varieties in disease. 2. ed. 2 V. in I. 137 pp., 20 pl., 25 pp., 4 pl. fol. Edinb. 1799 bis 1801. In Vol. 2: das Nervensystem u. das Gehirn.
Berends, C. A. G., resp. H. L. **Menzel**, De morbi genere, quem Viti choream dicunt. Frkf. a. V. 4°.
Berghaus, Jo. B. J., De partibus firmi organi auditorii. 99 pp. Vitemb. 4°.
Bethke, C. C., Ueb. Schlagflüsse u. Lähmungen od. Geschichte der Apoplexie, Paraplegie u. Hemiplegie aus älteren u. neueren Wahrnehmungen. 2 Th. 432 u. 152 S. Ofen. 8°.
Blumenbach, S. F., Collectio Craniorum, Decas IV. Gott. 4°.
Boisragon, De melancholia. Edinb. 8°.

Bostock, Ueb. Epilepsie. In: Med. and. phys. J. by *Bradley*, Lond. 8⁰.

Brailsford, E., Chemical et medical properties of the Nicotiana tabacum of Linnaeus. Philad. 8⁰.

Breden, G. Cp., Diss. morbi epileptici singularem quendam casum, ejus fontes et curam describens. 32 pp. Gott. 4⁰. Auch in: Gött. Anz. 1801, p. 1649.

Brown, C., Case of concussion of the brain fatal. Med. and Phys. J. Lond. 1799, II, 407.

—, On the treatment of hydrocephalus internus. Ibid., II, 258 327.

—, Two cases of morbid affection of the nerves, succesfully treated with the flores zinci. Rev. and Mag. 1799—1800, II, p. 76.

Cabanis, J. G., Rapp. du physique et du moral de l'homme. Par. An. V (1799), II Tom. Uebers. v. L. H. *Jacob*.

Chizeau, Obs. sur la destruction puriforme d'une très grande partie de la substance du cerveau, sans causes connues. Rec. pér. Soc. de méd. de Par. 1799, VI, 285—91.

Conradi, G. C., Ueb. d. Wassersucht der Hirnhöhlen, insbes. bey Kindern unt. einem Jahre. J. d. pr. Arzn. Jena 1799, VII, 2. St., 3—17.

Contulus, Cardialgiae caussa calculi. Act. Erud. Lps. 1799, Sept., p. 397.

Crêve, C., Diss. sur la question suivante: Quelles sont les influences sympathiques, qui exercent réciproquement les uns sur les autres, les divers systèmes et organes de l'économie vivante? Mém. Soc. méd. d'émul. de Par. (ann. VI), ann. VII (1799), II, 386—469.

Croasdaile, E., De epilepsia. 38 pp. Edinb. 8⁰.

Dallas, Histories of different tetanic complaints, in which the most powerful remedies were employed in vain. Ann. Med. 1798, Edinb. 1799, III, 323—30.

Davidson, W., Versuch üb. den Schlaf. 2. Aufl. Brl. 8⁰.

Dreyssig, W. F., Hdbuch d. sog. chron. Krankh. Lpz. 1799, II Th. S. 605—54. (Unt. „Gemüthskrankh, wofür auch gleichwerthig Krankh. der Seele, Verirrungen des Verstandes, Verletzungen der Wirkungen der Seele, Vesaniae, Paranoia, Insaniae, Desipientiae, Morbi mentis, Hyperaestheses-Mel., Man. und Blödsinn. Reiche Litteratur, bes. d. Resultate der Sectionen.)

Dufresnoy, Andr., Des caracteres, du traitement, et de la cure des dartres et de la paralyse des extrémités inférieurs etc. par l'usage du rhus radicans etc. Par. an VII. Auch: Salzb. med. chir. Zt. 1801, I, 203.

Dwight, N., Cephalalgia curata per acida. Med. Repos. 1799, II, No. 1, Art. 5. Auch: *Kühn*, Phys. med. J. 1800, p. 201 (pomorum).

—, Abstract of a diss. on the sick headache. Ibid., II, 18—23. New-York. Auch: *Kühn* etc., p. 201 (Apfels. Heilmittel).

Eckoldt, Kann in e. vom Körper durch schneid. Werkz. getrennten Haupte Fortdauer v. Emfind. u. Bewußts. noch einige Zeit lang statthaben? Med. chir. Zt. 1799, I, 385. (Für *Soemmerring*.)

Fabricius, Th. B., Ph. *Pinel's* philos. Nosographie. A. d. Franz. mit Zus. 2 Th. Kopenh. 1799. 1805.

Fahner, Wirksamkeit des Campher in starken Dosen. Beitr. zur prakt. u. ger. Arzneik. 1. Bd. Stendal 8⁰. (Bei Erotomanie.)

—, Morbus nervoso-epilepticus. J. d. pr. Aerzte. Jena 1799, 2. St., VIII, 167—85.

—, Sektion eines Blödsinnigen. Beitr. z. prakt. u. ger. Arzneik. Stendal 1799, I (Schädel sehr hart, Hirnhaut fest verwachsen, mehrere Exostosen am Schädelgrunde; das Gehirn hob sich bei Abnahme der Hirnschale elastisch um ein Drittel).

Fleisch, C. B., De asthmate Millari. 48 pp. Marb. 8⁰.

Fothergill, A., Effects of arteriotomy in cases of epilepsie. Mem. M. Soc. Lond. 1799, V, 221—23.

Frank, J. C., Diss. sistens delineationem anat et phys.-pathologicam consensus n. trigemini. Jen. 4⁰. Auch in: Salzb. med. chir. Zt. 1801, IV, 407.

Gerson, A. H., De catalepsi. Gott. 5⁰.

Giebelhausen, Diss. de dignoscendis auditus vitiis. Hal. 4⁰. Auch in: Salzb. med. chir. Zt. 1801, II, 264.

Giraud, B., Considérations et observations sur les plaies de tête. Mém. soc. méd. d'emul. de Par., an VII (1799), II, 315—32.

Haefner, Diss. de inflammatione medullae spinalis. Marb. 4⁰.

Haidenreich, V. d. Nahrung ganz kleiner Kinder und einigen Arten von Convulsionen. Wien. 8⁰. Auch in: Salzb. med. chir. Zt. 1800, III, 30.

Hanscome, J., De tetano. 41 pp. Edimb. 8⁰.

Hayner, Hydrophobia. Mém. M. Soc. Lond. 1799, V, 293—301.

Heineken, Eine nach e. heftigen Tetanus schnell geheilte Melanch. J. d. pr. Heilk. u. Wundarzn. Jena 1799, VII, 3. St., 119—129.

Henke, A. C. H., De opii vi medicatrice et usu medico. 22 pp. Helmst. 4⁰.

Hennequin, J. R. S., Diss. sur les affections traumatiques du cerveau, ou celles qui dérivent de l'action subite et imprévue des corps extérieurs sur cet organe. 84 pp. Par., an VII (1799). 8⁰.

Henning, Fr., Diss. sistens analecta historica ad theoriam epilepsiae. Gryph. 4⁰.

Herholdt, J. D., Eine Anm. üb. d. Physiologie des Gehörs, als Seitenstück z. Abhdl. des Herrn *Köllner*. Archiv für die Phys. Halle 1799, III, 165—79.

Hippeau, Obs. sur une paralysie des extremités inferieures guérie par un dépôt survenu a la partie postéricure du bassin. Rec. pér. Soc. de méd. de Par. 1799, VI, 273—78.

Home, Ever., The Croonian Lecture, Experiments and observations upon the structure of nerves. In: Phil. Tr. for the year 1799, LXXXIX, 1—12.

—, On the structure and uses of the membrana tympani of the ear. Lond. 4⁰.

Hoyer, Diss. sistens vires vini medicinales cum viribus opii comparatas, additis de vini in febribus usu praeceptis generalioribus. Erf. 4⁰.

Humboldt, F. L., Lettre sur l'influence de l'acide muriatique oxygéné, et sur l'irritabilité de la fibre organisée. Mém. Soc. méd. d'émul. Par., an VI (1799), I, 302—10.

Husson, Henr. M., Essai sur une nouvelle doctrine des temperaments. 83 pp. Par. 8⁰. — 2. éd. 81 pp. Par. 1799. 8⁰.

Jackson, J., De vesania. 36 pp. Edinb. 8⁰.

Jadelot, J. F. N., Description anat. d'une tête humaine extraordinaire, suivie d'un essai sur l'origine des nerfs. 47 pp. An. VII. Par. 8⁰. Deutsch v. K. G. *Heun*. Mit 2 Kpf. Jena. 8⁰. Auch in: A. L. Z., 1800, No. 84 (forte ex osteomalacia) u. Gött. Anz. 1800, p. 1759.

Justi, Hydrophobia. J. d. pr. Arzn. u. Wundarzn. Jena 1799, V, 293—301.

King, Inflammatio meningis. Med. Repoc, 1799, Vol. II, No. 1, Art. 9 (sem. datur. stram. est remedium).

Kok, P. E., Discours indiquant les principaux, objets qui doivent occuper la commission de santé et de suréte établie prés le conseil municipal de la ville de Bruxelles accompagné d'une note sur la rage. Brux. 8⁰.

Lützelberger, Heftige convulsiv. Krämpfe mit Verlust aller Sinne von Wurmreiz. J. d. pr. Arzneik. u. Wundarzn. Jena 1799, VIII, 4. St., 61—67.

Martin, de St. **Rambert**, E., Sur la gibbosité, ou courbure de l'épine, et spécialement sur celle qui s'accompagne de l'impotence des extrémités inferieurs. Montpell. 4⁰.

May, A., On sympathy. 30 pp. Philad. 8⁰.

Meckel, Jo. Fr., Diss. de cranii trepanatione. Hal. 4⁰.

Mesmer, Mémoire sur la découverte du magnétisme animal. 2 g., 468 pp. Paris, an VII. 8⁰. Auch: Salzb. med. chir. Zt. 1800, I, 433. A. L. Z., Ergänz. II. Jahrg., II. B., p. 567. Gött. Anz. 1799, p. 1716.

Michell, J. P., Abhdl. v. d. Nervenkrankheiten. Eine von der Gesellsch. d. Wissensch. zu Utrecht gekr. Preisschr. A. d. Lat. v. J. *Eyerel*. Wien. 8⁰.

Monnot, Ant., Obs. sur l'hydrophobie. Besancon. 8⁰.

Moreau, Heilung e. 12j. Mädchens mit Manie durch Haarabschneiden. Mém. de la Soc. méd. d'emul. Sec. année. Par. an VII. (Schnelle Heilung. Pat. hatte d. fixe Idee, man sollte ihr den Kopf als Sitz der Krankh. abhauen.)

Morison, A., De hydrocephalo phrenetico. 77 pp. Edinb. 8⁰.

Motherby, W., De epilepsia. 46 pp. Edinb. 8⁰.

Mudie, P., Nitrate of silver in epilepsy. Med. and Phys. J. Lond. 1799, II, 70.

Muench, J. G., Ueb. d. Einfl. der Criminal-Psychologie auf ein System des Criminal-Rechts auf menschl. Gesetze u. Cultur der Verbrecher. Nürnb. 8⁰.

Niederhuber, Ueb. d. menschl. Temperamente. Wien. 8⁰.

Norris, Rabies canina. Mem. M. Soc. Lond. 1799, V, 302—308.

Osius, T. G. P., De catalepsi. Marb. 4⁰.

Otto, Diss. de morbis ab intumescentia et pressione nervorum per foramina ossium egredientium. Erf. 4⁰.

Parry, C. H., An inquiry into the symptoms and causes of the syncope anginosa, commonly called angina pectoris. 167 pp. Lond. 8⁰. Uebers. von F. G. Friese. 160 S. Brsl. 1801.

Paulus, C., Die einzige Ursache der Hundswuth u. die Mittel, das Uebel ganz auszurotten. Lemgo. 8⁰.

Peart, E., Galvanismus. Physiology etc. Lond. 1798. Auch in: Salzb. med. chir. Zt. 1798, IV, 289.

Pegado, A. J., De motus animalis s. irritabilitatis, ac vitae causa, et legibus quaedam. 77 pp. Edinb. 8⁰.

Perkins, B. D., The influence of metallic tractors on the human body. By which the importance of the discovery is fully ascertained, and a new field of enquiry opened in the modern science of galvanism., or animal electricity. 2. ed. 99 pp. Lond. 8⁰.

Petit, M. A., Discours sur la doleur. Lyon, an VII (1799). 8⁰. Auch in: Essai sur la méd. du coeur. 2. éd. Par. 1828, 248—318. 8⁰. Salzb. med. chir. Zt. 1800, II, 129.

Pfaff, H., Versuche üb. d. Galvanismus. Nordd. Arch. f. Natur u. Arzneien. 1799, I, 17.

Pinel, Ph., Nouv. obs. sur la conformation des os de la tête de l'éléphant. Mém. de la Soc. méd. d'émul. de Par. 1799, III, 253.

—, Obs. sur les aliénés et leur division en espèces distinctes. Ibidem. 1799, III, 1.

Platner, E., De excandescentia furibunda. Lps. 4⁰.

—, De ebriositate. Lps. 4⁰.

Pomme, P., Traité des affections vaporeuses des deux sexes, ou maladies nerveuses, vulgairement appelées maux de nerfs. 6 éd. 3 T. Par. an VII (1799). an XII (1800).

Purdon, R., De mania. Edinb. 8⁰.

Rademacher, Paralysis facialis. J. d. prakt Arzneik. u. Wundarzn. Jena 1799, VIII, 2. St., 130—37.

Reil, Joh. Ch., Ueb. d. Erkenntniß u. Kur der Fieber. 4 B. Halle 1799—1805. Im vierten Bande: Nervenkrankheiten.

Richerand, A., Mem. sur les mouvements du cerveau. In: Mém. soc. med. d'émul. de Par. 1799, III, 197—212.

Richter, Diss. de cranii trepanatione. Hal. 4⁰. Auch: Chir. Bibl., IV, 675.

Rush, A., Three lectures upon animal life delivered in the university of Pennsylvania. Philad. 8⁰.

Sandifort, W., A few practical remarks on the medicinal effects of wine and spirits. Worcester. 8⁰.

Scheller, J. L., Comm. de apoplexia nervosa inaug. 39 pp. Gott. 4⁰.

Schilver, An extraordinary case of abstinence, nearly fifteen months in duration. Lond. M. Rec. and Mag. 1799—1800, II, 484—89.

Schmidt, J. Jo., Blicke in das Gebiet der Heilkunde überhaupt u. der Seelenheilkunde insbesondere. Ein Beitrag zu einem künstl. System der Krankh. des Organs der Seele. Altona 1799—1800. 3 St. 8⁰. Auch in: *Hufeland*, Bibl. d. pr. Heilk. III, Nr. 4, p. 50. Salzb. med. chir. Zt., V. Suppl., p. 31. *Hufeland*, J. d. pr. Heilk. XI, 7 (Classifikation).

Schmidtmann, Wechsel von Hectik u. Wahnsinn. *Hufeland's* J. 1799, VII, 4. St, 3.

Schombart, J., De hydrope ventriculorum cerebri. 43 pp. Duisb. 4⁰.

Selig, Einige Bem. über d. convulsiv. Krankh. bey Kindern u. jungen Personen zw. d. 7. u. 16. Jahre. J. d. pr. Arzneik. u. Wunda. Jena 1799, VII, 1. St., 37—69.

Simes, Jac., Ueber d. verschiedenen Arten der Seelenstörungen. Memoirs of the medical Society of London, Vol. V, 1799, p. 372.

Skene, C., De apoplexia hydrocephalica. Edinb. 8⁰.

Smyth, T., De rabie canina. 55 pp. Edinb. 8⁰.

Sobry, J. F., Discours sur la maladie de la peur dans les enfans. 27 pp. Par. 12⁰.

v. **Soemmerring**, S. T., Tabulae baseos encephali. 16 pp., 2 pl. Frcf. Folio.

Spry, J. H., Case of hydrocephalus internus. Med. a Phys. J. Lond. 1799, II, 131—34.

Struve, C. A., Vorschlag zu einer neuen Anwendungsart der Electricität. J. d. prakt. Arzneik. u. Wunda. 1799, VII, 2. St., 143—50.

Sue, J. Jos., Physiol. Untersuchungen über d. Vitalität. A. d. Franz. v. *Harless*. Nürnb. 8⁰.

Taylor, E., Medical Remarks on Tea, Caffé, Tabacco etc. Haddersfield. 8⁰.

Thom, Heilung durch Trepanation einer v. e. Schlage auf den Kopf erfolgten Verstandesverwirrung. Erfahr. u. Bem. a. d. Arznei, Wunda. u. Entbindungsw. Frkf. 1799.

Thomann, J. N., Comm. de mania ac amentia. Wirceb. 4°. Auch: Gött. Anz. 1799, p. 1730.

Tiedemann, D., Ueber Grundzüge des Genies. Brl. Arch. d. Zeit. Febr. 1799, St. 11.

Tittmann, J. A., De somno ejusque causis brevis exquisitio. 24 pp. Lps. 8°.

—, resp. C. S. *Weiss*, De somniis. Lps. 4°.

Treviranus, G. R., Neue Untersuchungen üb. Nervenkraft, Consensus etc. Hann. 8°. (Auch: Schmidt's Hanseat. Mag. 1799.)

Tweedie, J., Hints on temperance and exercise; shewing their advantage in the cure of dyspepsia, rheumatism., polysarcia, and certain stages of palsy. 56 pp. Lond. 8°.

Vimont, Obs. d'une fracture complète de la jambe droite, compliquée de fracas des os, d'hémorrhagie; suivie de tétanos, occasionnée par la pénétration de l'air dans l'articulation du pied, et terminée par le mort. Rec. pér. Soc. de méd. de Par. 1799, V, 337—44.

Waldon, J., Case of a gun breech penetrating the cranium, and remaining within it two months, prebiously to the death of the patient. Mem. M. Soc. Lond. 1799, V, 411—14.

Ward, M., Facts and observations relative to the external application of opium by friction, so as to be absorbed by the lymphatic. Med. et Phys. J., Lond. 1799, I, 441—49. Samml. auserl. Abhdl. f. pr. Aerzte XIX, 275. *Kühn*, Phys. med. J. 1802, p. 371.

—, Additional facts and observ. relative to opium applied externally, so as to be absorbed by the lymphatics. Ibidem II, 6—9. — Dasselbe Ibidem 1801, XI, 478—486. — Dasselbe in spasmodischen u. febrilen Störungen. Also outlines of an attempt to investigate the nature, causes, and method of cure of hydrophobia and tetanos. Republished, and to which are added cases and remarks. New-York M. et Phil. J. et Rev. 1810, II, 197—204. Med. and phys. J. 1799, Vol. I. Samml. auserl. Abhdl. f. pr. Aerzte XIX, 289. (Externa applicatio proposita.) *Kühn*, Phys. med. J. 1802, p. 373. *Harless* u. *Ritter*, N. J. d. ausl. med. chir. Litter. IV, 1 St., p. 157.

Wattsaeck, J. A., De ebriositate. Lps. 4°.

Weikard, M. Adr., Von dem Gebrechen der Sensationen, des Verstandes und des Willens. In: Philos. Arzt 1799, III, 96—298. Frkf. 8°. Auch: N. A. D. B., Anh. zu XXIX—LXVIII, p. 103.

—, Vermehrte oder verminderte Thätigkeit des Verstandes oder der Sinnesorgane. Ibid. 1—96.

Welch, G., De auditu. Edinb. 8°.

White, J. E., Case of epilepsy treated by arg. nitricum. Med. et Phys. J., Lond. 1799, II, 179. Auch in: Med. Repository 1799, Vol. II, No. 3. *Kühn*, Phys. med. J. 1800, p. 619.

Wienholt, A., Ausz. v. Abhdl. üb. d. Lebenssphäre des menschl. Körpers (Magn.) Med. chir. Zt., Salzb. 1799, II, 225—59.

Wolf, K., De morbo hypochondriaco et hysterico. Frcf. ad V. 8°.

Wunderlich, G. R., Diss. sist. observationem pathol.-therapeut. circa photorexin. Tüb. 4°.

Zinken, gen. **Sommer**, Gesch. e. mit d. schwarzen Staare verbundenen Bleykolik. J. d. prakt. Arzneik. &c. Jena 1799, VII, 1. St., 73—92.

Réglemens de la maison de travail de Bridewell et de l'hôpital des fous à *Londres*, par l'assemblée gén. des administrateurs des hôpitaux roy. de Bridewell et de *Bedlam*, au mois de Janv. 1792. Publiés par ordre du ministre. 110 pp. Par. 12°.

Infusion u. Transfusion, ein Mittel bei Asphyxie. J. d. prakt. Arzneik. u. Wunda. Jena 1799, VIII, 1. St., 141—45.

Beobachtungen u. Erfahrungen üb. Melancholische, bes. üb. d. relig. Melancholie — von einem Prediger am Zuchthause zu Torgau. Lpz. 8°. (Ref. in *Friedreich*, Literärgeschichte 1830, S. 625—635. Verf. macht darin zuerst auf den Zusammenhang des relig. Irreseins mit dem Sexualsystem aufmerksam.) Auch in: *Hufeland*, Bibl. d. pr. Heilk. II, 209. N. A. D. B., p. 296.

Namen-Register.

Sach-Register.

Index des Sach-Registers.

Erklärung einiger abgekürzten Büchertitel.

A. D. B. Allgem. deutsche Bibliothek. Brl. u. Stettin. 1.—110. Bd.
N. A. D. B. Neue allg. deutsche Bibl. (IV. B. Anhang zu I—LXVIII, 1.—5. Abth.)
A. L. Z. Allg. Literatur-Zeit. Jena 1785—1792.
Tode, med. chir. Bibl. Kopenhagen 1775 seq. B. I—X.
Vogel, N. med. Bibl. Gött. Bd. I—VIII. Gött. 1753 ꝛc. Med. Bibl Erf. u. Lpz. 1752 ꝛc.
Blumenbach, Jo. Fr., Med. Bibl. Gött. 1783, B. I—III.
Klinkosch, Jo. Th., Diss. med. sel. Pragenses. Vol. I. Pragae.
Breslauer Samml. v. 1717—1726. Bresl. 1717 sequ.
Döring, J. L., u. *Salomon*, G., J. f. d. neueste holländ. med. naturh. Literatur. Herb. 1802. 1 Bd.
Weiz, Fr. Aug., Ausz. aus Dissert. f. Wunda. Bd. I—VI, Lpz. u. Bud. 1773. Neun Ausz. Bd. I—XVIII. Frkf. u. Lpz. 1774 seq.
Döring, J. L., Critisches Rep. der auf in- u. ausl. höheren Lehranst. v. 1781—1800 herausgeg. Schriften aus Arzneigel. ꝛc. 1. Abth. Schriften v. 1781—1790. Herb 1783.

Die Jahreszahlen im Sachregister weisen die ohne Angabe der Autoren veröffentlichten Schriften nach.

Druckfehlerberichtigungen.

S. 8 Z. 6 v. u. l. **Maneta** st. Manata.
S. 15 Z. 20 v. o. l. **sobolem** st. prolem.
S. 27 Z. 22 v. o. l. **Al.** st. M.
S. 30 Z. 8 v. u. l. **Ludolff** st. Ludolph.
S. 33 Z. 19 v. u. l. **546** st. 516.
S. 34 Z. 27 v. o. l. **1733** st. 1732.
S. 34 Z. 24 v. u. l. **morborum** st. motuum.
S. 34 Z. 4 v. u. l. **Malouin** st. Maloen.
S. 35 Z. 1 v. u. l. **plurium** st. plerun.
S. 35 Z. 3 v. o. l. **207** st. 2207.
S. 35 Z. 14 v. u. l. **Chandulliet** st. Chardulliet.
S. 46 Z. 18 v. u. l. **1733** st. 1743.
S. 49 Z. 22 v. o. l. **Zuberbühler** st. Zuckerbühler.
S. 58 Z. 16 v. o. l. **puerperarum** st. puerperorum.
S. 60 Z. 18 v. u. l. **Fresnoy** st. Fresnay.
S. 66 Z. 18 v. u. l. **haemorrh.** st. homorrh.
S. 67 Z. 6 v. o. l. **account** st. occount.
S. 68 Z. 16 v. u. l. **Tronchin** st. Tronchim.
S. 71 Z. 4 v. o. l. **possidetne** st. possidetae.
S. 71 Z. 4 v. o. l. **coagulandi** st. congulandi.
S. 76 Z. 5 v. u. l. **Horta** st. Herta.
S. 80 Z. 1 v. u. l. **Rydbeck** st. Rydbaeck.
S. 80 Z. 1 v. o. l. **physico** st. physicae.
S. 87 Z. 25 v. u. l. **Pernety** st. Pernethy.
S. 88 Z. 9 v. o. l. lame st. l'âme.
S. 88 Z. 22 v. o. l. **quas** st. quis.
S. 88 Z. 5 v. u. l. **perdodico** st. periodice.
S. 90 Z. 23 v. u. l. **Monro** st. Monso.
S. 91 Z. 25 v. o. l. **Whytt** st. Whyt.
S. 94 Z. 10 v. u. l. **Nicholls** st. Nicholis.
S. 95 Z. 4 v. o. l. **Remmelt** st. Remmert.
S. 95 Z. 25 v. u. l. **Rotha** st. Rothal.
S. 109 Z. 23 v. o. l. **1778** st. 1878.
S. 118 Z. 18 v. u. l. **Cosnier** st. Cornier.
S. 120 Z. 6 v. o. l. où st. on..
S. 129 Z. 7 v. u. l. **Baumes** st. Baumer.
S. 148 Z. 6 v. u. l. **Thiemig** st. Thiering.
S. 144 Z. 15 v. u. l. **Rebeur** st. Rebour.
S. 158 Z. 21 v. o. l. **de vi vitali** st. de vitali.

Druck von G. Bernstein in Berlin.

FSC
www.fsc.org
MIX
Papier | Fördert gute Waldnutzung
FSC® C083411

Kolibri 360 GmbH
Ferdinand-Jühlke-Straße 7
99095 Erfurt, Deutschland
produktsicherheit@kolibri360.de